PAULO ABRAHAMSOHN

HISTOLOGIA

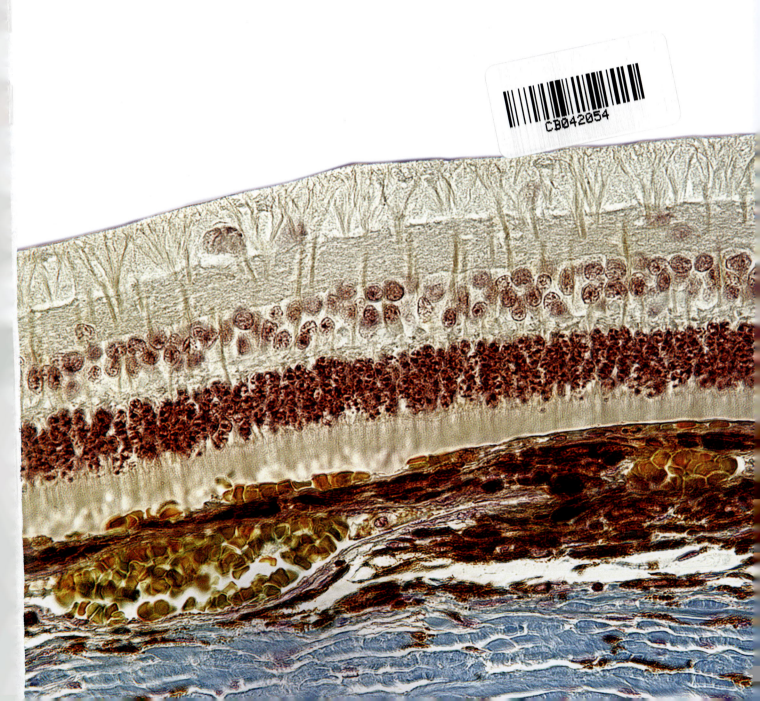

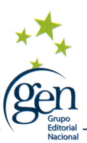

O GEN | Grupo Editorial Nacional, a maior plataforma editorial no segmento CTP (científico, técnico e profissional), publica nas áreas de saúde, ciências exatas, jurídicas, sociais aplicadas, humanas e de concursos, além de prover serviços direcionados a educação, capacitação médica continuada e preparação para concursos. Conheça nosso catálogo, composto por mais de cinco mil obras e três mil e-books, em www.grupogen.com.br.

As editoras que integram o GEN, respeitadas no mercado editorial, construíram catálogos inigualáveis, com obras decisivas na formação acadêmica e no aperfeiçoamento de várias gerações de profissionais e de estudantes de Administração, Direito, Engenharia, Enfermagem, Fisioterapia, Medicina, Odontologia, Educação Física e muitas outras ciências, tendo se tornado sinônimo de seriedade e respeito.

Nossa missão é prover o melhor conteúdo científico e distribuí-lo de maneira flexível e conveniente, a preços justos, gerando benefícios e servindo a autores, docentes, livreiros, funcionários, colaboradores e acionistas.

Nosso comportamento ético incondicional e nossa responsabilidade social e ambiental são reforçados pela natureza educacional de nossa atividade, sem comprometer o crescimento contínuo e a rentabilidade do grupo.

HISTOLOGIA

Paulo Abrahamsohn

Professor Titular (aposentado) do Departamento de Biologia Celular
e do Desenvolvimento do Instituto de Ciências Biomédicas da
Universidade de São Paulo.
e-mail: histologia@histologia.pro.br

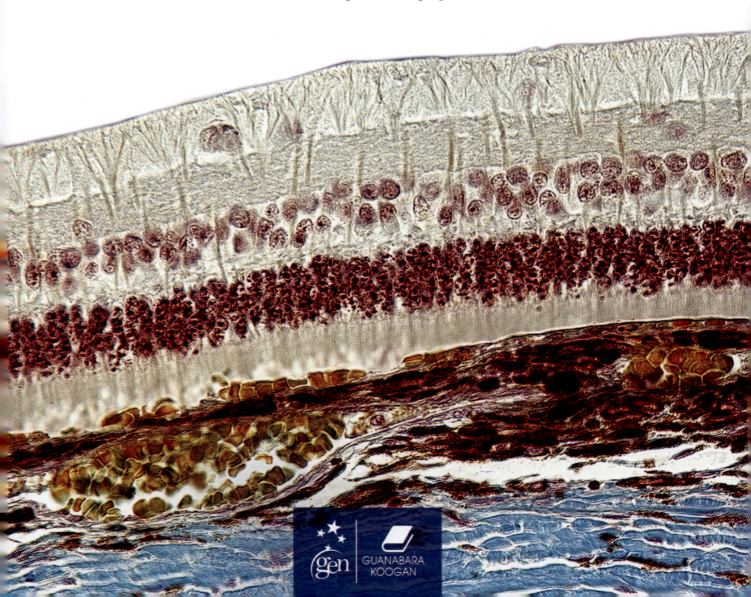

- O autor deste livro e a EDITORA GUANABARA KOOGAN LTDA. empenharam seus melhores esforços para assegurar que as informações e os procedimentos apresentados no texto estejam em acordo com os padrões aceitos à época da publicação, *e todos os dados foram atualizados pelo autor até a data da entrega dos originais à editora*. Entretanto, tendo em conta a evolução das ciências da saúde, as mudanças regulamentares governamentais e o constante fluxo de novas informações sobre terapêutica medicamentosa e reações adversas a fármacos, recomendamos enfaticamente que os leitores consultem sempre outras fontes fidedignas, de modo a se certificarem de que as informações contidas neste livro estão corretas e de que não houve alterações nas dosagens recomendadas ou na legislação regulamentadora. *Adicionalmente, os leitores podem buscar por possíveis atualizações da obra em http://gen-io.grupogen.com.br.*

- O autor e a editora se empenharam para citar adequadamente e dar o devido crédito a todos os detentores de direitos autorais de qualquer material utilizado neste livro, dispondo-se a possíveis acertos posteriores caso, inadvertida e involuntariamente, a identificação de algum deles tenha sido omitida.

- Direitos exclusivos para a língua portuguesa
  Copyright © 2016 by
  EDITORA GUANABARA KOOGAN LTDA.
  Uma editora integrante do GEN | Grupo Editorial Nacional
  Travessa do Ouvidor, 11
  Rio de Janeiro – RJ – CEP 20040-040
  Tels.: (21) 3543-0770/(11) 5080-0770 | Fax: (21) 3543-0896
  www.grupogen.com.br | editorial.saude@grupogen.com.br

- Reservados todos os direitos. É proibida a duplicação ou reprodução deste volume, no todo ou em parte, em quaisquer formas ou por quaisquer meios (eletrônico, mecânico, gravação, fotocópia, distribuição pela Internet ou outros), sem permissão, por escrito, da EDITORA GUANABARA KOOGAN LTDA.

- Capa: Bruno Sales

- Editoração eletrônica: Anthares

- Ficha catalográfica

A139h

Abrahamsohn, Paulo, 1941-
Histologia / Paulo Abrahamsohn. - 1. ed. - Rio de Janeiro : Guanabara Koogan, 2016.
il.

ISBN 978-85-277-2981-9

1. Histologia. 2. Histologia - Atlas. I. Título.

16-33263	CDD: 611.018
	CDU: 611.018

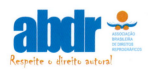

Dedicado a Alexander e Nicolas

Homenagem

J. Carneiro
(1929-2015)

Este livro foi idealizado com o Prof. Dr. José Carneiro da Silva Filho, que infelizmente precisou retirar-se precocemente deste projeto.

O Prof. Carneiro graduou-se pela Faculdade de Medicina da Universidade de Recife (atual Universidade Federal de Pernambuco). Como estudante, participou do ensino e da pesquisa na Cátedra de Histologia dessa Faculdade, atividades que depois exerceu ao longo da vida em Recife e São Paulo, assim como em Montreal e Charlottesville.

Foi uma personalidade muitíssimo importante e respeitada em virtude de suas qualidades pessoais e científicas. Foi um docente preocupado em compartilhar sua experiência e um pesquisador que trouxe à luz conhecimentos inestimáveis para as Ciências da Saúde.

Agradecimentos

Muitas pessoas ajudaram na preparação desta obra e, por isso, gostaria de expressar meus profundos agradecimentos:

A Ises A. Abrahamsohn, que pacientemente suportou minha dedicação à redação do livro e, além disso, escreveu o Capítulo 14; a Telma Zorn, que leu vários capítulos e facultou o amplo uso de seu laboratório e de um excelente microscópio óptico; a Jarbas Bauer, que leu vários capítulos; a Sima Katz, que me emprestou vários preparados histológicos e cedeu-me uma imagem; a Cleusa Pellegrini, que cedeu preparados histológicos embebidos em resina plástica; a José Cipolla Netto, que leu o texto sobre "Glândula pineal"; a Ii-Sei Watanabe, Antônio Haddad, Sérgio Ferreira de Oliveira, Nilda Maria Pinto e Fabiano Gonçalves Costa, que cederam imagens de sua autoria; a Edson A. Liberti, que colocou à nossa disposição ossos de sua coleção didática para registro fotográfico; à Fernanda Barrence, Mestre em Ciências, que colaborou em muitas fases da obtenção de espécimes, cortes histológicos e na captura de imagens.

Um agradecimento especial às produtoras do Grupo GEN Cláudia Regina Corrêa Lins Vieira e Aline Carvalho de Mattos por sua visão aguda, leitura correta, bom senso e profissionalismo ao examinar, editar e copidescar os textos desta obra, e a Aluisio Affonso, Juliana Affonso e Maria Fernanda Dionysio, que supervisionaram com muita competência esta edição.

Os desenhos deste livro foram executados pelo Sr. Hudson Calasans da Cruz.

Material Suplementar

Este livro conta com o seguinte material suplementar:

- Textos e ilustrações elaborados para aprofundar tópicos selecionados.

O acesso ao material suplementar é gratuito. Basta que o leitor se cadastre em nosso *site* (www.grupogen.com.br), faça seu *login* e clique em *Ambiente de Aprendizagem*, no *menu* superior do lado direito.

É rápido e fácil. Caso haja alguma mudança no sistema ou dificuldade de acesso, entre em contato conosco (sac@grupogen.com.br).

Apresentação

Destinada aos alunos de graduação dos diversos cursos da área de Ciências da Saúde, *Histologia* apresenta um conteúdo adequado para se compreender a estrutura microscópica dos tecidos e órgãos, e como as células e os tecidos desses órgãos funcionam e exercem suas atividades.

Inicialmente, o leitor entrará em contato com o principal instrumento utilizado no estudo dos tecidos e órgãos – o microscópio óptico – e alguns métodos rotineiros de preparação de espécimes para observação microscópica. Em seguida, serão apresentados os componentes de células eucariontes e suas funções.

Esta obra abrange a Histologia Geral, com a apresentação dos tecidos, e a Histologia Especial, que aborda o estudo dos órgãos que compõem os grandes sistemas do corpo. A descrição das estruturas dos tecidos e órgãos é sempre acompanhada por suas atividades funcionais.

Com informações atualizadas, *Histologia* apresenta texto claro, objetivo e didático, bem como esquemas e imagens de preparados histológicos que auxiliam a compreensão dos assuntos abordados.

Além disso, a organização e o projeto gráfico foram elaborados especialmente para tornar as informações mais diretas para que o leitor tenha o máximo aproveitamento da obra.

Paulo Abrahamsohn
(e-mail: histologia@histologia.pro.br)

Nota explicativa

Os diversos aumentos das imagens obtidas por microscopia óptica foram padronizados, e, para simplificar sua descrição, foi adotada a designação exposta na tabela abaixo.

Aumento da objetiva microscópica usada	Descrição do aumento nas legendas	Aumento aproximado após impressão
$4\times$	Vista panorâmica	$50\times$
$10\times$	Aumento pequeno	$150\times$
20 ou $40\times$	Aumento médio	250 a $500\times$
$60\times$	Aumento grande	750 a $850\times$

Sumário

Capítulo 1 Por que Estudar Histologia, 1

Capítulo 2 Microscopia, 3

Capítulo 3 Células, 13

Capítulo 4 Introdução aos Tecidos, 47

Capítulo 5 Tecido Epitelial, 49

Capítulo 6 Tecido Conjuntivo | Células e Matriz, 69

Capítulo 7 Sangue e Sua Formação, 83

Capítulo 8 Tecido Adiposo, 99

Capítulo 9 Tecido Cartilaginoso, 105

Capítulo 10 Tecido Ósseo e Articulações, 111

Capítulo 11 Tecido Nervoso, 131

Capítulo 12 Tecido Muscular, 155

Capítulo 13 Sistema Circulatório, 173

Capítulo 14 Órgãos Linfoides e Sistema Imunológico, 187

Capítulo 15 Sistema Endócrino, 215

Capítulo 16 Pele e Seus Anexos, 235

Capítulo 17 Tubo Digestivo, 249

Capítulo 18 Glândulas Anexas ao Tubo Digestivo, 269

Capítulo 19 Aparelho Respiratório, 283

Capítulo 20 Aparelho Urinário, 295

Capítulo 21 Aparelho Reprodutor Feminino, 311

Capítulo 22 Aparelho Reprodutor Masculino, 333

Capítulo 23 Órgãos Especiais dos Sentidos, 347

Bibliografia, 369

Índice Alfabético, 375

CAPÍTULO 1

Por que Estudar Histologia

Principais tópicos abordados neste capítulo

- Categoria de células, 2
- Complexidade dos organismos multicelulares, 2

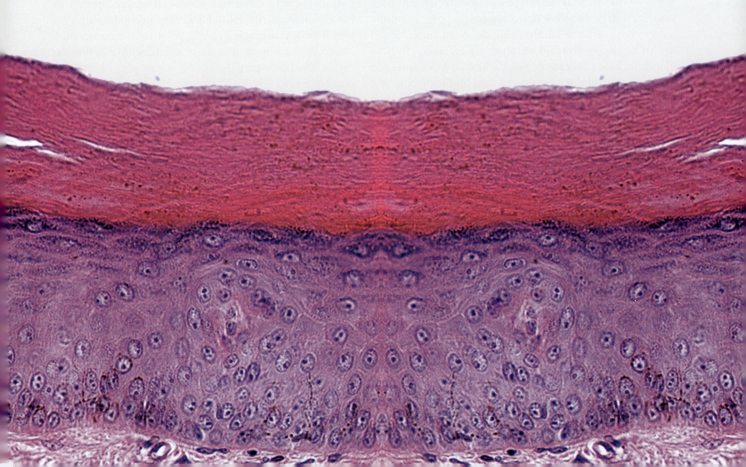

As células são a base da vida em nosso planeta

Para entender o funcionamento de um organismo, é essencial conhecer seus componentes, assim como um mecânico deve familiarizar-se com as partes de uma máquina para eventualmente poder consertá-la.

Toda a vida em nosso planeta se baseia na existência das células. Mesmo os organismos vegetais e animais mais simples são constituídos de ao menos uma célula. No entanto, a simplicidade que geralmente atribuímos a esses organismos é um pouco ilusória, pois, embora unicelulares, eles são capazes de inúmeras funções metabólicas, de adaptações a situações muito variadas e de sobrevivência em ambientes de condições físicas extremas.

Os organismos unicelulares constituídos por células mais "primitivas" são chamados *procariontes* ou procariotos, em contraste com os organismos unicelulares ou multicelulares formados por células *eucariontes* ou eucarióticas, representando as células nucleadas. Esta obra tratará destas últimas células.

A construção básica das células procariontes e das eucariontes é semelhante, porém há grandes diferenças estruturais e metabólicas entre ambas. Uma das mais notáveis é a presença, no interior das eucariontes, de *compartimentos especializados* para desenvolver atividades específicas. Esses compartimentos são delimitados por membranas e comumente conhecidos como *organelas*. O componente que mais chama atenção por sua ausência nas células procariontes é o núcleo. Nelas também estão ausentes mitocôndrias, retículo endoplasmático e outras organelas envolvidas por membranas. As células eucariontes, por outro lado, possuem todas essas organelas.

Os organismos multicelulares são mais complexos do que os unicelulares

Os *organismos multicelulares* são mais complexos e capazes de exercer atividades que os organismos mais simples não podem realizar. A complexidade dos organismos multicelulares resulta de dois fatores principais: a quantidade aumentada de suas células e a divisão de tarefas assumidas por diferentes famílias celulares.

Todas as células de um organismo multicelular resultam da divisão de uma única célula – o ovócito fertilizado por um espermatozoide. À medida que essa célula única se divide, suas descendentes se especializam para poder realizar funções tão diferentes – por exemplo, sofrer uma grande diminuição de comprimento em um músculo (contração) ou produzir secreção em uma glândula. Esse processo de especialização é denominado *diferenciação celular* e resulta em uma ampla diversidade celular.

A intensidade dessa diversificação é tal que os vários grupos de células resultantes dessas especializações acabam constituindo quatro grandes "famílias", chamadas *tecidos*.

A organização e o funcionamento dos *órgãos* do corpo dependem de uma adequada combinação de tecidos, os quais se reúnem de maneira específica e precisa em cada órgão. O nível mais alto de complexidade é aquele constituído pela reunião física e/ou funcional de vários órgãos em *sistemas*, os quais são responsáveis pela execução de funções integradas.

O entendimento da estrutura de um organismo multicelular complexo depende inicialmente do conhecimento das suas células. Portanto, o caminho ideal para se conhecer bem a estrutura e o funcionamento de um organismo complexo é bastante lógico e passa progressivamente pelo estudo das suas células, de seus tecidos, órgãos e sistemas. No estudo da Histologia, esse é o roteiro adotado.

A Histologia se preocupa com a estrutura microscópica de todos os componentes de um organismo normal e também com o estudo das funções desses componentes. Para analisar estruturalmente o corpo do ponto de vista histológico, é necessário, além de utilizar microscópios, conhecer os componentes desse instrumento e as práticas mais adotadas de preparo dos espécimes para observação nesse aparelho.

O objetivo deste livro é inicialmente apresentar a estrutura geral e o funcionamento das células. Em seguida, analisar as células e a matriz extracelular que compõem os diversos tecidos animais e, finalmente, estudar como os tecidos se unem e se organizam para formar os órgãos.

Além de possibilitar o conhecimento profundo da estrutura microscópica de indivíduos normais, a Histologia é essencial para a Patologia, que tem como objetivo o estudo de organismos ou órgãos alterados por lesões ou doenças.

CAPÍTULO 2

Microscopia

Principais tópicos abordados neste capítulo

- Componentes do microscópio óptico, 4
- Resolução de um microscópio, 4
- Outros tipos de microscópios ópticos, 5
- Preparação de espécimes para uso em microscopia óptica, 6
- Coloração de cortes histológicos, 7
- Métodos citoquímicos, 9
- Imunocitoquímica, 11
- Microscopia eletrônica, 11

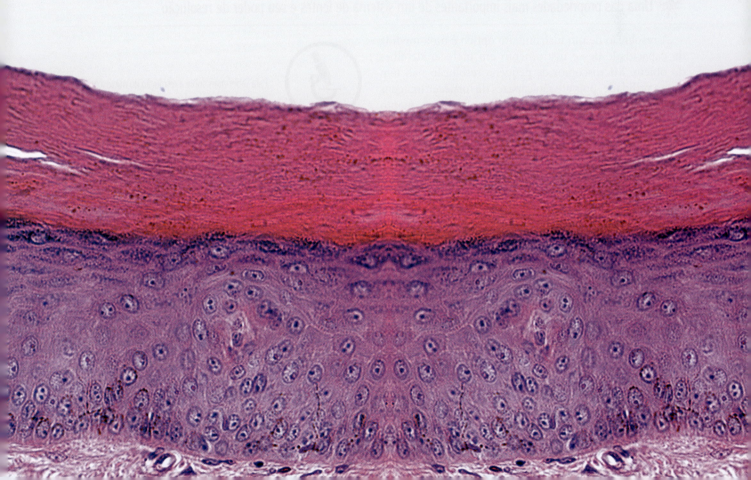

A pequena dimensão das células torna obrigatório o uso de instrumentos especiais que nos possibilitem sua visualização e seu estudo. Entre esses instrumentos, o mais usual é o *microscópio óptico*, também denominado microscópio de luz ou fotônico, pois utiliza luz visível para produzir uma imagem aumentada e detalhada das células e da matriz extracelular.

As unidades de medida mais adotadas em microscopia de luz e eletrônica são o *micrômetro* (*μm*), equivalente a um milésimo de milímetro ou a um milionésimo de metro, e o *nanômetro* (*nm*), equivalente a um milionésimo de milímetro ou a um bilionésimo de metro.

Para avaliação do tamanho de estruturas observadas ao microscópio óptico, basta lembrar que uma hemácia (também chamada eritrócito ou glóbulo vermelho) mede cerca de 7 μm de diâmetro e comparar seu diâmetro com outros componentes da imagem.

O microscópio óptico é formado por componentes ópticos e mecânicos

Os componentes ópticos do microscópio são as suas diversas lentes. Um conjunto de lentes compõe a *lente condensadora*, que concentra um feixe de luz sobre o objeto para que a imagem produzida tenha boa luminosidade (Figura 2.1).

As outras lentes têm a função de produzir a imagem ampliada do objeto. A lente mais próxima do objeto é a *lente objetiva*, a qual produz uma imagem ampliada de pequena parte do corte. Os microscópios geralmente têm várias objetivas com diferentes capacidades de ampliação; por exemplo, 10×, 20×, 40×, 100×.

Os raios luminosos que atravessaram o corte e passaram inicialmente pela objetiva atingem a lente próxima ao olho, denominada *lente ocular* (ver Figura 2.1), a qual amplia ainda mais a imagem produzida pelas objetivas.

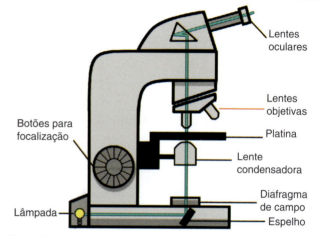

Figura 2.1 Componentes ópticos e mecânicos de um microscópio óptico. Em verde está indicado o caminho da iluminação.

Uma das propriedades mais importantes de um sistema de lentes é seu poder de resolução

A resolução de um instrumento óptico é uma medida da capacidade desse instrumento em oferecer detalhes do objeto. Microscópios de pequena resolução não têm muita utilidade, pois até são capazes de fornecer imagens ampliadas, porém com poucos detalhes. Portanto, quanto maior o poder de resolução do instrumento, maior a percepção dos pormenores dos objetos analisados.

 Para saber mais sobre a resolução do microscópio óptico, acesse o material suplementar *online*, conforme as instruções descritas nas páginas iniciais da obra.

O poder de resolução de um microscópio óptico depende fundamentalmente das lentes objetivas

O poder de resolução dessas lentes pode ser conhecido pelo usuário de um microscópio, pois depende de um fator denominado *abertura numérica*. O valor da abertura numérica de uma objetiva está inscrito na própria lente, juntamente com o valor do aumento.

As aberturas numéricas das objetivas variam geralmente de 0,1 até 1,0 ou até 1,4 nas objetivas de excelente resolução. Quanto maior esse valor, maior a resolução oferecida pela lente e, portanto, melhor a qualidade da imagem.

É possível que um corte seja examinado com grande aumento utilizando-se uma objetiva de baixa abertura numérica e, portanto, com baixa resolução. No entanto, a imagem apresentará poucos detalhes, assemelhando-se a uma imagem fora de foco e de baixa qualidade.

Os componentes mecânicos do microscópio têm várias funções importantes

Entre esses componentes e suas respectivas funções, destacam-se:

▶ *Canhão* do microscópio: peça cilíndrica, geralmente metálica, que funciona como suporte do conjunto de lentes oculares e objetivas
▶ *Revólver*: peça giratória à qual estão presas as lentes objetivas do microscópio e que possibilita a troca rápida e fácil de cada objetiva, colocando-a no eixo óptico do instrumento. Em geral, os microscópios têm várias objetivas, e as diversas combinações entre elas e a lente ocular proporcionam diferentes magnificações do espécime, geralmente de 50 a 1.000×
▶ *Platina* do microscópio: placa metálica horizontal que serve de suporte para o preparado histológico

- *Charriot*: peça situada sobre a platina e que prende a lâmina. Muitos microscópios são dotados de um sistema com dois botões e cremalheiras que servem para movimentar o *charriot* e a lâmina histológica fixada nele, facilitando a movimentação do objeto e sua observação

- *Parafusos macrométrico* e *micrométrico*: peças que servem para regular o foco, aproximando ou afastando o canhão e o espécime entre si. O primeiro botão resulta em movimentos amplos; o segundo, em movimentos curtos.

Outros tipos de microscópios ópticos oferecem diferentes maneiras para se observarem células e tecidos

O microscópio óptico descrito anteriormente é denominado *microscópio óptico comum*. Ele oferece excelentes imagens de cortes iluminados por luz branca em diferentes magnificações e com boa resolução de detalhes. Na maioria dos casos, esses cortes devem ser corados para a observação das estruturas celulares e da matriz extracelular (Figura 2.2 A). Esse equipamento é largamente usado em salas de aula, em laboratórios clínicos e em laboratórios de pesquisa.

Outros tipos de microscópios foram desenvolvidos para uso principalmente em laboratórios clínicos e em pesquisa. Eles fornecem aspectos de células e tecidos impossíveis de serem observados com o microscópio comum.

Um tipo de microscópio muito utilizado em pesquisa é o *microscópio invertido*. É muito semelhante ao microscópio óptico comum, porém seus sistemas de lentes estão colocados de ponta-cabeça – na platina, é colocada uma lâmina ou placa de Petri, e, abaixo da platina, localizam-se as lentes objetivas e os elementos ópticos seguintes (Figura 2.3). Esse instrumento foi desenvolvido principalmente para observação de células cultivadas *in vitro*.

O *microscópio de contraste de fase* é um aperfeiçoamento do sistema óptico do microscópio óptico comum e do microscópio invertido, de modo a possibilitar a observação de células e tecidos não corados. É amplamente utilizado em pesquisas em biomedicina, pois torna possível, por exemplo, a análise de células em cultivo vivas ou fixadas, sem que tenham sido coradas (Figura 2.2 B).

O *microscópio de contraste interferencial de Nomarski*, à semelhança do microscópio de contraste de fase, possibilita a observação de células e tecidos não corados. As imagens de estruturas nele observadas aparentam ter relevo.

O *microscópio de fluorescência* baseia-se no princípio da fluorescência – algumas moléculas, quando iluminadas pela radiação de certo comprimento de onda, emitem radiação de maior comprimento de onda. Se a radiação usada na iluminação for invisível, as moléculas se tornam visíveis; se a radiação, no entanto, for visível, a luz emitida será de cor diferente da usada para a iluminação. Diversas fontes de iluminação são empregadas, inclusive *laser*.

É utilizado principalmente para a pesquisa e o diagnóstico clínico – por meio da visualização de substâncias fluorescentes, que têm afinidade por moléculas das células e matriz – ou para visualização de moléculas fluorescentes ligadas a anticorpos, nas técnicas de imunocitoquímica (ver *Imunocitoquímica*, adiante).

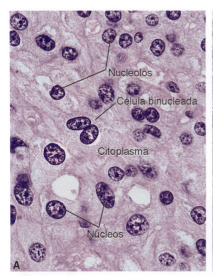
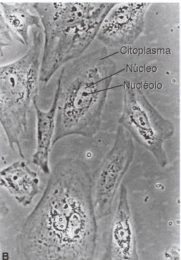
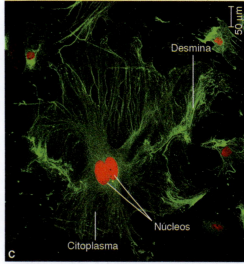

Figura 2.2 Um mesmo tipo celular – a célula decidual do endométrio de camundongo – foi preparado de três maneiras diferentes. **A.** Corte de tecido incluído em parafina e corado por hematoxilina e eosina (H&E). Há cerca de 30 células nesta imagem. Seus limites não são visíveis. Os núcleos de diversos tamanhos são ovoides ou esféricos corados em azul-arroxeado. O citoplasma está corado em rosa pela eosina. **B.** Células deciduais cultivadas *in vitro* e fotografadas com um microscópio invertido com contraste de fase. **C.** Célula decidual binucleada submetida a reação imunocitoquímica para detecção da proteína desmina (uma proteína de filamentos intermediários), observada em microscópio confocal com iluminação a *laser*. Os locais da célula com coloração verde contêm desmina. (*Imagem cedida pelo Prof. Dr. Fabiano Gonçalves Costa. A, Microscopia óptica. Aumento médio. B, Microscopia de contraste de fase. Aumento médio. C, Microscopia confocal. Aumento grande.*)

O *microscópio confocal* é o instrumento mais recentemente desenvolvido desse grupo. Ele utiliza iluminação de alta intensidade (*laser*), sendo superior aos outros tipos de microscópios pela possibilidade de focalizar diferentes alturas da espessura do corte ou da célula examinada. Dessa maneira, fornece mais detalhes sobre a localização de moléculas nessas estruturas.

Além disso, o microscópio confocal possibilita a reconstrução tridimensional de componentes das células e, para isso, depende de forte componente de computação. É usado em pesquisas e diagnósticos para evidenciar a localização de moléculas nos cortes, principalmente por meio de técnicas de fluorescência (Figura 2.2 C).

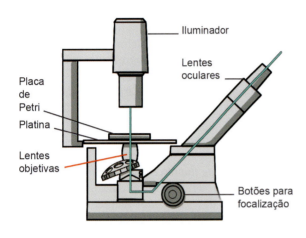

Figura 2.3 O microscópio invertido é de grande utilidade para pesquisa com células cultivadas. Ele possibilita observar com facilidade as células que crescem aderidas tanto à superfície de uma placa de vidro quanto a pequenas lâminas de vidro ou superfícies de plástico. Em verde está indicado o caminho da iluminação.

 Há várias maneiras de preparar espécimes para análise por microscopia óptica

A microscopia óptica torna possível a utilização de muitos tipos de espécimes, os quais podem ser observados pelos diversos tipos de microscópios até agora descritos, por exemplo:

- Células cultivadas *in vitro* sobre uma lâmina de vidro ou sobre uma superfície de plástico. Estas células, vivas ou após seu processamento, podem ser visualizadas diretamente por microscopia de contraste de fase. Podem também ser fixadas e coradas. Suas características morfológicas podem ser analisadas e, se as células forem mantidas vivas, podem ser obtidos vários parâmetros fisiológicos e de seu comportamento ao longo do tempo de um experimento
- Células retiradas diretamente de um tecido ou órgão também podem ser observadas por microscopia de contraste de fase – por exemplo, espermatozoides, sobre os quais é necessário obter dados a respeito de sua motilidade. Células sanguíneas podem ser espalhadas sobre uma lâmina histológica formando uma camada muito delgada e, depois, podem ser coradas para análise ao microscópio. Constituem os *esfregaços* (ou extensões) de células, que podem ser feitos principalmente com finalidades diagnósticas com células retiradas de vários locais do corpo, como por exemplo, do colo uterino, da mucosa vaginal, da mucosa oral, da mucosa dos brônquios
- *Cortes histológicos* são o recurso mais utilizado para observação de células, tecidos e órgãos ao microscópio óptico.

Preparado permanente é um produto definitivo, elaborado para a observação de espécimes em um microscópio óptico

O preparado permanente consiste em uma lâmina de vidro transparente – a *lâmina histológica* –, que contém em uma das faces um corte histológico ou células ou tecidos muito delgados, geralmente corados. Essas células ou cortes são protegidos por uma delgada lâmina de vidro denominada *lamínula*.

A confecção de cortes histológicos é um processo complexo, que depende de muitas etapas.

A primeira etapa para a obtenção de cortes histológicos é a fixação dos espécimes

Células e tecidos retirados de seu ambiente e na ausência de nutrientes e oxigênio rapidamente morrem e degeneram. Suas enzimas começam a digerir seus componentes – moléculas e organelas – e, além disso, bactérias e fungos se instalam e contribuem para a degradação celular.

Há várias consequências da degradação dos tecidos: as células e a matriz extracelular sofrem retração, modificando sua forma, moléculas são perdidas principalmente por ação enzimática e sofrem modificações na sua composição e em suas conformações espaciais. Devido a essas modificações, as moléculas perdem grande parte de sua funcionalidade e de sua capacidade antigênica, o que dificulta sua análise nos cortes histológicos.

Para evitar essas ocorrências nocivas, é necessário proceder à *fixação* dos espécimes. Há basicamente dois tipos de fixação:

- *Fixação química* – a mais praticada em laboratórios de análise e laboratórios de pesquisa. Nela, células ou fragmentos de tecidos ou órgãos são mergulhados em soluções chamadas *fixadores*. Um dos fixadores mais comuns é o *formaldeído* em solução aquosa de cerca de 4%, a qual também é denominada formalina ou formol. Além da formalina, há muitas outras fórmulas de fixadores utilizadas rotineiramente
- *Fixação física* – usada para finalidades mais específicas. Consiste em tratar os espécimes por calor ou mais comumente por frio. Este último modo é o mais utilizado, por meio de *congelação* dos tecidos a temperaturas de –4°C a –196°C (a temperatura do nitrogênio líquido). O uso importante desse tipo de fixação ocorre em salas cirúrgicas, onde tecidos retirados de pacientes são rapidamente congelados para logo a seguir serem feitos cortes histológicos em busca de diagnósticos anatomopatológicos.

A fixação tem várias finalidades muito importantes

As principais finalidades da fixação são:

- Estabelecer pontes e ligações entre as macromoléculas das células e da matriz extracelular, de modo a estabilizar a forma das células e da matriz, bem como a evitar seu aumento de volume e sua retração
- Estabilizar a relação entre as células dos tecidos, assim como as relações entre os tecidos nos órgãos, evitando o deslocamento destes componentes
- Exercer ação antibacteriana e antifúngica, inibindo o crescimento e as atividades de bactérias e fungos
- Inibir enzimas hidrolíticas das células e dos microrganismos
- Manter, se possível, algumas das características funcionais das moléculas
- Endurecer os tecidos de modo a facilitar, mais tarde, a confecção de cortes muito delgados.

Uma das maneiras mais utilizadas para a obtenção de cortes histológicos é a embebição dos espécimes com parafina líquida

Para a produção de secções delgadas, os tecidos fixados quimicamente devem ser submetidos a um procedimento que resulta na formação de um suporte sólido em torno dos espécimes. No entanto, isso geralmente não é necessário no caso de espécimes submetidos à fixação por congelação.

A *parafina* (e algumas outras substâncias com suas características físicas) é o meio mais utilizado para a embebição dos espécimes.

A água é o meio no qual as células e os tecidos estão dispostos. Uma vez que a parafina não é miscível em água, é necessário inicialmente proceder à *desidratação* dos espécimes, mergulhando-os em uma substância higroscópica. A substância mais usada é o etanol sob forma de soluções de concentração gradativamente mais alta, geralmente de etanol 70% até etanol 100%.

Uma vez desidratados, os espécimes passam por uma etapa denominada *diafanização* ou *clareamento*, na qual eles são mergulhados em um solvente orgânico miscível tanto em etanol como em parafina líquida. Para o clareamento, são geralmente utilizados xileno, benzeno ou tolueno.

Em seguida, os espécimes passam pela etapa de *embebição*, na qual são mergulhados em parafina líquida. A parafina é solida à temperatura ambiente e, para a embebição, é fundida a uma temperatura entre 65°C e 68°C no interior de estufas. Nessa fase em que os espécimes permanecem no interior de uma estufa, a parafina penetra neles, ocupando todos os espaços existentes no seu interior, tanto nas células como na matriz extracelular que há entre as células.

Ao serem retirados da estufa, os espécimes são colocados em pequenos recipientes e deixados à temperatura ambiente, na qual a parafina que está no interior dos espécimes e que permanece em sua volta se solidifica, produzindo o chamado *bloco de parafina*.

A obtenção de cortes histológicos é feita por um instrumento denominado micrótomo

Os blocos de parafina contendo os espécimes a serem cortados são colocados em um instrumento de grande precisão – o *micrótomo* – que permite obter secções de cerca de 5 a 15 μm.

As secções ou cortes de tecidos incluídos são constituídos pelo espécime propriamente dito embebido em parafina e pela parafina situada em torno do espécime e que serve como suporte para ele. Esses cortes são colocados sobre lâminas de vidro e deixados para secar.

 ## A maior parte dos cortes histológicos deve passar por um processo de coloração

Os espécimes são, em grande maioria, incolores, e quase nada poderá ser observado ao microscópio, a não ser que se utilize um microscópio de contraste de fase. Por essa razão, é necessário corar os cortes.

Para isso, foram desenvolvidas centenas de misturas corantes, quase sempre soluções aquosas. No entanto, os espécimes foram embebidos em parafina, a qual não é miscível com água. Para a coloração, são necessárias as seguintes etapas:

- *Desparafinização* dos cortes – quando as lâminas são mergulhadas em um solvente (p. ex., xilol) para dissolver e retirar a parafina
- *Hidratação* dos cortes – com a remoção do xilol e a troca dele por um líquido miscível tanto com xilol

como com água, a fim de expor os cortes a um meio aquoso. Essa etapa de hidratação é realizada por meio de banhos sucessivos em soluções de etanol de concentrações decrescentes, geralmente de 100 a 70%.

As técnicas de coloração existentes foram desenvolvidas para evidenciar os diversos componentes celulares e da matriz citoplasmática. Há métodos que utilizam apenas um corante, outros usam dois, três ou até mais.

Uma das colorações mais utilizadas em Histologia e em Patologia é a coloração pela hematoxilina e eosina

Nessa coloração, são utilizadas em sequência duas soluções corantes, denominadas *hematoxilina* e *eosina*. Por isso, essa coloração é comumente denominada de *HE* ou *H&E*. Trata-se de uma coloração que mostra muito bem os componentes mais importantes das células e da matriz extracelular (ver Figura 2.4 A).

Devido à química da coloração, cada um desses dois corantes mostra aspectos diferentes e complementares dos cortes.

A *hematoxilina* cora preferentemente substâncias de caráter ácido, as quais cora em *azul a violeta*, dependendo da concentração de substâncias ácidas no corte.

São as principais moléculas e estruturas coradas pela hematoxilina:

- DNA e, portanto, a cromatina do núcleo
- RNA e, portanto, o nucléolo e o retículo endoplasmático granuloso (ou ergastoplasma), que é rico em ribossomos
- Componentes ácidos da matriz extracelular – os condroitim-sulfatos – encontrados em alta concentração em certos tecidos, como, por exemplo, na cartilagem hialina.

A *eosina* cora em *rosa ou laranja* componentes celulares cujas moléculas tenham natureza básica ou levemente básica, entre eles:

- Citoplasma (com exceção do retículo endoplasmático granuloso) e organelas, principalmente mitocôndrias e muitos tipos de grãos de secreção
- Componentes da matriz extracelular, principalmente as suas fibras colágenas.

Apesar dos exemplos aqui mencionados, é necessário considerar que frequentemente a coloração pela eosina e pela hematoxilina se superpõe, pois muitos componentes das células e da matriz possuem simultaneamente cargas negativas e positivas, e a coloração final resulta do balanço final dessas cargas. Um exemplo é o que ocorre com o retículo endoplasmático granuloso, que contém muito RNA ribosomal, corando-se pela hematoxilina, e pode conter muitas proteínas sintetizadas por essa organela, a qual se cora bem com eosina. O tom resultante será um arroxeado resultante da mistura de azul com vermelho.

Acidófilos e basófilos são termos muito usados para caracterizar estruturas presentes em cortes histológicos

Corantes – como, por exemplo, eosina, floxina, azul de anilina e orange G – são caracterizados como tendo "natureza ácida", pois a porção colorida que apresentam é catiônica.

Por essa razão, componentes dos cortes que se coram preferencialmente por esses corantes são denominados *acidófilos* – um termo muito utilizado nas descrições de cortes de Histologia e de Patologia. O citoplasma e as fibras colágenas, por exemplo, são acidófilos (Figura 2.4).

Por outro lado, corantes como o azul de metileno e azul de toluidina são caracterizados como tendo "natureza básica".

As estruturas que se coram por esses corantes são denominadas *basófilas*. Apesar de não ser a rigor um

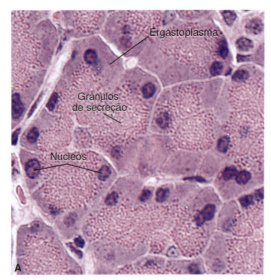
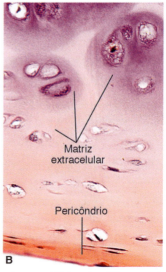

Figura 2.4 Secções de tecidos corados por H&E. **A.** Unidade secretora exócrina do pâncreas. *Núcleos*, basófilos, corados em azul; *grânulos de secreção*, acidófilos, corados em rosa pela eosina; *ergastoplasma*, na base de cada célula, coloração arroxeada, mistura de azul e rosa, por ter ácido nucleico e proteína. **B.** Cartilagem hialina formada por células – os condrócitos – e pela matriz extracelular basófila, azulada. Pericôndrio com colágeno acidófilo. (*A, Microscopia óptica, aumento grande. B, Microscopia óptica, aumento médio.*)

corante básico, a hematoxilina se comporta como tal, e as estruturas por ela coradas também são caracterizadas como basófilas. A cromatina, o nucléolo, o retículo endoplasmático granuloso e a matriz extracelular da cartilagem hialina são estruturas basófilas (ver Figura 2.4).

Os corantes tricrômicos foram desenvolvidos principalmente para facilitar a distinção entre tecido conjuntivo e muscular

Uma das dificuldades percebidas por estudantes e, às vezes, por pessoas muito experientes é a distinção entre alguns tipos de tecido conjuntivo e tecido muscular liso, pois ambos contêm estruturas alongadas que se coram de maneira muito semelhante.

Para facilitar essa distinção, foram desenvolvidos corantes mais complexos que coram esses dois tecidos de maneira diferencial. São os chamados corantes tricrômicos, pois são constituídos de três (ou mais) corantes (Figura 2.5).

Além de diferenciarem tecido conjuntivo e tecido muscular liso, vários desses corantes tricrômicos possibilitam a melhor observação de alguns tipos de grãos de secreção, assim como a distinção das células de algumas glândulas endócrinas.

Muitos corantes foram desenvolvidos para a observação de componentes específicos dos cortes

Infelizmente os corantes usados na prática (p. ex., o H&E) não tornam possível a observação de muitos componentes dos cortes; para corrigir essa situação, foram criados corantes que possibilitam observar:

- *Organelas* – com exceção do núcleo e do retículo endoplasmático granuloso, a maioria das organelas não pode ser percebida em cortes corados com HE ou com corantes tricrômicos. Para se observarem o complexo de Golgi, as mitocôndrias e alguns tipos de grãos de secreção, há necessidade de cortes tratados por técnicas corantes especiais para cada organela
- *Certas fibras do tecido conjuntivo* – para se tornarem evidentes, necessitam de métodos especiais de coloração
- Algumas estruturas que ocorrem em condições fisiológicas ou patológicas, tais como *depósitos de proteínas* ou *íons*.

Técnicas de impregnação metálica revelam alguns componentes não demonstrados por corantes

Muitas estruturas são difíceis de serem coradas, e, para várias delas, foram desenvolvidas as técnicas de *impregnação metálica*. Por meio delas, os espécimes são colocados em contato com soluções que contenham metais – por exemplo, ouro, prata, ósmio ou zinco. Os metais precipitam sobre componentes das células ou da matriz extracelular, tornando-os escuros, amarronzados ou pretos. Não se trata, portanto, de uma coloração propriamente dita.

As principais estruturas que necessitam de impregnação metálica para serem visualizadas são: complexo de Golgi, fibras reticulares do tecido conjuntivo e os corpos celulares e prolongamentos de neurônios e de células da neuróglia (Figura 2.6).

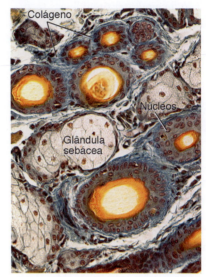

Figura 2.5 Secção de pele corada pelo corante tricrômico de Mallory. (*Microscopia óptica. Aumento médio.*)

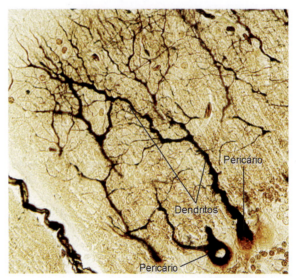

Figura 2.6 Secção de região do cerebelo submetida à técnica de impregnação metálica para demonstrar os corpos celulares (pericários) de neurônios, denominados células de Purkinje, e seus dendritos. (*Impregnação metálica. Microscopia óptica. Aumento médio.*)

 Os métodos citoquímicos possibilitam a obtenção de informações sobre a composição química em cortes histológicos e em células cultivadas

A observação microscópica de células cultivadas e de cortes corados com técnicas rotineiras de coloração oferece muitas informações sobre a morfologia das células e da matriz. Por outro lado, há técnicas que favorecem a obtenção de dados sobre composição química de componentes do corte, técnicas que compõem os métodos de *citoquímica*.

Esses métodos utilizam basicamente duas abordagens:

- Reações químicas a que são submetidos os componentes de cortes ou de células cultivadas sobre lâminas. As lâminas com os cortes são mergulhadas sucessivamente em soluções que, ao fim do processo, revelam a existência de um íon ou grupo químico
- Reações em que são usadas moléculas com grande afinidade por componentes dos espécimes e que possibilitam o reconhecimento desses componentes.

A aplicação de qualquer uma dessas técnicas necessita produzir um composto que seja visível ao microscópio por meio da formação de um composto colorido resultante do procedimento a que o espécime foi submetido. Esse novo composto pode então ser visto diretamente ao microscópio, sob forma de uma nova coloração ou de um precipitado sobre a estrutura que reagiu. Exemplos desse tipo de metodologia são as técnicas usadas para evidenciar íons e polissacarídeos.

Muitas vezes, no entanto, o composto que resulta do procedimento citoquímico não é colorido; nesse caso há necessidade de torná-lo visível. Isso pode ser feito por diversas maneiras, geralmente dependendo do uso de *marcadores* – compostos visíveis por microscopia que não participam diretamente de uma reação citoquímica. Esses compostos são artificialmente ligados às moléculas usadas para reconhecer componentes do espécime. A existência do marcador sobre os tecidos denuncia a localização do componente que se deseja investigar.

Um marcador muito usado é a *peroxidase*, uma enzima que pode ser detectada por sua atividade em quebrar moléculas de H_2O_2 (peróxido de hidrogênio, água oxigenada) e gerar uma substância marrom, que denuncia a existência do composto investigado. Outros marcadores muito utilizados são moléculas fluorescentes que podem depois ser observados em microscópios de fluorescência e em microscópios confocais.

Exemplos de procedimentos citoquímicos

Na atualidade, os componentes que mais frequentemente costumam ser evidenciados por técnicas citoquímicas são íons, carboidratos, polissacarídeos, proteínas e ácidos nucleicos.

Dentre os *íons*, os métodos que demonstram a existência de cálcio e ferro são bastante utilizados tanto em pesquisa de células e tecidos normais como em laboratórios de Patologia (Figura 2.7). Esses métodos favorecem a detecção de íons precipitados nos tecidos, geralmente sob a forma de sais minerais.

As *lectinas* são um grupo de proteínas obtidas de sementes de vegetais que conseguem reconhecer com alta especificidade moléculas de sacarídeos. São incolores e, portanto, necessitam estar acopladas a um marcador para identificar sacarídeos em cortes ou células cultivadas.

Além disso, sacarídeos – sob forma de cadeias curtas (oligossacarídeos) ou cadeias longas (polissacarídeos), presentes por exemplo na região externa da membrana plasmática (glicocálice), nas lâminas basais, em secreções mucosas e na matriz extracelular – podem ser detectados por citoquímica. Utiliza-se a *reação de ácido periódico-Schiff* (*PAS*, do inglês, *periodic acid-Schiff*), que produz um composto colorido nos locais do corte onde há polissacarídeos (Figura 2.8), ou técnicas com os corantes *alcian blue* ou *azul de toluidina*.

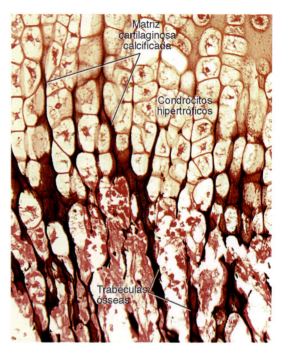

Figura 2.7 Secção de uma região da cartilagem de crescimento de uma diáfise de um osso. Este espécime foi submetido à demonstração citoquímica de íons cálcio. Os locais calcificados da matriz cartilaginosa e da matriz óssea são vistos em marrom-escuro. (*Von Kossa + Safranina. Microscopia óptica. Aumento médio.*)

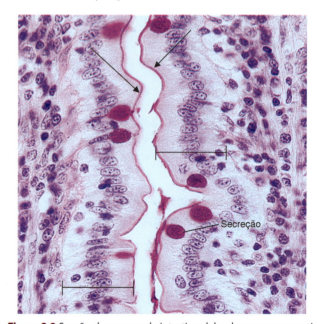

Figura 2.8 Secção da mucosa de intestino delgado com seu revestimento epitelial (indicado por *barras*). Esse revestimento é formado por uma série de células colunares enfileiradas, cada uma com seu núcleo corado por hematoxilina. O corte foi submetido à reação de ácido periódico-Schiff (PAS) para evidenciar polissacarídeos, que são vistos em duas localizações: uma faixa na superfície das células epiteliais constitui o glicocálice (*setas*); e a secreção de células secretoras de muco denominadas células caliciformes. (*Microscopia óptica. Aumento médio.*)

Proteínas podem ser reconhecidas por métodos que envolvem o uso de anticorpos fabricados contra proteínas específicas. São procedimentos que se valem, portanto, de reações antígeno-anticorpo e constituem as *técnicas imunocitoquímicas* (ver *Imunocitoquímica*, adiante).

Proteínas com ação enzimática, isto é, *enzimas*, podem ser detectadas por citoquímica. Isso geralmente se faz colocando as células ou cortes em contato com o substrato sobre o qual age a enzima que se quer detectar. Por meio de reações químicas, a ação da enzima produz um precipitado colorido no local em que a enzima está localizada, e que pode ser visto ao microscópio. Exemplos de enzimas que podem ser detectadas são: fosfatase alcalina, fosfatase ácida, ATPase, succino desidrogenase, peroxidase (Figura 2.9).

Ácidos nucleicos podem ser detectados em células cultivadas ou em cortes por *técnicas de hibridização in situ*. Soluções contendo pequenos segmentos de moléculas de RNA ou de DNA ligados a marcadores são colocadas sobre cortes ou sobre células. Esses segmentos reconhecem trechos complementares existentes em moléculas de ácidos nucleicos nos espécimes e se ligam a eles de maneira altamente específica.

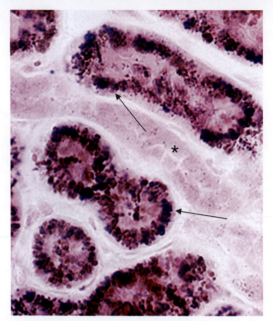

Figura 2.9 Secção de túbulos renais submetidos a reação citoquímica para demonstração da enzima fosfatase ácida em lisossomos. Os locais escuros (*setas*) representam locais das células em que há a enzima e, portanto, lisossomos. As células de um dos túbulos, indicado pelo asterisco, não contêm a enzima. (*Microscopia óptica. Aumento pequeno.*)

Os procedimentos de imunocitoquímica possibilitam a detecção específica de compostos por reações antígeno-anticorpo

A *imunocitoquímica* é utilizada principalmente para detecção de proteínas em cortes de células ou em células em cultivo por meio do uso de anticorpos específicos contra a proteína que se quer determinar. Tem grande aplicação em pesquisa e em diagnóstico.

Anticorpos são moléculas produzidas pelos animais em resposta à entrada de moléculas estranhas em seu organismo – denominadas *antígenos*. Os anticorpos são capazes de se ligar especificamente aos antígenos contra os quais foram fabricados e, por essa razão, podem ser utilizados para o reconhecimento desses antígenos.

É possível estimular um animal X a produzir anticorpos contra uma molécula normalmente existente no organismo de um animal Y. A molécula do animal Y é estranha ao organismo de X e, nesse caso, funciona como um antígeno para o animal X. Podemos, portanto, reconhecer proteínas de humanos por meio de anticorpos produzidos contra essas moléculas em coelhos, cabras, ratos ou outros animais.

Uma solução contendo um anticorpo fabricado contra determinada molécula é colocada sobre cortes ou células espalhadas em lâminas. As moléculas de anticorpo irão acoplar-se à molécula que queremos identificar no espécime.

Os anticorpos que se acoplaram ao antígeno não são visíveis ao microscópio e, portanto, necessitam estar unidos a um marcador para serem reconhecidos – por exemplo, moléculas de peroxidase para observação por microscopia óptica comum ou moléculas fluorescentes para microscópios de fluorescência ou confocal. Ao se observarem um corte ou células espalhadas sobre uma lâmina e que foram submetidos a esse procedimento, é possível reconhecer as moléculas investigadas, pois os locais onde se encontram aparecerão corados ou fluorescentes (ver Figura 2.2 C).

Anticorpos chamados *monoclonais* podem ser produzidos *in vitro* por células especializadas mantidas em cultivo, e não necessitam de animais para serem injetados com antígenos.

Os microscópios eletrônicos são dotados de um poder de resolução muito maior que os microscópios ópticos

Os microscópios eletrônicos utilizam um feixe de elétrons como fonte de "iluminação", em vez de um feixe de luz. Por isso, possuem um poder de resolução muito maior que o dos microscópios ópticos. Esse fato tem como consequência a possibilidade de o microscópio eletrônico produzir imagens com aumentos muito maiores que os microscópios ópticos.

Os tipos de microscópios eletrônicos mais usados para visualizar espécimes em altas magnificações e alta resolução são o microscópio eletrônico de transmissão e o microscópio eletrônico de varredura.

O *microscópio eletrônico de transmissão* tem desenho básico semelhante ao de um microscópio óptico, com um grande número de modificações introduzidas para trabalhar com um feixe de elétrons. Esse feixe é produzido no interior do microscópio e percorre o canhão do instrumento no qual é criado vácuo. O feixe atravessa um espécime que deve ser muito delgado para não absorver o feixe de elétrons. Esse espécime com espessuras de 30 a 80 nm é obtido em um aparelho denominado *ultramicrótomo*. Cada nanômetro representa um milésimo de micrômetro.

Os elétrons interagem com o espécime, e os que atravessam o espécime são defletidos por "lentes eletrônicas" constituídas por bobinas eletromagnéticas, produzindo, no final, uma imagem muito aumentada do espécime. Na prática, os aumentos produzidos por esse tipo de microscópio alcançam 200.000 a 400.000×. A imagem final resulta da interação dos elétrons com uma placa fosforescente, com um negativo fotográfico ou com uma placa de uma câmera CCD, e é exibida sempre em preto e branco (Figura 2.10).

Lembrando que as imagens observadas em microscopia de luz não distinguem em um único preparado as várias organelas celulares, as imagens obtidas por microscopia eletrônica de transmissão, ao contrário, evidenciam simultaneamente todas as organelas, o que representa uma grande vantagem.

Muitas das técnicas citoquímicas para análise de componentes dos cortes foram adaptadas para uso em microscopia eletrônica, principalmente microscopia eletrônica de transmissão.

O *microscópio eletrônico de varredura* também utiliza um feixe de elétrons e possui uma grande resolução. Diferentemente do que ocorre no microscópio eletrônico de transmissão, o feixe de elétrons não atravessa o espécime, porém é refletido na sua superfície. Esses elétrons refletidos são coletados por um sensor e manipulados eletronicamente, produzindo uma imagem aparentemente tridimensional das superfícies analisadas (Figura 2.11).

O progresso no conhecimento da biologia das células, dos tecidos e órgãos resultou da aplicação de muitos métodos de pesquisa

O grande progresso vivido nos últimos 50 a 60 anos referente ao conhecimento da estrutura e ao funcionamento das células e da matriz extracelular foi resultado de uma combinação de muitas metodologias de pesquisa. Como as técnicas de microscopia, as metodologias de Bioquímica também foram extremamente importantes para desvendar as funções celulares, principalmente a composição química das células e da matriz, e as reações químicas que ocorrem nas organelas celulares.

Especificamente a descoberta da estrutura do DNA, em 1953, desencadeou o desenvolvimento de um novo campo denominado Biologia Molecular, que tem como objeto de estudo o papel dos ácidos nucleicos na fisiologia das células.

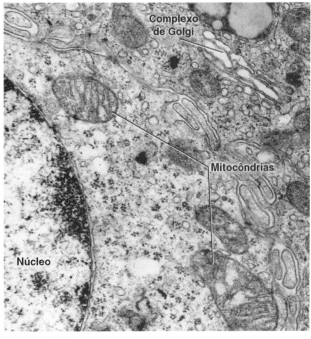

Figura 2.10 Células deciduais de camundongo observadas por microscopia eletrônica de transmissão. (*Aumento médio.*)

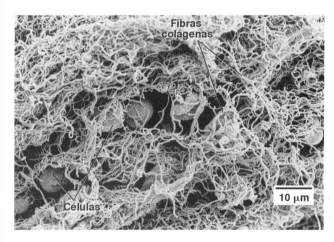

Figura 2.11 Células deciduais de camundongo observadas por microscopia eletrônica de varredura. Esse tipo de microscópio oferece uma vista de superfícies fornecendo imagens com aspecto tridimensional. As células deciduais estão envolvidas por uma trama de fibras colágenas. Aumento médio. (*Imagem cedida pela Prof.ª Nilda Maria Pinto.*)

CAPÍTULO 3

Células

Principais tópicos abordados neste capítulo

- Conceitos básicos, 14
- Membrana plasmática | Estrutura, 15
- Membrana plasmática | Transporte, 19
- Membrana plasmática | Fagocitose, endocitose, exocitose, 21
- Membrana plasmática | Sinalização, 23
- Membrana plasmática | Receptores, 23
- Membrana plasmática | Adesão intercelular, 24
- Membrana plasmática | Junções intercelulares, 24
- Citosol, 28
- Microtúbulos, centríolos e cílios, 28
- Filamentos de actina e proteínas motoras, 30
- Filamentos intermediários, 31
- Organelas, 31
- Núcleo, 32
- Retículo endoplasmático agranular, 34
- Retículo endoplasmático granular e síntese de proteínas, 35
- Complexo de Golgi, 36
- Lisossomos, 39
- Peroxissomos, 41
- Mitocôndrias, 41
- Reciclagem nas células, 43
- Ciclo celular, 44
- Mitose, 44
- Morte celular, 46

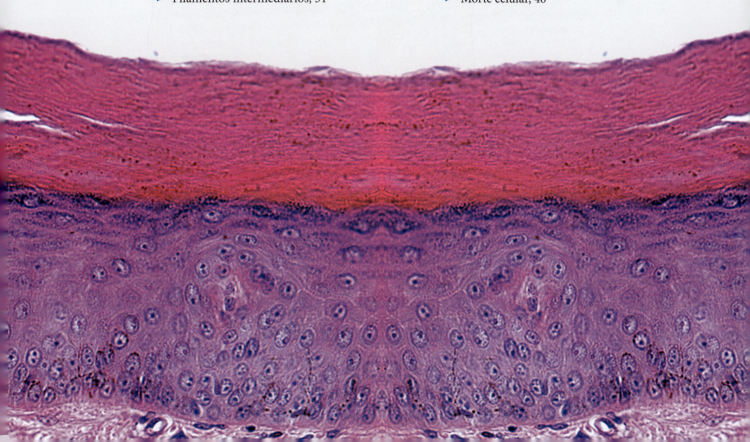

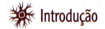

Introdução

As células animais são constituídas por uma *membrana plasmática* e pela *matriz citoplasmática*. Na matriz estão contidos água, íons, moléculas de diversos tamanhos dissolvidas ou em suspensão e *compartimentos isolados por membranas*, também denominados *organelas*.

O tamanho das células animais é muito variado, assim como a forma. O diâmetro de algumas células esféricas, como, por exemplo, as hemácias (ou eritrócitos) e os linfócitos, é de cerca de 7 μm, tamanho similar ao do núcleo de muitas células. Células epiteliais podem assumir formato cúbico ou colunar, medindo de 10 a 20 μm no seu maior eixo. Algumas células, como células nervosas e musculares, são longas, e as células ou seus prolongamentos podem atingir vários centímetros de comprimento.

Durante a embriogênese, as células de organismos multicelulares passam por um processo de *diferenciação celular* do qual resulta a especialização das células. Devido à existência de grande variedade de tipos de células animais, não é possível definir o que seja uma célula padrão, célula ideal ou célula típica de um organismo. A Figura 3.1 mostra um exemplo de célula epitelial secretora, com seus principais componentes. A maioria desses componentes está presente em todas as células animais. Outros, como os grânulos de secreção, só existem em células secretoras.

Comparando-se os diferentes tipos de células de um organismo, observam-se grandes semelhanças e diferenças, em termos qualitativos e quantitativos, no que diz respeito a vários de seus componentes (p. ex., proteínas e organelas).

▶ **Proteínas.** Muitas são comuns a todas as células de um organismo e, inclusive por questões evolucionárias, são comuns a células de organismos muito diversos (p. ex., bactérias, fungos e plantas).

São proteínas que se originaram em uma época precoce do estabelecimento da vida na Terra e que se conservaram de maneira quase idêntica em todos os organismos. Essas proteínas são principalmente as responsáveis por mecanismos básicos das funções celulares, muitas das quais têm propriedades enzimáticas.

Outras proteínas são encontradas apenas em determinados tipos de células. A morfologia e as funções das células especializadas de organismos multicelulares complexos dependem em grande parte da sua composição de proteínas, sejam elas enzimas, proteínas estruturais ou proteínas de secreção.

▶ **Organelas.** Quase sempre, as células têm todas as organelas. No entanto, como resultado de sua especialização, algumas células contêm determinadas organelas em grande quantidade e pouca quantidade de outras.

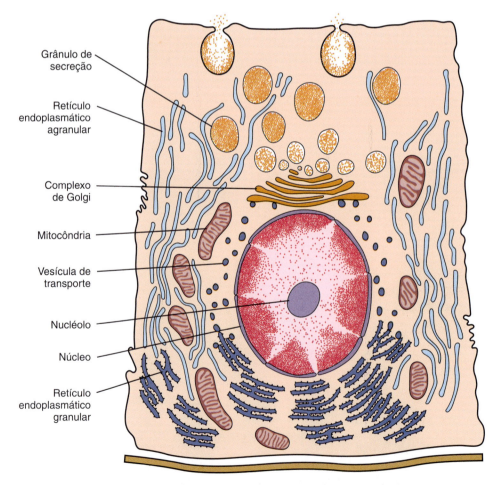

Figura 3.1 Esquema simplificado de uma célula secretora com seus principais componentes.

Um bom exemplo é o do retículo endoplasmático granular (ergastoplasma), existente em grande quantidade em células secretoras de proteínas e pouco presente em células que secretam moléculas lipídicas (p. ex., hormônios esteroides).

Estas, no entanto, apresentam grande quantidade de retículo endoplasmático agranular. O complexo de Golgi está presente em todas as células, porém é muito desenvolvido em células secretoras e reduzido em células não secretoras.

A membrana celular delimita o território da célula e atua na interação com o meio extracelular

A *membrana celular* também é denominada *membrana plasmática* ou *plasmalema*. Essa membrana é um folheto molecular muito delgado, constituído principalmente por lipídios e proteínas e que mede 7,5 a 10 nm de espessura e, portanto, não pode ser vista por um microscópio óptico comum.

Ao microscópio eletrônico, secções transversais da membrana mostram uma imagem composta de duas linhas escuras separadas por uma faixa clara um pouco mais espessa. Esse aspecto de uma estrutura trilaminar é chamado *unidade de membrana* (Figura 3.2).

As funções da membrana plasmática podem ser reunidas em três grandes categorias:

▶ *Funções estruturais*: delimitar a célula definindo seus limites com relação ao território extracelular e conter o hialoplasma e todo o seu conteúdo
▶ *Transporte*: água, gases, íons, moléculas e partículas atravessam a membrana utilizando diversos mecanismos para entrar e sair da célula
▶ *Recepção de sinalização química, interação com outras células e com a matriz extracelular*: a membrana contém em sua superfície externa inúmeras moléculas, denominadas *receptores*, que recebem sinalização de íons, de moléculas de outras células e de moléculas da matriz extracelular. As substâncias que se ligam especificamente aos receptores são denominadas *ligantes*.

Receptores na face externa da membrana possibilitam o *reconhecimento* de outras células, e são necessários para estabelecer *contato* com células adjacentes. O contato com a superfície externa de outras células é indispensável para *adesão*, *comunicação* e *sinalização direta* entre células.

A superfície interna da membrana plasmática, por sua vez, contém grande quantidade de moléculas que respondem de diversas maneiras quando receptores são ativados pelos seus ligantes, desencadeando vários tipos de sequências de reações no citoplasma.

Na superfície de muitas células há proteínas que são características daquele tipo celular ou, às vezes, do seu estágio de desenvolvimento ou do estágio funcional em que se encontram. Essas proteínas podem ser utilizadas para identificar tais células por imunocitoquímica, razão pela qual são denominadas *marcadores* de células.

Os lipídios correspondem à maior parte da estrutura da membrana

Os lipídios constituem cerca de 50% do peso da membrana plasmática. As principais categorias de lipídios presentes na membrana são os *fosfolipídios*, *colesterol* e *glicolipídios*. A proporção exata desses lipídios na membrana varia em função do tipo celular, mas sempre há amplo predomínio dos fosfolipídios.

Pode-se entender a estrutura molecular dos *fosfolipídios* de membrana a partir da molécula de *glicerol*, uma molécula com três átomos de carbono. Se um átomo de hidrogênio de cada carbono for substituído por uma molécula de ácido graxo, a molécula passa a ser um *triglicerídio*, que constitui as gorduras neutras (Figura 3.3).

Nas moléculas dos fosfolipídios os três átomos de carbono do glicerol estão ligados a: duas moléculas de *ácidos graxos* de 16 a 18 carbonos e a um radical *fosfato*. Ao fosfato se ligam pequenas moléculas orgânicas como, por exemplo, colina e etanolamina (ver Figura 3.3).

A molécula dos fosfolipídios é bastante peculiar, por ser formada por duas regiões com propriedades distintas:

▶ Uma *região polar*, que apresenta cargas positivas e negativas, composta pelo conjunto de glicerol, fosfato e base orgânica. Essa região interage com água e é, portanto, *hidrofílica*
▶ Uma *região apolar*, sem cargas, representada pelas duas cadeias de ácidos graxos, que não interage com água, sendo *hidrofóbica*.

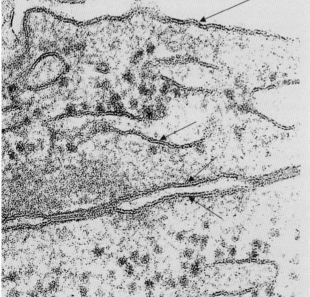

Figura 3.2 Membrana plasmática observada em grande aumento em secções transversais por microscopia eletrônica de transmissão. A membrana é vista como uma estrutura trilaminar composta de duas linhas escuras e uma faixa mais clara no centro, denominada unidade de membrana (setas). (*Microscopia eletrônica de transmissão. Aumento grande.*)

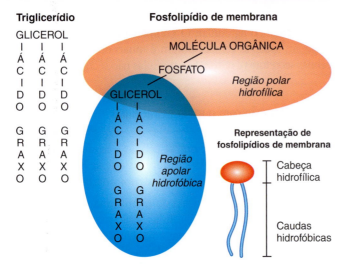
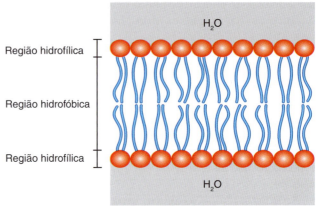

Figura 3.3 A molécula de um triglicerídeo ou gordura neutra (*no alto, à esquerda*) é formada por uma molécula de glicerol ligada a três longas cadeias de ácidos graxos. Nos fosfolipídios de membranas (*ao centro*), um dos ácidos graxos é substituído por um radical fosfato. Essa substituição gera uma molécula com uma região apolar hidrofóbica e uma região polar hidrofílica. Essa molécula é representada esquematicamente por uma cabeça hidrofílica e por duas caudas hidrofóbicas (*no canto direito inferior*).

Devido a essas peculiaridades, as moléculas de fosfolipídios de membrana costumam ser representadas esquematicamente por uma *cabeça polar* e por duas *caudas apolares* (ver Figura 3.3). Esse tipo de molécula, formado por regiões com propriedades distintas em diferentes locais de suas cadeias, é denominado *molécula anfipática* ou *anfifílica*.

Outros exemplos de lipídios complexos existentes nas membranas de células animais são as *esfingosinas*.

Em meio aquoso, as moléculas de fosfolipídios se organizam em bicamadas

Devido à sua característica de ter uma região polar e uma região apolar, os fosfolipídios necessitam (por questões termodinâmicas) de muita energia para interagir com a água quando suas moléculas estão isoladas.

Uma maneira estável para os fosfolipídios interagirem com água é se organizarem formando camadas duplas – *bicamadas* –, como mostra a Figura 3.4. Em cada uma das camadas, as moléculas de fosfolipídios se dispõem de maneira que as regiões hidrofílicas fiquem na superfície da camada que está em contato com a água.

As cadeias hidrofóbicas de ácidos graxos, por outro lado, estão colocadas no interior da bicamada e interagem entre si. Essas caudas permanecem "escondidas" da água, com a qual não necessitam interagir. Nas bicamadas há, portanto, regiões hidrofílicas nas duas superfícies e uma região hidrofóbica no interior. A imagem da unidade de membrana formada por três delgadas camadas, observada ao microscópio eletrônico, reflete a organização molecular da bicamada de fosfolipídios.

Poderia haver problemas de instabilidade pelo fato de moléculas de água encontrarem a região hidrofóbica nas bordas das extremidades da bicamada. Isso, porém,

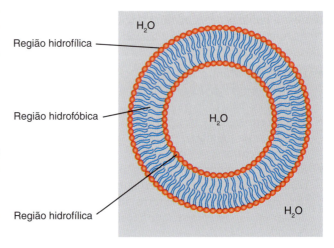

Figura 3.4 Representação de uma bicamada de fosfolipídios com as duas superfícies hidrofílicas em contato com água e a região central, hidrofóbica, sem interação com água. O desenho inferior mostra que, em meio aquoso, as extremidades das bicamadas de fosfolipídios tendem a se fundir, formando vesículas fechadas com líquido em seu interior.

comumente não acontece, porque as extremidades das bicamadas tendem a se fechar e fundir-se, formando bolsas fechadas ou vesículas denominadas *lipossomos*. Estes são envolvidos externamente por água e contêm água em seu interior. Em ambos os locais as moléculas de água interagem com as camadas hidrofílicas (ver Figura 3.4). O mesmo acontece quando se formam *micelas*.

Quanto às membranas celulares, tanto na membrana plasmática como nas membranas do interior da célula ocorre exatamente o mesmo fenômeno. A membrana plasmática é composta de bicamadas de fosfolipídios; sua superfície externa está em contato com o meio extracelular, e a superfície interna, em contrato com o citosol, ambos meios hídricos.

Nas membranas internas da célula ocorre o contrário: sua superfície interna (voltada para uma cavidade no interior da célula) está em contato com líquido que preenche a cavidade, e a superfície externa está em contato com o citosol.

Outros tipos de moléculas lipídicas – esfingolipídios e colesterol – inserem-se na bicamada ao lado dos fosfolipídios. O colesterol é uma molécula de lipídio, hidrofóbica, que se encontra intercalada entre as cadeias hidrofóbicas de ácidos graxos (Figura 3.5).

As moléculas de lipídios não estão dispostas homogeneamente na membrana. Há diferenças na composição química da membrana em diferentes regiões em torno da célula, seja devido a funções específicas exercidas por essas regiões ou à existência de **rafts** de membrana, microrregiões (microdomínios) que podem se deslocar ao longo da membrana. A membrana plasmática é assimétrica por conter moléculas (p. ex., glicolipídios) na sua superfície externa, mas não na superfície interna.

A membrana plasmática tem grande resistência à ruptura, mas ao mesmo tempo é dotada de *fluidez*. A fluidez resulta em grande parte da quantidade de colesterol e da quantidade de moléculas de ácidos graxos com cadeias que têm pequenas flexões causadas por duplas ligações entre seus átomos de carbono.

As proteínas são as principais responsáveis pelas propriedades funcionais das membranas

As proteínas da membrana proporcionam a funcionalidade no transporte, no reconhecimento de sinais e em outras atividades mencionadas anteriormente. Essas funções dependem muito do modo de inserção das proteínas na membrana. Quanto a esse aspecto, há duas categorias de proteínas:

▶ *Proteínas periféricas*: situam-se em uma das superfícies da membrana – interna ou externa (Figura 3.6). Prendem-se à membrana de diversas maneiras (p. ex., por interação com as cabeças polares dos fosfolipídios, por interação com outras proteínas) ou se prendem a moléculas de lipídios por meio de âncoras de GPI (glicosilfosfatidilinositol). Proteínas localizadas na face citosólica (interna) da membrana podem se ligar a filamentos do citoesqueleto.

▶ *Proteínas transmembrana* (*transmembranosas* ou *transmembranares*): proteínas cuja cadeia atravessa a bicamada de fosfolipídios (Figura 3.6). A cadeia dessas proteínas geralmente apresenta em suas extremidades dois segmentos hidrofílicos, um segmento em contato com o meio extracelular e outro no interior do citosol, ambos locais em que há água.

Entre esses dois segmentos hidrofílicos geralmente há um ou vários segmentos hidrofóbicos (constituídos por aminoácidos apolares) que atravessam a região hidrofóbica interna da bicamada lipídica (ver Figura 3.6).

A extremidade externa de muitas proteínas transmembrana se associa a proteínas do meio extracelular – ligantes, moléculas da matriz extracelular, moléculas da superfície de outras células. A extremidade interna frequentemente se associa a proteínas do interior da célula, conectando, portanto, o meio intracelular ao meio extracelular.

Há proteínas transmembrana que atravessam a membrana mais de uma vez e são chamadas de *proteínas de passagem múltipla* ou *proteínas multipasso* (ver Figura 3.6). Esse arranjo é comum em proteínas que exercem função de transporte. Também nelas os segmentos situados no interior da bicamada são, em boa parte, hidrofóbicos.

A maioria das proteínas da face externa da membrana é *glicosilada*. A essas proteínas estão ligados açúcares que formam curtas cadeias simples ou ramificadas (oligossacarídios), sendo por esta razão consideradas *glicoproteínas* (Figura 3.7). Na superfície oposta da membrana, na face citosólica, não há oligossacarídios ligados a proteínas da membrana, sendo este mais um exemplo de assimetria da membrana plasmática.

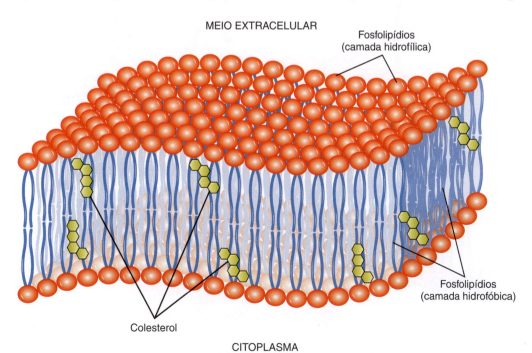

Figura 3.5 As bicamadas de fosfolipídios que formam a membrana plasmática de células animais contêm moléculas de colesterol inseridas na região hidrofóbica da bicamada.

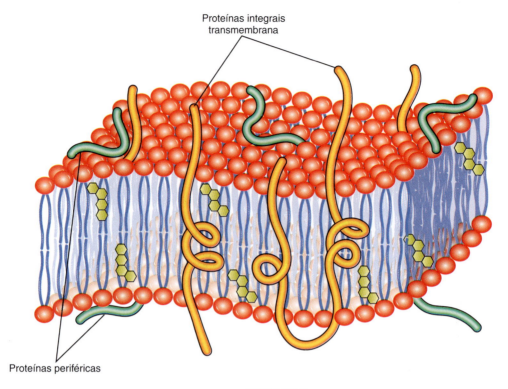

Figura 3.6 As proteínas da membrana plasmática podem se localizar apenas nas superfícies (proteínas periféricas) ou atravessar a bicamada de fosfolipídios (proteínas transmembrana). As cadeias das proteínas transmembrana podem atravessar a bicamada uma ou várias vezes.

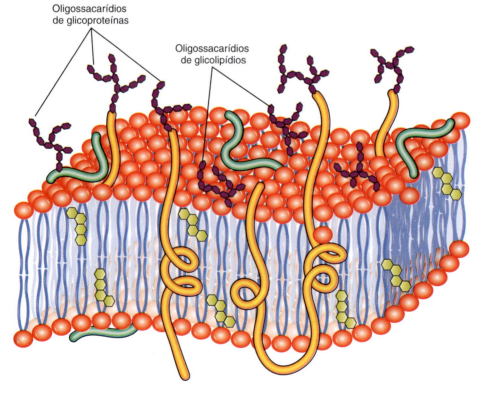

Figura 3.7 Curtas cadeias de moléculas de açúcares ligam-se a moléculas proteicas e de lipídios presentes na face externa da membrana voltada para o meio extracelular.

O conjunto de cadeias glicídicas na face externa da membrana constitui uma capa glicídica denominada *glicocálice*, camada que pode ser exuberante em vários tipos celulares e pode ser vista ao microscópio óptico após tratamento de secções pela técnica de PAS (ver Figura 2.8).

O transporte através da membrana plasmática é quase todo controlado pela célula

Os íons e moléculas acima de certo tamanho não atravessam livremente a membrana plasmática. O principal bloqueio dessa movimentação é exercido pela bicamada fosfolipídica, pois esta não interage com compostos hidrofílicos. Se houvesse passagem livre através da membrana, seria muito difícil a manutenção de um ambiente interno com composição específica e apropriada para a vida da célula e que fosse diferente do ambiente externo.

As células dispõem de vários mecanismos para controlar a passagem através da membrana plasmática, para manter a composição do ambiente interno, para receber nutrientes, para obter pequenas moléculas precursoras usadas nos processos de síntese de moléculas maiores e para eliminar metabólitos e secreções. Esses mecanismos serão analisados a seguir e vários deles dependem do uso de energia pela célula.

Poucas substâncias atravessam a membrana sem controle

A passagem livre através da membrana plasmática, denominada *difusão simples*, é restrita a algumas substâncias apolares – isto é, não carregadas eletricamente – e de pequeno peso molecular (Figura 3.8). É o caso de gases (O_2, CO_2, N_2) e moléculas lipídicas como, por exemplo, os hormônios esteroides. A membrana é semipermeável a moléculas pequenas, como as da água e da ureia. Moléculas maiores e polares (com carga elétrica) não se difundem através da membrana.

Mecanismos para transporte através da membrana plasmática

O transporte de moléculas pequenas e de íons é realizado quase sempre por *proteínas transmembrana de multipassagem*. A maioria dessas proteínas tem especificidade para as cargas transportadas, e, conforme o transportador, a seletividade é maior ou menor. A proteína de transporte deve reconhecer o material a ser transportado, e inicialmente há entre ambos um reconhecimento e uma interação espacial do tipo "chave-fechadura".

O transporte para dentro ou para fora da célula pode ocorrer sem gasto de energia (*transporte passivo*) ou com gasto de energia (*transporte ativo*).

No *transporte passivo* as moléculas e íons são transportadas a favor do seu gradiente eletroquímico de concentração, isto é, de um local mais concentrado ou com mais carga elétrica para um local menos concentrado ou menos carregado (Figura 3.9). Esse transporte ocorre sem gasto de energia para a célula.

As proteínas que participam do transporte passivo são fundamentalmente de dois tipos: as *proteínas transportadoras* ou *carreadoras* e os *canais iônicos*.

O *transporte ativo* é usado para movimento (geralmente de *íons*) contra um gradiente de concentração, isto é, de um lugar menos concentrado para um mais concentrado (ver Figura 3.9). Isso, no entanto, requer o uso de energia, geralmente fornecida pela quebra de moléculas de *trifosfato de adenosina* (*ATP*).

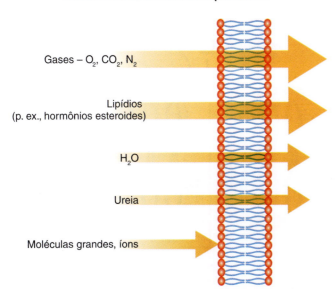

Figura 3.8 Difusão de diversas substâncias através da membrana plasmática. A espessura das *setas* indica maior ou menor permeabilidade.

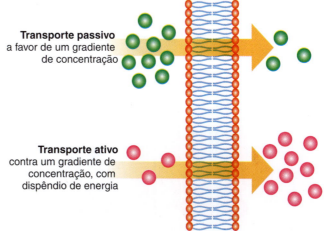

Figura 3.9 O transporte passivo através da membrana ocorre de um local mais concentrado ou mais carregado eletricamente para um local menos concentrado ou menos carregado. O transporte ativo se dá de um local menos concentrado para um local mais concentrado, e esse trabalho requer energia.

Esses mecanismos de transporte ativo são as *bombas movidas por ATP* (p. ex., bomba de sódio e potássio, bomba de cálcio). As proteínas das bombas exercem o transporte e têm atividade enzimática de ATPase, hidrolisando ATP e liberando ADP, fósforo inorgânico (Pi) e energia necessária para o transporte.

Há diversos tipos de proteínas carreadoras para transporte passivo e canais iônicos

As moléculas das proteínas carreadoras reconhecem as substâncias para as quais têm especificidade, e após o contato e reconhecimento passam por uma modificação conformacional que resulta na transferência da substância de um lado para o outro da membrana.

Essas proteínas atuam de diferentes maneiras no transporte passivo, também denominado *transporte facilitado* (Figura 3.10 A):

▶ Transporte de uma molécula de cada vez em um só sentido, denominado *uniporter*

▶ Transporte acoplado de duas moléculas diferentes simultaneamente em um só sentido, denominado *simporter*
▶ Transporte acoplado de duas moléculas diferentes, uma em um sentido e outra no sentido contrário, denominado *antiporter*.

Os *canais iônicos* transportam íons através da membrana a favor de um gradiente de concentração no sentido de locais mais concentrados para locais menos concentrados. Esses canais podem estar sujeitos a controles que os mantêm abertos ou fechados.

Um tipo de canal iônico muito comum é controlado por alteração na diferença de potencial elétrico entre a face externa e a face interna da membrana. É um *canal iônico dependente de variação de voltagem*, que viabiliza a passagem de sódio, potássio ou cálcio quando há passagem de um potencial de ação (impulso nervoso) ao longo da membrana (Figura 3.10 B).

Há *canais iônicos dependentes de ligante*, isto é, que possibilitam a passagem de íons, mas somente após se ligarem a moléculas específicas (ver Figura 3.10 B). Isso

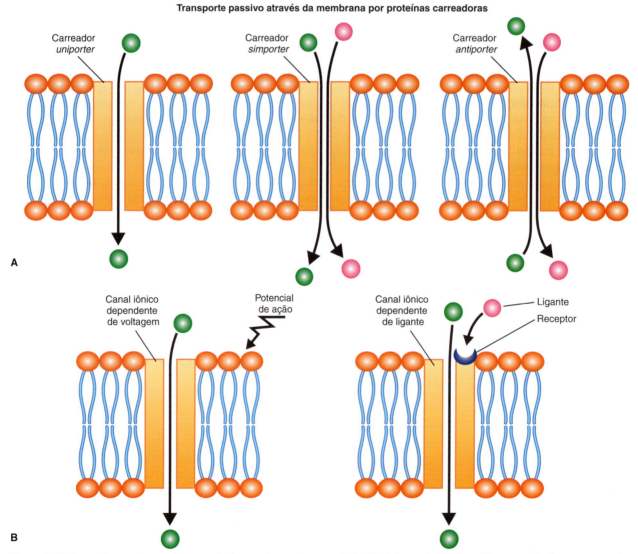

Figura 3.10 Para o transporte passivo através da membrana (transporte facilitado) as substâncias utilizam moléculas transportadoras ou carreadoras. **A.** Exemplos de tipos de proteínas carreadoras. **B.** Esquema de canal iônico dependente de variação de voltagem e canal iônico dependente de ligante.

ocorre, por exemplo, na transmissão de sinalização do impulso nervoso de uma célula para outra. Quando neurotransmissores são liberados em uma sinapse ou em uma junção neuromuscular, eles se ligam a canais iônicos situados na superfície da célula a ser estimulada. Os canais iônicos viabilizam a entrada de íons na célula receptora e assim desencadeiam nela modificações.

Em muitas células há canais denominados *canais de aquaporinas*. As aquaporinas são proteínas transmembrana especializadas em transporte de água, mas não de íons, através da membrana. Estão presentes em grande quantidade em células nas quais esse transporte é muito intenso, como, por exemplo, nas células dos túbulos renais.

 Processos de entrada ou saída de grande quantidade de macromoléculas e partículas podem ser vistos ao microscópio

Nos tipos de transporte analisados anteriormente, os íons e moléculas são transportados individualmente, um a um. Por outro lado, grandes *agregados moleculares*, grandes quantidades de *solutos* dissolvidos em meio aquoso, *secreções* celulares assim como *partículas* (restos celulares, bactérias, protozoários) são transportados por mecanismos inteiramente diferentes dos descritos anteriormente – são os processos de *endocitose, fagocitose* e *exocitose*.

Enquanto o transporte de pequenas moléculas, água e íons ocorre sem modificação visível da membrana, a endocitose, a fagocitose e a exocitose envolvem modificações da membrana que podem ser observadas ao microscópio óptico ou eletrônico.

A endocitose e a fagocitose resultam na entrada na célula de líquido e dos solutos nele dissolvidos (*endocitose* ou *pinocitose*) ou de partículas, restos de células, microrganismos e até células inteiras (*fagocitose*).

Na *fagocitose* há a emissão de prolongamentos – *pseudópodes* – ou lâminas de citoplasma que englobam o material a ser fagocitado (Figura 3.11). O citoplasma desses prolongamentos tem grande quantidade de filamentos de *actina*, envolvidos em movimentos celulares.

Pela fusão das extremidades dos prolongamentos formam-se vacúolos, de dimensões variadas, denominados *fagossomos,* que são interiorizados na célula. O destino desses fagossomos é a sua fusão com vesículas de transporte contendo enzimas lisossômicas, a transformação do vacúolo em um *lisossomo secundário* e a digestão do material fagocitado por essas enzimas (ver mais detalhes adiante, em *Lisossomos*).

A fagocitose é praticada de modo habitual por células de defesa do organismo, tais como os *neutrófilos* e *macrófagos*, denominados *fagócitos profissionais*, e de modo eventual por qualquer outra célula.

Enquanto o diâmetro dos *fagossomos* varia com a dimensão do material neles contido (frequentemente, mais que 0,5 μm), as vesículas formadas por endocitose medem 0,05 a 0,1 μm de diâmetro.

A *endocitose* é um processo muito frequente na maioria das células, e ocorre pela formação de pequenas reentrâncias na superfície da célula com o formato da letra grega ômega (Ω) (Figura 3.12 A). Por meio de microscopia eletrônica de transmissão, podem-se observar as pequenas reentrâncias na membrana e as vesículas que se destacaram da superfície e se interiorizaram no citoplasma, denominadas *vesículas de endocitose* (Figura 3.12 B).

Vesículas semelhantes, denominadas *vesículas de transporte*, existem no citosol, formadas a partir de membranas internas principalmente do retículo endoplasmático e do complexo de Golgi.

Há diferentes populações de vesículas de transporte na célula. Algumas apresentam uma capa proteica em torno de sua membrana. São denominadas *vesículas encapadas* ou *vesículas recobertas* (ver Figura 3.12 B).

A capa externa é composta de moléculas, como, por exemplo, a *clatrina* (em vesículas formadas na membrana plasmática ou no complexo de Golgi) ou das moléculas *COP I* e *COP II* (em vesículas que brotam nas membranas do retículo endoplasmático ou do complexo de Golgi).

As vesículas recobertas por clatrina são as mais investigadas; as moléculas de clatrina se organizam em torno das vesículas, formando uma espécie de esqueleto externo semelhante a um cesto.

As vesículas de endocitose encapadas com clatrina geralmente estão associadas a *endocitose mediada por receptores*. Nesse processo, substâncias presentes no líquido do espaço extracelular são reconhecidas por receptores presentes na superfície externa da membrana. Essas substâncias se acumulam na superfície celular ligadas aos receptores, locais para os quais convergem moléculas de clatrina e nos quais se formam vesículas de endocitose. Dessa maneira, há uma captação mais específica e mais intensa de várias substâncias reconhecidas por receptores de superfície.

Na exocitose há fusão de vesículas com a membrana plasmática

Nesse processo, pequenas vesículas ou grânulos de secreção de tamanho maior (ambos envolvidos por membrana) aproximam-se da membrana plasmática, passam por uma etapa de reconhecimento e adesão e fundem-se com a membrana. O conteúdo das vesículas e grânulos é em seguida transferido para o meio extracelular (ver Figura 3.11). Após a exocitose, a membrana da vesícula ou grânulo é incorporada à membrana plasmática. Mais tarde, a superfície de membrana acrescida pela exocitose é reciclada por meio de trechos de membrana que retornam para o interior da célula por endocitose.

A fusão de membranas de vesículas ou grânulos com a membrana plasmática ou com membranas internas da

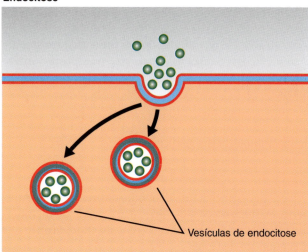

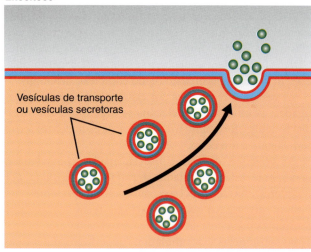

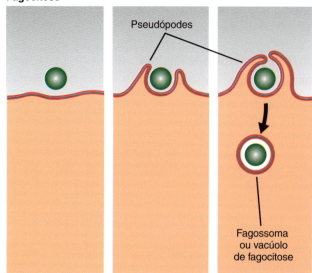

Figura 3.11 Mecanismos de entrada e saída de líquidos, seus solutos e de partículas na célula através da membrana. O esquema representando a fagocitose está fora de proporção em relação aos demais.

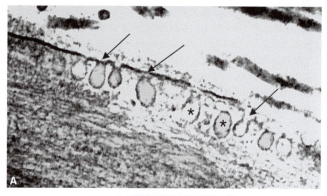

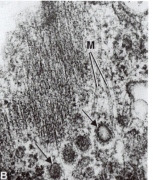

Figura 3.12 Endocitose e vesículas de endocitose. **A.** Entrada de líquidos e seus solutos na célula por endocitose: observam-se invaginações de pequenos trechos de membrana (*setas*). As invaginações se separam e formam vesículas no citoplasma (*). **B.** Vesículas encapadas no citoplasma contendo um revestimento externo (*setas*). Há microtúbulos (*M*) próximos das vesículas. (*Microscopia eletrônica de transmissão. Aumento grande.*)

célula, assim como a fusão entre vesículas semelhantes, é um processo bastante complexo, mediado por uma série de moléculas, em especial as proteínas da superfamília SNARE, as quais, na fase inicial da fusão, estabelecem uma "ponte" entre duas membranas que irão se fundir.

O fluxo da exocitose pode se dar por uma via secretora constitutiva ou por uma via secretora regulada

A *via constitutiva* parece existir em todas as células. Por este mecanismo moléculas são sintetizadas no retículo endoplasmático granular e transportadas para o complexo de Golgi. Nesta organela a secreção é acondicionada em pequenas vesículas de secreção que se desprendem do complexo de Golgi e são continuamente encaminhadas para a superfície celular em que ocorre a exocitose, e a secreção é conduzida para fora da célula. Esse é um mecanismo também usado para incorporar pequenas áreas de membrana à superfície celular contendo novas proteínas de membrana ou para repor proteínas que se esgotaram (receptores, transportadores etc.).

A *via regulada* é muito utilizada por células especializadas em secreção de proteínas e de mucinas e geralmente utiliza grânulos de secreção de tamanho maior. Esses grânulos também são formados no complexo de Golgi, mas recebem uma marcação para serem acumulados no citoplasma até que a célula receba uma sinalização que desencadeia a exocitose desses grânulos.

A sinalização entre as células é indispensável em organismos multicelulares

A sinalização entre células ocorre basicamente por dois mecanismos: *sinais químicos* (p. ex., hormônios e neurotransmissores) procedentes do sangue, do próprio líquido extracelular ou de terminações nervosas; ou por *contatos célula-célula* que são necessários para o reconhecimento entre células durante vários processos, tais como durante a formação de tecidos e órgãos durante o desenvolvimento embrionário e fetal e no decorrer de reações imunológicas (para mais informações sobre este tópico, ver, no Capítulo 14, *Órgãos Linfoides e Sistema Imunológico*).

O reconhecimento de sinais químicos solúveis, assim como de moléculas na superfície de outras células, é feito por glicoproteínas da membrana plasmática denominadas *receptores de superfície*. Estes estão aptos a reconhecer seus *ligantes* e se ligar de maneira específica a eles. Os ligantes podem ser de diferentes categorias: íons, aminoácidos, catecolaminas, peptídios, hormônios proteicos ou glicoproteicos presentes no líquido extracelular e proteínas ou glicoproteínas presentes na membrana plasmática de outras células.

Os receptores são quase sempre glicoproteínas transmembrana cuja extremidade externa, localizada no espaço extracelular, tem a capacidade de reconhecer ligantes. A ligação com um ligante provoca uma modificação conformacional na molécula do receptor, a qual pode abrir um canal iônico ou pode resultar em ativação da extremidade da molécula que está mergulhada no citosol. Esses processos resultam em modificação de atividade celular.

Há vários tipos de receptores de superfície

O organismo contém centenas de receptores diferentes, a maioria dos quais é agrupada em várias grandes categorias, classificadas conforme o seu mecanismo de atuação.

▶ **Canais iônicos dependentes de ligantes | Receptores ionotrópicos.** São grandes moléculas transmembrana dotadas de canais iônicos que normalmente estão fechados. Uma porção da molécula atua no reconhecimento de ligantes. Quando isso acontece, o canal iônico se abre e possibilita a passagem de íons, tais como íons de sódio e de cálcio. A entrada desses íons na célula pode resultar em várias respostas, como, por exemplo, ativar funções celulares, modificar o potencial de membrana e desencadear um potencial de ação (impulso nervoso) ou uma contração muscular.

▶ **Receptores acoplados a proteínas G.** Também denominados receptores metabotrópicos, estão entre os tipos mais comuns e mais importantes, e centenas deles já foram identificados. Esses receptores são grandes proteínas transmembrana com sete trechos que atravessam a membrana plasmática. A porção externa do receptor reconhece ligantes. Na sua outra extremidade, na face citosólica, a molécula do receptor estabelece contato com uma proteína G. As proteínas G são heterotrímeros formados por três subunidades diferentes: α, β e γ, das quais a subunidade α tem atividade de GTPase.

Após a ligação específica do receptor a um ligante, há uma mudança de conformação da proteína G que desencadeia no interior da célula uma cascata de reações químicas que, em conjunto, constituem um mecanismo de *transdução do sinal*. Como resultado dessas sequências de reações mediadas por enzimas, há produção de vários compostos que constituem os *segundos mensageiros*. Estes atuam em ativação de funções celulares que variam com o tipo de célula e com o ligante.

São exemplos de segundos mensageiros: AMP cíclico (cAMP), cGMP, fosfatidilinositol difosfato, inositol trifosfato, diacilglicerol (DAG).

Outro efeito da ativação de proteína G por ligante pode ser a abertura de um canal iônico situado em sua proximidade, mas de maneira indireta, diferente daquela do primeiro tipo de receptor mencionado anteriormente, o qual se comporta simultaneamente como receptor e canal.

▶ **Receptores acoplados a enzimas.** São receptores transmembrana que desempenham atividade enzimática no seu domínio intracitoplasmático. Essa atividade é regulada pela ligação de um ligante na porção extracelular do receptor. Na maioria desses receptores a atividade enzimática é a de quinases de proteínas, como, por exemplo, tirosina quinase (*protein tirosine kynases*, PTK), serina ou treonina quinase.

As enzimas transferem grupamentos fosfato originários de trifosfato de adenosina (ATP) e de outros compostos fosforilados para resíduos de aminoácidos tirosina, treonina e serina de proteínas do citosol. Em consequência, essas proteínas têm sua conformação modificada, o que causa alterações em suas funções.

▶ **Receptores para células e matriz extracelular.** As *integrinas* são receptores que existem em grande quantidade na membrana plasmática e que também promovem adesividade temporária entre célula e célula e entre célula e matriz. São heterodímeros constituídos por duas cadeias proteicas transmembrana chamadas subunidades α e β. Há 18 cadeias α conhecidas e 8 cadeias β que se reúnem e constituem pelo menos 24 integrinas. Muitos pares de subunidades são encontrados em células de tipos diversos, enquanto algumas combinações são específicas de alguns tecidos ou estruturas; a subunidade β2, por exemplo, só é encontrada em leucócitos.

As porções extracelulares das integrinas podem reconhecer moléculas da *matriz extracelular* e moléculas da *superfície de outras células*. Algumas combinações de subunidades reconhecem ligantes que dispõem de sequências específicas de aminoácidos. Uma dessas sequências é a formada por arginina, glicina e ácido aspártico (*sequência RGD*) e existe em várias moléculas, tais como colágeno, laminina, fibronectina, vitronectina (proteínas da matriz extracelular), fibrinogênio (envolvido na formação de coágulo sanguíneo).

A porção intracelular das integrinas geralmente se liga de maneira indireta a filamentos de actina através de proteínas de ligação, como a α-actinina e a talina.

O reconhecimento de componentes da matriz extracelular pelas integrinas possibilita que as células sejam influenciadas por processos que ocorrem em seu ambiente externo. Essa relação é bidirecional, pois a célula pode, por sua vez, influenciar componentes da matriz.

Integrinas presentes na superfície de leucócitos e plaquetas podem reconhecer ligantes, tais como *I-CAM-1* (*intercellular cell adhesion molecule-1*) e *V-CAM-1* (*vascular cell adhesion molecule-1*). Esse reconhecimento atua em várias situações importantes, como, por exemplo, para recrutar leucócitos circulantes para locais do corpo nos quais esteja ocorrendo uma reação inflamatória ou para atrair linfócitos para saírem do sangue e penetrar em linfonodos (mais detalhes são abordados nos Capítulos 13, *Sistema Circulatório* e 14, *Órgãos Linfoides e Sistema Imunológico*).

▶ **Receptores intracitoplasmáticos.** Constituem um grupo muito diferente de receptores *não associados à membrana plasmática*. Localizam-se no citosol e ligam-se a substâncias que se difundem para o citosol através da membrana plasmática (p. ex., hormônios esteroides, hormônio tireoidiano, vitamina D3, ácido retinoico). Essas substâncias são transportadas para o núcleo conjugadas com o receptor e atuam como fatores de transcrição, frequentemente associados a outras moléculas, modificando a atividade de trechos específicos de DNA.

 ## Organismos multicelulares necessitam de mecanismos de adesão entre suas células

As células utilizam mecanismos de adesão para possibilitar a cooperação direta entre as células e para constituírem tecidos e órgãos. A adesão pode ser de longa duração (para estabelecer tecidos e órgãos) ou transitória, para ações imediatas e de curta duração (p. ex., para migração ou nas etapas iniciais de reconhecimento). Para todas estas finalidades existem diversos mecanismos e estruturas de diferentes níveis de complexidade.

Um tipo muito comum de adesão é mediado por um grupo de proteínas de membrana denominadas *CAM* (*cell adhesion molecules*). Estas podem ser dependentes ou não de íons de cálcio.

Entre as *não dependentes de Ca^{++}* devem ser ressaltadas as *CAM pertencentes à superfamília da imunoglobulina* (IgCAM), tais como as proteínas transmembrana *V-CAM* e *I-CAM* (presentes na superfície das células endoteliais que revestem internamente os vasos sanguíneos e linfáticos) e a *N-CAM* (tecido nervoso).

As *CAM dependentes de cálcio* incluem importantes proteínas transmembrana como as *caderinas* (*cadherins, calcium-dependent adhesion*). Estas têm distribuição específica em vários tecidos e órgãos, como a caderina N (tecido nervoso), caderina E (tecido epitelial), caderina R (retina), caderina B (cérebro).

A *selectinas* constituem outro grupo de CAM dependentes de cálcio transmembrana e cuja porção extracelular reconhece oligossacarídios específicos, atuando de maneira semelhante à das lectinas.

As selectinas são muito relevantes para a função das células sanguíneas; são exemplos a selectina E (de células endoteliais), selectina L (de leucócitos) e selectina P (de plaquetas). Quando se ligam a selectinas da superfície interna de capilares sanguíneos, os leucócitos aderem à superfície dos vasos e atravessam a sua parede. (Ver mais informações sobre o funcionamento dessas proteínas nos Capítulos 13, *Sistema Circulatório* e 14, *Órgãos Linfoides e Sistema Imunológico*). Várias das selectinas podem contribuir para a distribuição de células tumorais durante a produção de metástases.

Integrinas, já analisadas anteriormente, são proteínas transmembrana dependentes de cálcio que promovem a adesão transitória de células a células e a componentes da matriz extracelular.

 ## Junções intercelulares são responsáveis por adesão estável e comunicação entre células

As junções intercelulares são regiões especializadas da membrana plasmática que promovem a adesão ou comunicação entre as células e estabelecem compartimentos em vários órgãos.

Ao contrário da adesão mediada pelas moléculas descritas anteriormente, as junções intercelulares são mais estáveis e de maior complexidade molecular e estrutural.

Diferente da adesividade mediada por moléculas, que ocorre em áreas dispersas da membrana, as junções adesivas ocupam áreas bem definidas da superfície celular, geralmente em forma de pequenas regiões circulares ou em longas faixas.

Além disso, a adesão intercelular mediada por moléculas não pode ser reconhecida por meio de preparados rotineiros de microscopia, mas as junções intercelulares são observadas e reconhecidas por microscopia eletrônica de transmissão. Com apenas uma exceção, estas junções são sempre simétricas, isto é, as estruturas encontradas em uma das células que formam a junção são encontradas também, paralelamente, na célula adjacente coparticipante dessa junção.

Há dois tipos principais de junções especializadas em promover adesividade entre células: as *junções de adesão* e os *desmossomos*.

As junções de adesão existem principalmente em células epiteliais

As *junções de adesão*, também denominadas *junções aderentes* (*adherens junctions*), são estruturas adesivas encontradas principalmente em forma de uma faixa na superfície lateral das células epiteliais, próxima à superfície apical (também denominada superfície livre) dessas células.

Essa faixa, disposta como um cinturão em todo o perímetro da célula, é chamada *zônula de adesão* ou *zônula aderente* (ver Figura 5.1).

Ao microscópio eletrônico de transmissão, essas junções exibem as seguintes características (Figuras 3.13 e 3.14 A):

- Áreas bem definidas da superfície celular, nas quais se observa **grande aproximação das membranas plasmáticas** de células vizinhas
- *Faixas eletrondensas* (escuras) paralelas na região de citoplasma abaixo da membrana, a cada lado da junção
- *Filamentos de actina* no citoplasma junto às faces internas da junção.

O espaço intercelular do local da junção é atravessado por moléculas de caderina E, uma proteína transmembrana (Figura 3.15). As caderinas de uma célula interagem com as da célula vizinha, estabelecendo a adesão. A extremidade da caderina que se estende no citosol se liga a moléculas denominadas **cateninas**, que são pontos de ancoragem de *filamentos de actina*. Dessa maneira, há uma conexão indireta entre os citoesqueletos das células vizinhas.

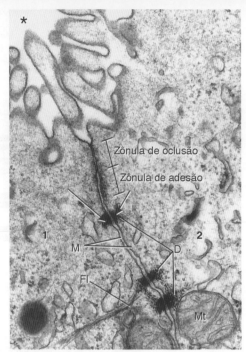

Figura 3.13 Local de adesão entre duas células epiteliais adjacentes (*1* e *2*) separadas por suas membranas (*M*). O asterisco indica o lúmen de um órgão. Em vários locais da adesão as membranas plasmáticas estão modificadas, constituindo junções intercelulares. Da superfície da célula para a sua região basal as membranas formam: uma zônula de oclusão com espaço intercelular muito estreito, uma zônula de adesão com espaço intercelular mais largo. Há vários desmossomos (*D*) com suas placas densas citoplasmáticas (*setas*). A um dos desmossomos está ancorado um feixe de filamentos intermediários (*FI*). *Mt*, mitocôndria. (*Microscopia eletrônica de transmissão. Aumento médio.*)

Além de promoverem a adesão, acredita-se que essas junções sejam locais em que forças de tensão ou pressão exercidas sobre áreas localizadas de um folheto epitelial possam ser dispersadas para as células vizinhas e, desta maneira, têm sua intensidade reduzida.

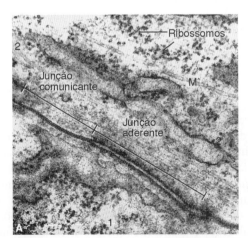 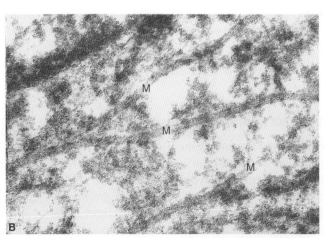

Figura 3.14 Junções intercelulares e microtúbulos. **A.** Há duas junções na superfície de contato entre as células 1 e 2 – junção aderente e junção comunicante. Os pequenos grânulos distribuídos pelo citoplasma das células são ribossomos. Um microtúbulo está presente (*M*). **B.** Microtúbulos (*M*). (*Microscopia eletrônica de transmissão. Aumento grande. Imagem da Figura 3.14 B cedida pelos Profs. Drs. Sérgio F. de Oliveira e Telma Zorn.*)

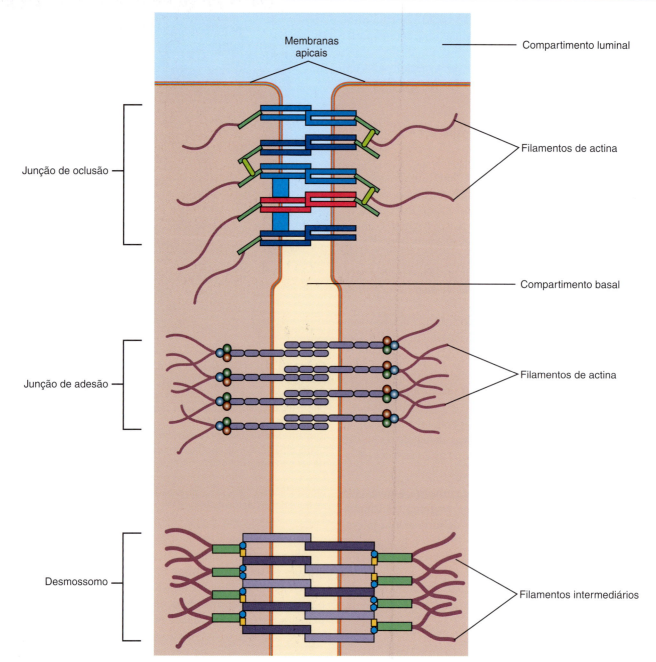

Figura 3.15 Esquema simplificado da composição molecular dos três tipos de junções intercelulares apresentados na Figura 3.13. No espaço intercelular que separa células adjacentes, moléculas transmembrana de uma célula estabelecem ligação com moléculas homólogas da outra célula. No interior da célula, moléculas estabelecem ligação das proteínas transmembrana com componentes do citoesqueleto – filamentos de actina ou filamentos intermediários. A junção de oclusão impede a passagem de substâncias pelo espaço intercelular, resultando na formação de um compartimento luminal e um compartimento basal.

Os desmossomos criam uma forte adesão intercelular

O segundo tipo comum de junção adesiva é o *desmossomo* ou *mácula de adesão* (*macula adherens*), encontrado quase que apenas em células epiteliais.

Diferentemente da junção de adesão (que geralmente forma faixas), o desmossomo ocupa pequenas áreas circulares ou elípticas das membranas de células vizinhas que se prendem tal como botões de pressão usados em vestuário.

Ao microscópio eletrônico de transmissão os desmossomos são observados como locais de aproximação de membranas de células vizinhas. No entanto, diferentemente das junções de adesão, contêm uma *placa eletrondensa* intracitoplasmática espessa e muito bem definida em cada lado da membrana. A essas placas estão ancorados *filamentos intermediários* em lugar de filamentos de actina (ver Figuras 3.13, 3.15 e 5.1). O espaço intercelular do desmossomo é tipicamente ocupado por um material denso e granulado, que provavelmente consiste nas proteínas que atravessam esse espaço. Do ponto de vista molecular, é uma estrutura complexa constituída por vários tipos de moléculas.

As células epiteliais são quase sempre sustentadas por tecido conjuntivo. Entre estes dois tecidos há uma lâmina multimolecular denominada *lâmina basal*. Estruturas denominadas *hemidesmossomos* participam da adesão das células epiteliais à lâmina basal e são formadas pela metade de um desmossomo que se ancora na lâmina basal. Trata-se de uma junção que não é simétrica.

Junções intercelulares que formam barreiras definem compartimentos no organismo

Um outro tipo de junção intercelular atua promovendo a adesividade e a formação de barreiras no espaço intercelular. Essa junção é denominada *junção oclusiva* ou *junção de oclusão* (*occludens junction*) ou *união estreita* (*tight junction*), e é encontrada principalmente em células epiteliais.

Ao microscópio eletrônico de transmissão, essas junções caracterizam-se pela grande aproximação entre membranas plasmáticas de células vizinhas. Essa proximidade pode ser contínua ou em forma de uma série de locais puntiformes, e resulta em grande redução do espaço intercelular no local da junção (ver Figura 3.13).

As junções oclusivas são formadas por vários tipos de moléculas. Da mesma forma que nas outras junções, algumas das moléculas são longas proteínas transmembrana que se estendem para o espaço intercelular – são as *claudinas* e as *ocludinas*. No espaço intercelular elas se ligam a moléculas correspondentes pertencentes à célula vizinha (ver Figura 3.15). A outra extremidade das moléculas, situada no citoplasma, se liga a *cateninas*, moléculas que fazem ligação com filamentos de actina.

As junções oclusivas são encontradas principalmente em epitélios cujas células se organizam e formam folhetos epiteliais. Nessas células as junções oclusivas ocupam uma faixa na superfície lateral da célula próxima à sua superfície livre (ver Figura 5.1).

Essa faixa em forma de cinturão é denominada *zônula oclusiva* (*zonula occludens*). A zônula oclusiva é vizinha da zônula de adesão já mencionada e o conjunto de ambas as faixas é denominado *complexo unitivo*.

As ligações entre claudinas e ocludinas originam vários *locais de oclusão* parcial ou total do espaço intercelular na zônula de oclusão (Figura 3.16). Essa obstrução resulta na formação de *barreiras ao trânsito de substâncias* nesse espaço, o qual se estende por toda a volta da superfície lateral das células.

As barreiras formadas entre células epiteliais vizinhas pelas junções oclusivas definem dois compartimentos, um localizado em uma superfície do epitélio e outro na face oposta (ver Figura 5.5). O trânsito de substâncias de um compartimento a outro através do espaço entre as células, denominado *via paracelular*, é restringido, sendo desviado para a passagem obrigatória através da célula – *via intracelular*.

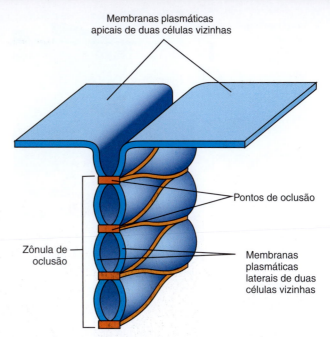

Figura 3.16 Representação esquemática da zônula de oclusão exibida na Figura 3.13. A ligação entre proteínas transmembrana de células adjacentes forma linhas de oclusão que vedam o espaço intercelular.

Essas barreiras existem em muitos locais do organismo. Um exemplo é o epitélio do tubo digestivo, no qual essa barreira forma dois compartimentos: um no lúmen intestinal e outro que se continua com o espaço extracelular situado abaixo do epitélio. Dessa maneira, a maioria das substâncias a serem absorvidas do lúmen do intestino deve passar pelas células epiteliais intestinais.

Um tipo de junção intercelular possibilita a comunicação direta entre células

Essa junção é denominada *junção comunicante* ou *junção gap*. Cada junção comunicante tem o formato de uma placa existente na membrana celular situada paralelamente a uma placa homóloga presente na célula adjacente.

Ao microscópio eletrônico de transmissão, essas junções são observadas em forma de uma grande aproximação entre regiões das membranas plasmáticas de células vizinhas (ver Figura 3.14 A). Em grande aumento, é possível observar um delgado espaço entre as membranas.

A junção é formada por um número variado de grandes conjuntos globulares macromoleculares denominados *conéxons* (Figura 3.17). Cada conéxon é composto de *seis subunidades*, e cada subunidade compõe-se de várias proteínas transmembrana denominadas *conexinas*.

Quando as subunidades se agrupam para constituir os conéxons, forma-se um estreito túnel no centro do conjunto de subunidades. Cada conéxon de uma célula se alinha com um conéxon correspondente da célula vizinha de tal maneira que os túneis sejam contínuos de uma

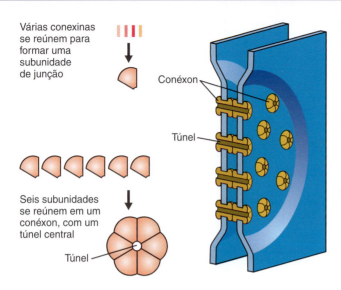

Várias conexinas se reúnem para formar uma subunidade de junção

Conéxon

Túnel

Seis subunidades se reúnem em um conéxon, com um túnel central

Túnel

Figura 3.17 A junção comunicante formada entre a membrana de duas células adjacentes é composta de conéxons cujos túneis estabelecem comunicação entre o citoplasma das células.

célula a outra. Cada célula contribui com metade de um túnel (ver Figura 3.17).

Através dos túneis podem passar íons e moléculas de pequeno peso molecular. Acredita-se que a passagem destas substâncias possa influenciar e sincronizar o comportamento de células de um tecido ou órgão.

Esse tipo de junção é encontrado em uma variedade de células do organismo: epiteliais, musculares lisas, células ósseas. Um dos tipos de comunicação entre células nervosas, denominado *sinapse química*, se dá pela passagem de íons através de junções comunicantes.

O citosol é o material fluido que preenche o citoplasma entre as organelas

O *citosol*, também denominado *hialoplasma*, é um meio aquoso formado por uma complexa mistura de íons e inúmeras moléculas de diversos pesos moleculares, tanto estruturais como enzimas. Entre essas moléculas há diversos precursores, tais como aminoácidos, sacarídios e lipídios, necessários para processos de síntese que ocorrem no citosol e nas organelas.

O citosol é sede de um grande número de reações, como, por exemplo, as cascatas de reações que ocorrem após a ligação entre receptores de superfície e seus ligantes, síntese de proteínas em ribossomos, glicólise anaeróbica. Há, portanto, no citosol uma grande quantidade de sistemas enzimáticos e cadeias de reações que são imprescindíveis para a vida da célula.

Moléculas dos vários tipos de RNA estão dispersas no citosol, inclusive os ribossomos nos quais ocorre a síntese de proteínas.

O citosol é também local de armazenamento de algumas substâncias, como partículas de *glicogênio* – um polímero de glicose – (ver, adiante, Figura 3.23) e *gotículas de lipídios*. Há ainda no citosol pequenas organelas, desprovidas de membranas, denominadas *proteassomos*, que serão analisadas mais adiante.

No citosol encontra-se o citoesqueleto das células

O citoesqueleto é formado por estruturas filamentosas, visíveis ao microscópio eletrônico de transmissão, constituídas por polímeros de subunidades moleculares. Há três componentes do citoesqueleto: *microtúbulos*, *filamentos de actina* e *filamentos intermediários*.

Apesar da denominação citoesqueleto, esses filamentos são responsáveis por muitas funções além do suporte físico da célula, como, por exemplo: organização geral do citoplasma, transporte intracelular, movimento celular, formação de prolongamentos (pseudópodes e filopódios) e movimento dos cromossomos durante a mitose.

Os microtúbulos são construídos pela polimerização de subunidades da proteína tubulina

Os microtúbulos só podem ser distinguidos por microscopia eletrônica, e são observados como túbulos ocos de cerca de 25 nm de diâmetro (ver Figura 3.14 A e B).

Cada subunidade de tubulina é um heterodímero formado de duas proteínas semelhantes, denominadas *tubulina α* e *tubulina β*.

As subunidades de tubulina se polimerizam e formam longos filamentos, denominados *protofilamentos*, nos quais se alternam as subunidades de tubulina α e β. Treze protofilamentos se unem e formam túbulos ocos e retilíneos de cerca de 25 nm de diâmetro – os *microtúbulos* (Figura 3.18 A).

As subunidades de tubulina que ocupam as extremidades dos microtúbulos não são estáticas, uma vez que subunidades podem abandonar os protofilamentos e ser substituídas por outras. No entanto, os protofilamentos, e, em consequência, os microtúbulos *são polarizados*, isto é, uma das extremidades é diferente da outra. Em uma das extremidades, denominada positiva ou (+), há acréscimo de subunidades porque a quantidade de novas subunidades agregadas é maior que a quantidade que abandona os microtúbulos. Na outra extremidade, negativa ou (−), o balanço é negativo, isto é, saem mais subunidades do que se agregam novas para substituí-las.

Devido à sua polaridade, os microtúbulos têm a capacidade de crescer em uma única direção (a da extremidade positiva), pois a extremidade (–) pode ser bloqueada por proteínas quando o microtúbulo se ancora em alguma estrutura. Em algumas circunstâncias, as ambas extremidades podem estar bloqueadas.

A nucleação dos microtúbulos, isto é, sua polimerização, é regulada por *proteínas associadas a microtúbulos* (*MAP*, de *microtubule associated proteins*). A nucleação pode se iniciar em qualquer local do citoplasma, mas o principal local é uma região denominada *centro organizador dos microtúbulos* (*microtubule-organizing center*, MTOC). O MTOC geralmente fica na região da célula denominada *centrossomo* ou *centro celular*, próxima ao núcleo, na qual também se localizam os centríolos.

Os centríolos são estruturas pares formadas por microtúbulos

Os dois centríolos têm forma de curtos cilindros ocos e geralmente se posicionam em arranjo perpendicular um ao outro. A parede do cilindro é formada pela associação de nove grupos de microtúbulos, cada grupo formado por três microtúbulos (Figura 3.18 B).

Durante a mitose os centríolos organizam os *fusos mitóticos*, que são conjuntos de microtúbulos ao longo dos quais transitam os cromossomos durante a anáfase da mitose.

Cílios e flagelos são formados por microtúbulos

Os cílios e flagelos são prolongamentos citoplasmáticos dotados de mobilidade, de formato cilíndrico e revestidos pela membrana plasmática. Sua estrutura é idêntica, porém flagelos geralmente são únicos por célula e longos, enquanto os cílios são numerosos e curtos. Há diferenças quanto ao seu modo de batimento.

Os cílios são observados na superfície celular como pequenos prolongamentos de tamanho uniforme. Estão presentes na superfície das células de vários epitélios que revestem cavidades internas do corpo, como, por exemplo, nos condutos dos aparelhos respiratório e genital (ver Figura 5.6). Nestes locais o batimento dos cílios movimenta uma camada de muco aderida ao epitélio, assim como as partículas aderidas ao muco – partículas de poeira e bactérias no aparelho respiratório ou espermatozoides na tuba uterina.

Cada cílio ou flagelo é composto de um conjunto de nove pares de microtúbulos e mais um par central denominado *axonema* (Figura 3.19 A e B). Essa configuração, denominada *padrão 9+2*, é altamente conservada na natureza, sendo encontrada em vegetais, protozoários, invertebrados e vertebrados. O microtúbulo A de cada par apresenta pequenos "braços" formados por uma proteína motora denominada *dineína*, que se apoia em um dos microtúbulos do par seguinte e é essencial para o batimento ciliar ou flagelar.

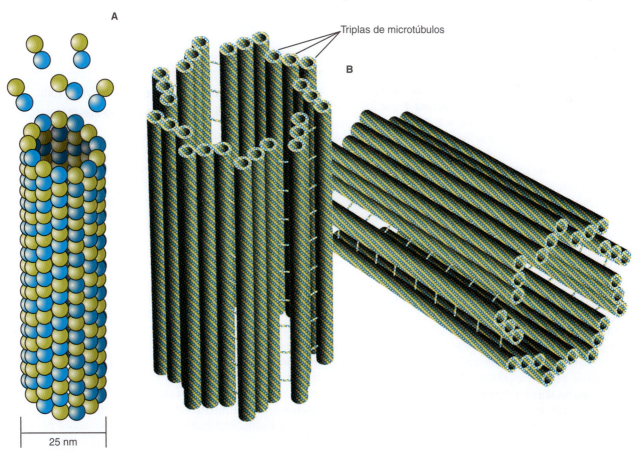

Figura 3.18 Microtúbulos. **A.** Representação esquemática da composição molecular de um microtúbulo. Moléculas globulares de tubulina α e β se unem em pares e formam protofilamentos – são os conjuntos verticais de glóbulos. Treze protofilamentos se reúnem para formar um microtúbulo. **B.** Centríolo composto de dois cilindros perpendiculares entre si, cada qual formado por nove grupos de três microtúbulos.

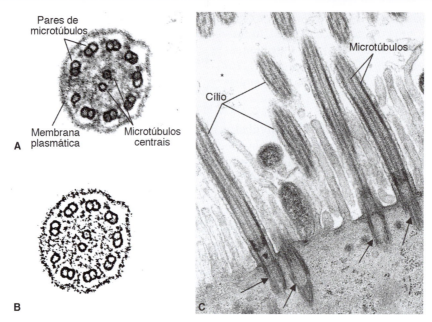

Figura 3.19 Os cílios são prolongamentos do citoplasma formados por microtúbulos organizados paralelamente em grupos de nove pares e dois microtúbulos centrais (9+2). **A.** Esta organização pode ser observada em uma secção transversal de um cílio. **B.** Imagem de alto contraste do mesmo cílio. **C.** Cílios em secção longitudinal na superfície de uma célula. Os cílios se inserem em corpúsculos basais (*setas*) situados no citoplasma logo abaixo da superfície celular. O asterisco indica o espaço extracelular. (*Microscopia eletrônica de transmissão. Aumento médio.*)

Os cílios e flagelos se originam em centros formadores situados na sua extremidade intracitoplasmática, denominados ***corpúsculos basais*** (Figura 3.19 C). A estrutura desses corpúsculos é a mesma dos centríolos.

Os filamentos de actina são polímeros de subunidades da proteína actina G

A polimerização das moléculas de ***actina G*** (actina globular) resulta na formação de ***actina F*** (actina filamentosa). Assim como a tubulina, a actina é amplamente encontrada nas células eucariontes das mais variadas espécies.

Os filamentos de actina são longos, com vários micrômetros de comprimento e diâmetro aproximado de 7 nm, e mais flexíveis que os microtúbulos. Por serem mais delgados que os outros componentes do citoesqueleto, são também denominados ***microfilamentos***.

Assim como os microtúbulos, são polarizados e têm uma extremidade positiva e outra negativa, sendo a positiva mais dinâmica, e a negativa, mais estável.

Os microfilamentos geralmente se dispõem em feixes, cruzando o citoplasma em várias direções. Frequentemente situam-se abaixo da superfície celular (ver Figura 3.12), assim como associados à superfície interna de junções de adesão. Também são encontrados no interior de curtas extensões da superfície celular, em forma de dedos, denominadas ***microvilos*** ou ***microvilosidades***. Em vários tipos de células (epiteliais, eritrócitos), redes de microfilamentos se ancoram à membrana plasmática e conferem elasticidade e resistência a essa membrana.

Em células musculares, os filamentos de actina exercem papel importante ao interagir com moléculas de ***miosina*** para promover o encurtamento (contração) dessas células.

Microtúbulos e microfilamentos estão envolvidos com movimento intracelular por meio de proteínas motoras

Proteínas motoras são moléculas proteicas que têm a capacidade de transduzir energia química em energia mecânica, resultando em movimento. Esse processo depende da hidrólise de trifosfato de adenosina (ATP) com a liberação de energia. Como resultado, há mudanças conformacionais das proteínas motoras que acabam se traduzindo em movimento.

Em uma de suas extremidades essas proteínas se ligam a componentes da célula: organelas (mitocôndrias), vesículas de diversos tamanhos, grãos de secreção, cromossomos e complexos multimoleculares, tais como fragmentos de filamentos intermediários. Em sua outra extremidade se apoiam em "trilhos" representados por filamentos de actina ou microtúbulos. A cada ciclo de mudança conformacional as proteínas motoras alteram a extremidade apoiada nos "trilhos" de modo a se moverem em uma direção, transportando a sua carga. Desta maneira, essas proteínas transportam e posicionam organelas e outras estruturas em suas localizações no citoplasma.

Nos cílios e flagelos, como já foi mencionado, um dos microtúbulos de cada par apresenta um braço contendo a molécula ***dineína***, a qual interage com o microtúbulo do par vizinho. Para o batimento do cílio ou flagelo há um deslizamento dos pares de microtúbulos uns em relação aos outros, com a consequente flexão dos microtúbulos e angulação (batimento) do cílio ou flagelo.

As principais proteínas motoras são as *miosinas*, as *cinesinas* (ou *quinesinas*) e as *dineínas* (de tipos axonemal e citoplasmático). As miosinas interagem principalmente com filamentos de actina, enquanto as outras duas proteínas interagem com microtúbulos. As dineínas e os materiais por elas transportados se movimentam em direção à extremidade (–) dos microtúbulos, enquanto as cinesinas se movimentam na direção da extremidade (+).

 ## Os filamentos intermediários têm como função principal o suporte estrutural da célula

Diferentemente das outras moléculas do citoesqueleto, o conjunto dos filamentos intermediários é formado por diversos tipos de moléculas. Essas moléculas têm em comum o fato de que a sua organização macromolecular resulta em longos filamentos de cerca de 10 nm de diâmetro, valor intermediário entre os filamentos de actina (7 nm) e os microtúbulos (25 nm). Outra diferença é a sua grande estabilidade, pois não passam por constante acréscimo ou retirada de subunidades em suas extremidades. Por outro lado, esses filamentos são passíveis de adição de radicais fosfato (fosforilação), o que pode resultar em modificações de sua conformação, estabilidade e organização.

Há, portanto, vários tipos conhecidos de filamentos intermediários de composições moleculares diferentes, classificados como tipos I a VI. Tais filamentos apresentam distribuição característica, com especificidade maior ou menor em células de diferentes tecidos (Tabela 3.1). Esse fato tem interesse clínico, pois auxilia o diagnóstico de tumores pela existência de proteínas de seus filamentos intermediários.

Os filamentos intermediários se organizam a partir de monômeros, moléculas alongadas com uma extremidade globular, que se unem formando dímeros. Estes se associam paralelamente a outros dímeros, formando tetrâmeros que, por sua vez, se juntam tanto paralelamente como pelas suas extremidades, formando faixas de moléculas. Essas faixas se torcem para formar finalmente os filamentos intermediários. As laminas presentes no núcleo formam estruturas supramoleculares diferentes dos filamentos, ainda não bem conhecidas.

Os filamentos (com exceção das laminas) se dispõem no citosol individualmente ou, mais frequentemente, formando feixes que se entrecruzam em redes. É comum sua ancoragem em estruturas celulares (p. ex., na superfície nuclear externa, na membrana plasmática, nas mitocôndrias).

Tabela 3.1 Categoria e distribuição de filamentos intermediários.

Categorias e exemplos de filamentos intermediários		Principais localizações
I	Queratinas ácidas (ou citoqueratinas ácidas) estruturadas em filamentos	Células epiteliais
II	Queratinas básicas (queratinas duras tricocíticas)	Cabelos e unhas
III	Desmina	Células musculares
	Vimentina	Vários tipos de células, por exemplo: fibroblastos, células endoteliais
	Proteína ácida fibrilar glial	Tecido nervoso: células da neuróglia
	Periferinas	Tecido nervoso: neurônios do sistema nervoso periférico
IV	Neurofilamentos	Tecido nervoso: neurônios
V	Laminas tipos A ou B	Envoltório nuclear
VI	Nestina	Tecido nervoso: prolongamentos de neurônios

 ## Cada um dos compartimentos (organelas) da célula é envolvido por membrana

A construção básica das membranas que envolvem e isolam as organelas é a mesma da membrana plasmática. Tais membranas são formadas por uma bicamada lipídica e por proteínas e glicoproteínas.

A bicamada lipídica é formada principalmente de fosfolipídios, e sua constituição é muito semelhante, mas não idêntica, à da membrana plasmática. O grande diferencial entre a membrana plasmática e as membranas dos vários compartimentos são suas proteínas. As membranas das várias organelas contêm proteínas características de cada organela e que podem ser responsáveis por várias funções específicas exercidas pelas organelas. Muitas dessas proteínas têm funções enzimáticas.

A existência das membranas nos vários compartimentos possibilita que cada organela mantenha um conteúdo molecular próprio e exerça funções especializadas, diferentes em cada organela.

As organelas às vezes atuam cooperativamente para exercer suas funções. A síntese de certos lipídios (p. ex., hormônios esteroides) depende da atividade conjunta de retículo endoplasmático agranular e de mitocôndrias. A produção de grande número de proteínas depende da ação sequencial do retículo endoplasmático granular e do complexo de Golgi.

Grande parte da comunicação entre compartimentos é feita por uma grande quantidade de *vesículas de transporte* revestidas por membrana que transitam pelo citosol transportando material em seu interior, impulsionadas pelas proteínas motoras e apoiadas sobre microtúbulos.

O núcleo aloja a maior parte da informação genética da célula

O núcleo geralmente é único, às vezes duplo, e algumas células, como as células musculares esqueléticas e os osteoclastos (ambos formados pela fusão de células), podem conter dezenas ou centenas de núcleos.

A forma e o tamanho do núcleo variam de célula para célula. À microscopia óptica, seu contorno é liso e se distingue bem do hialoplasma no qual está mergulhado (Figura 3.20). Seu conteúdo, formado principalmente por ácidos nucleicos e proteínas, apresenta-se em forma de grânulos de cromatina bem corados e de tamanhos diversos, bem como de massa menos corada representada por eucromatina. Um ou mais nucléolos podem ser vistos no seu interior (ver Figura 3.20).

O núcleo consiste em envoltório nuclear, que separa o núcleo do citosol, e nucleoplasma, seu conteúdo

O envoltório nuclear é composto de: *duas membranas*, *poros nucleares* e *lâmina nuclear*.

O envoltório nuclear não é visto ao microscópio óptico, mas o limite do núcleo é percebido por um acúmulo de cromatina condensada aderida à superfície interna do envoltório nuclear.

Ao microscópio eletrônico de transmissão observa-se que o envoltório é formado por duas membranas, a *membrana nuclear interna* e a *membrana nuclear externa*, entre as quais existe o *espaço perinuclear* (Figura 3.21).

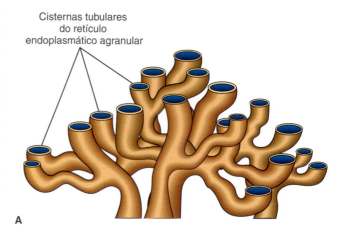

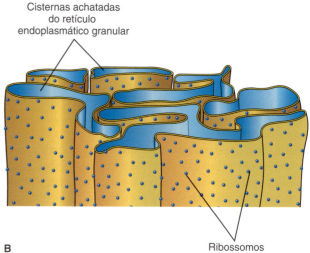

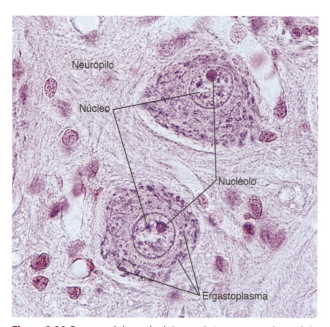

Figura 3.20 Corpos celulares de dois neurônios motores da medula espinal. O limite dos núcleos é bem demarcado. A maior parte de sua cromatina é frouxa, e os núcleos têm nucléolo bem evidente. O citoplasma do neurônio apresenta muitas manchas arroxeadas que correspondem ao ergastoplasma, chamadas substância de Nissl, compostas de retículo endoplasmático granular. Os neurônios são envolvidos por prolongamentos de outras células, vistos como a grande área cor-de-rosa de aspecto filamentoso. Os núcleos menores à esquerda são de células da neuróglia. (H&E. *Microscopia óptica. Aumento grande.*)

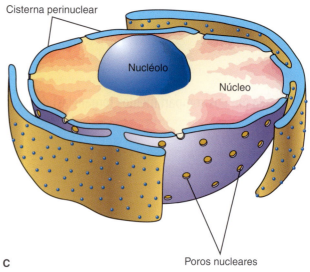

Figura 3.21 O retículo endoplasmático é formado por membranas que formam bolsas fechadas denominadas cisternas. **A.** No retículo endoplasmático agranular as cisternas são tubulares e não apresentam ribossomos. **B.** No retículo endoplasmático granular as cisternas são achatadas e contêm ribossomos na superfície citosólica. **C.** Em torno do núcleo há cisternas perinucleares com poros.

A existência de duas membranas deve-se ao fato de que o envoltório é constituído por cisternas de retículo endoplasmático granular chamadas *cisternas perinucleares* (Figuras 3.21 e 3.22). As cisternas de retículo endoplasmático granular têm forma de sacos achatados envolvidos por uma membrana. Na Figura 3.21, observa-se que as cisternas perinucleares são contínuas com as cisternas do retículo endoplasmático da célula. Da mesma forma, o espaço perinuclear é contínuo com as cavidades do sistema de cisternas do retículo endoplasmático da célula.

O envoltório é descontínuo para possibilitar a comunicação entre o núcleo e o citosol por meio de espaços circulares denominados *poros nucleares* (ver Figuras 3.21 e 3.22). Os poros não são, no entanto, cavidades abertas. Em cada poro existem dezenas de proteínas que formam o *complexo do poro*, que regula o intercâmbio entre núcleo e citosol, feito através de um minúsculo orifício em sua porção central.

O envoltório nuclear, além de separar o núcleo do citosol, exerce uma função na organização da estrutura interna do núcleo. Esse processo se deve à *lâmina nuclear*, um conjunto de proteínas que reveste internamente a membrana nuclear interna e está em contato direto com o nucleoplasma.

Os componentes mais importantes da lâmina nuclear são os filamentos intermediários constituídos pelas proteínas chamadas *laminas* e organizados em uma complexa rede concentrada na face interna do envoltório.

Existem *proteínas associadas às laminas*, algumas das quais são proteínas integrais da membrana nuclear interna e que promovem a adesão da lâmina nuclear à membrana interna. Por outro lado, essas proteínas provavelmente se ligam às histonas e ao DNA, contribuindo para manutenção da organização interna do núcleo.

A fosforilação das laminas ocorre no início da divisão celular e é um dos fatores que promovem a desorganização do envoltório nuclear durante a prófase.

O nucleoplasma contém DNA, proteínas, moléculas de RNA e proteínas de regulação

A associação das moléculas de DNA com proteínas e RNA produz um complexo denominado *cromatina*. Entre as proteínas nucleares, as mais estudadas são as proteínas básicas denominadas *histonas*.

A organização macromolecular da cromatina forma as estruturas conhecidas como cromossomos. Cada cromossomo consiste em uma longa molécula de DNA associada a proteínas e outras moléculas. Durante a interfase, estão em sua maior parte espalhados pelo nucleoplasma e só se tornam visíveis ao microscópio na mitose a partir da prófase, quando os cromossomos se tornam condensados.

O nucleoplasma, visto por microscopia, aparece como regiões pouco coradas e regiões densamente coradas, denominadas respectivamente *cromatina frouxa* e *cromatina densa* (ver Figuras 3.20 e 3.22). Essas duas porções correspondem imperfeitamente a dois estados de condensação da cromatina: um estado bastante desenrolado e pouco condensado, a *eucromatina*; e um estado muito enrolado e condensado, a *heterocromatina*. A eucromatina geralmente representa os segmentos dos cromossomos que estão em processo de ativa transcrição de RNA, e a heterocromatina representa segmentos pouco ativos ou inativos.

A proporção entre cromatina densa e frouxa varia nos núcleos de diferentes células e depende também de seu estado funcional. Em algumas células (p. ex., células musculares e epiteliais) a cromatina é permanentemente frouxa; em outras células (p. ex., linfócitos), é permanentemente densa. Em fibroblastos, pode ser densa ou frouxa conforme a atividade da célula.

Uma das características mais importantes da molécula de DNA é a *complementaridade entre as suas bases nitrogenadas*. As bases nitrogenadas formam os "degraus" da dupla-hélice de DNA, e a ligação lateral entre as bases obedece a um rígido esquema de ligação de adenina com timina e de guanina com citosina, denominado complementaridade entre as bases.

A complementaridade garante a execução de cópia exata da molécula de DNA quando de sua *duplicação* (antes da divisão celular) assim como a *transcrição* exata de sequências de bases de segmentos de DNA quando são sintetizados os diversos RNAs.

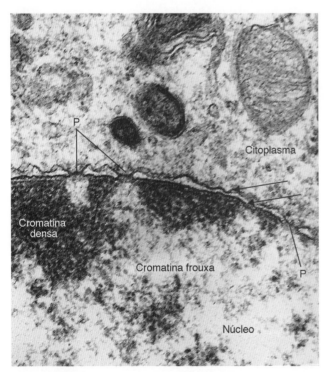

Figura 3.22 Pequena região de uma célula evidenciando parte do núcleo e do citoplasma. O envoltório nuclear é formado por duas membranas (*setas*), a cisterna perinuclear e contém poros (*P*) fechados por proteínas. (*Microscopia eletrônica de transmissão. Aumento grande.*)

O nucléolo é o local de síntese e processamento de RNA ribossômico

Todas as células apresentam pelo menos um nucléolo, observado ao microscópio óptico como uma esfera ou um ovoide no interior do núcleo (ver Figura 3.20). No entanto, nem sempre é visualizado em todos os núcleos de um corte, porque as secções frequentemente não passam pelo nucléolo.

O nucléolo é formado por segmentos de DNA codificadores de RNA ribossômico e por RNA ribossômico que se acumula nessas regiões (nucléolo), nas quais é modificado e processado para formar as subunidades dos ribossomos que são transportadas para o citosol e processadas antes de constituírem subunidades maduras.

O RNA mensageiro é inicialmente produzido em forma de pré-mRNA

Os diversos mRNA são sintetizados a partir de trechos de DNA (genes) que codificam proteínas. Esse processo é denominado *transcrição*. A transcrição é feita obedecendo ao princípio da complementaridade das bases, com a ressalva de que o RNA não contém timidina, a qual é substituída por uridina. Dessa maneira, a sequência de bases do mRNA é complementar aos trechos de DNA transcritos. Em eucariotos, a maioria dos mRNA passa por modificações antes de serem transportados ao citosol através dos poros nucleares.

Uma das modificações mais relevantes é o *splicing*, processo em que trechos de moléculas de mRNA denominados *íntrons* são recortados e removidos por ação enzimática através de pequenas ribonucleoproteínas. Restam trechos das moléculas originais de mRNA denominados *éxons*. Os *éxons* originários de cada trecho transcrito são reunidos e dão origem a uma fita menor de mRNA, que codifica a síntese de uma proteína.

Esse processo oferece uma grande vantagem para as células devido ao mecanismo denominado *splicing alternativo*. Este utiliza moléculas iguais de mRNA, mas recortadas de maneiras alternativas, o que resulta em sequências diferentes de mRNA que codificam a síntese de diferentes proteínas que mantêm alguns trechos semelhantes, porém com ações diversas.

O compartimento denominado retículo endoplasmático é local de síntese e processamento de macromoléculas

O retículo endoplasmático (RE) é um sistema de membranas do citoplasma visível somente por microscopia eletrônica de transmissão. Suas membranas se dobram sobre si mesmas formando bolsas fechadas e mantendo uma cavidade interna. Essas bolsas são denominadas *cisternas* e o interior de suas cavidades é, portanto, isolado do citosol.

Há dois tipos de retículo endoplasmático: *retículo endoplasmático agranular* (também denominado originalmente RE liso) e *retículo endoplasmático granular* (originalmente também denominado RE rugoso).

O RE agranular é composto por membranas que formam túbulos anastomosados

Os túbulos ocos de RE agranular, visíveis somente por microscopia eletrônica de transmissão, são ramificados e intercomunicantes (ver Figura 3.21; Figura 3.23).

O RE agranular é muito desenvolvido em células que secretam hormônios esteroides, em hepatócitos (as células principais do fígado) e em células musculares esqueléticas e cardíacas. Nos hepatócitos, o RE agranular é responsável pela modificação e inativação de vários tipos de moléculas (p. ex., etanol, fármacos, antibióticos), atuando como destoxificante e frequentemente preparando tais moléculas para serem filtradas no rim e eliminadas com a urina.

Várias enzimas presentes no RE agranular (p. ex., a glicose-6-fosfatase) estão envolvidas na *gliconeogênese*, processo metabólico para obtenção de glicose a partir de diversas fontes, tais como piruvato, glicerol, lactato e alguns aminoácidos. Esse mecanismo ocorre no RE agranular dos hepatócitos, cujas células armazenam a glicose em forma de um polímero, o *glicogênio*. Este se reúne em grandes aglomerados, as *partículas de glicogênio*, que podem ser observadas ao microscópio eletrônico de transmissão (ver Figura 3.23).

O retículo agranular é também muito importante nas células musculares estriadas, pois suas cisternas funcionam como *reserva de Ca^{++}*, íon que é usado para desencadear a contração muscular.

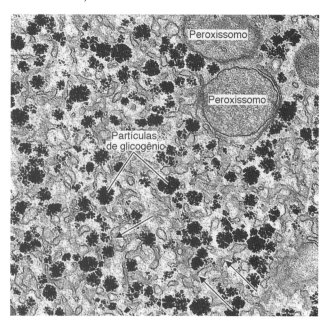

Figura 3.23 Pequena região do citoplasma de um hepatócito, célula com muito retículo endoplasmático agranular. Este é visto em forma de inúmeros túbulos anastomosados (*setas*). As partículas escuras são acúmulos de glicogênio. Na porção superior há dois peroxissomos. (*Microscopia eletrônica de transmissão. Aumento grande.*)

O RE granular é formado por cisternas achatadas cobertas por ribossomos

O *RE granular* é visto ao microscópio eletrônico de transmissão em forma de **cisternas achatadas**, geralmente organizadas em conjuntos de cisternas paralelas arranjadas em pilhas (ver Figura 3.21; Figura 3.24 A). A cavidade das cisternas é também denominada espaço cisternal.

Outra característica importante do RE granular é a existência de inúmeros **ribossomos** aderidos à face citosólica das membranas de suas cisternas. Por microscopia eletrônica de transmissão os ribossomos são observados como pequenos grânulos, e por esta razão a organela é denominada retículo endoplasmático granular (Figura 3.24 B).

O RE agranular só foi descoberto após a observação das células por microscopia eletrônica. Por outro lado, a microscopia eletrônica possibilitou que se reconhecesse que o RE granular corresponde à organela que havia sido observada por microscopia óptica no fim do século 19 e denominada *ergastoplasma*.

O ergastoplasma pode ser visto ao microscópio óptico em cortes rotineiros (corados por H&E) ou em cortes corados por corantes básicos. Tem o aspecto de grânulos ou manchas basófilas (em azul-arroxeado após hematoxilina) no citoplasma de células de vários órgãos. Esses grânulos ou manchas representam conjuntos de cisternas de RE granular e de ribossomos livres.

O ergastoplasma é especialmente desenvolvido em células que produzem proteínas intensamente, como, por exemplo, os hepatócitos do fígado, as células secretoras do pâncreas exócrino e os neurônios (ver Figuras 2.4 A e 3.20).

Por outro lado, muitos tipos celulares (p. ex., os linfócitos e as células musculares) contêm pouco retículo endoplasmático granular. No entanto, quando um subtipo de linfócito se transforma em um plasmócito – célula que secreta intensamente anticorpos –, seu citoplasma fica repleto de cisternas de retículo granular.

A síntese de proteínas ocorre no citosol por ação conjunta de vários tipos de RNA

Para a síntese de novas cadeias proteicas há necessidade da atuação de pelo menos três tipos de RNA:

A molécula de *RNA mensageiro* (mRNA) é uma fita simples cuja sequência de nucleotídios codifica os aminoácidos da proteína a ser sintetizada, em grupos de três nucleotídios para cada aminoácido codificado.

Moléculas de *RNA ribossômico* (rRNA) se associam a mais de 80 tipos de moléculas proteicas e formam grandes aglomerados macromoleculares que constituem as duas subunidades ribossômicas (grande e pequena). O ribossomo só se torna funcional pela reunião de suas subunidades com a extremidade inicial de uma cadeia de mRNA. Quando completo, o ribossomo dispõe de três locais funcionais que atuam sequencialmente para a construção da cadeia polipeptídica nascente – a nova cadeia peptídica.

O *RNA de transferência* (tRNA) é um grupo de pequenas moléculas que se ligam especificamente a aminoácidos e os transportam para os ribossomos. Cada tRNA contém uma tripla de nucleotídios complementar às trincas de nucleotídios das moléculas do mRNA, colocando dessa maneira os aminoácidos em sequência correta para formação das cadeias peptídicas.

Os ribossomos são essenciais para a síntese proteica, pois neles se reúnem as moléculas de RNA mensageiro, as diversas moléculas de RNA de transferência ligada a seus respectivos aminoácidos e outras moléculas necessárias para a síntese proteica. Os ribossomos passam ao

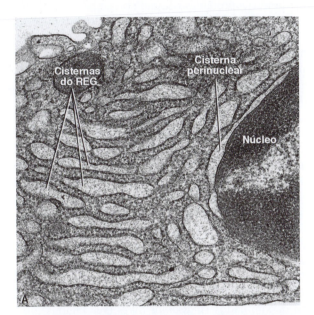

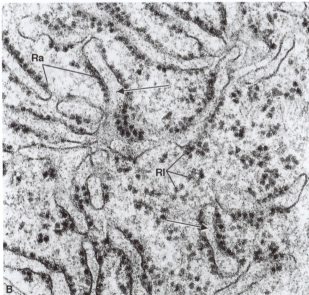

Figura 3.24 Retículo endoplasmático granular (REG). **A.** As cisternas do REG desta célula estão dilatadas, o que pode indicar ativa síntese de macromoléculas. **B.** Em aumento maior, podem-se observar as cisternas (algumas apontadas por *setas*) com suas membranas e ribossomos aderidos à sua superfície citosólica (*Ra*). Há muitos ribossomos livres dispersos pelo citosol (*Rl*). (*A, Microscopia eletrônica de transmissão. Aumento médio. B, Microscopia eletrônica de transmissão. Aumento grande.*)

longo das moléculas de mRNA até a extremidade deste e em seguida são liberados, suas subunidades se separam e estão livres para iniciar a síntese de uma nova cadeia peptídica ao encontrar uma nova molécula de mRNA.

Cada molécula de mRNA pode ter vários ribossomos transitando ao mesmo tempo ao longo de seu comprimento; portanto, várias cadeias peptídeas podem ser formadas sequencialmente ao mesmo tempo. Esses conjuntos de ribossomos enfileirados ao longo de cadeias de mRNA podem ser vistos ao microscópio eletrônico de transmissão e são denominados *polirribossomos*.

O processo de síntese de uma proteína a partir de um mRNA é denominado *tradução* ou *translação*. A tradução de uma pequena proteína dura segundos a minutos.

O mRNA também codifica o destino das novas cadeias proteicas

As cadeias nascentes de proteínas têm a possibilidade de seguir duas vias bastante diferentes.

Uma possibilidade é permanecer no citosol. É o caso de proteínas que exercem sua função no citosol, como, por exemplo, um grande número de enzimas envolvidas no metabolismo celular, proteínas do citoesqueleto, proteínas de algumas organelas (p. ex., mitocôndrias), proteínas nucleares. Em sua grande maioria, essas proteínas são para uso da própria célula.

A segunda possibilidade é a cadeia nascente de proteína ser dirigida para o interior das cisternas do retículo endoplasmático granular. Este é o caso de outros tipos de proteínas: (1) proteínas que farão parte de membranas intracelulares de organelas (como complexo de Golgi, lisossomos), de membranas de vesículas de transporte intracelular ou da membrana plasmática; (2) proteínas que farão parte de organelas (p. ex., enzimas lisossômicas); (3) a maior parte das proteínas secretadas pelas células. A seguir analisaremos de que maneira proteínas nascentes se dirigem para o interior das cisternas.

Uma pequena sequência de aminoácidos sinaliza a transferência das proteínas para as cisternas do retículo granular

Os mRNA que codificam as proteínas designadas para sair do citosol e entrar nas cisternas de RE granular contêm em sua porção inicial um pequeno trecho com a seguinte função: codificar uma sequência específica de aminoácidos denominada *sequência-sinal* ou *peptídio-sinal*.

A sequência-sinal é, portanto, o segmento inicial de proteínas que serão dirigidas para o interior das cisternas de REG. Esta sequência é reconhecida por um complexo de ribonucleoproteínas existente no citosol, denominado *partícula de reconhecimento de sinal* (SRP; do inglês, *signal recognition particle*). Quando ocorrem o reconhecimento e a consequente ligação, a síntese da nova proteína sofre uma pausa até que o conjunto da proteína nascente ligada à partícula seja reconhecido por um *receptor de SRP* presente na membrana da cisterna do RE granular.

Em seguida, a proteína nascente atravessa a membrana do RE através de um poro e, após entrar na cisterna, o peptídio-sinal é clivado da proteína nascente por uma enzima denominada *peptidase do sinal*. Em seguida, a tradução da molécula de mRNA continua e o restante da proteína penetra na cisterna do RE granular à medida que é formada.

Por outro lado, os mRNA que não codificam essa sequência serão traduzidos em proteínas sem a sequência e, portanto, não serão dirigidas para o interior das cisternas do RE granular, permanecendo no citosol.

Os ribossomos envolvidos na síntese de proteínas do citosol não estão associados às membranas do RE e são denominados *ribossomos livres* (ver Figuras 3.14 A e 3.24 B), em contraposição aos *ribossomos associados a membranas do RE granular*.

 ## O complexo de Golgi está presente em todas as células

O complexo de Golgi não pode ser observado em preparados rotineiros de microscopia óptica, a não ser que sejam utilizadas algumas técnicas especiais (Figura 3.25). Em algumas células (p. ex., plasmócitos), a região ocupada pelo complexo de Golgi é muito grande, e é observada em forma de uma região pouco corada do citoplasma, denominada "imagem negativa do complexo de Golgi".

Por microscopia eletrônica de transmissão observa-se que o complexo de Golgi é formado por cisternas achatadas sem ribossomos aderidos e dispostas paralelamente, formando pilhas de 6 a 8 cisternas (Figuras 3.26 e 3.27).

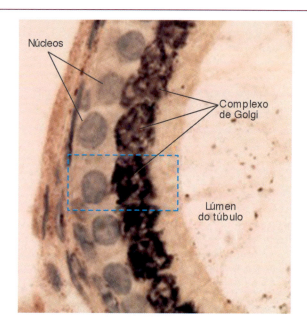

Figura 3.25 Células epiteliais que compõem o túbulo do epidídimo – os limites de uma das células estão delineados. Os complexos de Golgi são vistos em forma de áreas arredondadas com um precipitado escuro após impregnação metálica. Estão situados entre o núcleo – corado em azul – e a superfície celular voltada para o lúmen do túbulo. (*Hematoxilina + impregnação metálica. Aumento médio.*)

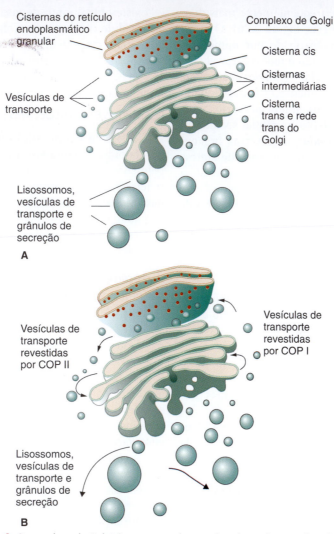

Figura 3.26 Complexo de Golgi. **A.** O complexo de Golgi é uma organela complexa formada por pilhas de cisternas. Ao contrário das cisternas do retículo endoplasmático, essas cisternas não são revestidas por ribossomos. Há uma face do complexo próxima ao REG, a face cis, e uma face afastada, a face trans. Entre as duas, as cisternas intermediárias. Em torno das cisternas há sempre muitas vesículas de transporte. **B.** A maioria das vesículas transporta substâncias da face cis em direção à face trans. Nesta face brotam vesículas de transporte, lisossomos e grânulos de secreção. Uma quantidade menor de vesículas faz o trajeto trans para cis.

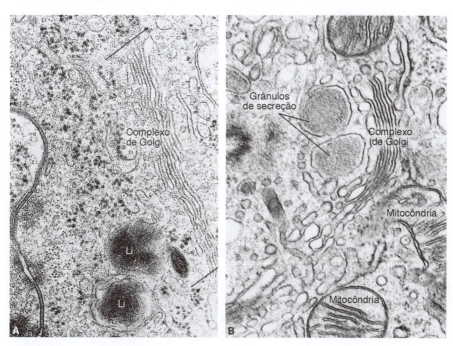

Figura 3.27 Complexo de Golgi. **A.** Pilha de cisternas do complexo de Golgi. Próximo às cisternas há dois lisossomos (*Li*). **B.** Há uma grande quantidade de vesículas e grânulos de secreção em torno do complexo de Golgi.

A periferia das cisternas é frequentemente mais dilatada que sua porção central (ver Figura 3.26). O complexo de Golgi geralmente é envolvido por numerosas vesículas e vacúolos cujo conteúdo é muito variável. São as *vesículas de transporte* e *vesículas* e *grânulos de secreção*.

O complexo de Golgi geralmente está posicionado próximo ao núcleo, e seu tamanho difere nos vários tipos celulares, sendo mais desenvolvido em células secretoras. Em células chamadas *polarizadas*, as diversas organelas ocupam posições definidas. Os processos de síntese ocorrem sequencialmente de uma região da célula até a sua superfície livre, e nessas células o complexo de Golgi situa-se entre o núcleo e a superfície apical desse tipo de célula (ver Figuras 3.1 e 3.25).

A pilha formada pelas cisternas do complexo de Golgi é bastante organizada

As primeiras cisternas que constituem o complexo de Golgi são denominadas *cisternas cis* e a superfície dessa região da organela é denominada *face cis* (ver Figuras 3.26 e 3.27). Há nesta superfície uma rede formada por canais e cisternas, denominada *rede cis do Golgi*. Esse conjunto geralmente está próximo do RE granular ou do núcleo e representa a principal porta de entrada de moléculas produzidas no RE granular.

O conjunto seguinte de cisternas é formado por algumas *cisternas intermediárias* e o último elemento da pilha do complexo de Golgi é o das *cisternas trans* (ver Figuras 3.26 e 3.27). Estas estão na superfície oposta à face cis, denominada *face trans*. Esta geralmente está voltada para a superfície celular.

A última cisterna da face trans está associada a pequenos túbulos formados por membranas, canais e inúmeras vesículas, e esse conjunto é denominado *rede trans do Golgi* (*TGN*, de *trans Golgi network*). É a principal região de saída de material processado nesta organela.

Há um tráfego intenso de pequenas vesículas de transporte associadas ao complexo de Golgi

Há vesículas que brotam das cisternas do RE granular e transportam moléculas, principalmente proteínas recém-formadas, para as cisternas da face cis do complexo de Golgi (ver Figuras 3.1 e 3.26). Outras vesículas fazem o transporte de cisterna para cisterna do complexo de Golgi principalmente no sentido da face cis para a face trans. As vesículas brotam em uma cisterna, são transportadas para a cisterna seguinte e se fundem com ela. Essas vesículas de transporte são revestidas externamente pelas moléculas COP I ou COP II.

Desta maneira, as proteínas que chegam do RE granular à região cis do Golgi são progressivamente conduzidas em direção à última cisterna da pilha. Nesse local são liberadas vesículas e vacúolos maiores e grânulos de secreção que se destacam das cisternas da rede trans do Golgi para atingir suas destinações no citoplasma. Há vesículas que fazem o trânsito oposto, da rede trans em direção às cisternas cis.

Existe outro ponto de vista sobre o transporte intercisternal do complexo de Golgi segundo o qual as cisternas da face cis podem se deslocar em direção à face trans transportando moléculas em seu interior.

A composição química das membranas de cada conjunto de cisternas e suas respectivas funções são diferentes

É diferente a composição molecular das várias cisternas da pilha do complexo de Golgi. Isso se refere principalmente à composição das proteínas das membranas e reflete-se diretamente nas funções das diferentes cisternas. Muitas dessas proteínas têm atividade enzimática, enquanto outras funcionam como receptores.

Dessa maneira, as diversas cisternas de um complexo de Golgi exercem importantes funções.

Recepção e processamento de proteínas recém-formadas no RE granular

Várias modificações são efetuadas em proteínas, processos denominados modificações pós-translacionais das proteínas, pois ocorrem após a etapa da tradução do mRNA.

Um exemplo é a adição de sacarídios às proteínas por ação enzimática, levando à construção de curtas cadeias simples ou ramificadas de pequenos sacarídios – oligossacarídios – presos às proteínas. Esse processo denomina-se *glicosilação,* e tais proteínas, que passam a ser classificadas como *glicoproteínas*, constituem uma grande proporção das proteínas da célula, principalmente das proteínas secretadas.

Outras modificações feitas pelo complexo de Golgi são a fosforilação e a sulfatação de moléculas.

Organização dos destinos das proteínas

Pelo tráfego de vesículas do RE granular, chega ao Golgi uma grande variedade de proteínas, tais como enzimas lisossômicas, proteínas de membranas, proteínas que serão secretadas e muitas outras. Essas proteínas devem ser separadas e entregues em suas diferentes destinações, e o complexo de Golgi exerce papel fundamental na identificação e separação das proteínas. É a atividade denominada "endereçamento".

Nas membranas do complexo de Golgi há proteínas transmembrana capazes de reconhecer a destinação de vários grupos proteicos. Elas atuam como receptores que classificam, separam e concentram essas diferentes proteínas em regiões distintas das cisternas. Muitas proteínas contêm sinalizações de seus destinos, constituídas por pequenas sequências de aminoácidos ou de açúcares e que são identificadas pelos receptores das cisternas do Golgi.

Um dos exemplos mais bem estudados de reconhecimento de proteínas é o das enzimas lisossômicas. Estas proteínas são fosforiladas e glicosiladas nas cisternas iniciais do complexo de Golgi (regiões cis e intermediária) e, após esse processamento, adquirem grupamentos de açúcar *manose-6-fosfato* em suas cadeias. Esses grupamentos são uma sinalização para que *receptores para manose-6-*

fosfato presentes nas membranas das cisternas na região trans reconheçam essas glicoproteínas e as concentrem no interior das cisternas para futuro empacotamento.

Síntese de polissacarídios

Além da glicosilação de proteínas – a adição de pequenas cadeias de sacarídios –, o complexo de Golgi produz grandes moléculas de *polissacarídios* e polissacarídios mais complexos denominados *glicosaminoglicanas*, que são associadas a um eixo proteico e secretadas. As proteoglicanas constituem importante componente da matriz extracelular (ver Capítulo 6, *Tecido Conjuntivo*).

Empacotamento dos produtos processados pelo complexo de Golgi

O procedimento final do complexo de Golgi é encaminhar as proteínas e os polissacarídios – em grande parte separados por categoria – para vesículas que transportam seu conteúdo a diferentes destinações na célula. Estas vesículas brotam da rede trans do Golgi e podem ser encapadas ou não.

Quanto às proteínas que não foram modificadas em seu trajeto da face cis à face trans, acredita-se que não tenham qualquer sinalização de destino e que sejam colocadas em vesículas que se dirigem diretamente à membrana plasmática, com a qual se fundem. Fazem parte desse mecanismo as moléculas secretadas pelo *mecanismo constitutivo de secreção*.

Outra atividade do complexo de Golgi refere-se ao empacotamento de produtos de *secreção do tipo induzido*. Proteínas, glicoproteínas e mucinas a serem secretadas são empacotadas em vacúolos de dimensões maiores que as pequenas vesículas. Esses vacúolos são denominados *grânulos de secreção* e podem ser observados por microscopia óptica (ver Figura 2.4 A).

Ao microscópio eletrônico de transmissão, os grânulos de secreção situados próximo ao complexo de Golgi, isto é, logo após serem formados, exibem uma aparência pouco densa (Figura 3.27 B). Em seguida, gradativamente amadurecem, exibem um aspecto mais denso e se afastam do complexo de Golgi. Acredita-se que, durante esse processo, haja retirada de água, de modo que o material no interior do grânulo se torna mais concentrado. Como, em geral, é uma secreção do tipo induzido, a secreção é armazenada nos grânulos até o momento da exocitose, geralmente desencadeada por sinalização externa.

Conforme mencionamos, as enzimas lisossômicas são identificadas pela existência do marcador manose-6-fosfato e em seguida concentradas no interior das cisternas da rede trans do Golgi. Pequenas vesículas contendo essas enzimas brotam dessas cisternas e são transportadas pelo citosol.

Os lisossomos são vesículas revestidas por membrana e que contêm enzimas hidrolíticas

Os lisossomos representam um importante sistema da célula para a digestão de moléculas que entraram nas células por endocitose ou fagocitose e mesmo digestão de moléculas de organelas da própria célula.

Os lisossomos são dotados de algumas características peculiares, entre elas:

▶ Contêm 40 a 50 tipos de hidrolases, enzimas hidrolíticas que cindem moléculas de categorias muito variadas (Tabela 3.2). Há doenças hereditárias em cujos portadores algumas dessas enzimas são defeituosas ou inexistentes
▶ As hidrolases dos lisossomos têm atividade ótima em meio ácido (pH em torno de 5)
▶ As hidrolases são sintetizadas no retículo endoplasmático granular e colocadas em pequenas vesículas que brotam da rede trans do Golgi.

Uma vez que as hidrolases lisossômicas são ativas a pH baixo, para que elas se tornem funcionantes esse pH é alcançado por bombeamento de prótons (H$^+$) do citosol para o interior dos lisossomos. Isso ocorre por ação de complexos moleculares (*ATPase do tipo vacuolar*) presentes na membrana dos lisossomos e que usam energia de ATP para esse transporte.

Os lisossomos e as vesículas precursoras de lisossomos são organelas de formas e tamanhos muito diversos. Este fato dificulta o seu reconhecimento e sua classificação, sobre a qual ainda não há unanimidade.

Não há coloração que distinga os lisossomos à microscopia óptica. Ao microscópio eletrônico de transmissão os lisossomos são reconhecidos como vacúolos de tamanho muito diverso – de 0,1 a 1,5 μm de diâmetro – e com conteúdo eletrondenso e heterogêneo (ver Figura 3.27 A). Uma identificação mais precisa é feita por imunocitoquímica ou por meio de técnicas citoquímicas em que se utilizam reações químicas que revelam seu conteúdo de enzimas, como, por exemplo, a demonstração de fosfatase ácida (ver Figura 2.9).

Sistema lisossômico-endossômico

O funcionamento do conjunto de endossomos, fagossomos e lisossomos da célula é interligado, e eles constituem o *sistema endossômico-lisossômico*.

Tabela 3.2 Principais tipos de hidrolases lisossômicas e seus respectivos substratos.

Enzimas	Substratos
Proteases	Proteínas
Fosfatases	Ésteres de fosfato
Sulfatases	Ésteres de sulfato
Nucleases	DNA e RNA
Lipases	Lipídios
Glicosidases	Polissacarídios e glicosaminoglicanos

As pequenas vesículas contendo enzimas lisossômicas e que se originam por brotamento nas cisternas trans do Golgi são transportadas e dispersas pelo citoplasma. Essas vesículas podem ter vários destinos.

Digestão de material endocitado

As vesículas de endocitose dão origem a vesículas maiores denominadas *endossomos jovens* (Figura 3.28). Estes têm sido considerados como estações de triagem de material interiorizado por endocitose. Nesses endossomos seria determinado o destino do material endocitado, inclusive a possibilidade de retorno à superfície celular para que seu conteúdo seja eliminado.

Os endossomos jovens originam os *endossomos maduros*, cujo pH é menor que 7 e aos quais podem se fundir vesículas contendo enzimas lisossômicas, podendo iniciar-se a digestão do material endocitado (ver Figura 3.28).

Os endossomos maduros gradativamente originam *lisossomos primários* e *secundários*, aos quais se fundem mais vesículas com enzimas.

Digestão de material fagocitado

As vesículas contendo enzimas lisossômicas podem se unir a vacúolos de fagocitose (geralmente maiores que os endossomos), que passam a ser denominados *fagolisossomos* e nos quais ocorre a digestão do material fagocitado (ver Figura 3.28).

Digestão de organelas

Nas células podem se formar vacúolos contendo organelas, denominados *autofagossomos*. Estes vacúolos se fundem com vesículas contendo enzimas lisossômicas, resultando em digestão das organelas e transformação dos vacúolos em lisossomos (ver, adiante, *Atividades de reciclagem nas células*).

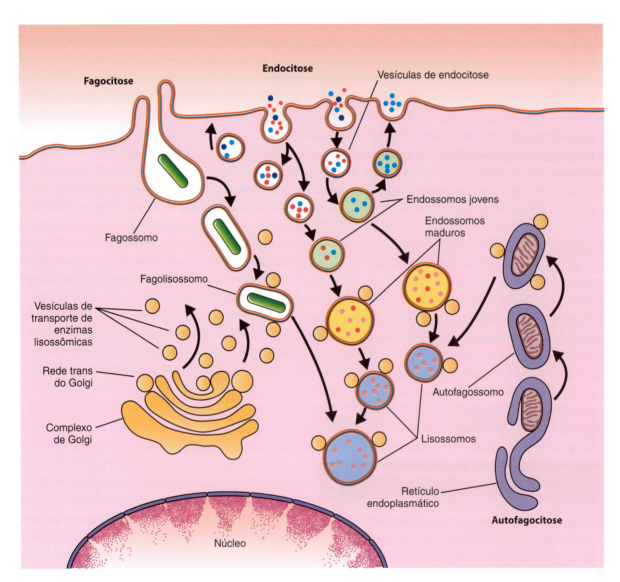

Figura 3.28 Sistema endossômico-lisossômico. A figura mostra o modelo atualmente aceito das diversas vias de ligação entre vesículas, vacúolos de fagocitose e lisossomos.

Os peroxissomos são vesículas revestidas por membrana e contêm enzimas oxidativas

Os *peroxissomos* são pequenas organelas esféricas que medem 0,5 a 1,0 μm de diâmetro. São vistas somente por microscopia eletrônica de transmissão, em forma de pequenos vacúolos com conteúdo granuloso e revestidos por uma membrana (ver Figura 3.23).

Assim como os lisossomos, têm função de degradar moléculas. Os peroxissomos contêm *oxidases*, enzimas que cindem moléculas por processo oxidativo, o qual tem como produto secundário água oxigenada (H_2O_2). Esse composto é instável e é convertido em oxigênio e água pela enzima *catalase* presente nos peroxissomos. Essas enzimas são originárias do RE granular e do citosol.

Entre as moléculas degradadas pelos peroxissomos estão cadeias de ácidos graxos, ácido úrico, aminoácidos. Os peroxissomos atuam também como destoxificantes.

As mitocôndrias são organelas especializadas na produção de ATP, um produto rico em energia

A energia contida nos alimentos é utilizada para geração de calor para manter a temperatura corpórea e para exercer inúmeras funções celulares que necessitam de energia. Quando a necessidade de energia pelo organismo não é muito intensa os nutrientes são armazenados em forma de moléculas grandes (polissacarídios ou gordura neutra) cuja utilização não é direta, pois depende de modificações e quebra dessas moléculas.

Para que a energia contida nas moléculas possa ser usada de maneira rápida e mais eficaz, as moléculas dos nutrientes são metabolizadas e a energia nelas contida é armazenada em forma de moléculas pequenas com altos níveis de energia. Essas moléculas são acumuladas no citosol e sua utilização pelas células pode ser imediata.

Entre as várias moléculas desse tipo, a mais utilizada pelas células é o *trifosfato de adenosina* (*ATP*). A hidrólise enzimática desta molécula pelas *ATPases* libera energia para ser utilizada em inúmeras reações e processos celulares.

Uma maneira muito utilizada para obter ATP é através da metabolização da glicose, processo denominado *glicólise*. Parte desse processo, a *glicólise anaeróbia*, ocorre no citosol por meio de uma sequência de reações enzimáticas que se inicia com a glicose como substrato inicial e termina na produção de duas moléculas de piruvato e duas moléculas de ATP. Outros tipos de moléculas (p. ex., lipídios) também podem ser convertidos bioquimicamente para produção de piruvato.

Nas células eucariontes, o processo de obtenção de ATP continua no interior das mitocôndrias de maneira mais eficiente e mais produtiva pela *glicólise aeróbica*, processo que utiliza oxigênio proveniente da respiração.

As mitocôndrias são revestidas por duas membranas

As mitocôndrias são organelas esféricas ou ovoides que medem 0,5 a 1,0 μm de diâmetro e até cerca de 5 μm de comprimento. O número de mitocôndrias por célula varia e está associado ao dispêndio energético da célula. Calcula-se que cada uma das células principais do fígado – os hepatócitos – tenha cerca de 2.000 mitocôndrias.

Ao microscópio óptico, as mitocôndrias podem ser observadas após uso de colorações especiais (Figura 3.29). Ao microscópio eletrônico de transmissão podem-se observar os detalhes da arquitetura das mitocôndrias, sendo um dos mais característicos o fato de terem duas membranas.

A *membrana mitocondrial externa* é lisa, enquanto a *membrana mitocondrial interna* apresenta invaginações (ver Figura 3.27 B; Figuras 3.30 e 3.31). As membranas são separadas por um estreito *espaço intermembranoso*, têm composição molecular diferente e exercem funções distintas.

Na maioria das células, as invaginações da membrana mitocondrial interna formam pequenas prateleiras no interior da organela denominadas *cristas mitocondriais* (ver Figuras 3.27 B, 3.30 e 3.31). No entanto, em algumas células – tais como as células produtoras de hormônios esteroides – a membrana interna se dispõe em pequenos túbulos (ver Figura 3.30).

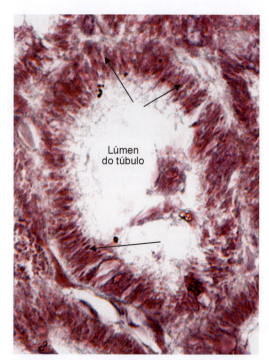

Figura 3.29 As mitocôndrias não podem ser observadas por colorações rotineiras. Esta imagem é de uma secção de um rim que foi submetida a uma coloração especial. Há uma grande quantidade de mitocôndrias alongadas na região basal das células dos túbulos proximais do rim, local em que é necessária energia para transporte de íons. Alguns grupos de mitocôndrias estão apontados por *setas*. (*Fucsina ácida. Microscopia óptica. Aumento médio.*)

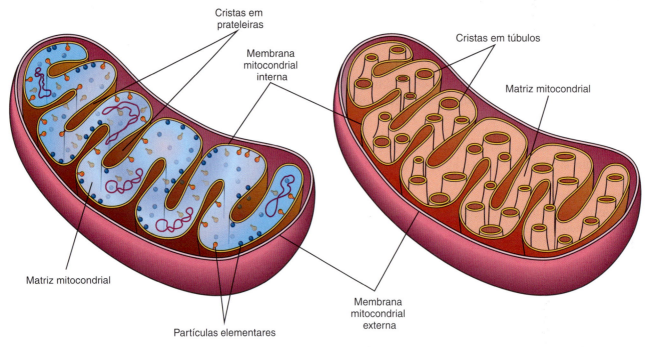

Figura 3.30 Estrutura de mitocôndrias com cristas em forma de prateleiras, a forma mais comum, e mitocôndrias cuja membrana interna forma túbulos.

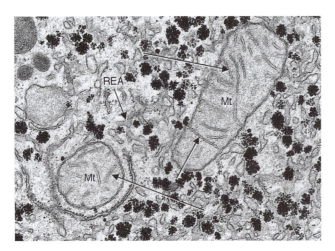

Figura 3.31 Mitocôndrias (*Mt*) com cristas em forma de prateleiras (*setas*). As estruturas escuras presentes no citosol são partículas de glicogênio. Legenda: *REA*, cisterna tubular de retículo endoplasmático agranular. (*Microscopia eletrônica de transmissão. Aumento médio.*)

O espaço interno da mitocôndria, delimitado pela membrana interna, contém um meio aquoso rico em enzimas, precursores e produtos de reações químicas, denominado *matriz mitocondrial*.

A glicólise aeróbica ocorre na mitocôndria

Esse processo se inicia na matriz mitocondrial por meio de reações enzimáticas que resultam na produção de acetilcoenzima A (acetil-CoA) a partir de piruvato proveniente do citosol, em grande parte resultante da glicólise anaeróbica.

A acetil-CoA é usada como substrato em um ciclo de reações sequenciais denominado *ciclo do ácido cítrico*, *ciclo de Krebs* ou *ciclo dos ácidos tricarboxílicos*, reações que ocorrem na matriz mitocondrial. Durante essas reações há liberação de prótons (H^+), elétrons, CO_2 e água.

Na membrana interna das mitocôndrias há um *sistema transportador de elétrons* situado em protuberâncias das membranas das cristas mitocondriais denominadas *partículas elementares*. Nesse processo, os elétrons de moléculas doadoras de elétrons são transferidos a uma sequência de moléculas aceptoras de elétrons.

A transferência de elétrons é acoplada à passagem através da membrana mitocondrial interna de prótons da matriz em direção ao espaço intermembranoso da mitocôndria, onde a concentração de prótons é mais baixa. O gradiente eletroquímico de prótons, denominado *processo quimiosmótico*, é utilizado para fabricar ATP por fosforilação de ADP em ATP, o que ocorre em uma enzima chamada ATP sintase. Os prótons são devolvidos à matriz e se ligam a oxigênio, com produção de água. O processo inteiro que ocorre nas mitocôndrias é chamado *fosforilação oxidativa*.

As mitocôndrias produzem calor

Parte da energia do processo de fosforilação oxidava é liberada em forma de calor, utilizado para manter a temperatura corpórea em animais homeotérmicos.

As mitocôndrias participam da síntese de esteroides

As mitocôndrias têm uma participação muito importante na produção de hormônios esteroides. Estes hormônios são produzidos por modificações químicas da molécula de colesterol. Enzimas necessárias para as transformações desta molécula estão presentes no retículo endoplasmático agranular e na mitocôndria.

A matriz mitocondrial contém DNA e ribossomos

As mitocôndrias são organelas muito peculiares por conterem DNA, RNA e ribossomos em sua matriz. Algumas proteínas mitocondriais são produzidas pela própria organela, mas a maioria é originária do citosol. A molécula de DNA é circular, como a de bactérias, e os ribossomos e outros RNA têm características moleculares de ribossomos e RNA bacterianos. Devido a estas propriedades, admite-se que a mitocôndria tenha sido um microrganismo que, em algum momento da evolução da vida no planeta, se albergou em células eucariontes (ou sofreu fagocitose) e permaneceu em convivência endossimbiótica com as células.

As mitocôndrias se dividem

As mitocôndrias têm a capacidade de se dividirem por bipartição e aumentar seu número quando solicitadas pelas próprias células ou por efeito externo. Todas as mitocôndrias existentes no organismo de mamíferos são descendentes das mitocôndrias presentes no ovócito que foi fertilizado por um espermatozoide, o qual não contribui com mitocôndrias para formar o zigoto.

✹ Muitas atividades de reciclagem ocorrem nas células eucariontes

Moléculas e organelas da célula estão sujeitas a reciclagem. Esse processo é necessário quando moléculas e organelas se tornaram defeituosas e não têm mais capacidade de atuar convenientemente. Organelas podem também ser dispensadas em ocasiões em que a célula estiver pouco ativa. Moléculas de mRNA, por exemplo, costumam ter uma vida média curta, pois provavelmente sofrem desgaste quando copiadas e as defeituosas são digeridas por nucleases.

Membranas são continuamente recicladas no interior da célula. Membranas de vesículas são incorporadas à membrana plasmática ou às membranas de organelas após sua fusão. O excesso de membranas em um compartimento, geralmente resultado de acréscimo de membrana por fusão de vesículas, é retirado pela formação de novas vesículas que circulam pelo citosol. Se a célula for estimulada a aumentar sua atividade, novas membranas e organelas são sintetizadas.

As proteínas estão constantemente sujeitas a controles de qualidade, e proteínas defeituosas por ocasião de sua síntese ou que sofreram desgaste pelo uso são degradadas. O reconhecimento é feito por vários grupos de proteínas, como, por exemplo, as *chaperonas*, que são especializadas em contribuir para o dobramento de moléculas de proteínas para que atinjam sua estrutura espacial terciária correta. São também capazes de reconhecer proteínas mal dobradas após sua síntese no RE granular e induzir a volta dessas proteínas para o citosol.

Um dos mecanismos para a degradação de proteínas ocorre nas organelas denominadas *proteassomos*. São pequenas estruturas situadas no citosol, não envolvidas por membrana, de formato cilíndrico e que contêm um poro ou túnel central. *Ubiquitinas* são proteínas que reconhecem proteínas defeituosas e se ligam a elas. São reconhecidas pelos proteassomos e, portanto, marcam as proteínas destinadas a serem degradadas. No interior dos poros dos proteassomos as proteínas defeituosas são separadas das ubiquitinas e, em seguida, hidrolisadas por enzimas proteolíticas, dando origem a pequenos fragmentos de 3 a 4 aminoácidos.

Organelas defeituosas ou que em determinadas circunstâncias se tornaram desnecessárias para a função celular são degradadas pelo mecanismo de *autofagia*. *Vacúolos autofágicos* ou *autofagossomos* se formam a partir de membranas de retículo endoplasmático que se enrolam em torno de organelas ou porções de citosol. Esses vacúolos podem conter organelas inteiras (p. ex., mitocôndrias) ou partes de retículo endoplasmático e citosol, e se fundem com lisossomos que procedem à digestão do material contido nos vacúolos autofágicos, transformando-se em lisossomos (ver Figura 3.28; Figura 3.32).

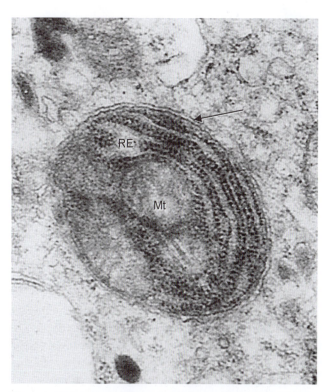

Figura 3.32 Vacúolo autofágico formado por uma membrana (*seta*) que envolve cisternas de retículo endoplasmático (*RE*), ribossomos e uma mitocôndria (*Mt*). (*Microscopia eletrônica de transmissão. Aumento grande. Imagem cedida pela Profª Drª Sima Katz.*)

As células passam por ciclos de divisão

Durante seu tempo de vida, a célula passa por ciclos denominados *ciclos celulares*. O ciclo celular é constituído por quatro fases que se sucedem, denominadas G_1, S, G_2 e M (Figura 3.33).

Cada fase é caracterizada por eventos específicos. A fase M corresponde ao período da *divisão celular*, seja por mitose ou meiose. O conjunto das fases G_1, S e G_2 corresponde ao período entre duas divisões sucessivas e, portanto, à etapa também chamada de *interfase*. É o período em que a célula exerce a totalidade de suas funções específicas.

A fase G_1 é a mais prolongada e ocupa a maior parte da interfase e do ciclo celular. A fase S é a parte da interfase em que há a síntese e duplicação do DNA nuclear. Na fase G_2 ocorrem várias das atividades preparatórias da divisão celular – síntese de proteínas para a divisão, tais como tubulinas necessárias para a construção de microtúbulos do fuso miotótico.

Após os períodos embrionário e fetal, assim como durante o período de crescimento do corpo, muitos tipos de células do organismo passam por um número definido de ciclos e depois diminuem grandemente essa atividade e estacionam em uma fase G_1 muito prolongada, denominada G_0 (G zero).

A maioria dos tipos celulares do organismo estaciona no estado de G_0 após o seu processo de diferenciação celular. Por outro lado, em vários locais do corpo as células estão permanentemente ciclando. Isto ocorre para reposição de células que se perdem, geralmente por descamação (é o caso do epitélio da epiderme e dos intestinos) ou pela morte de células que têm duração de vida definida (células do sangue).

Em determinadas circunstâncias, muitas células podem ser estimuladas a sair de G_0 e voltar a ciclar. Um exemplo seria o caso de uma lesão ou infecção que resultassem em morte de muitas células de um órgão: o organismo pode estimular células do órgão a abandonar o estado de G_0, reentrar nos ciclos e voltar a produzir novas células por mitose. Outros casos podem ser provocados pela ação de hormônios, como, por exemplo, o desenvolvimento das glândulas mamárias durante a gestação.

A duração total do ciclo é, portanto, muito variada. A duração das fases S, G_2 e M é constante na maioria das células (respectivamente, cerca de 8, 2 e 2 h). A fase G_1 tem duração mais variada.

A passagem das células pelas fases do ciclo é controlada por proteínas denominadas *ciclinas* e por *quinases dependentes das ciclinas*. Durante o ciclo, são feitas verificações para analisar se os processos de passagem das fases estão sendo processados corretamente (p. ex., se a duplicação do DNA foi realizada sem falhas graves).

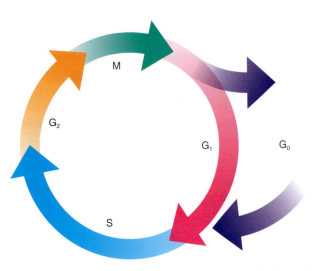

Figura 3.33 O ciclo celular consiste em quatro fases: G_1, S, G_2 e M. Muitas células param de se dividir e permanecem durante um tempo prolongado na fase de G_0, podendo reentrar em ciclos de divisão se forem estimuladas.

As células somáticas do organismo se dividem por mitose

A *mitose* é a maneira regular de proliferação de células eucariontes. A produção de células reprodutoras – os gametas – se dá por *meiose*, processo que será analisado no Capítulo 21, *Aparelho Reprodutor Feminino*.

A mitose consiste em quatro etapas que se continuam sequencialmente sem intervalos, de modo que, quando se observam imagens estáticas de células em mitose em preparados histológicos, às vezes não é possível definir exatamente a fase pela qual estão passando determinadas células.

A primeira etapa – *prófase* – caracteriza-se pela condensação dos cromossomos. Estes já passaram pela etapa de duplicação do seu DNA na fase S do ciclo celular e cada cromossomo está agora formado por duas fitas paralelas, denominadas *cromátides*, unidas pelo *centrômero*. No início da prófase os cromossomos são vistos como pequenos pontos no interior do núcleo, enquanto nos estágios finais é possível observar pequenos e delgados bastões (Figuras 3.34 e 3.35).

Durante a prófase, ocorre a desintegração do envoltório nuclear, de modo que ao fim dessa etapa os cromossomos mitóticos estão dispostos no hialoplasma. Também ocorre durante a prófase a desintegração dos nucléolos.

No citoplasma ocorrem preparativos para a organização futura dos cromossomos e de sua separação entre as células-filhas: os centríolos começaram sua duplicação na fase S do ciclo. Durante a prófase, os centríolos se deslocam para posições opostas do núcleo e inicia-se a construção de grande quantidade de microtúbulos que se dispõem entre os centríolos, agora denominados *centrossomos*.

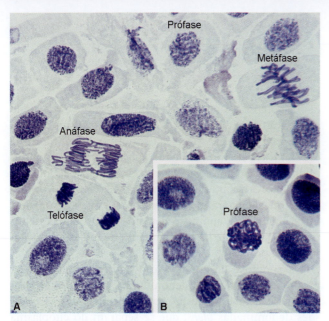

Na etapa seguinte – *metáfase* –, os cromossomos estão totalmente condensados e se organizam em um plano no equador da célula, formando a *placa metafásica* (ver Figuras 3.34 e 3.35). As cromátides se prendem aos microtúbulos por meio do cinetócoro, um complexo multimolecular situado entre o microtúbulo e o centrômero de cada cromossomo.

Durante a fase seguinte – *anáfase* –, o sistema de microtúbulos está totalmente organizado, formando o fuso mitótico, preso aos dois centríolos. As duas cromátides de cada cromossomo se separam e são transportadas ao longo dos microtúbulos em direção a cada centríolo, movimentos gerados por proteínas motoras.

Na última etapa – *telófase* –, as cromátides, agora chamadas de cromossomos, se separaram completamente em dois grupos. Inicia-se a reconstrução de dois envoltórios nucleares em torno de cada grupo de cromossomos e a sua descondensação, reconstituindo-se os núcleos de cada célula-filha.

A separação do citoplasma entre as duas células-filhas (*citocinese*) se dá por uma constrição central entre as células-filhas, que resulta da ação de espessos feixes de filamentos de actina.

Figura 3.34 Mitoses em uma raiz vegetal. As secções são de meristema de raiz de cebola, local de intensa proliferação celular. A cebola contém 16 cromossomos, fato que torna mais fácil distinguir as diversas fases da mitose. (*Orceína. Aumento grande.*)

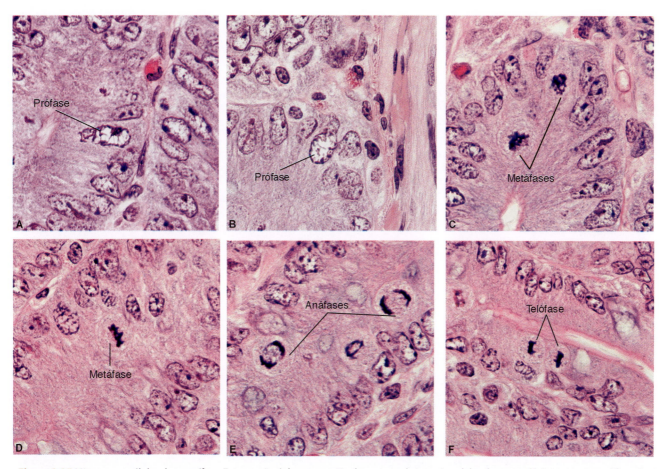

Figura 3.35 Mitoses em células de mamífero. Esta secção é de uma região da mucosa do intestino delgado, na qual há constante proliferação celular para repor células que se destacam do epitélio das vilosidades intestinais. (*H&E. Aumento grande.*)

Há dois mecanismos principais de morte celular

Um dos mecanismos de morte celular é a *necrose*. É causada por vários fatores frequentemente associados a traumatismo, tais como falta de oxigenação (p. ex., por problema circulatório), ação de substâncias tóxicas ou nocivas, fatores físicos (p. ex., radiação, calor), ação de microrganismos.

No processo de necrose, as organelas tornam-se inchadas e as células rompem sua membrana. Os componentes fragmentados se dispersam pelo espaço extracelular, sendo fagocitados por células fagocitárias. Na morte por necrose quase sempre se observa uma reação inflamatória local.

Outro mecanismo de morte celular é a *apoptose*, um dos tipos de *morte celular programada*.

A apoptose é um mecanismo utilizado pelo organismo para se desfazer de células, tecidos ou estruturas desnecessárias. Durante o desenvolvimento embrionário e fetal, esse tipo de situação ocorre com certa frequência, como no caso da membrana que existe entre os dedos e que precisa ser removida para que eles tenham movimentos livres. Na vida adulta ocorre, por exemplo, na involução da glândula mamária feminina após cessar a amamentação.

A apoptose é causada por inúmeros fatores, tais como sinalização feita por outras células do organismo (p. ex., como resposta a excesso ou falta de hormônios, na morte de pré-linfócitos no timo), falta de nutrientes, aumento intracelular de cálcio. Infecções virais podem induzir apoptose.

Os fatores apoptóticos não atuam nas células de modo direto, mas deflagram o processo através de mecanismos intracelulares. A apoptose depende de proteínas denominadas *caspases* e há envolvimento de mitocôndrias no início do processo.

Na apoptose há condensação da cromatina nuclear, produzindo os núcleos denominados *picnóticos*. O citoplasma se retrai e ao mesmo tempo forma grandes expansões denominadas *blebs*, que se separam do citoplasma com seu conteúdo de organelas e constituem os corpos apoptóticos. Estes são fagocitados por macrófagos ou por células adjacentes do próprio tecido.

CAPÍTULO 4

Introdução aos Tecidos

Principais tópicos abordados neste capítulo

- Tipos de tecidos animais, 48
- Parênquima e estroma, 48

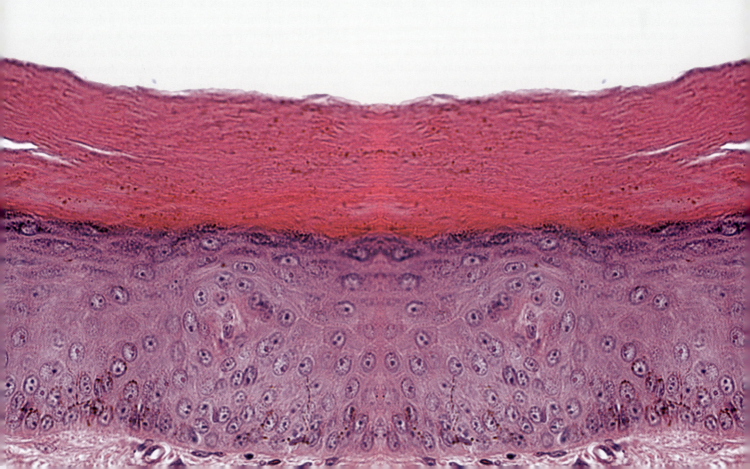

Os diversos tipos celulares de um organismo podem ser classificados em tecidos

As centenas de tipos de células existentes nos organismos animais podem ser agrupadas em quatro grandes conjuntos, denominados *tecidos*. As quatro categorias de tecido são: tecido epitelial, tecido conjuntivo (ou conectivo), tecido nervoso e tecido muscular. A Tabela 4.1 apresenta as principais características de cada um dos tecidos.

As células que compõem cada grupo de tecido têm em comum várias características: origem embriológica, características morfológicas e funções semelhantes. A maioria dos tecidos é constituída de subtipos, de acordo com critérios morfológicos e funcionais. Por analogia, pode-se dizer que as células de um tecido exibem parentesco entre si e se comportam como se constituíssem "famílias".

Os vários membros dessas famílias frequentemente compõem unidades estruturais que se mantêm unidas fisicamente por diferentes mecanismos, como, por exemplo, por proteínas transmembrana de adesão celular (*cell adhesion molecules*, CAM), junções intercelulares, lâminas basais e fibras de tecido conjuntivo que reúnem as células em conjuntos tridimensionais. Para possibilitar a constituição de tecidos formados por células de uma mesma família, os mecanismos de adesão são altamente seletivos.

Muitos componentes moleculares estão presentes em diferentes células de um mesmo tecido, como, por exemplo, as proteínas do citoesqueleto e os receptores de membrana.

Para que os diferentes órgãos – e, em consequência, o organismo como um todo – possam funcionar adequadamente, as células de cada tecido devem atuar cooperativamente para atingir suas finalidades. Entre os diversos mecanismos adotados para obter esta cooperação, um dos mais importantes é representado pelas junções intercelulares que promovem adesão e comunicação entre as células que compõem órgãos e tecidos.

Outros mecanismos relevantes para a integração entre as células são representados pela inervação e pela existência de receptores de membrana. Ambos são responsáveis pela resposta uniforme das células de um mesmo tipo aos estímulos a que estão sujeitas. No entanto, mesmo células de um mesmo tipo ou subtipo podem exibir respostas bastante diferentes, como é o caso das células musculares lisas que, sob efeito da epinefrina, sofrem contração em alguns locais do corpo e relaxamento em outros, dependendo dos receptores presentes em suas membranas plasmáticas.

Como acontece com as classificações, a separação das células em tipos e subtipos de tecidos tem seus defeitos ou exceções, e algumas variedades de células podem escapar a essa rígida ordenação.

A maioria dos *órgãos* é formada por uma disposição precisa e organizada de diferentes tecidos. Cada tipo e subtipo de tecido participa da arquitetura dos órgãos de maneira constante e característica.

 ## Muitos órgãos são constituídos por dois componentes: parênquima e estroma

Em muitos órgãos, principalmente nas glândulas, podem ser reconhecidos dois componentes, denominados *parênquima* e *estroma*.

Estes componentes podem ser reconhecidos em muitas glândulas, como também em órgãos não glandulares, como, por exemplo, o rim. O *parênquima* corresponde à porção funcional do órgão, que em uma glândula é representada pelas células glandulares.

O *estroma* é o conjunto de estruturas que proporciona:

▶ Suporte estrutural ao parênquima, geralmente por meio de células e fibras de tecido conjuntivo. Esse tecido pode revestir o órgão formando uma cápsula e geralmente está presente também no interior dos órgãos, sustentando o parênquima. Dentro dos órgãos o tecido conjuntivo pode assemelhar-se a vigas usadas em construção, denominadas *trabéculas de tecido conjuntivo*. Outra disposição muito comum do estroma é em forma de *septos* ou paredes, contínuos ou descontínuos, que subdividem o órgão em porções menores
▶ Local para passagem e distribuição de vasos sanguíneos, vasos linfáticos, nervos, além de ductos excretores, caso se trate de glândulas exócrinas. Leucócitos e outras células inflamatórias ou do sistema imunitário se alojam e atuam no tecido conjuntivo do estroma.

Tabela 4.1 Tecidos do corpo.		
Tecido	**Principais características histológicas**	**Principais funções**
Epitelial	Células de diferentes formatos, muito próximas entre si e unidas por junções, separadas por reduzida quantidade de matriz extracelular	Revestimento de superfícies: superfície externa do corpo, superfícies internas de cavidades e tubos ocos (ductos excretores, vasos sanguíneos, órgãos ocos) Secreção exócrina e endócrina
Conjuntivo	Células de diferentes formatos, geralmente separadas por grande quantidade de matriz extracelular	Sustentação do corpo e dos órgãos Sustentação de vasos e nervos Local de reação inflamatória e imunitária Produção de células sanguíneas
Nervoso	Células dotadas de prolongamentos, algumas capazes de transmitir impulsos nervosos e outras com funções de suporte, separadas por reduzida quantidade de matriz extracelular	Monitoramento de estímulos externos e internos, integração de informações, coordenação e controle de muitas atividades do corpo (p. ex., atividades motoras e glandulares)
Muscular	Células alongadas separadas por reduzida quantidade de matriz extracelular	Movimento do corpo e de seus órgãos decorrente do encurtamento (contração) das células musculares

CAPÍTULO 5

Tecido Epitelial

Principais tópicos abordados neste capítulo

- Conceito e funções, 50
- Organização e origem, 50
- Filamentos intermediários, 50
- Associação entre tecido epitelial e tecido conjuntivo. Membranas mucosas e serosas, 51
- Lâmina basal e membrana basal, 52
- Polaridade das células epiteliais, 53
- Diferentes propriedades funcionais da superfície celular, 54
- Especializações da superfície lateral das células epiteliais – junções intercelulares, 55

- Especializações da superfície basal das células epiteliais, 55
- Especializações da superfície apical das células epiteliais, 55
- Renovação dos epitélios, 56
- Tipos de epitélio de revestimento, 56
- Origem das glândulas, 60
- Tipos de glândula, 60
- Glândulas serosas e mucosas, 63
- Secreções merócrina, apócrina e holócrina, 64
- Tipos de glândula endócrina, 66
- Controle da secreção, 67

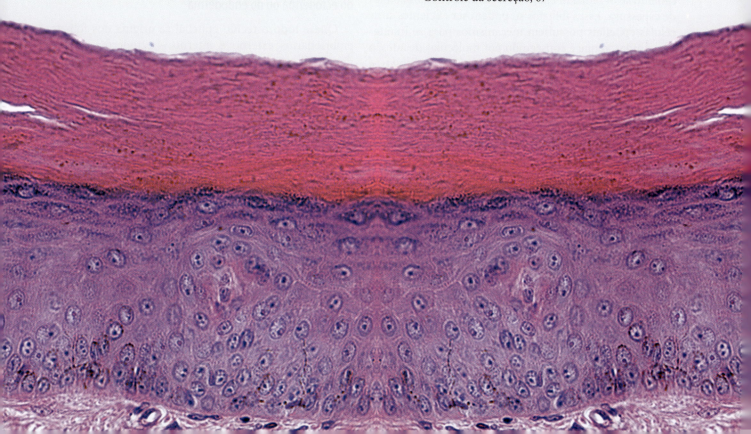

As funções do tecido epitelial são revestimento, absorção e secreção

Uma característica marcante do tecido epitelial é o fato de suas células serem justapostas com mínima quantidade de matriz extracelular entre si.

Os epitélios revestem tanto a superfície externa do corpo como as suas superfícies internas, desde a superfície das grandes cavidades celomáticas (pleural, peritoneal, pericárdica) até as cavidades dos órgãos ocos do sistema digestivo, aparelhos respiratório, urinário e reprodutor e de todo o sistema circulatório sanguíneo e linfático. Os epitélios constituem ainda os ductos excretores das glândulas exócrinas.

Os epitélios de revestimento ocupam posições estratégicas no organismo, pois, além de oferecerem proteção, constituem em muitos casos barreiras que separam o meio interno e o meio externo em compartimentos distintos. Os epitélios de revestimento promovem as trocas entre esses dois ambientes, controlando tanto a absorção como a excreção de substâncias, isto é, a sua entrada e saída do organismo.

Células epiteliais atuam também em secreção. Podem se reunir para formar *glândulas* de tipos e dimensões muito variadas, desde pequenas glândulas situadas no interior dos lábios ou da língua até o fígado, a maior glândula do corpo. Por outro lado, há vários tipos de células epiteliais secretoras que não formam glândulas, permanecendo isoladas, entremeadas com outras células, epiteliais ou não epiteliais. Neste caso, são denominadas *glândulas unicelulares*.

O processo de *secreção* deve ser entendido como um conjunto de eventos que consistem em: (a) *síntese de moléculas* a partir de precursores menores (p. ex., a síntese de proteínas a partir de aminoácidos), ou (b) *modificação de moléculas*, como, por exemplo, a formação de hormônios corticoides por adição e modificação de radicais químicos de moléculas de colesterol.

A *excreção*, por sua vez, resulta principalmente do *transporte* de substâncias através de células epiteliais – principalmente íons e pequenas moléculas. Esse transporte geralmente é realizado entre compartimentos distintos, frequentemente do interior do organismo para seu exterior ou para o interior de uma cavidade. São exemplos de excreção a produção de suor e a produção de urina. Em algumas glândulas (p. ex., glândulas salivares e pâncreas), o material que elas produzem é resultado de secreção e excreção.

Em muitos locais do corpo, as funções dos epitélios de revestimento e secretores se sobrepõem. Há vários tipos de epitélio nos quais algumas células revestem uma superfície e outras exercem função secretora. Há pelo menos um epitélio de revestimento em que todas as células têm função conjunta de revestimento e secreção – o revestimento interno do estômago.

 ### Para exercer suas funções, as células epiteliais se organizam de modos específicos

Para recobrir superfícies, as células epiteliais de revestimento se organizam em *folhetos* de uma ou mais células de espessura. Esses folhetos só podem ser eficientes se as células epiteliais possuírem mecanismos para se manterem unidas, o que é conseguido por moléculas de adesão e por junções intercelulares (ver o Capítulo 3, *Células*, e mais adiante, neste capítulo, as especializações das membranas plasmáticas das células epiteliais).

As células epiteliais glandulares exibem padrões mais diversos de organização: podem ser células secretoras isoladas, células secretoras inseridas em epitélios de revestimento ou células secretoras que se reúnem formando estruturas tridimensionais – as *glândulas*. Há vários modos de organização das células secretoras: em esferas, túbulos, cordões celulares. Nas células secretoras são também relevantes os mecanismos de adesão celular.

A maior parte do tecido epitelial se origina do ectoderma ou do endoderma

Quase todo o tecido epitelial se origina dos folhetos embrionários externo e interno – ectoderma e endoderma. O ectoderma dá origem à epiderme – a camada epitelial da superfície da pele –, aos anexos da pele e à glândula mamária, assim como a parte da glândula hipófise. A grande maioria dos epitélios do interior do corpo se origina do endoderma, com exceção de alguns epitélios derivados do mesoderma, o folheto intermediário do embrião, que dão origem, entre outros, ao endotélio (as células do revestimento interno dos vasos sanguíneos), ao mesotélio (o revestimento das grandes cavidades) e aos túbulos renais.

 ### As células epiteliais contêm filamentos intermediários formados de citoqueratinas

Além das outras propriedades do tecido epitelial a serem descritas em seguida, uma característica relevante é a existência em suas células de *filamentos intermediários* constituídos de *citoqueratinas*. As citoqueratinas constituem uma família de proteínas com muitos membros que se distribuem diferencialmente pelos vários tipos de células epiteliais.

As células epiteliais, especialmente as que exercem função de revestimento, possuem muitos filamentos intermediários (Figura 5.1), os quais se organizam em redes pelo citoplasma e assumem um papel muito importante de manutenção da forma das células e fornecem às células resistência a pressão mecânica e atrito.

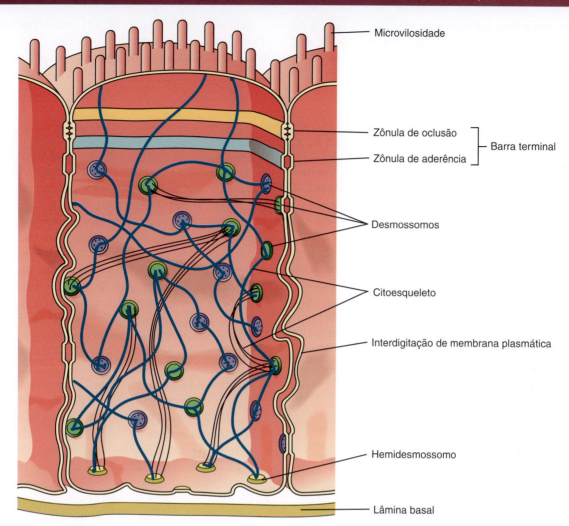

Figura 5.1 Esquema de uma célula epitelial sem o seu conteúdo para expor as especializações da membrana plasmática e suas relações com a membrana de células adjacentes. Na superfície apical há expansões em forma de dedos – as microvilosidades. Nas superfícies laterais há junções intercelulares isoladas – desmossomos e junções comunicantes – e junções em forma de cinta na barra terminal formada por uma zônula de oclusão e uma zônula de adesão. Hemidesmossomos estão presentes na superfície basal. Filamentos intermediários e filamentos de actina estão associados ou ancorados nas junções.

Grande parte dos filamentos intermediários dessas células se ancora em desmossomos (ver Figuras 3.13, 3.15 e 5.1). Dessa maneira, forças mecânicas exercidas sobre um pequeno grupo de células são transmitidas às células adjacentes aderidas por desmossomos e diluem a intensidade dessas forças, diminuindo danos ao epitélio.

Além de filamentos intermediários, as células epiteliais possuem grande quantidade de *filamentos de actina*, em geral dispostos em feixes de vários calibres (ver Figura 5.1).

Os epitélios estão sempre apoiados sobre o tecido conjuntivo

Há uma associação constante das células epiteliais com tecido conjuntivo, fato que tem muitas implicações para a estrutura e o funcionamento dos epitélios.

O conjunto de epitélio e tecido conjuntivo presente nas superfícies úmidas que revestem o interior de órgãos ocos é denominado *membrana mucosa*, ou simplesmente *mucosa* (p. ex., mucosa oral, mucosa intestinal, mucosa traqueal). Nas membranas mucosas o tecido conjuntivo subjacente ao epitélio é denominado *lâmina própria*.

As grandes cavidades do corpo – derivadas das cavidades celomáticas – são revestidas por um epitélio muito delgado associado a tecido conjuntivo. O conjunto formado por esse epitélio e tecido conjuntivo é denominado *membrana serosa*, ou simplesmente *serosa*, e compreende a pleura, o peritônio e o pericárdio.

Essa associação dos dois tecidos tem grande importância, pois os epitélios são avasculares, isto é, não há vasos sanguíneos em seu interior. Nutrientes, O_2 e mensagens químicas (hormônios) chegam de vasos sanguíneos localizados no tecido conjuntivo subjacente às células epiteliais. Essas substâncias atingem as células epiteliais por difusão através do tecido conjuntivo. Da mesma forma, as células epiteliais eliminam metabólitos e CO_2 através do tecido conjuntivo.

Células epiteliais que atuam em secreção endócrina eliminam seus produtos no espaço extracelular, de onde a secreção se difunde para vasos sanguíneos presentes no tecido conjuntivo e será distribuída pelo organismo.

Entre o tecido epitelial e o tecido conjuntivo há uma lâmina basal

As células epiteliais são separadas do tecido conjuntivo por um delgado folheto de macromoléculas denominado *lâmina basal* (Figura 5.2). Essa lâmina só é visível por microscopia eletrônica e aparece formada por duas subcamadas: *lâmina lúcida* e *lâmina densa*.

A estrutura da lâmina basal é bastante complexa. Sua organização básica é uma tela ou trama formada por moléculas de colágeno tipo IV. Essa trama serve de suporte a várias glicoproteínas, como, por exemplo, laminina, entactina, outros tipos de moléculas de colágeno e também proteoglicanas como o *perlecan*. A composição química das lâminas basais varia nos diferentes locais do organismo.

maneiras. Uma delas se dá por *contatos focais* formados por proteínas transmembrana das células epiteliais, tais como as *integrinas*. Estas se ligam a receptores para integrinas existentes na *laminina*, uma das moléculas da lâmina basal (ver Figura 5.2). Além disto, contribuem para essa adesão os *hemidesmossomos*, cuja estrutura é metade de um desmossomo. A placa submembranosa do hemidesmossomo (formada de desmogleínas e desmocolinas) se ancora na lâmina basal por meio de integrinas (ver Figura 5.2). Filamentos intermediários pertencentes à rede intracitoplasmática se ligam às placas submembranosas dos hemidesmossomos

 Para visualizar um esquema da estrutura molecular da lâmina basal, acesse o material suplementar *online*, conforme as instruções descritas nas páginas iniciais da obra.

A lâmina basal exerce várias funções importantes para a manutenção da estrutura e do funcionamento dos epitélios

São algumas funções importantes das lâminas basais:

▶ Adesão e suporte do folheto de células epiteliais: a adesão dos epitélios à lâmina basal ocorre de várias

▶ A forte adesão à lâmina basal é importante para atenuação de forças mecânicas que atuam sobre revestimentos epiteliais, pela transmissão dessas forças para o tecido conjuntivo
▶ Acredita-se que a lâmina basal exerça o importante papel de sustentar as células epiteliais durante sua migração
▶ Provavelmente atua na organização das organelas das células nela apoiadas, resultando nas células denominadas *polarizadas* (ver mais adiante)
▶ Filtro para moléculas de grande tamanho, evitando sua passagem entre o compartimento epitelial e o compartimento subepitelial, fenômeno importante, por

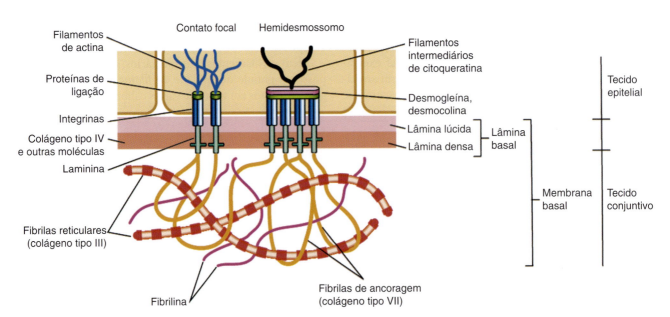

Figura 5.2 Adesão da célula epitelial à lâmina basal. Esquema da região basal de uma célula epitelial mostrando a composição molecular de um contato focal e de um hemidesmossomo e as estruturas que participam da adesão da lâmina basal ao tecido conjuntivo.

exemplo, na filtração do plasma nos glomérulos renais. A lâmina basal também pode impedir a passagem de células entre o epitélio e o tecido conjuntivo. Dessa maneira, células de tumores epiteliais em estádios iniciais da neoplasia são impedidas de penetrar no tecido conjuntivo, do qual podem migrar para outros locais do organismo e estabelecer metástases.

Adesão da lâmina basal ao tecido conjuntivo

Da mesma forma que as células epiteliais aderem à lâmina basal, esta se ancora no tecido conjuntivo. Se isto não ocorresse, a lâmina basal e o epitélio nela apoiado se soltariam facilmente.

Entre os mecanismos que atuam nessa adesão destacam-se delgadas fibras do tecido conjuntivo que se inserem na lâmina basal, especialmente as *fibrilas de colágeno tipo VII* – denominadas *fibrilas de ancoragem* –, e também microfibrilas de *fibrilina*, que são componentes do sistema elástico (ver Figura 5.2).

No tecido conjuntivo adjacente à lâmina basal quase sempre há um acúmulo de outro tipo de delgadas fibras colágenas denominadas *fibras reticulares*, formadas por colágeno tipo III. Segundo o modelo atualmente proposto para a adesão da lâmina basal, as fibrilas de ancoragem se dispõem em forma de alças que abraçam as fibras reticulares, reforçando a adesão do tecido conjuntivo à lâmina basal (ver Figura 5.2).

Lâmina basal e membrana basal

A associação da lâmina basal com as fibrilas do tecido conjuntivo, representadas principalmente pelas fibras reticulares, pode às vezes ser observada ao microscópio óptico em forma de uma estreita faixa mais corada situada abaixo dos epitélios, denominada ***membrana basal***. Embora nem sempre seja vista em cortes corados por hematoxilina e eosina, a membrana basal é muito bem destacada em preparados tratados pela técnica de PAS (Figura 5.3).

Lâminas basais também estão presentes em torno de células não epiteliais, tais como células adiposas, células musculares e células de Schwann (que revestem axônios no sistema nervoso periférico).

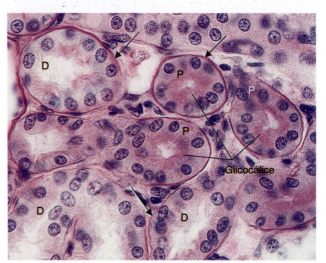

Figura 5.3 Secção de túbulos renais tratados pela técnica de PAS. O epitélio dos túbulos é envolvido por uma membrana basal muito evidente (*setas*). Os túbulos proximais (*P*) têm células mais altas e lúmen de diâmetro menor. Na superfície apical de suas células, a reação de PAS evidencia o glicocálice. Os túbulos distais (*D*) apresentam lúmen mais dilatado, suas células são mais baixas e não possuem glicocálice exuberante. (*PAS + hematoxilina. Microscopia óptica. Aumento grande.*)

Polaridade das células epiteliais

O arranjo das organelas tem um padrão semelhante em muitos tipos de células epiteliais, principalmente em células secretoras. A presença da lâmina basal parece ser um fator determinante desse padrão de organização. As células que obedecem a esse tipo de disposição são chamadas *células polarizadas*.

Nas células epiteliais polarizadas podemos reconhecer pelo menos duas regiões citoplasmáticas de limites mal definidos:

▶ *Região basal* ou *polo basal*, voltada para a lâmina basal. Essa região costuma concentrar o retículo endoplasmático da célula e geralmente contém totalmente ou parcialmente o seu núcleo (Figura 5.4)
▶ *Região apical* ou *polo apical*, voltada para um espaço que geralmente é a cavidade de um órgão ou o lúmen de um ducto ou de uma unidade secretora de uma glândula. Nessa região existem cisternas de RE, vesículas de endocitose, vesículas de transporte, e grânulos de secreção, no caso de células glandulares.

A região situada imediatamente sobre o núcleo costuma ser denominada *região supranuclear*. Nesse local geralmente se situa o complexo de Golgi.

No retículo endoplasmático granular situado na região basal ocorre a maior atividade de síntese proteica da célula. Vesículas derivadas do retículo endoplasmático são encaminhadas para a região supranuclear, na qual se fundem com cisternas do complexo de Golgi. Vesículas produzidas nesta organela se distribuem pelo citoplasma da região apical, onde se acumulam os grânulos de secreção (ver Figuras 2.4 A e 5.4).

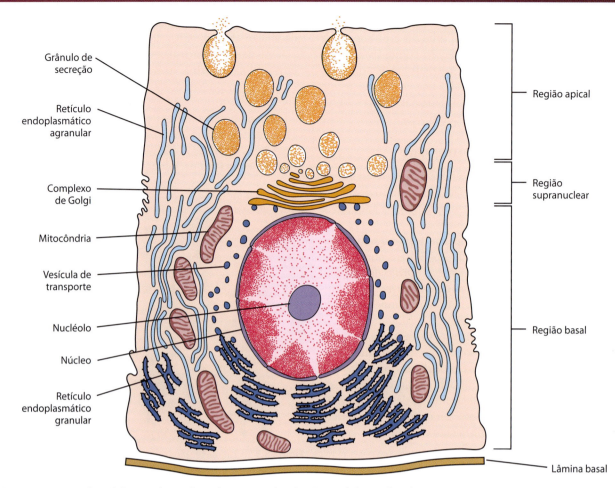

Figura 5.4 Regiões das células epiteliais polarizadas. A região basal, próxima da lâmina basal, contém retículo endoplasmático, mitocôndrias e o núcleo. A região supranuclear contém o complexo de Golgi. A região apical é rica em vesículas de endocitose, vesículas de transporte, e nas células secretoras há grânulos de secreção.

 Na superfície das células epiteliais polarizadas há zonas com diferentes propriedades funcionais

A localização das células epiteliais sobre a lâmina basal e a existência de junções intercelulares geram um zoneamento da superfície das células epiteliais polarizadas. Reconhecem-se duas áreas com composição molecular, características estruturais e funções diferenciadas:

▶ A superfície celular, voltada para uma cavidade (cavidade de um órgão ou lúmen de uma glândula ou ducto excretor), é denominada *superfície apical* ou *superfície livre* (Figura 5.5). Nessa superfície ocorre absorção de substâncias presentes na cavidade, assim como exocitose de secreção exócrina

▶ A superfície lateral (voltada para as células adjacentes), juntamente com a região basal (voltada para a lâmina basal), forma um conjunto denominado *superfície basolateral* (ver Figura 5.5). Nessa superfície entram na célula substâncias provenientes do tecido conjuntivo subjacente e saem para o espaço extracelular substâncias absorvidas na superfície apical, bem como secreção endócrina.

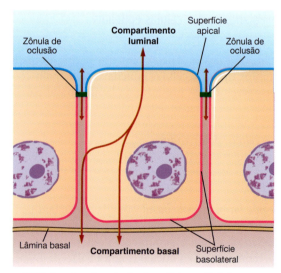

Figura 5.5 As junções de oclusão das células epiteliais ocupam uma faixa contínua na membrana lateral das células, denominada zônula de oclusão. Neste local há uma barreira à passagem de material entre as células, o que resulta na formação de dois compartimentos: um compartimento luminal e um compartimento basolateral.

Especializações das superfícies laterais das células epiteliais

A *adesão intercelular* é uma das características mais marcantes das células epiteliais, tanto de revestimento como secretoras. A adesão é alcançada por *moléculas de adesão* e por *junções intercelulares*.

▶ **Moléculas de adesão.** São principalmente proteínas transmembrana pertencentes à superfamília das caderinas (mais detalhes no Capítulo 3, *Células*).

▶ **Junções intercelulares.** Localizadas nas superfícies laterais das células epiteliais, possibilitam sua adesão às células adjacentes.

Nas células epiteliais polarizadas, tanto de revestimento como secretoras, há uma sequência característica na disposição das junções intercelulares: a junção mais próxima da superfície livre da célula é uma *junção oclusiva* e a junção seguinte é uma *junção adesiva*.

Essas junções estendem-se ao longo da superfície, formando dois cinturões na periferia da célula logo abaixo da superfície apical. Esses cinturões são as zônulas, respectivamente *zônula oclusiva* e *zônula de adesão* (ver Figuras 3.15 e 5.1). O conjunto dessas faixas é denominado *complexo unitivo*.

Compartimentos criados pela zônula de oclusão

As ligações existentes entre as moléculas das zônulas de oclusão de células adjacentes resultam em uma vedação total ou parcial do espaço intercelular em toda a volta da célula, no local da zônula. Forma-se então uma barreira à passagem de material no espaço entre as células epiteliais polarizadas.

A zônula de oclusão impede, portanto, que grande parte dos íons e moléculas transite *entre* as células (ver Figuras 3.15 e 5.5).

Nas superfícies revestidas por epitélio, essa barreira dá origem a dois compartimentos: um *compartimento luminal* e um *compartimento basolateral* (ver Figura 5.5).

Para se translocar de um compartimento a outro, a maior parte das substâncias deve passar pelo interior das células, caminho denominado *via transcelular*. As células epiteliais exercem, portanto, um importante papel de controle, ao selecionar e regular o transporte dessas substâncias entre os dois compartimentos.

A via de passagem de substâncias entre as células é denominada *via paracelular*, comum em muitos tipos de células mas bloqueada na maioria dos epitélios de revestimento e secretores.

Acredita-se que as zônulas oclusivas sejam também responsáveis pela *composição molecular diferente* que existe entre a membrana plasmática apical e a membrana basocelular em muitos tipos de células epiteliais. As zônulas oclusivas formariam barreiras que poderiam impedir a migração de moléculas da membrana em uma direção ou outra. Além disto, a inserção de filamentos de actina na superfície interna da membrana pode atuar para fixação de moléculas em locais diferenciados da membrana.

Na superfície interna das zônulas de adesão há uma grande quantidade de filamentos de *actina* que formam uma extensa rede no citoplasma, especialmente concentrada abaixo da superfície apical, denominada *trama terminal*. Os filamentos de actina são ancorados à zônula por moléculas de α-*actinina*, pertencente a um grupo de moléculas que conectam actina a outras estruturas, tanto em células musculares como em células não musculares.

Nas paredes laterais há *desmossomos* dispersos pelas superfícies laterais da célula em forma de pequenos botões (ver Figura 5.1). Igualmente em forma de botões há muitas *junções comunicantes* nas superfícies laterais das células epiteliais.

Interdigitações entre as superfícies laterais de células epiteliais adjacentes contribuem com a sua adesividade.

Especializações da superfície basal das células epiteliais

Há nesta superfície *hemidesmossomos* especialmente em epitélios sujeitos a forças mecânicas intensas. Complexos moleculares ancoram os hemidesmossomos na lâmina basal, e esta lâmina, no tecido conjuntivo subjacente (Figuras 5.1 e 5.2). A superfície basal de alguns tipos de células epiteliais é pregueada, provavelmente para aumentar a superfície de absorção e excreção.

Especializações da superfície apical das células epiteliais

Nos epitélios de revestimento formados apenas por uma camada de células a superfície denominada apical ou livre frequentemente possui curtas extensões de citoplasma, revestidas por membrana denominadas *microvilos* ou *microvilosidades*. Essas extensões têm forma de pequenos dedos e aumentam muito a superfície de absorção das células (ver Figura 5.1). Em seu interior há feixes de actina, além de proteínas de conexão de actina (vilina, fimbrina).

Nas células em que os microvilos são muito numerosos, o conjunto de microvilos pode ser visto ao microscópio óptico e recebe o nome de *bordadura estriada* ou *bordadura em escova*. Há frequentemente muitas moléculas de glicoproteínas na membrana plasmática dos microvilos. Esse conjunto de glicoproteínas constitui o *glicocálice* que, quando muito abundante, pode ser evidenciado pela reação de PAS e observado por microscopia óptica (ver Figuras 2.8 e 5.3).

Cílios e estereocílios

As células de vários epitélios possuem *cílios* na sua superfície livre. Isso ocorre, por exemplo, no epitélio que reveste grande parte dos condutos do aparelho respiratório (Figura 5.6) e na tuba uterina. A estrutura do axonema desses cílios segue o padrão denominado "9+2" encontrado na maioria dos organismos (ver Figura 3.19). Seu batimento movimenta a camada de muco que se deposita sobre a superfície epitelial, juntamente com material aderido ao muco (p. ex., partículas de poeira e bactérias).

Alguns tipos de células epiteliais possuem na sua superfície apical extensões em forma de dedos, longas, ramificadas e de tamanhos diversos, denominadas *estereocílios* (Figura 5.7). Apesar de sua denominação, os estereocílios não têm motilidade e provavelmente servem para aumentar a superfície de absorção da célula.

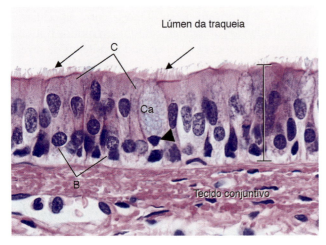

Figura 5.6 O epitélio que reveste internamente a traqueia é do tipo pseudoestratificado colunar (*barra vertical*). É composto por dois tipos de células: células basais curtas (*B*) e células colunares altas (*C*). Por esta razão, os núcleos dessas células estão dispostos em diversas alturas do epitélio. As células colunares possuem cílios (*setas*). Além das células de revestimento, esse epitélio possui células secretoras denominadas células caliciformes (*Ca*). Seu núcleo (*ponta de seta*) tem cromatina densa, e a secreção da célula concentra-se na porção dilatada do cálice. A camada epitelial se apoia sobre tecido conjuntivo. (H&E. Microscopia óptica. Aumento grande.)

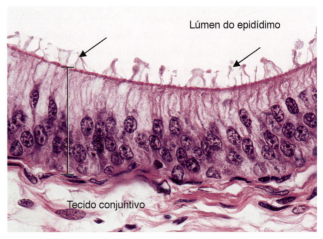

Figura 5.7 Epitélio pseudoestratificado colunar que reveste o túbulo do epidídimo (*barra vertical*). Possui células altas e baixas e núcleos distribuídos em diferentes alturas do epitélio. As células colunares altas emitem prolongamentos de tamanhos variados, denominados estereocílios (*setas*). (H&E. Microscopia óptica. Aumento grande.)

As células de muitos epitélios são renovadas continuamente

Muitos tecidos epiteliais exibem diferentes graus de renovação a partir de células-tronco, com potencial para repor células do tecido em que estão localizadas.

Algumas das mais altas taxas de renovação celular de epitélios são observadas no intestino delgado e da pele. O epitélio de revestimento do intestino delgado se renova inteiramente em cerca de 3 dias. No revestimento epitelial da pele – a epiderme –, células novas são formadas constantemente para repor a perda de células continuamente descamadas na superfície da pele.

Por outro lado, glândulas como o pâncreas e o fígado sofrem renovação muito lenta, demorando vários anos para a renovação total de suas células.

Os órgãos dos sentidos possuem epitélios de revestimento altamente especializados

Esses epitélios, chamados *neuroepitélios*, são altamente organizados e estimulados por meio de receptores especializados existentes em suas células. Dessa maneira, podem captar e transduzir estímulos de várias naturezas (p. ex., olfatórios, visuais e acústicos) em impulsos nervosos que são transmitidos ao sistema nervoso central.

Além disso, muitos epitélios possuem terminações nervosas entre suas células e que recebem estímulos dolorosos, tácteis e de temperatura.

Os epitélios de revestimento são classificados de acordo com o número de suas camadas e a forma de suas células

Com relação ao número de camadas, os epitélios de revestimento são classificados como *simples*, quando constituídos por uma camada de células, e *estratificados*, quando apresentam mais de uma camada de células.

Por terem apenas uma camada de células, os epitélios simples são mais frágeis, e encontram-se em superfícies úmidas, revestindo órgãos ocos, vasos sanguíneos e linfáticos, as grandes cavidades do corpo ou formando ductos excretores de glândulas exócrinas.

Os epitélios estratificados são adequados para suportar atrito e outras forças mecânicas, sendo encontrados, por exemplo, na cavidade bucal, no esôfago, na vagina. Existem também na epiderme, local em que estão também aparelhados para resistir a dessecação.

Há vários subtipos de *epitélios simples*, dependendo da forma de suas células:

▶ *Epitélio simples pavimentoso*, formado por células pavimentosas cujos núcleos são achatados (Figuras 5.8 e 5.9)

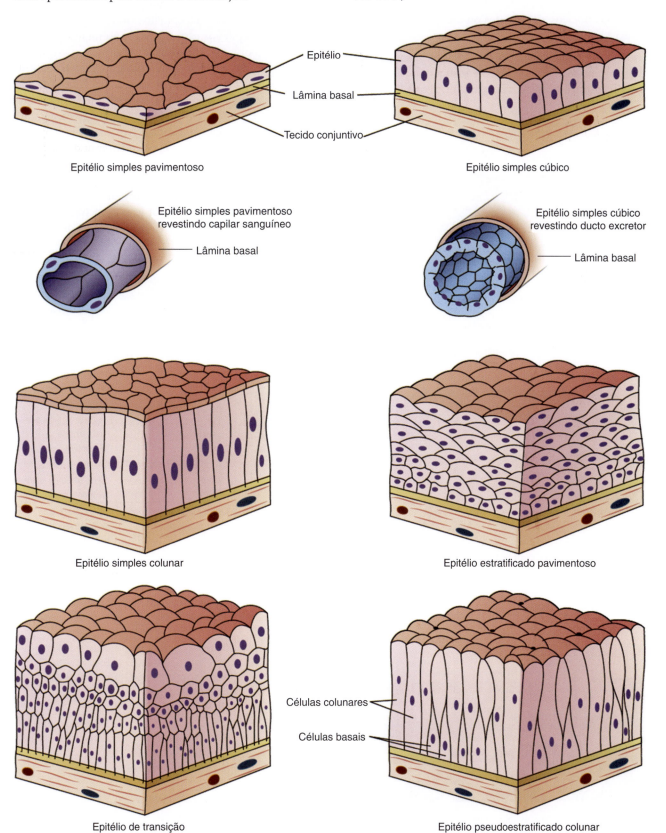

Figura 5.8 Tipos de epitélios de revestimento simples e estratificados.

► *Epitélio simples cúbico*, formado por células aproximadamente cúbicas com núcleos esféricos (Figuras 5.8 e 5.10)
► *Epitélio simples colunar*, também denominado *cilíndrico* ou *prismático*, constituído por células com formato semelhante ao de paralelepípedos colocados em pé. Os núcleos são ovoides ou alongados (Figuras 5.8 e 5.11).

Para o reconhecimento desses subtipos nos cortes, deve-se observar com atenção a forma dos núcleos, pois estes refletem a forma das células – núcleos achatados em células pavimentosas, núcleos esféricos em células cúbicas ou poliédricas e núcleos elípticos em células colunares. As características e localizações mais comuns desses epitélios podem ser encontradas na Tabela 5.1.

A denominação dos *epitélios estratificados* tem relação com a forma das células da camada mais superficial. Ao contrário das células dos epitélios simples, as células que compõem os epitélios estratificados são menos polarizadas quanto à organização de suas organelas.

O epitélio estratificado mais comum é o *epitélio estratificado pavimentoso* (Figuras 5.8 e 5.12). É constituído por células cuja forma se altera dependendo do local que ocupam na espessura do epitélio. As células da camada basal do epitélio, mais profunda e próxima ao tecido conjuntivo, são poliédricas, isto é, possuem muitos ângulos e sua forma se aproxima de uma esfera. Essas células proliferam e lentamente migram em direção à superfície do epitélio, e ao mesmo tempo se tornam gradativamente achatadas. Elas atingem o maior grau de achatamento na superfície, o que justifica a denominação desse tipo

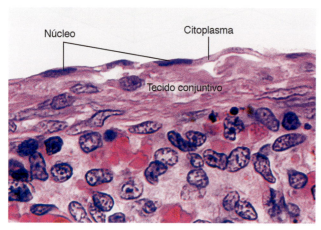

Figura 5.9 Epitélio simples pavimentoso na superfície do baço (peritônio). É formado por uma camada única de células achatadas com núcleos igualmente achatados. O epitélio está apoiado sobre tecido conjuntivo. (H&E. Microscopia óptica. Aumento grande.)

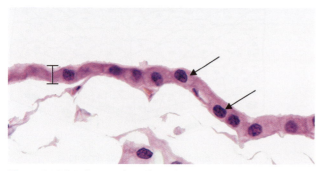

Figura 5.10 Epitélio simples cúbico (*barra vertical*) formado por uma camada de células cúbicas com núcleos esféricos (*setas*). (H&E. Microscopia óptica. Aumento grande.)

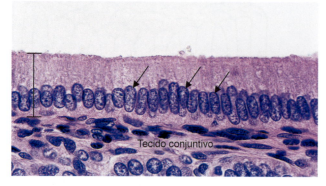

Figura 5.11 Epitélio simples colunar (*barra vertical*) formado por uma camada de células colunares com núcleos elípticos (*setas*). (H&E. Microscopia óptica. Aumento grande.)

Tabela 5.1 Tipos de epitélio de revestimento.		
Tipos	**Características principais**	**Localizações principais**
Simples pavimentoso	Células muito delgadas com núcleo achatado	Pleura, pericárdio e peritônio: recebe o nome genérico de **mesotélio** Revestimento interno do coração, vasos sanguíneos e linfáticos: recebe o nome de **endotélio**
Simples cúbico	Células cúbicas com núcleo esférico	Superfície do ovário, ductos excretores pouco calibrosos, plexo coroide
Simples colunar (ou cilíndrico ou prismático)	Células como paralelepípedos com núcleo elíptico	Maior parte do tubo digestivo, vesícula biliar, ductos excretores calibrosos, endométrio, tuba uterina
Epitélio pseudoestratificado colunar (ou cilíndrico)	Células curtas, basais e células longas colunares. Núcleo em diferentes posições da altura do epitélio	Grande parte da porção condutora do aparelho respiratório, epidídimo
Estratificado cúbico e estratificado colunar	Duas ou mais camadas bem definidas de células cúbicas, ou uma camada de células cúbicas e outra de células cilíndricas	Ductos excretores de grosso calibre, conjuntiva ocular
Estratificado pavimentoso	Várias camadas de células. As células basais são poliédricas e as células mais próximas da superfície se tornam achatadas	Epiderme, cavidade bucal, esôfago, vagina
Epitélio de transição	Várias camadas de células poliédricas. Camada mais superficial com a superfície livre em forma de abóbada	Vias urinárias intrarrenais, ureteres, bexiga

de epitélio. A Tabela 5.1 exemplifica as localizações mais comuns desse tipo de epitélio.

Há duas variedades de epitélio estratificado pavimentoso:

- *Epitélio estratificado pavimentoso corneificado* ou *queratinizado* (Figura 5.12), o qual reveste a pele e tem uma característica adicional, representada pela *corneificação* de suas camadas mais superficiais que constituem o *estrato córneo*. A corneificação é resultado do acúmulo de células epiteliais mortas em consequência do acúmulo de *queratina* em seu citoplasma. Essas células se transformam em delgadas escamas que constantemente se desprendem da epiderme. Observe o epitélio na Figura 5.12
- *Epitélio estratificado pavimentoso não corneificado* ou *não queratinizado* (Figura 5.13). Em locais do corpo não expostos ao ar (p. ex., esôfago), as células mais superficiais são achatadas, mas não sofrem corneificação.

Outros tipos de epitélio estratificado, como os *epitélios estratificados cúbicos* e *colunares*, são menos frequentes e limitados a poucos locais do organismo (Figura 5.14; ver Tabela 5.1).

Há dois tipos de epitélios que não se ajustam à classificação geral dos epitélios de revestimento. São eles:

- O *epitélio de transição* (também denominado urotélio), que reveste internamente as vias urinárias intra- e extrarrenais (não confundir estas vias com os túbulos renais, que são revestidos por epitélio simples cúbico). É formado por várias camadas de células que podem se rearranjar de acordo com o estado de distensão dos órgãos que revestem. Suas células mais externas têm a

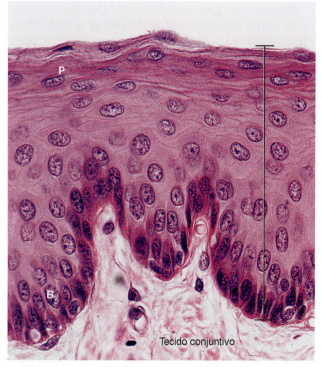

Figura 5.13 O epitélio estratificado pavimentoso não corneificado ou não queratinizado (*barra vertical*) reveste a superfície de algumas mucosas. É semelhante ao tipo corneificado, mas não possui o estrato córneo. Estrato basal com células poliédricas (*B*); estrato superficial com células pavimentosas (*P*). (H&E. Microscopia óptica. Aumento grande.)

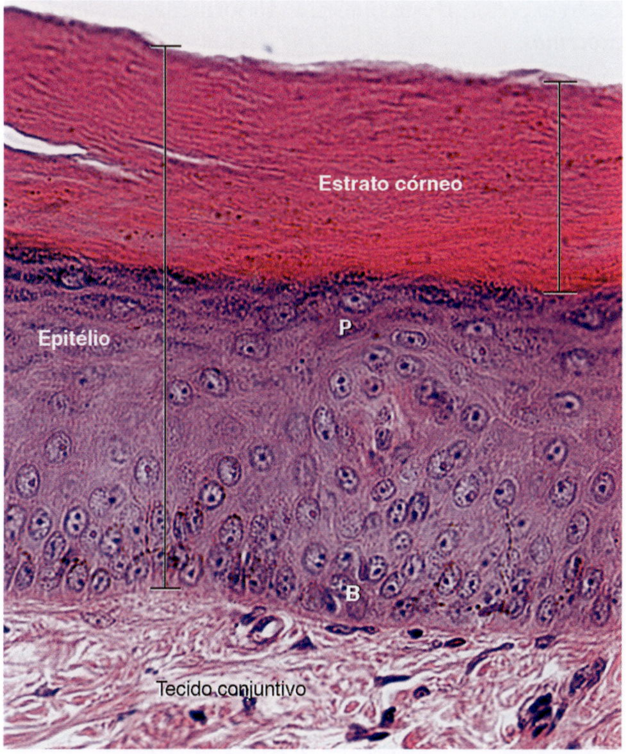

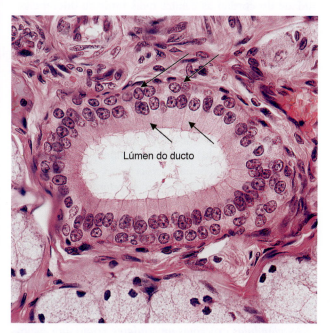

Figura 5.12 O epitélio estratificado pavimentoso corneificado ou queratinizado é composto de várias camadas de células. A camada basal (*B*), mais profunda e mais próxima do tecido conjuntivo, tem células poliédricas. Estas células migram para a superfície e tornam-se gradativamente pavimentosas (*P*). Na epiderme, esse tipo de epitélio possui uma camada adicional de células corneificadas (estrato córneo). (H&E. Microscopia óptica. Aumento médio.)

Figura 5.14 Epitélio estratificado cúbico/colunar revestindo um ducto excretor de glândula salivar. É formado por duas camadas de células: uma camada basal de células cúbicas (*setas longas*) e uma camada superficial de células colunares (*setas curtas*). (H&E. Microscopia óptica. Aumento médio.)

superfície livre em forma de abóbada quando a bexiga está vazia, mas são achatadas quando a bexiga está repleta (Figura 5.15). O número de camadas parece ser menor quando a bexiga está repleta. As células mais superficiais desse epitélio possuem grande quantidade de vesículas achatadas no seu citoplasma apical, observadas por microscopia eletrônica. Quando o lúmen do órgão revestido por esse epitélio é distendido, essas vesículas se incorporam à membrana plasmática superficial, que então tem a sua área aumentada para acomodar a distensão do lúmen. Cessada a distensão do lúmen, porções de membrana voltam a formar as vesículas no citoplasma

▶ *Epitélio pseudoestratificado*, constituído de pelo menos dois tipos de células curtas: basais, e células longas colunares, ambas apoiadas sobre a lâmina basal. Somente as células longas atingem a superfície do epitélio. Em secções transversais esse epitélio mostra *núcleos em diferentes alturas* devido ao comprimento diverso de suas células, dando a falsa impressão de que se trata de um epitélio estratificado (ver Figura 5.6). A rigor, um autêntico epitélio estratificado exibe núcleos distintamente dispostos em camadas organizadas (ver Figura 5.14), mas não dispersos em diversas alturas da camada epitelial única.

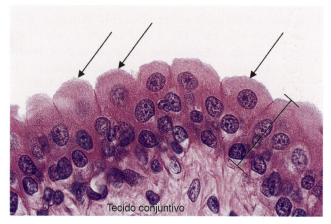

Figura 5.15 Epitélio de transição (*barra diagonal*) revestindo a superfície interna da bexiga. É composto de várias camadas de células poliédricas apoiadas sobre tecido conjuntivo. A superfície livre das células mais externas tem forma de abóbada (*setas*). (H&E. Microscopia óptica. Aumento grande.)

A grande maioria das glândulas é formada a partir de epitélios de revestimento durante a vida intrauterina

De modo geral, as glândulas se formam a partir de regiões de epitélios de revestimento em que surge um pequeno aglomerado celular chamado broto glandular ou blastema glandular, resultado da proliferação de células epiteliais naquele local (Figura 5.16). Por proliferação celular, o broto cresce para o interior do tecido conjuntivo subjacente em forma de um cordão de células. Na extremidade do cordão as células mais tarde se diferenciam em células secretoras e o restante das células do cordão, ligadas ao epitélio de revestimento, se transforma em um ducto excretor. Desta maneira são formadas as *glândulas exócrinas*.

Por outro lado, as células do cordão podem involuir, restando apenas as células secretoras da extremidade livre do cordão, que se organizarão em uma glândula sem ducto excretor denominada *glândula endócrina* (Figura 5.16).

Vários critérios são adotados para classificação das glândulas

Considerando-se a via pela qual a glândula conduz sua secreção, há glândulas cuja secreção é dirigida para a superfície do corpo (p. ex., glândulas sudoríparas e sebáceas) ou para o lúmen de órgãos cavitários (p. ex., glândulas salivares, fígado). Estas são as *glândulas exócrinas*.

A maioria das glândulas exócrinas é constituída por *unidades secretoras* (ou *porções secretoras*) nas quais é produzida a secreção e por *ductos excretores* que conduzem a secreção.

As glândulas mais simples podem ser formadas por uma unidade secretora e um ducto excretor (Figura 5.17). As glândulas maiores podem conter milhares de unidades secretoras e um grande número de ductos excretores de diversos calibres, que gradativamente se reúnem em um ou dois grandes ductos excretores.

As *glândulas exócrinas unicelulares*, como, por exemplo, as células caliciformes presentes no epitélio intestinal e no epitélio da porção condutora do aparelho respiratório, estão incorporadas a epitélios de revestimento e não possuem ductos próprios (ver Figuras 2.8 e 5.6).

Por outro lado, as *glândulas endócrinas* não possuem ductos excretores e lançam sua secreção – hormônios – no espaço extracelular. A secreção se difunde em seguida para o interior de capilares sanguíneos ou de vênulas, sendo distribuída pelo corpo por meio da circulação sanguínea.

Ramificação da porção secretora e dos ductos

A *ramificação* nas glândulas exócrinas é outro critério para sua classificação. As glândulas com ducto único são denominadas *glândulas simples*, enquanto as glândulas com ductos ramificados são as *glândulas compostas* (ver Figura 5.17). Glândulas com unidades secretoras ramificadas são denominadas *glândulas ramificadas*.

Forma da porção secretora

A *forma das unidades secretoras das glândulas exócrinas* é um dos fatores mais importantes para o reconhecimento e diagnóstico das glândulas em cortes histológicos.

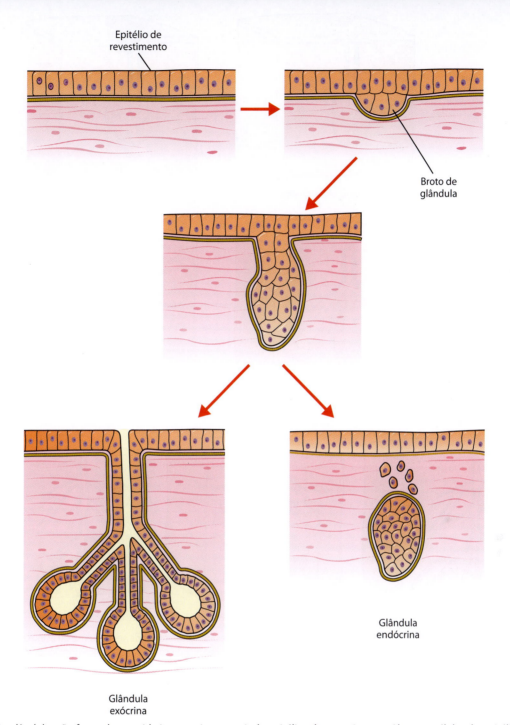

Figura 5.16 As glândulas são formadas na vida intrauterina a partir de epitélios de revestimento. Algumas células do epitélio proliferam e crescem em forma de um cordão pelo interior de tecido conjuntivo. Os conjuntos celulares que mantêm ligação com o epitélio do qual se originaram constituem glândulas exócrinas, e o cordão celular se transforma em seu ducto excretor (*à esquerda*). Os conjuntos que perdem a conexão com o epitélio de revestimento dão origem a glândulas endócrinas (*à direita*).

Há dois tipos fundamentais de formato de unidades secretoras: *glândulas tubulosas*, em forma de tubos, e *glândulas acinosas* ou *alveolares*, arredondadas ou ovaladas (ver Figura 5.17).

Há glândulas com porções secretoras formadas somente por ácinos ou somente por túbulos. Por outro lado, há glândulas cujas porções secretoras são de dois tipos, túbulos e ácinos, constituindo as *glândulas tubuloacinosas* ou *tubuloalveolares* (ver Figura 5.17). *Glândulas tubulosas* existem em grande quantidade em algumas mucosas, como, por exemplo, na mucosa intestinal e na mucosa uterina (Figura 5.18).

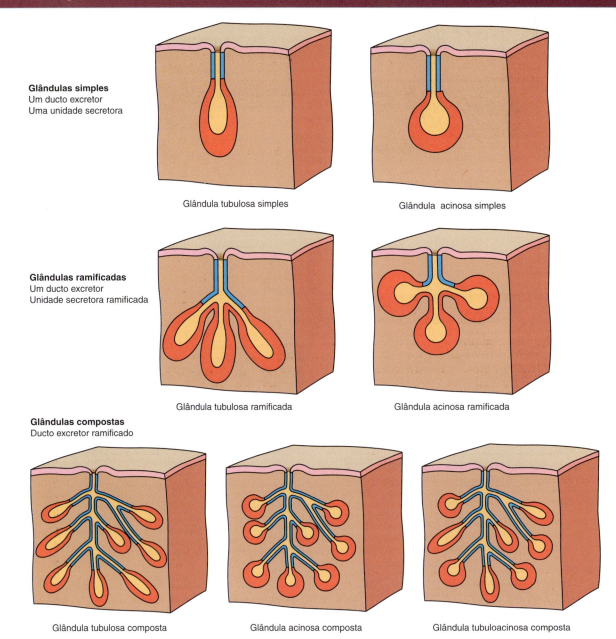

Figura 5.17 A forma da porção secretora (*em marrom*) das glândulas exócrinas multicelulares pode ser tubulosa ou acinosa (também denominada alveolar). Se houver somente um ducto excretor (*em azul*), a glândula é classificada como simples. Se a porção secretora for ramificada, a glândula é classificada como ramificada. Nas glândulas compostas o ducto excretor é ramificado.

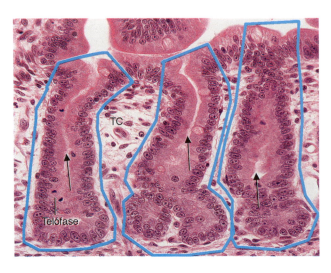

Figura 5.18 As glândulas tubulosas encontradas na mucosa intestinal são revestidas por epitélio simples colunar. As *setas* indicam o delgado lúmen glandular. Entre as glândulas há tecido conjuntivo (*TC*). Observe uma célula epitelial em telófase. (*H&E. Microscopia óptica. Aumento pequeno.*)

Dois tipos muito comuns de glândulas são as glândulas serosas e mucosas

O aspecto histológico de muitas glândulas exócrinas é associado ao tipo de produto secretado.

Ácino seroso e secreção serosa

As glândulas exócrinas que *secretam predominantemente proteínas* ou *glicoproteínas* são geralmente formadas por *unidades secretoras acinosas*. Esses ácinos são formados por células piramidais ou trapezoidais (Figura 5.19). Seus núcleos são esféricos e localizam-se na região basal da célula. O citoplasma se cora em rosa pela eosina e em muitas glândulas se observa uma distinta região de ergastoplasma na porção basal da célula, em torno do núcleo (Figura 5.20). Grãos de secreção podem ser vistos na região apical. Esse tipo de ácino é denominado *ácino seroso* (ver Figuras 2.4 A e 5.20).

A *secreção serosa* é uma solução fluida composta de proteínas e glicoproteínas em meio aquoso que, conforme a glândula, contém quantidades variadas de íons.

Túbulo mucoso e secreção mucosa

As unidades secretoras de glândulas exócrinas que produzem uma *secreção mucosa* geralmente são formadas por *túbulos* alongados (Figura 5.21), frequentemente ramificados. Os núcleos de suas células têm cromatina densa, são achatados e estão próximos da superfície basal da célula (ver Figura 5.21). O citoplasma tem um aspecto rendilhado e se cora em azul-pálido, devido à grande quantidade de grânulos de secreção que contêm muco, mas não é bem preservado durante a preparação do corte. Esse tipo de unidade secretora é denominado *túbulo mucoso* (Figuras 5.21 e 5.22).

A *secreção mucosa* é mais viscosa e gelificada que a secreção serosa. Seus principais componentes são as *mucinas*, glicoproteínas que possuem grande quantidade de sequências repetidas dos aminoácidos serina e treonina. A esses aminoácidos se ligam carboidratos, tornando as mucinas altamente glicosiladas; até 80% das moléculas de mucina podem consistir em carboidratos.

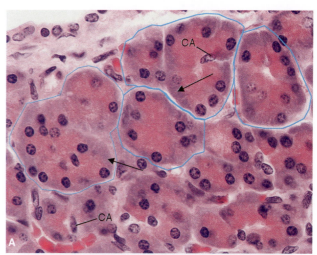

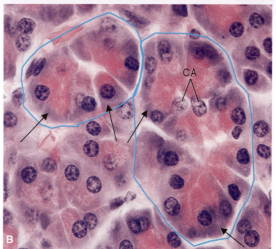

Figura 5.20 Ácinos serosos do pâncreas, alguns demarcados. Os núcleos das suas células são esféricos e o citoplasma é corado em rosa. Na região basal das células observam-se faixas basófilas correspondentes ao ergastoplasma (*setas*). Os ácinos pancreáticos têm uma particularidade que os diferencia de ácinos de outras glândulas: a presença de núcleos de células centroacinosas no centro dos ácinos (*CA*). Pertencem às primeiras células dos seus ductos excretores. (*H&E. Microscopia óptica. A, Aumento pequeno. B, Aumento médio.*)

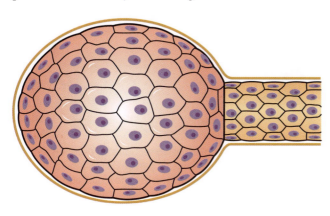

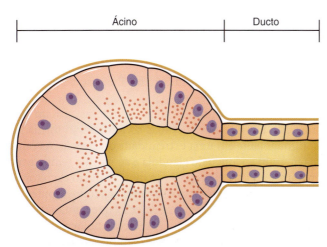

Figura 5.19 O ácino seroso é arredondado e formado por células piramidais ou trapezoidais. Seus núcleos são esféricos e situados na região basal da célula. O citoplasma geralmente se cora em rosa pela eosina, e na região apical da célula se acumulam grânulos de secreção.

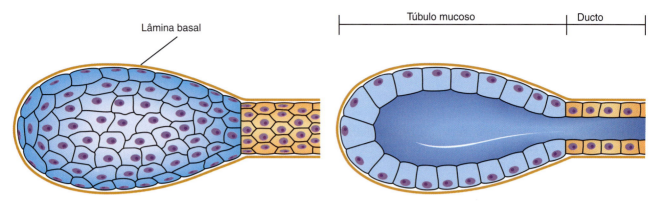

Figura 5.21 O túbulo mucoso é alongado e seu lúmen é amplo, em comparação com o lúmen do ácino seroso. Os núcleos de suas células são de cromatina densa, alongados e dispostos ao longo da superfície basal da célula. O citoplasma se cora em azul-claro pela H&E e tem aspecto vacuolado.

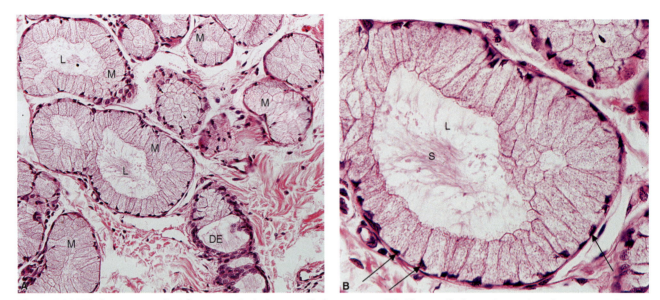

Figura 5.22 Túbulos mucosos. **A.** A figura contém inúmeros túbulos mucosos (*M*). Alguns túbulos estão seccionados transversalmente e outros longitudinalmente. Seu lúmen (*L*) é amplo. Um ducto excretor está indicado (*DE*). **B.** Detalhe da parede de um túbulo mucoso. Os núcleos de cromatina densa (*setas*) estão próximos à superfície basal das células. O citoplasma basófilo tem aspecto rendilhado. *S, secreção no lúmen do túbulo.* (H&E. Microscopia óptica. A, Aumento pequeno. B, Aumento médio.)

As células secretoras dispõem de diferentes mecanismos para eliminar sua secreção

Dependendo da maneira como a secreção é transferida da célula para o exterior, a glândula é classificada como merócrina, apócrina ou holócrina.

▶ **Merócrina.** Quando a secreção presente em vesículas ou grãos de secreção é transferida por *exocitose*. Nas glândulas exócrinas, a secreção é encaminhada para o lúmen de ductos excretores. Nas glândulas endócrinas, a secreção é encaminhada para o espaço extracelular que circunda as células secretoras e depois se difunde para vasos sanguíneos. A maioria das glândulas é do tipo merócrino (Figura 5.23 A).

▶ **Apócrina.** Quando uma delgada região do citoplasma apical da célula é eliminada juntamente com grãos de secreção (Figura 5.23 B). É o caso da glândula mamária.

▶ **Holócrina.** Quando as células secretoras passam por um ciclo em que novas células secretoras são formadas continuamente em uma extremidade do alvéolo. As células migram ao longo da glândula e ao mesmo tempo acumulam secreção. Na região próxima ao ducto excretor as células involuem, morrem e se rompem. Todo o conteúdo das células se transforma em secreção, que é então conduzida ao longo do seu ducto. A secreção holócrina ocorre nas glândulas sebáceas da pele, produtoras de secreção lipídica (Figura 5.23 C).

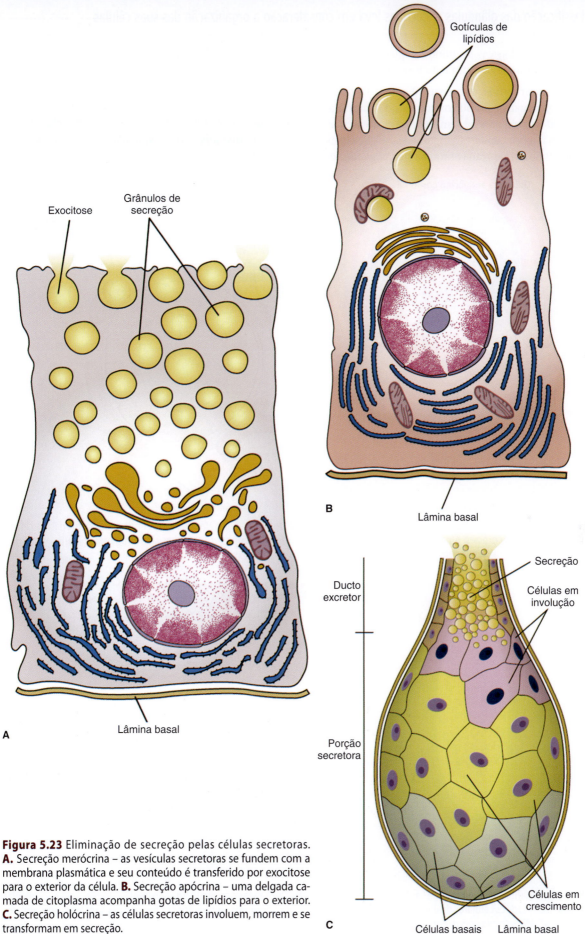

Figura 5.23 Eliminação de secreção pelas células secretoras. **A.** Secreção merócrina – as vesículas secretoras se fundem com a membrana plasmática e seu conteúdo é transferido por exocitose para o exterior da célula. **B.** Secreção apócrina – uma delgada camada de citoplasma acompanha gotas de lipídios para o exterior. **C.** Secreção holócrina – as células secretoras involuem, morrem e se transformam em secreção.

A classificação das glândulas endócrinas leva em consideração a organização das suas células

Há duas maneiras básicas segundo as quais as *células secretoras endócrinas* se organizam para formar glândulas:

▶ Associando-se em *cordões* que frequentemente se ramificam e se continuam com outros cordões da glândula. Entre os cordões celulares há sempre uma rica vascularização, formada por capilares sanguíneos. As glândulas endócrinas assim organizadas são chamadas *glândulas do tipo cordonal* (Figuras 5.24 e 5.25), e constituem o tipo de glândula endócrina predominante no organismo

▶ Constituindo pequenas *esferas* em cujo interior se acumula secreção. Ao redor das esferas há muitos capilares sanguíneos. Essa glândula endócrina é classificada como *do tipo folicular* ou *vesicular*, e o único exemplo relevante é o da glândula tireoide (ver Figura 5.24).

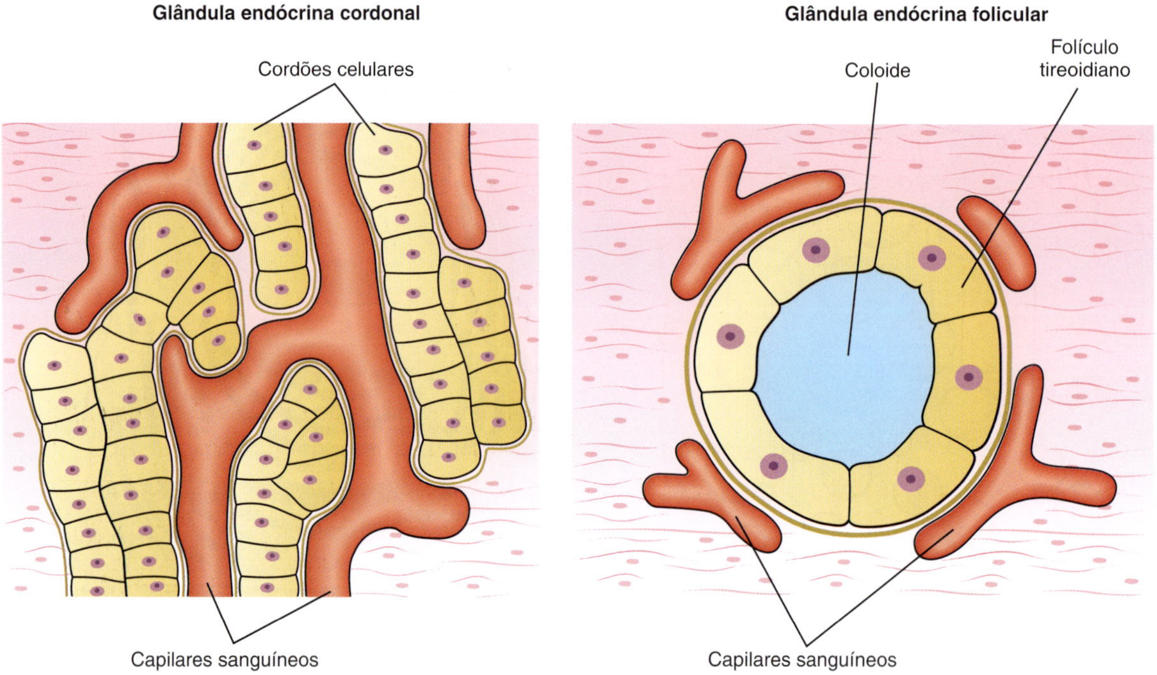

Glândula endócrina cordonal — Cordões celulares — Capilares sanguíneos

Glândula endócrina folicular — Coloide — Folículo tireoidiano — Capilares sanguíneos

Figura 5.24 Há dois tipos de glândulas endócrinas, conforme a organização de suas células. Nas glândulas endócrinas cordonais as células endócrinas se dispõem em cordões, e nas glândulas foliculares as células formam pequenas esferas denominadas folículos. Em torno das células há muitos capilares sanguíneos.

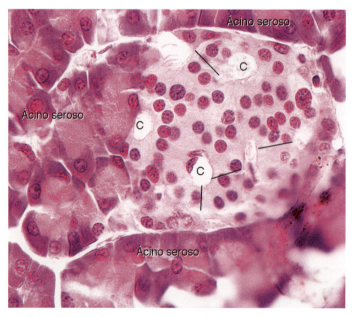

Figura 5.25 As ilhotas pancreáticas (ilhotas de Langerhans) são glândulas endócrinas cordonais alojadas no interior do pâncreas e envolvidas por ácinos serosos. Os cordões celulares da ilhota da figura estão indicados por *barras transversais* aos cordões e estão cercados por capilares sanguíneos (C). (H&E. Microscopia óptica. Aumento médio.)

Há basicamente dois mecanismos de controle da função dos epitélios secretores

O controle da secreção ocorre fundamentalmente por dois mecanismos, *nervoso* e *hormonal*. Muitas células secretoras recebem *terminações nervosas* que atingem a superfície basolateral das células. O outro controle se dá por *mensageiros químicos* – hormônios – que atingem receptores das células-alvo de duas maneiras:

- Pela corrente circulatória e difusão pelo tecido conjuntivo subjacente ao epitélio, ou
- Por mensageiros secretados nas proximidades das células-alvo e que se difundem pelo tecido conjuntivo.

Esses dois grandes mecanismos de controle não são excludentes, pois muitas células glandulares respondem tanto ao controle nervoso como ao controle hormonal.

A secreção não é propriedade exclusiva das células epiteliais

Antigamente acreditava-se que a secreção era uma propriedade limitada às células epiteliais. Inúmeros tipos de células não epiteliais são capazes de produzir e secretar moléculas de tamanhos e funções muito variados, como, por exemplo:

- Fibroblastos, as células mais comuns do tecido conjuntivo, são responsáveis pela secreção da maior parte da matriz extracelular deste tecido
- Fibroblastos, macrófagos e linfócitos secretam um grande número de fatores (citocinas, linfocinas, fatores de crescimento, fatores quimiotáticos) que estimulam ou inibem respostas inflamatórias e respostas imunitárias, além de fatores que atuam na proliferação de outras células
- Células musculares secretam moléculas que constituem as suas lâminas basais e moléculas da matriz extracelular, tais como colágeno e material elástico
- Neurônios secretam transmissores nervosos que são liberados nas sinapses nervosas, assim como hormônios que são liberados e distribuídos pela circulação sanguínea.

CAPÍTULO 6

Tecido Conjuntivo | Células e Matriz

Principais tópicos abordados neste capítulo

- Conceito, 70
- Funções, 70
- Tipos de tecido conjuntivo, 70
- Matriz extracelular, 71
- Matriz extracelular fundamental, 71
- Matriz fibrilar do tecido conjuntivo, 72
- Células do tecido conjuntivo propriamente dito, 77
- Células residentes, 77
- Células transientes, 79
- Reação inflamatória, 81
- Variedades de tecido conjuntivo propriamente dito, 81
- Tecido conjuntivo mucoso, 82
- Tecido conjuntivo reticular, 82
- Tecido conjuntivo elástico, 82

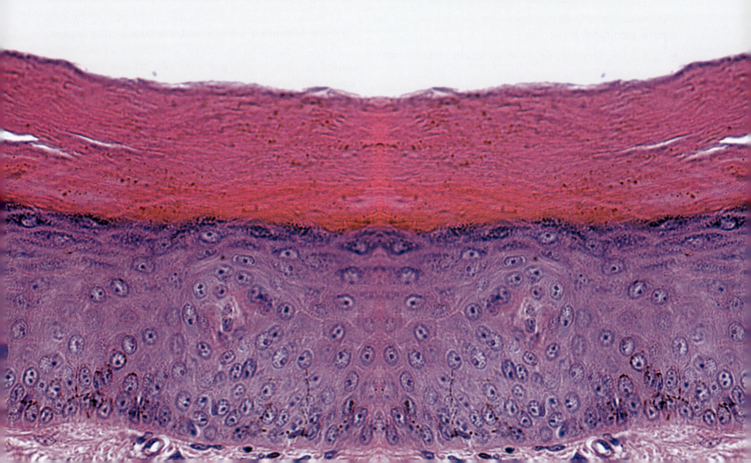

Introdução

As principais características do tecido conjuntivo, também chamado tecido conectivo, dizem respeito a sua composição, sua origem embriológica e suas funções.

Além das *células*, o tecido conjuntivo é formado por *matriz extracelular* (*MEC*) em quantidades maiores do que nos outros tecidos do organismo. Vários tipos e subtipos de tecido conjuntivo possuem populações celulares características, e o mesmo ocorre com a composição molecular e estrutural de sua MEC.

O tecido conjuntivo origina-se de um tecido denominado *mesênquima* ou *tecido mesenquimal*, proveniente em grande parte do folheto intermediário do embrião – o *mesoderma*. Uma parte menor do mesênquima, principalmente da região da cabeça, origina-se de células da *crista neural*, sendo de origem *neuroectodérmica*.

O tecido mesenquimal existe durante a vida intrauterina; suas células têm prolongamentos, núcleo de cromatina frouxa e nucléolo proeminente e são denominadas *células mesenquimais* ou *mesenquimatosas* (Figura 6.1).

São células migratórias e têm uma potencialidade muito grande para se diferenciarem em células do tecido conjuntivo. Durante a vida intrauterina, transformam-se nas várias células dos tipos e subtipos de tecido conjuntivo, assim como em células musculares lisas. Em adultos, persistem células mesenquimais em forma de células-tronco de vários tipos de células do tecido conjuntivo, inclusive nos órgãos hemopoéticos.

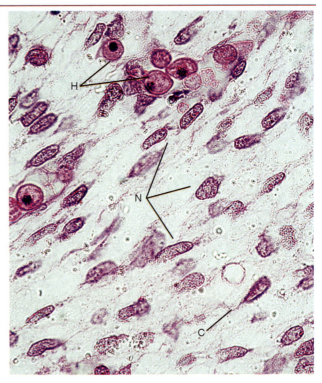

Figura 6.1 Células mesenquimais de um embrião de rato. Os núcleos alongados (*N*) contêm cromatina descondensada. O citoplasma (*C*) é muito delgado e não é facilmente observado. Este embrião ainda possui hemácias nucleadas (*H*). (H&E. *Microscopia óptica. Aumento grande.*)

O tecido conjuntivo exerce funções de suporte, nutrição e defesa

Uma das principais funções do tecido conjuntivo é dar *suporte estrutural*, fornecido:

- A tecidos, servindo de apoio ao tecido epitelial, muscular e nervoso
- A órgãos, por meio de fibras que formam arcabouços de sustentação no interior de muitos órgãos. Além disso, reveste órgãos externamente em forma de cápsulas que reúnem os tecidos do órgão e o protegem contra choques e atritos mecânicos
- Ao corpo como um todo, pela presença de tecidos conjuntivos cuja matriz extracelular é sólida ou semissólida, presente nos ossos e cartilagens.

O tecido conjuntivo atua frequentemente com função de *preenchimento* de espaços entre tecidos e entre órgãos.

Com frequência, o tecido conjuntivo associa-se a outros tecidos, como, por exemplo, na sua função de *apoio nutricional*, aos tecidos epitelial e muscular através da condução de vasos sanguíneos e linfáticos, assim como a nervos.

O tecido conjuntivo serve como local de *depósito* de substâncias importantes para o organismo, tais como gorduras neutras (no tecido adiposo) e cálcio (nos ossos).

No tecido conjuntivo ocorrem as principais etapas de *reações de defesa*, *reações inflamatórias* e *reações imunitárias*.

O tecido conjuntivo é classificado em vários tipos

O tecido conjuntivo pode ser classificado em vários tipos e subtipos em função da sua população celular, da sua organização estrutural, da composição molecular de sua matriz e das funções que ele exerce (Tabela 6.1).

Neste capítulo, serão analisados inicialmente o tecido conjuntivo propriamente dito e, em seguida, alguns dos tecidos conjuntivos de propriedades especiais. Os tecidos cartilaginoso, ósseo e hemopoético serão analisados em capítulos próprios.

Tabela 6.1 Tipos e subtipos de tecido conjuntivo.	
Tecido conjuntivo propriamente dito	Frouxo Denso não modelado Denso modelado
Tecido conjuntivo de propriedades especiais	Tecido adiposo Tecido mucoso Tecido elástico Tecido reticular ou hemopoético
Tecido conjuntivo especializado em suporte estrutural	Tecido cartilaginoso Tecido ósseo

A matriz extracelular é formada por um componente amorfo e por um componente fibroso

A associação entre os componentes amorfo e fibroso da matriz extracelular do tecido conjuntivo exerce várias funções relevantes, entre elas:

▶ Preencher o espaço entre as células do tecido conjuntivo
▶ Fornecer rigidez, resistência a pressão e tensão exercidas sobre o tecido conjuntivo e estruturas associadas
▶ Fornecer elasticidade em locais do corpo nos quais essa capacidade é requerida
▶ Meio de difusão para gases e substâncias entre vasos sanguíneos e as células do próprio tecido conjuntivo, células epiteliais, células musculares e células nervosas no sistema nervoso periférico (exceto no tecido ósseo, cuja matriz é impermeável à difusão)
▶ Servir de meio para o trânsito de células migratórias (p. ex., leucócitos e macrófagos)
▶ Influir no funcionamento de células que estão em contato com a matriz por meio de ligações de moléculas da matriz com moléculas transmembrana das células.

A composição da matriz amorfa e fibrilar difere nos distintos tipos de tecido conjuntivo e está adaptada para as diferentes funções por eles exercidas.

O componente amorfo da MEC é chamado substância fundamental

Em cortes histológicos rotineiros, a substância fundamental da MEC frequentemente não é bem visualizada. Em geral não é bem fixada pelos fixadores histológicos habituais e, em consequência, é parcialmente extraída durante os procedimentos técnicos. Além disto, parte da matriz fundamental não se cora pelos corantes rotineiramente usados.

A substância fundamental é composta por uma grande variedade de componentes de diferentes tamanhos e complexidades: água, íons, moléculas orgânicas e inorgânicas. Muitas dessas substâncias são provenientes do plasma e saíram do sangue atravessando as paredes de capilares sanguíneos e vênulas, e se difundem pela matriz.

Entre as moléculas orgânicas, as que têm maior interesse nessa apresentação são as moléculas características da substância fundamental da MEC – as *glicosaminoglicanas* (*GAGs*), as *proteoglicanas* (*PGs*) e vários tipos de *glicoproteínas multiadesivas*, pois delas dependem as propriedades da matriz e muitas das funções do tecido conjuntivo.

As GAGs são polissacarídios de tamanho variado constituídos pela polimerização repetitiva de um par formado por: uma molécula de um ácido hexurônico e uma molécula de uma hexosamina (Figura 6.2 A). As moléculas de GAG são aniônicas ("ácidas"), repelem-se mutuamente devido às suas cargas e, por essa razão, ocupam grandes espaços da MEC. Hialuronato (ácido hialurônico), sulfatos de condroitina, sulfatos de heparana e sulfatos de queratana são exemplos de GAG da matriz do tecido conjuntivo.

O *hialuronato*, uma das GAGs mais comuns, é amplamente distribuído no tecido conjuntivo propriamente dito, e está presente também em outros tecidos. É composto pela repetição de uma molécula de glicuronato e uma de N-acetilglicosamina (ver Figura 6.2 A). Outras GAGs são sulfatadas e existem tanto no tecido conjuntivo propriamente dito como em outros tipos do tecido conjuntivo (p. ex., na cartilagem). Diferentemente das outras GAGs que são sintetizadas no complexo de Golgi, o hialuronato é sintetizado em nível da superfície interna da membrana plasmática.

A MEC retém muita água, fato que se deve principalmente à grande quantidade de cargas negativas existentes em suas moléculas, especialmente no hialuronato, mas também nas outras GAGs.

As moléculas de água que se ligam às GAG conferem viscosidade à MEC e funcionam como meio para diluição e interação com outras moléculas (principalmente originadas do plasma) que se difundem pela MEC e atingem as células para nutrição ou interação funcional. Além disto, o hialuronato e outras GAGs formam um microambiente em torno das células do tecido conjuntivo com vários efeitos fisiológicos.

As *proteoglicanas* são formadas pela associação de uma molécula proteica a diferentes moléculas de GAG (com exceção do hialuronato). Exemplos de PG de diferente complexidade são apresentados na porção superior e inferior da Figura 6.2 B. Em muitas PG, a cadeia proteica forma um eixo central ao qual se prendem as moléculas de GAG, assemelhando-se a PG a uma escova (ver Figura 6.2 B). Versicana, brevicana, neurocana, biglicana, decorina e sindecana são exemplos de PG.

Grupos de proteoglicanas, por sua vez, podem associar-se e produzir gigantescos complexos multimoleculares (ver imagem à direita da Figura 6.2 B). Alguns tipos de tecido conjuntivo (p. ex., o tecido cartilaginoso) devem sua consistência, em grande parte, à existência dessas enormes associações de PG em sua matriz.

As *glicoproteínas multiadesivas da matriz* (p. ex., fibronectina, tenascina, fibromodulina) desempenham muitas ações importantes para a fisiologia de células que estão envolvidas pela MEC. Fibronectina é uma importante proteína que se liga às integrinas, moléculas transmembrana presentes em praticamente todas as células. A ligação dessas duas moléculas permite que eventos do meio extracelular repercutam no interior das células e vice-versa.

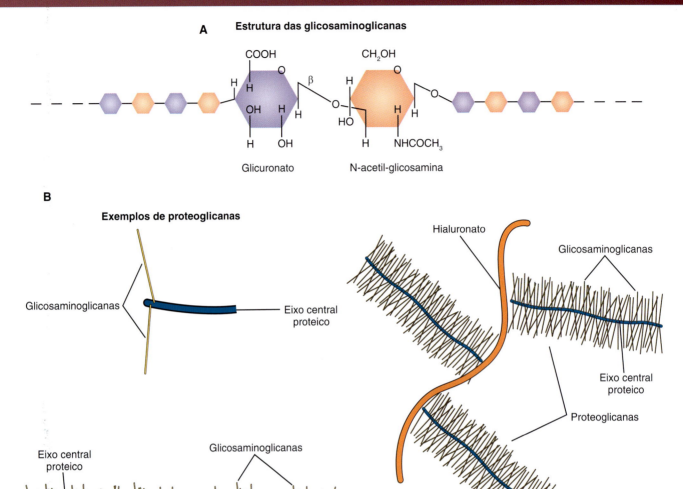

Figura 6.2 Moléculas da matriz fundamental do tecido conjuntivo. **A.** As glicosaminoglicanas são polímeros de pares de um ácido hexurônico e uma hexosamina, exemplificados e detalhados na figura respectivamente por glicuronato e acetilglicosamina. **B.** As proteoglicanas são associações de glicosaminoglicanas ligadas a um eixo proteico. Estão apresentados exemplos de proteoglicanas em uma sequência que vai de uma das mais simples até uma muito complexa.

O componente fibrilar da matriz confere importantes propriedades físicas ao tecido conjuntivo

O segundo componente da MEC são as *fibras do tecido conjuntivo*. Há basicamente dois tipos de fibras:

- Fibras compostas pela proteína *colágeno*, denominadas *fibras colágenas* e *fibras reticulares*
- Fibras e grânulos compostos de diversas proteínas, entre as quais a *elastina*, compõem o *sistema elástico* e formam as *fibras elásticas* ou *fibras do sistema elástico*.

O colágeno talvez seja a proteína mais abundante do corpo, e está amplamente distribuído em todas as variedades de tecido conjuntivo. Constitui uma família de moléculas da qual mais de 28 tipos já são conhecidos. Essas proteínas caracterizam-se por conter quantidade relevante dos aminoácidos *hidroxiprolina* e *hidroxilisina*. Além disso, o aminoácido *glicina* constitui cerca de 30% dos aminoácidos de suas moléculas.

Alguns tipos de moléculas de colágeno – tipos I, II e III – se unem para formar *fibrilas*. As fibrilas de tipos I e III podem se reunir para constituir *fibras* de diferentes espessuras e comprimentos. A maioria das outras moléculas de colágeno se associam a moléculas de colágeno I, II e III para a formação de fibrilas e fibras.

O colágeno tipo IV forma redes nas lâminas basais que se interpõem entre epitélios e tecido conjuntivo (ver Capítulo 5, *Tecido Epitelial*). O colágeno tipo VII forma *fibrilas de ancoragem*, que prendem fibras colágenas às lâminas basais (ver Figura 5.2).

As fibras colágenas são facilmente observadas ao microscópio óptico

As fibras colágenas observadas em secções de tecido conjuntivo propriamente dito são estruturas longas, de espessuras diversas e trajeto ondulado e tortuoso. Vários corantes, especialmente corantes ácidos, coram bem as fibras colágenas: eosina, usada na coloração H&E (*em rosa*), *sirius red* (*vermelho*), azul de anilina (*azul*) (ver Figura 2.5; Figuras 6.3, 6.4 e 6.5).

As *fibras colágenas* mais comuns são formadas predominantemente por moléculas de colágeno tipo I, ao qual estão associadas quantidades menores de moléculas de outros tipos de colágeno e de moléculas não colágeno. São fibras duras e de grande resistência à tração. Estão presentes em quase todos os órgãos, nas mucosas, em torno de nervos, nas cápsulas que revestem e protegem vários órgãos, na fáscia muscular que reveste e contém os músculos, nos tendões que unem músculos a ossos e na MEC do osso.

As fibras colágenas são formadas por unidades fibrosas de menor diâmetro (20 a 90 nm) denominadas *fibrilas colágenas*. As fibrilas são visíveis somente por microscopia eletrônica de transmissão e exibem uma característica estriação transversal de 64 nm, formada pela alternância de bandas claras e bandas escuras (Figura 6.6). A estriação resulta do arranjo ordenado das unidades moleculares que formam as fibrilas.

A matriz extracelular da cartilagem hialina é composta de fibrilas de *colágeno tipo II* que não se agregam em fibras e, portanto, não são visíveis em secções de cartilagem hialina observadas por microscopia óptica.

As fibrilas de *colágeno tipo III* se reúnem para formar fibras bastante delgadas e que geralmente se organizam em *redes tridimensionais*, razão pela qual essas fibras são denominadas *fibras reticulares*. Ao microscópio óptico estas fibras só podem ser vistas após uso de técnicas especiais, como, por exemplo, a reação de PAS ou impregnação metálica por sais de prata; por isso, são também denominadas fibras argirófilas (Figura 6.7).

Redes de fibras reticulares existem principalmente em órgãos parenquimatosos (p. ex., fígado, suprarrenal, medula óssea, linfonodos, baço), cujas células ocupam os espaços deixados pelas redes de fibras.

As moléculas de colágeno são sintetizadas no interior das células, mas as fibrilas se formam na matriz extracelular

Várias células produzem e secretam colágeno, como, por exemplo, fibroblastos no tecido conjuntivo propriamente dito, osteócitos do tecido ósseo, condrócitos do tecido cartilaginoso. Células musculares lisas também secretam colágeno.

A formação das fibrilas e fibras colágenas se dá em três etapas, discutidas a seguir.

Etapa do retículo endoplasmático

Da mesma forma que a maioria das proteínas que são exportadas pela célula, as cadeias polipeptídicas de colágeno são sintetizadas no retículo endoplasmático granular, e logo que penetram nas suas cisternas perdem seus peptídios-sinal (Figura 6.8).

As cadeias de colágeno, denominadas *cadeias alfa*, possuem muitos aminoácidos prolina e lisina, os quais são hidroxilados por ação enzimática e são transformados em *hidroxiprolina* e *hidroxilisina*. Segue-se uma etapa de glicosilação em que grupos de sacarídios (glicosil e galactosil) são adicionados às cadeias alfa.

Por fim, as cadeias dessas glicoproteínas se associam em grupos de três, originando pequenos bastões de cerca de 300 nm de comprimento – as moléculas de *pró-colágeno*. Com exceção de suas extremidades, denominadas *peptídios de registro*, as três cadeias do pró-colágeno se enrolam em forma de hélice (Figura 6.8).

Os peptídios de registro promovem a associação correta das três cadeias alfa na molécula de pró-colágeno, fazendo coincidir o início e o término dessas cadeias. Além disso, a ligação entre as três cadeias alfa é feita de modo que as três cadeias tenham a mesma polaridade.

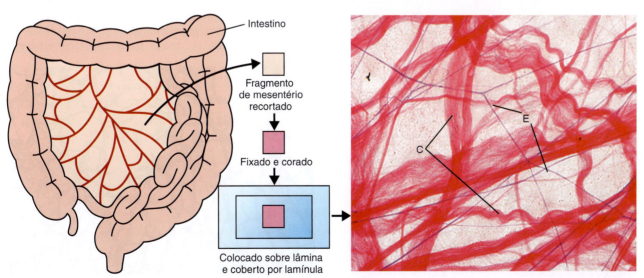

Figura 6.3 O mesentério, membrana que prende as alças intestinais, é um material favorável para observação de fibras do tecido conjuntivo. Um pequeno fragmento é recortado e depois corado e colocado sobre uma lâmina histológica. As fibras colágenas (*C*) têm diferentes espessuras e trajeto ondulado, e as fibras elásticas (*E*) são delgadas, retilíneas e ramificadas. (*Preparado total corado por picro-sirius + Weigert. Microscopia óptica. Aumento médio.*)

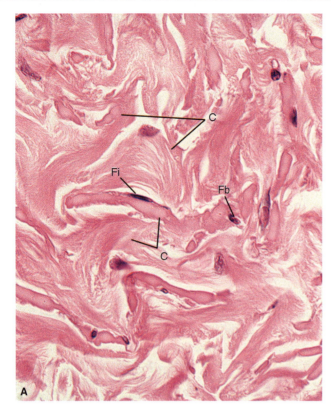

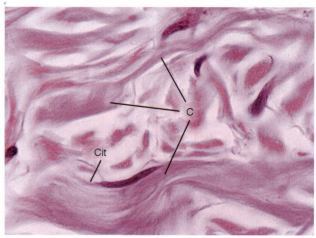

Figura 6.5 Tecido conjuntivo denso não modelado formado por fibras colágenas (*C*) de diferentes espessuras e arranjos e fibroblastos delgados cujo citoplasma (*Cit*) é difícil de ser percebido. (*H&E. Microscopia óptica. Aumento grande.*)

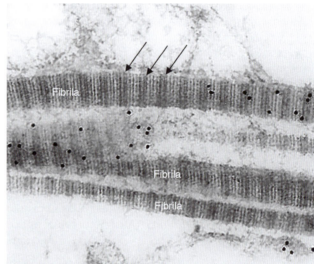

Figura 6.6 Fibrilas colágenas. Ao microscópio eletrônico de transição, observa-se que as fibrilas colágenas exibem estriação transversal (*setas*). Os pequenos pontos negros são partículas de ouro ligadas a um anticorpo contra colágeno tipo I, demonstrando a presença desta molécula nas fibrilas. (*Imagem cedida pelas Prof[as] Dr[as] Telma Zorn e Karin Carbone. Microscopia eletrônica de transmissão. Aumento grande.*)

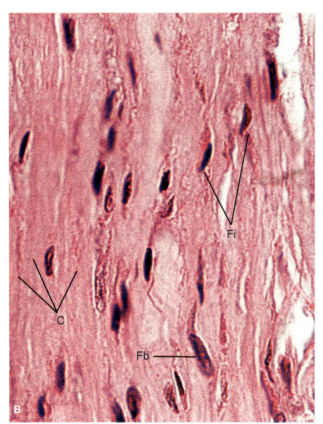

Figura 6.4 O tecido conjuntivo do tipo denso possui muitas fibras e proporcionalmente poucas células. **A.** O tipo chamado tecido conjuntivo denso não modelado tem fibras colágenas (*C*) de trajeto tortuoso e arranjadas em várias direções. **B.** O tipo chamado tecido conjuntivo denso modelado tem fibras colágenas (*C*) paralelas. As células são fibroblastos com núcleo claro e oval (*Fb*) e fibrócitos (*Fi*) com núcleos delgados e alongados. (*H&E. Microscopia óptica. Aumento médio.*)

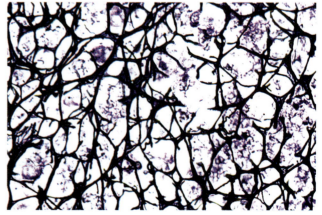

Figura 6.7 As fibras reticulares observadas em preto, formadas por colágeno tipo III, são delgadas e se associam para formar redes tridimensionais em cujos espaços se alojam células. (*Impregnação metálica. Microscopia óptica. Aumento médio.*)

A sequência de aminoácidos das três cadeias nem sempre é idêntica. O colágeno tipo I, por exemplo, é composto de duas cadeias chamadas alfa 1 e uma cadeia chamada alfa 2. Além disso, já foi mencionado que outros tipos de molécula de colágeno (tipos V, IX, XII e XIV) podem entrar na composição final da fibra, conferindo diferentes propriedades ao colágeno.

Etapa do complexo de Golgi

O pró-colágeno é transportado por vesículas do REG à face cis do *complexo de Golgi*. Após passar por suas várias cisternas, é colocado em vesículas que brotam de sua face trans (Figura 6.8).

A secreção de colágeno é do *tipo constitutivo*, isto é, as vesículas formadas no complexo de Golgi não são armazenadas e logo após deixarem o complexo de Golgi são encaminhadas para a membrana celular. Por exocitose, o pró-colágeno é transferido ao meio extracelular.

Etapa do meio extracelular

Na matriz extracelular as enzimas *pró-colágeno peptidases* cindem os peptídios de registro, pequenas porções das extremidades do pró-colágeno (entre as regiões de tripla-hélice), originando as moléculas de *tropocolágeno* (ver Figura 6.8).

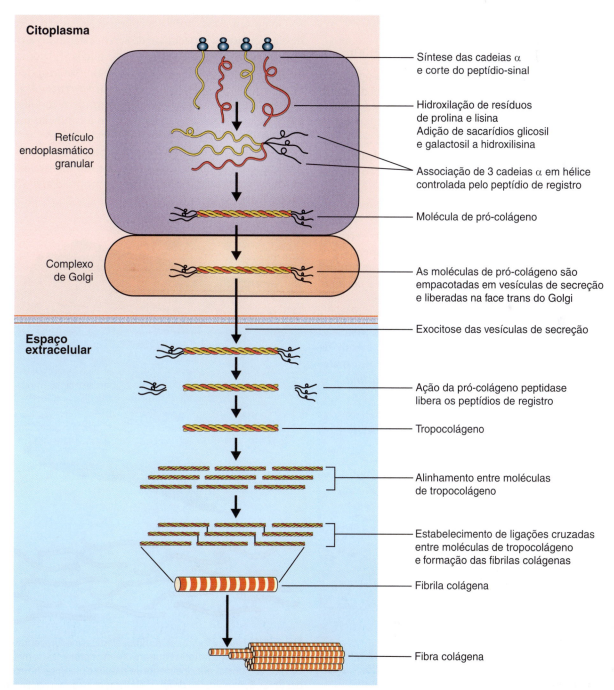

Figura 6.8 Síntese de colágeno. Na etapa intracelular são sintetizadas individualmente no retículo endoplasmático granular as cadeias α que se reúnem na molécula de pró-colágeno. Estas são exocitadas e no meio extracelular perdem seus peptídios de registro e formam o tropocolágeno. Bastões de tropocolágeno se associam para formar fibrilas de colágeno, e estas se reúnem em fibras colágenas.

Por ação da enzima *lisil-oxidase* sobre os resíduos de lisina das cadeias de tropocolágeno formam-se grupamentos aldeído nestes resíduos. Em consequência as moléculas de tropocolágeno formam ligações cruzadas entre si e se associam de maneira escalonada e altamente organizada. O resultado final dessas associações são as *fibrilas de colágeno*. O escalonamento das moléculas de tropocolágeno quando da formação das fibrilas resulta na estriação transversal das fibrilas vista por microscopia eletrônica (ver Figura 6.6).

As *fibrilas* frequentemente se reúnem em feixes de diferentes calibres, que constituem as *fibras colágenas* observadas por microscopia óptica.

As fibras elásticas fazem parte de um conjunto de componentes da MEC denominado sistema elástico

As fibras elásticas são vistas por microscopia óptica em forma de delgados filamentos ramificados de diâmetro uniforme. Essas fibras não se coram por corantes usados rotineiramente, como H&E, sendo necessárias colorações especiais para sua evidenciação (ver Figura 6.3; Figura 6.9).

O sistema elástico é composto de três tipos de fibras de complexidade crescente e diferente especialização funcional: fibras oxitalânicas, fibras elaunínicas e fibras elásticas. Essas fibras correspondem aos diversos estágios da formação final das fibras elásticas.

As *fibras oxitalânicas* são microfibrilas de cerca de 10 nm de diâmetro, portanto observadas apenas por microscopia eletrônica de transmissão. São constituídas de diversas proteínas, entre as quais se destaca a *fibrilina*. São consideradas precursoras das fibras elásticas.

As *fibras elaunínicas* representam um estágio mais avançado da formação de fibras elásticas. São vistas ao microscópio eletrônico de transmissão em forma de fibras oxitalânicas envolvidas por grânulos de um material muito denso representado pela proteína *elastina*.

As *fibras elásticas*, consideradas as fibras maduras do sistema elástico, são formadas por grande quantidade de microfibrilas de fibrilina que envolvem elastina (Figura 6.10). São hidrofóbicas e pouco solúveis. As fibras elásticas estão distribuídas em pequenas quantidades no tecido conjuntivo propriamente dito e aparecem de maneira concentrada em certos locais e estruturas específicas, como, por exemplo, na MEC do tecido cartilaginoso do tipo elástico, na parede de artérias, no pulmão (responsáveis pela volta ao seu estado após a expiração), na derme, e em alguns tendões e ligamentos, como o ligamento nucal.

O material elástico é sintetizado e secretado por fibroblastos e por células musculares lisas.

Como seu nome indica, as fibras elásticas são dotadas de elasticidade, a capacidade de serem estendidas e voltarem ao seu tamanho e sua forma originais. Tal como em outros elastômeros (p. ex., a borracha), essa propriedade se deve à existência de inúmeras *ligações cruzadas* entre longas cadeias paralelas, as quais permitem mobilidade das cadeias e resultam no seu retorno à condição inicial. A molécula de elastina possui regiões peculiares de *desmosina* e de *isodesmosina* formadas pela condensação de moléculas do aminoácido lisina e que são intermediárias nas ligações cruzadas que conferem propriedades elásticas à elastina (Figura 6.10 B).

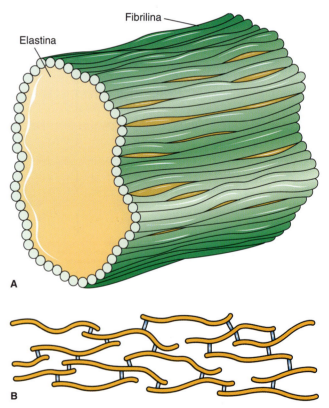

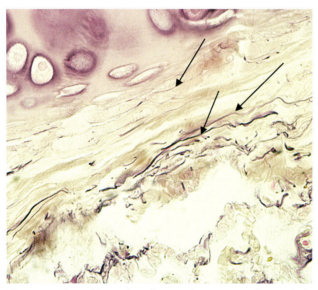

Figura 6.9 Fibras elásticas (*setas*) no tecido conjuntivo da parede da traqueia. (*Weigert. Microscopia óptica. Aumento pequeno.*)

Figura 6.10 Fibras elásticas. **A.** As fibras elásticas maduras apresenta em sua periferia microfibrilas que envolvem as proteínas de material elástico, compostas principalmente de elastina e presentes no interior das fibras. **B.** As unidades de fibras elásticas se associam por ligações cruzadas para formar as fibras vistas por microscopia óptica. Sua organização é a mesma de outros elastômeros naturais ou sintéticos.

Há duas categorias de células no tecido conjuntivo propriamente dito

Uma delas é formada por células originárias ou não no próprio tecido, mas que nele permanecem constantemente. São as *células residentes* do tecido conjuntivo, grupo formado por: *células mesenquimais* (já descritas no início deste capítulo), *fibroblastos*, *macrófagos* e *mastócitos* (Figura 6.11).

Outra categoria é formada por células provenientes de outros locais do organismo (p. ex., medula óssea, órgãos linfoides) que chegam ao tecido conjuntivo pelos vasos sanguíneos ou linfáticos e exercem suas principais atividades no tecido conjuntivo. São denominadas *células transientes* (também chamadas *transitórias*), e desse grupo fazem parte os *neutrófilos*, *eosinófilos*, *linfócitos* e *plasmócitos* (Figura 6.12).

Células residentes do tecido conjuntivo propriamente dito

Fibroblastos

As células mais comuns do tecido conjuntivo propriamente dito são os fibroblastos. São responsáveis pela secreção, manutenção e remodelação de fibras colágenas e elásticas, assim como da matriz fundamental do tecido conjuntivo.

São células alongadas e seu citoplasma é muito delgado. Como a coloração do citoplasma é muito semelhante à das fibras colágenas adjacentes à célula, o citoplasma frequentemente não é visto ao microscópio óptico, sendo seu núcleo a única porção da célula bem visualizada (ver Figuras 6.4 e 6.5).

O núcleo dos fibroblastos é elíptico. As características de forma e coloração do núcleo são usadas para avaliação do seu estado funcional.

Fibroblastos com núcleos elípticos, claros, pouco corados (sinal de que possuem muita eucromatina) são considerados em estado de grande atividade secretora. Fibroblastos com núcleo muito alongado e muito corado (com muita heterocromatina) são considerados células em repouso ou com atividade diminuída, também denominadas *fibrócitos* (ver Figura 6.4).

A atividade secretora dos fibroblastos é influenciada por um grande número de fatores locais – reação a uma lesão, inflamação, pressão, estiramento, secreção parácrina de fatores liberados por outras células –, assim como por mensageiros químicos – hormônios, fatores de crescimento – vindos pela circulação sanguínea.

Macrófagos

Os macrófagos são células especializadas em fagocitose de partículas estranhas ao organismo – microrganismos e outras partículas orgânicas ou inorgânicas –, assim como de material do próprio organismo – restos de células mortas, restos de matriz fibrilar.

Por esta razão, o macrófago e outra célula fagocitária – o *neutrófilo* – são denominados *fagócitos profissionais*, em contraposição a células que só eventualmente fagocitam.

São células esféricas com núcleos esféricos. Seu citoplasma acidófilo pode ter aspecto espumoso, rendilhado,

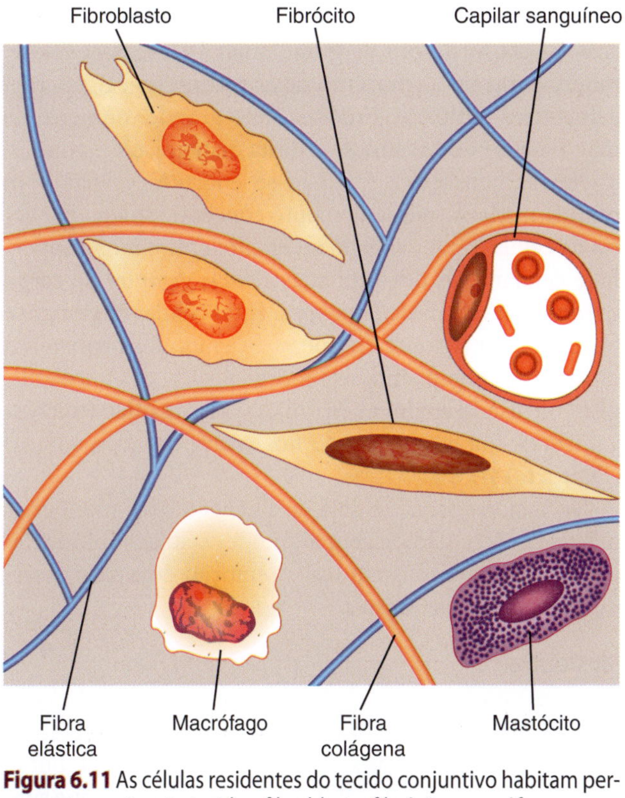

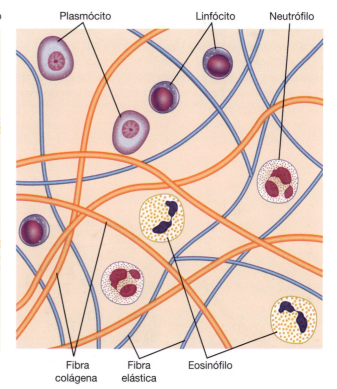

Figura 6.11 As células residentes do tecido conjuntivo habitam permanentemente este tecido – fibroblasto, fibrócito, macrófago e mastócito. Não é mostrada a célula mesenquimal.

Figura 6.12 As células transientes do tecido conjuntivo – linfócito, plasmócito, macrófago, neutrófilo e eosinófilo – chegam ao tecido conjuntivo pela circulação sanguínea e permanecem neste tecido por tempos variáveis.

quando contiver vacúolos de fagocitose, ou pode conter partículas e restos nucleares, resultado de atividade fagocítica (Figura 6.13).

Por microscopia eletrônica de transmissão observa-se que, quando em atividade de fagocitose, o macrófago tem muitos prolongamentos e pseudópodes curtos, assim como muitos *vacúolos de fagocitose* e *lisossomos*.

Os macrófagos se originam de um tipo de leucócito circulante denominado *monócito*, formado na medula óssea. Os monócitos abandonam o sangue atravessando a parede dos vasos sanguíneos e se estabelecem no tecido conjuntivo propriamente dito, onde se transformam em macrófagos e exercem sua atividade.

Além disso, os macrófagos se estabelecem em diversos locais do corpo, como, por exemplo, no fígado (onde são denominados células de Kupffer), nos linfonodos, no baço. A população de macrófagos do organismo é agrupada no *sistema mononuclear fagocitário*, formado por células da mesma origem e com propriedades funcionais semelhantes (Tabela 6.2).

Além de exercer fagocitose, os macrófagos secretam moléculas reguladoras da atividade de linfócitos e da resposta imunológica, assim como fatores de controle de reação inflamatória. São células importantes para a iniciação de respostas imunitárias; no Capítulo 14, *Órgãos Linfoides*, serão apresentados mais aspectos da função dos macrófagos.

Para exercerem mais ativamente a fagocitose, os macrófagos possuem receptores de superfície para o fragmento Fc de imunoglobulinas e para fatores do complemento, ambos responsáveis pelo fenômeno da *opsonização*.

Opsonização

A opsonização torna a fagocitose mais intensa e eficaz.

A eliminação dos antígenos ou microrganismos que se ligaram aos anticorpos ocorre principalmente por fagocitose, por meio de um processo conhecido como opsonização (do grego *opson*, "tornar saboroso").

As células fagocitárias, principalmente macrófagos e neutrófilos, possuem na sua superfície vários tipos de

Tabela 6.2 Exemplos de células do sistema mononuclear fagocitário.

Célula	Localização
Macrófago	Tecido conjuntivo propriamente dito, órgãos linfoides, alvéolos pulmonares, peritônio
Célula de Kupffer	Capilares sinusoides do fígado
Osteoclasto	Tecido ósseo
Célula gigante de corpo estranho	Locais de alguns tipos de inflamação crônica e de alguns tipos de infecção bacteriana ou por protozoários
Célula de Hofbauer	Placenta
Micróglia*	Tecido nervoso
Célula dendrítica	Linfonodos, baço, pele, tecido linfoide associado a mucosas (MALT)
Célula de Langerhans	Epiderme

*Não se origina de monócitos.

receptores que facilitam a fagocitose. Alguns tipos de receptores reconhecem locais das moléculas de anticorpo do tipo IgG e outros reconhecem fragmentos de moléculas do sistema complemento, chamados C3b e ligados às moléculas de anticorpo IgM ou IgG.

Após uma ou várias destas moléculas se ligarem aos antígenos, estes conjuntos são reconhecidos pelos receptores dos macrófagos. O reconhecimento desencadeia na membrana plasmática dos macrófagos o processo de internalização, tornando mais eficiente a função dos macrófagos na fagocitose.

Células gigantes de corpo estranho

Em algumas situações de inflamação crônica caracterizada pela formação de granulomas (p. ex., sarcoidose, tuberculose) ou na presença de estruturas (p. ex., microrganismos) muito volumosas, um grande número de macrófagos pode se fundir e, desta maneira, circundá-las.

Nessas condições, formam-se enormes células com muitos núcleos frequentemente concentrados na periferia da célula, onde se dispõem em arco próximos à superfície celular. São denominadas *células gigantes de corpo estranho* ou *células de Langhans*. Estas células englobam e formam uma barreira em torno de acúmulos de material estranho ao organismo, seja inorgânico (p. ex., talco antigamente usado em luvas cirúrgicas) ou orgânico (microrganismos, fibras vegetais de fios cirúrgicos para sutura) (Figura 6.14).

No tecido ósseo, células da linhagem dos monócitos sofrem fusão e dão origem a grandes células multinucleadas e especializadas em lise e remoção de tecido ósseo, denominadas *osteoclastos*.

Mastócitos

Os mastócitos são células residentes do tecido conjuntivo propriamente dito encontradas frequentemente na proximidade de vasos sanguíneos. Acredita-se que o mastócito se origine de células da medula óssea e que suas formas imaturas circulem pelo sangue e depois se estabeleçam no tecido conjuntivo.

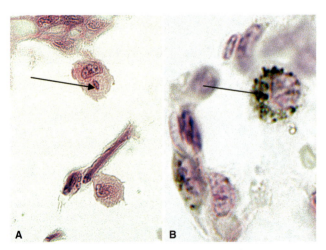

Figura 6.13 Macrófago. **A.** Macrófago contendo um fagossomo (*seta*). **B.** Macrófago com várias partículas fagocitadas (*seta*). (H&E. Microscopia óptica. A, Aumento médio. B, Aumento grande.)

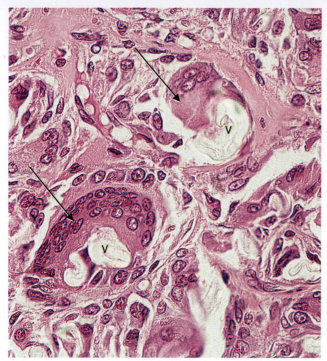

Figura 6.14 As células gigantes de corpo estranho (*setas*) são células multinucleadas formadas pela fusão de macrófagos. Compare seu tamanho com o das células vizinhas e note a grande quantidade de seus núcleos. Nesta figura são vistas envolvendo fibras vegetais (*V*). (H&E. Microscopia óptica. Aumento pequeno.)

Os mastócitos maduros são células ovoides, com núcleo central esférico ou alongado, mas sua identificação nem sempre é possível em secções coradas por colorações de uso rotineiro. Pelo uso de outras técnicas de coloração é possível observar que seu citoplasma está preenchido de pequenos grânulos (Figura 6.15).

Esses grânulos possuem uma característica de coloração que é a *metacromasia*, propriedade de certas substâncias de modificar a cor do corante usado para sua coloração – os grânulos dos mastócitos se coram em púrpura ou violeta após coloração por alguns corantes azuis, como, por exemplo, o azul de toluidina. No caso do mastócito, isto se deve à presença de heparina em seus grânulos.

Os mastócitos secretam várias substâncias, algumas das quais são armazenadas nos seus grânulos:

▶ *Heparina* – uma proteoglicana sulfatada com ação anticoagulante
▶ *Histamina* – uma pequena molécula com inúmeras ações em reações alérgicas e inflamatórias
▶ *Proteases* – proteínas com ação enzimática, dos grupos das quimases, triptases, e carboxipeptidase A
▶ *Fatores quimiotáticos* – moléculas que recrutam células que tenham receptores para essas moléculas. Os mastócitos secretam fatores que recrutam eosinófilos e neutrófilos – *fator quimiotático para eosinófilos* e *fator quimiotático para neutrófilos* – para aumentar a população dessas células e fixá-las em locais em que esteja ocorrendo uma reação inflamatória.

São reconhecidos dois tipos de mastócitos – *mastócitos de mucosa* e *mastócitos de conjuntivo*. Ambos diferem quanto à sua localização e ao conteúdo de alguns componentes de seus grânulos (p. ex., proteases).

Os mastócitos possuem em sua superfície receptores para *anticorpos da classe E* (imunoglobulina E, IgE). Quando é produzida (frequentemente em resposta a antígenos alergênicos), essa imunoglobulina circula no plasma ligada ao alergênico que provocou sua produção e pode passar para o tecido conjuntivo e atingir os mastócitos.

A IgE, ao se ligar a seus receptores na superfície dos mastócitos, desencadeia uma intensa e rápida desgranulação (exocitose dos grânulos) mediada por entrada de Ca^{2+} no citoplasma. A liberação dos componentes dos grânulos no meio extracelular se traduz naquilo que se denomina "reação alérgica" (edema, eritema, prurido), que pode atingir diferentes níveis de gravidade, inclusive um choque anafilático, que pode ser fatal.

Apesar de se ter muitos dados sobre os mastócitos, o conhecimento sobre seu papel exato na fisiologia e na patologia ainda precisa ser mais desenvolvido.

Células transientes do tecido conjuntivo propriamente dito

Este grupo compreende os *leucócitos* que chegam ao tecido conjuntivo pelo sangue e exercem suas atividades nesse tecido. Dependendo do tipo de célula, morrem no próprio tecido ou podem voltar para a circulação sanguínea ou linfática. Veja um desenho esquemático das células na Figura 6.12.

Neutrófilos

São células pequenas, esféricas e com núcleo lobulado, isto é, o material nuclear está disposto em várias porções unidas por delgados filamentos (ver Figura 6.12; Figura 6.16). Os neutrófilos maduros possuem núcleos com 3 a 7 lóbulos.

São células ativamente fagocitárias e que atuam em vários tipos de reação inflamatória. Exibem o fenômeno de opsonização, tal como os macrófagos. Seu tempo de vida após

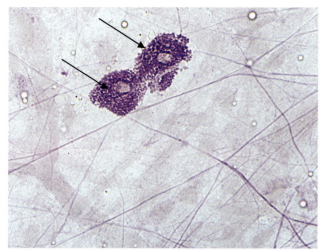

Figura 6.15 As células granulosas observadas na figura são mastócitos (*setas*) do mesentério. Os filamentos delgados são fibras elásticas. (Weigert. Microscopia óptica. Aumento médio.)

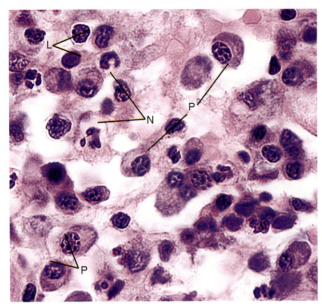

Figura 6.16 Células transientes do tecido conjuntivo em um infiltrado inflamatório formado por: linfócitos (*L*); neutrófilos (*N*), um em bastonete e um segmentado; e plasmócitos (*P*). (*H&E. Microscopia óptica. Aumento médio.*)

saírem do sangue é bastante curto (cerca de 12 h), e depois desse período, morrem localmente, sendo então fagocitados por macrófagos. Possuem grânulos muito pequenos em seu citoplasma, muitos dos quais são lisossomos.

Eosinófilos

São células pequenas e esféricas, cujo núcleo geralmente tem dois lóbulos (bilobado), e possuem em seu citoplasma muitos grânulos acidófilos. Estes, após coloração por H&E, se coram em vermelho ou rosa-alaranjado devido à eosina presente nesse corante (ver Figura 6.12; Figura 6.17).

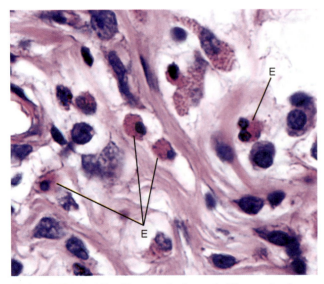

Figura 6.17 Eosinófilos (*E*) com grânulos eosinófilos no citoplasma. Um dos eosinófilos (*à direita*) possui característico núcleo bilobado. (*H&E. Microscopia óptica. Aumento médio.*)

Quando observados ao microscópio eletrônico de transmissão, seus grânulos têm um aspecto bastante característico, pois possuem em seu interior um cristaloide, denominado *internum*.

Os grânulos contêm várias substâncias: proteína básica principal (*major basic protein*, MBP), proteína catiônica do eosinófilo (*eosinophil cationic protein*, ECP), peroxidase (*eosinophil peroxidase*, EPO).

A célula está associada a reações imunitárias, reações alérgicas e presença de parasitos, principalmente vermes.

Linfócitos

São células esféricas de tamanho diverso. Os menores linfócitos medem cerca de 7 μm de diâmetro, semelhante ao tamanho de uma hemácia. Seu núcleo esférico possui cromatina densa e ocupa quase todo o volume da célula. O citoplasma se resume a uma pequena faixa basófila clara em torno do núcleo (ver Figuras 6.12 e 6.16).

O linfócito exerce papel preponderante na resposta imunológica, pois tem a capacidade de reconhecer especificamente os antígenos, proteínas estranhas ao organismo, e promover uma reação a esses antígenos.

Os linfócitos são dotados de grande mobilidade e muitos circulam permanentemente entre vários tecidos e órgãos do corpo, utilizando os sistemas sanguíneo e linfático.

Há diversos tipos de linfócitos, que serão mais bem analisados no Capítulo 14, *Órgãos Linfoides*. Seus vários tipos e subtipos não podem ser diferenciados em secções rotineiras de microscopia óptica ou eletrônica.

Plasmócitos

São células resultantes da diferenciação de um tipo de linfócito, o linfócito B. Este, se exposto a um antígeno que ele reconhece e se for devidamente estimulado, pode se transformar em um plasmócito. Esta célula passa a produzir e secretar grande quantidade de anticorpos dirigidos contra o antígeno previamente reconhecido.

Os plasmócitos são células maiores que os linfócitos (ver Figuras 6.12 e 6.16) e exibem várias características histológicas que possibilitam sua identificação:

▶ Forma arredondada ou ovalada
▶ Núcleo excêntrico, deslocado para um dos polos da célula
▶ Núcleo com grumos de cromatina densa às vezes dispostos junto ao envoltório nuclear, em um aspecto descrito como "roda de carroça"
▶ Citoplasma basófilo devido à grande quantidade de retículo endoplasmático granular, responsável pela síntese de anticorpo
▶ Frequentemente há no citoplasma uma região menos corada junto ao núcleo e que corresponde ao centro celular e ao complexo de Golgi, chamada *imagem negativa do complexo de Golgi*.

O papel das células residentes e transientes na inflamação

A reação inflamatória é um processo que ocorre principalmente no tecido conjuntivo e que envolve a participação de células, vasos sanguíneos e inúmeras moléculas circulantes no plasma e/ou liberadas pelas células que participam nesse processo.

Geralmente é desencadeada por uma agressão física, química ou biológica, de origem interna ou externa. Células do sangue e do tecido conjuntivo participam ativamente da reação inflamatória. Esta compreende a neutralização dos agentes que a provocaram e, no fim do processo, a reparação de células e MEC que tiverem sido danificados.

Os estágios iniciais da reação são denominados *fase aguda da reação inflamatória*. Durante essa fase, há grande atividade de neutrófilos atraídos para o local da reação por fatores quimiotáticos. Moléculas do plasma e moléculas secretadas por várias células, como, por exemplo, mastócitos (pela liberação de histamina), macrófagos e fibroblastos, promovem o aumento da circulação sanguínea local e da saída de líquido dos vasos sanguíneos, o que resulta em alguns dos sinais típicos de inflamação aguda: edema e elevação da temperatura no local da inflamação.

Macrófagos e neutrófilos da região próxima ao processo são recrutados por moléculas quimiotáticas para o local da inflamação, assim como novas células são atraídas dos vasos sanguíneos que irrigam o local.

As etapas mais avançadas da reação inflamatória – *fase crônica da inflamação* – caracterizam-se pelo acúmulo de grandes quantidades de macrófagos, linfócitos e plasmócitos no local da reação.

Fibroblastos podem migrar para o local ou são formados a partir de células mesenquimais e secretam matriz extracelular para reparar danos que podem ter sido causados, principalmente na etapa de restauração do tecido – a *cicatrização*. Células denominadas *miofibroblastos*, cujo citoplasma possui grande quantidade de filamentos de actina, participam da cicatrização.

Lesões epiteliais são reparadas por proliferação de células epiteliais não afetadas pelo processo. Nas áreas de inflamação e cicatrização, frequentemente há formação de novos vasos sanguíneos – *angiogênese* –, em geral por brotamento a partir de vasos preexistentes.

O tecido conjuntivo propriamente dito pode ser frouxo ou denso

O tecido conjuntivo propriamente dito está espalhado por todo o corpo, com exceção do interior do sistema nervoso central. Sua *classificação* é baseada na proporção relativa entre o volume de células e de matriz, na quantidade de fibras colágenas e na organização dessas fibras.

O tecido conjuntivo frouxo possui muitas células em relação à matriz

O *tecido conjuntivo frouxo* frequentemente é observado abaixo de epitélios de revestimento, principalmente nas mucosas que revestem órgãos ocos das vísceras (p. ex., tubo digestivo, bexiga, útero).

Pelo fato de possuir poucas fibras colágenas e que são dispostas em diversas orientações, é mais delicado, não resiste a pressões e tensões mecânicas muito intensas, mas possibilita certa mobilidade à camada epitelial. Pode ter também fibras elásticas (não vistas em colorações de uso rotineiro), que contribuem para a elasticidade e mobilidade do tecido.

A maioria de suas células são fibroblastos, acompanhados de macrófagos, mastócitos e células transientes (Figura 6.18).

O tecido conjuntivo denso pode ser não modelado ou modelado

Tais variedades são classificadas conforme a disposição de suas fibras colágenas. O tecido conjuntivo denso possui muitas dessas fibras, em comparação com as células.

Tecido conjuntivo denso não modelado

Possui fibras colágenas dispostas em várias direções. Tal característica atribui ao tecido um aspecto aparentemente desorganizado (ver Figuras 6.4 e 6.5). Além das fibras, o tecido conjuntivo denso não modelado é composto principalmente de fibroblastos e fibrócitos.

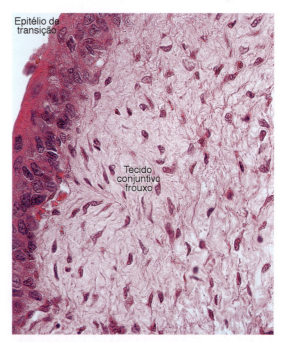

Figura 6.18 Tecido conjuntivo frouxo composto de muitas células e poucas fibras, situado abaixo de um epitélio de transição na bexiga. (*H&E. Microscopia óptica. Aumento médio.*)

Trata-se de um tecido mais preparado para resistir a tensões e pressões mecânicas do que a variedade anterior, principalmente se as forças forem provenientes de diversas direções. Costuma estar situado mais afastado dos epitélios, como, por exemplo, na derme (da pele), no interior de glândulas, em torno de vasos sanguíneos e nervos, na parede do tubo digestivo.

Tecido conjuntivo denso modelado

É constituído por uma proporção ainda maior de fibras colágenas. Essas fibras são geralmente mais espessas que nas variedades anteriores e se dispõem paralelamente entre si, intercaladas por fibroblastos (Figura 6.19).

Essa disposição de fibras colágenas paralelas faz com que esse tecido seja muito resistente a pressão e, principalmente, a tração mecânica. Por esta razão, é o tecido que constitui cápsulas de órgãos, fáscias musculares, aponeuroses, ligamentos e os tendões que unem os músculos aos ossos.

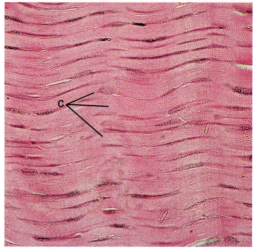

Figura 6.19 Tendão formado por tecido conjuntivo denso modelado, cujas espessas fibras colágenas (C) se arranjam paralelamente. Os núcleos situados entre as fibras pertencem a fibroblastos. (H&E. Microscopia óptica. Aumento pequeno.)

No tecido conjuntivo mucoso predomina a matriz fundamental

O *tecido conjuntivo do tipo mucoso* é originário do mesoderma extraembrionário e existe no cordão umbilical.

Sua matriz, também denominada **geleia de Wharton**, é constituída principalmente por matriz fundamental e poucas fibras colágenas delgadas. O componente celular é constituído por células com morfologia de fibroblastos ou células mesenquimais (Figura 6.20). O componente de matriz é pouco corado e mostra locais aparentemente vazios, em decorrência da dificuldade de fixação e pouca afinidade tintorial das GAGs e PGs.

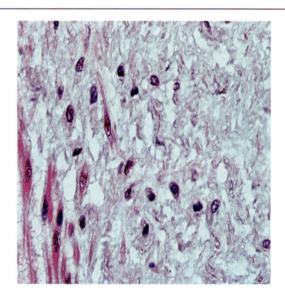

Figura 6.20 O tecido conjuntivo mucoso presente no cordão umbilical tem sua matriz extracelular formada quase exclusivamente por substância fundamental e escassas fibras. (H&E. Microscopia óptica. Aumento médio.)

No tecido conjuntivo reticular as fibras reticulares formam redes tridimensionais

Esse tecido não existe por si só isoladamente, mas faz parte da estrutura interna de vários órgãos nos quais constitui o arcabouço das células. Suas fibras são formadas predominantemente por colágeno tipo III.

É encontrado em várias glândulas (fígado, adrenal), em torno de células musculares lisas e nos órgãos hemopoéticos e linfoides. Estes últimos são formados por grandes populações de células livres e dotadas de grande mobilidade, as quais se alojam nos espaços das redes de fibras reticulares.

As fibras reticulares são secretadas por fibroblastos e em órgãos linfoides (baço e linfonodos) por células desses órgãos, denominadas **células reticulares**.

A matriz do tecido conjuntivo elástico é formada predominantemente por material elástico

Da mesma forma que os tecidos mucoso e reticular, a ocorrência desse tecido é restrita a locais específicos do corpo, em oposição ao tecido conjuntivo propriamente dito, que é amplamente distribuído.

Localiza-se na parede de grandes artérias (p. ex., na aorta) e no ligamento elástico da coluna vertebral (também denominado ligamento amarelo, coloração natural do material elástico).

CAPÍTULO 7

Sangue e Sua Formação

Principais tópicos abordados neste capítulo

- Conceito, 84
- Funções, 84
- Plasma, 84
- Células do sangue, 85
- Esfregaço de células sanguíneas, 86
- Hemácias, 86
- Neutrófilos, 88
- Eosinófilos, 90
- Basófilos, 90
- Linfócitos, 90
- Monócitos, 91
- Plaquetas, 91
- Coagulação, 91
- Hematopoese, 92
- Linhagem eritrocítica, 95
- Linhagem granulocítica, 97
- Linhagens agranulocíticas, 97
- Linhagem megacariocítica, 97

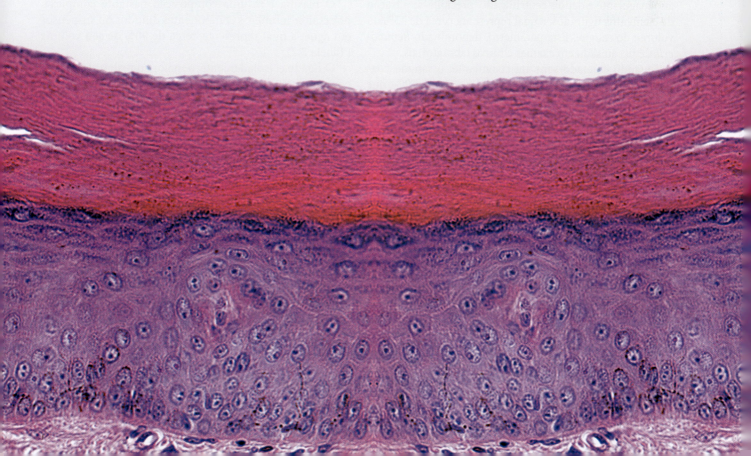

Introdução

O sangue pode ser considerado uma *variedade de tecido conjuntivo* no qual a substância intercelular é líquida. As células do sangue são formadas nos *órgãos hematopoéticos* a partir de células precursoras dos elementos sanguíneos derivadas de *células mesenquimais*, assim como os outros tecidos conjuntivos são também derivados de células mesenquimais.

O corpo de humanos adultos saudáveis contém cerca de 5 ℓ de sangue (ou 7% do peso corporal). O organismo é dotado de vários mecanismos que mantêm em limites rígidos o volume do sangue, a quantidade de suas células e a sua composição, especialmente a concentração de macromoléculas e de íons.

O sangue é formado por dois componentes: uma porção líquida denominada *plasma*; e uma porção composta de *células* e *fragmentos de células*, conjunto denominado *elementos figurados do sangue*.

O transporte é a função mais importante do sangue

Nos vertebrados, o sangue circula em um sistema fechado de vasos sanguíneos, impulsionado pelo coração. O sangue está em constante recirculação e na espécie humana calcula-se que seu volume total circule pelo corpo duas a três vezes por minuto.

O sangue ocupa uma posição estratégica que o habilita às funções de transporte e distribuição de substâncias pelo organismo, assim como de manutenção de vários de seus parâmetros químicos (Tabela 7.1).

Tabela 7.1 Principais funções do sangue.

Transporte de O_2 e CO_2
Transporte de íons, fatores de crescimento, hormônios, macromoléculas, vitaminas e nutrientes absorvidos do intestino ou excretados pelos tecidos
Transporte de células sanguíneas
Transporte de catabólitos e de toxinas para locais em que são metabolizados ou excretados
Manutenção da osmolaridade adequada do fluido extracelular
Manutenção do pH do corpo através de sistemas-tampão do plasma
Transporte de imunoglobulinas favorecendo sua ligação a antígenos
Distribuição de calor e manutenção da temperatura corpórea ao homogeneizar a temperatura dos vários locais do corpo

O plasma é o elemento líquido do sangue

O *plasma* é o componente líquido do sangue. Quando o sangue é coletado por punção venosa juntamente com anticoagulante e depois centrifugado, precipita-se a fração de elementos figurados, a qual representa cerca de 45% do volume do sangue. Este parâmetro, denominado *hematócrito*, é pesquisado em exames clínicos laboratoriais.

Quando coletado sem anticoagulante, o sangue coagula, produzindo: uma porção sólida – o *coágulo* – que contém os elementos figurados e várias proteínas; uma porção líquida, chamada *soro*, do qual estão ausentes os fatores de coagulação.

O plasma tem uma composição bastante complexa, por conter inúmeros componentes diluídos ou suspensos em água, a qual representa cerca de 90% de seu volume (Tabela 7.2).

O fígado é, isoladamente, o maior contribuinte para os componentes do plasma, pois secreta albumina e muitas outras proteínas e glicoproteínas.

Tabela 7.2 Composição do plasma sanguíneo.

Componente		Principais funções
H_2O		Meio líquido
Íons	Na^+, $carbonato^{2-}$, Cl^-, Ca^{2+}, Fe^{3+},* Mg^{2+}	Funções celulares, pressão osmótica
Proteínas	Albumina (proteína mais abundante)	Pressão coloidosmótica, transporte de outras moléculas
	Fibrinogênio	Coagulação
	α-globulinas, β-globulinas	Transporte de íons e moléculas (ferro, hormônios), inibidores enzimáticos
	γ-globulinas (algumas são anticorpos ou imunoglobulinas)	Neutralização de antígenos
	Fatores de coagulação	Coagulação do sangue
Pequenas moléculas orgânicas	Glicose, ureia, creatina, creatinina	Metabólitos, reserva energética
Hormônios e fatores de crescimento	Hormônios glicoproteicos e hormônios esteroides,* fatores de crescimento	Mensageiros químicos e agentes indutores de funções celulares
Lipídios	Ácidos graxos, colesterol e derivados*	Nutrientes e componentes celulares

*Associados a glicoproteínas ou lipoproteínas transportadoras.

As células do sangue são agrupadas em duas categorias

As células sanguíneas se formam na medula óssea hematogênica e são classificadas em duas categorias. Uma categoria de células é constituída pelas *hemácias* (ou *eritrócitos* ou *glóbulos vermelhos do sangue*). A segunda categoria é formada pelos *leucócitos* ou *glóbulos brancos do sangue*.

Os leucócitos podem apresentar em seu citoplasma dois tipos de grânulos, os *grânulos específicos* e os *grânulos azurófilos*.

Os leucócitos que apresentam grânulos específicos constituem os *leucócitos granulócitos*: *neutrófilos*, *eosinófilos* e *basófilos*. Apresentam em seu citoplasma grânulos específicos e grânulos azurófilos e, além disso, caracterizam-se por apresentar *núcleos lobulados*. Isto significa que sua cromatina se distribui em várias porções denominada *lóbulos* – geralmente dois a cinco –, ligados entre si por delgados filamentos de cromatina. Por esta razão, esses leucócitos também são denominados *leucócitos polimorfonucleares* (PMN).

Outro grupo de leucócitos não apresenta grânulos específicos, mas apenas grânulos azurófilos. São os *leucócitos agranulócitos* – os *leucócitos* e os *monócitos*. Apresentam núcleos não lobulados, e por esta razão também são denominados *leucócitos mononucleares*.

Os *grânulos azurófilos* (também chamados primários) são muito pequenos e se coram pelo corante azur em azul profundo a violeta. Em geral existem em pequena quantidade na célula e contêm enzimas hidrolíticas; são funcionalmente semelhantes a lisossomos e podem conter também substâncias antibacterianas. A Tabela 7.3 apresenta exemplos do conteúdo desses grânulos.

Os *grânulos específicos* (também chamados secundários) existem em grande quantidade nos leucócitos granulócitos. São maiores que os grânulos azurófilos. Seu conteúdo tem características próprias em cada tipo de granulócito, e por esta razão se coram de maneira diferenciada (ver Tabela 7.3).

Também fazem parte dos elementos figurados do sangue as *plaquetas*. São pequenos fragmentos anucleados que se desprendem do citoplasma dos *megacariócitos*, células da medula óssea hematogênica.

Entre as células sanguíneas predominam amplamente as hemácias, seguidas pelos neutrófilos e pelas outras células. A proporção relativa dos leucócitos exibe certa variação, mesmo em indivíduos sadios (Tabela 7.4).

Tabela 7.3 Alguns componentes dos grânulos de leucócitos.		
Grânulos	**Coloração***	**Componentes**
Azurófilos	Púrpura	Mieloperoxidase (MPO), defensinas, proteína bactericida por aumento de permeabilidade (BPI), lisozimas, azurocidina, catepsina
Grânulos específicos de neutrófilos	Rosa-clara ou azul-clara	Lactoferrina, fosfatase alcalina, lisozimas, colagenase
Grânulos terciários de neutrófilos	Rosa-clara ou azul-clara	Gelatinase B (metaloproteinase de matriz 9)
Grânulos específicos de eosinófilos	Vermelha ou laranja	Proteína básica principal (MBP), proteína catiônica de eosinófilos, peroxidase de eosinófilos, ribonuclease, catepsina
Grânulos específicos de basófilos	Metacromáticos – roxa ou púrpura	Heparina, histamina, fator quimiotático para eosinófilos, triptase, quimase, carboxipeptidase A

*Resultante da aplicação de corantes tipo Romanovsky.

Tabela 7.4 Valores médios de concentração e proporção relativa de células sanguíneas em adultos sadios.		
Célula	**Células/microlitro de sangue**	**Percentual em relação ao total de leucócitos**
Hemácias	♂ 4,2 a 5,7 milhões	–
	♀ 3,5 a 5,1 milhões	–
Leucócitos	4.000 a 11.000	–
Neutrófilos em bastonete*	700	3 a 5
Neutrófilos segmentados**	1.800 a 8.000	40 a 70
Eosinófilos	0 a 700	1 a 6
Basófilos	40 a 200	0,5 a 2
Linfócitos	800 a 5.000	20 a 35
Monócitos	150 a 900	3,5 a 15
Plaquetas	140.000 a 400.000	–

*Núcleo não lobulado, em forma da letra C. **Núcleo lobulado.

Como observar células sanguíneas ao microscópio óptico

A maneira mais utilizada para analisar as células do sangue ao microscópio óptico consiste em espalhar ou estender as células sobre uma lâmina histológica.

Esse preparado, chamado *esfregaço* ou *extensão*, é feito colocando-se sobre uma lâmina histológica uma gota de sangue coletado com anticoagulante (Figura 7.1). Por meio de uma lamínula, a gota é espalhada sobre a lâmina, produzindo uma monocamada de células – as células se distribuem em camada única, praticamente sem superposição.

Os esfregaços são corados por misturas corantes como as de Leishman, Giemsa, Wright ou May-Grünvald. Trata-se de modificações de um corante criado por Romanovsky, que por essa razão são denominadas corantes tipo Romanovsky. Consistem basicamente em três corantes: azul de metileno, eosina Y (ou similar) e azur B. Após a mistura e contato com o ar, formam-se produtos de oxidação que são componentes importantes para a coloração.

Os corantes dessas misturas coram as várias estruturas celulares isoladamente ou em conjunto, fornecendo imagens diferenciadas dessas estruturas; tais imagens possibilitam que se analisem em detalhes as células e se diferenciem suas características morfológicas.

O diâmetro das células em um esfregaço é pouco maior que o das células suspensas no sangue, porque no esfregaço seu citoplasma se estende sobre a lâmina.

Esfregaços podem ser preparados também para análise de outros tipos de célula, como, por exemplo, células da medula óssea hematogênica e células colhidas de órgãos cavitários – lavado brônquico, células do colo do útero, da vagina –, com a utilização dessas ou de outras colorações.

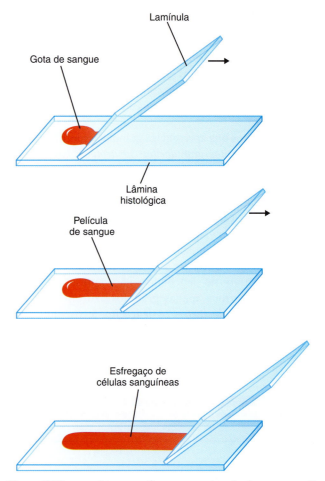

Figura 7.1 Para se obter um esfregaço ou extensão de sangue, aplica-se uma gota de sangue sobre uma lâmina. Apoia-se uma lamínula sobre a gota e arrasta-se a lamínula sobre a lâmina. Deixa-se secar o esfregaço, que depois é corado.

A hemoglobina é o principal componente das hemácias

As hemácias de mamíferos são células anucleadas que perderam o núcleo durante sua formação e, quando maduras, não apresentam organelas. Exercem a função altamente especializada de transporte de oxigênio no sangue pelo fato de conterem *hemoglobina*.

Na espécie humana, as hemácias sadias são discos bicôncavos que medem cerca de 7 μm de diâmetro (Figura 7.2). Submetidas às misturas habitualmente usadas, coram-se de rosa-claro a laranja ou azul-acinzentado, dependendo do pH da mistura corante. Pelo fato de serem bicôncavas, seu centro é delgado e menos corado.

A *hemoglobina* representa mais de 90% do peso seco de uma hemácia. Em adultos sadios, há ampla predominância da molécula de hemoglobina do tipo HbA, enquanto durante a vida fetal predomina o tipo HbF. A molécula do tipo HbF tem a vantagem de se ligar a oxigênio mesmo que este esteja sob pressões parciais mais baixas.

A molécula de hemoglobina é constituída de quatro cadeias: duas cadeias α e duas cadeias β (Figura 7.3). As cadeias pertencem à família das proteínas globulares denominadas *globinas*, da qual fazem parte, por exemplo, as mioglobinas. A cada globina da hemoglobina está

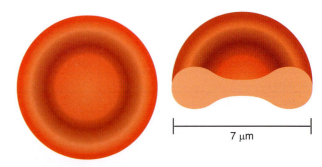

Figura 7.2 As hemácias são discos bicôncavos que medem cerca de 7 μm de diâmetro.

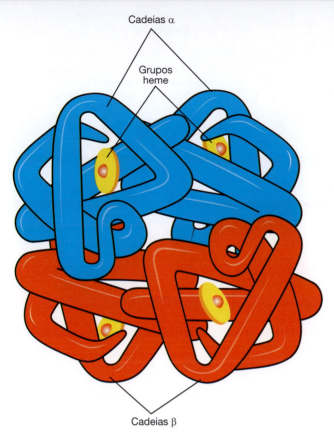

Figura 7.3 A molécula de hemoglobina é formada por quatro cadeias de globina, cada qual associada a um grupo heme.

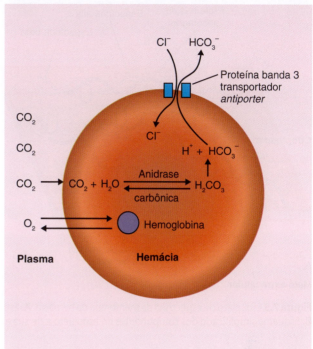

Figura 7.4 A maior parte do oxigênio transita pelo sangue no interior das hemácias, cuja membrana atravessa por difusão. O CO_2 tem uma solubilidade maior no plasma e parte dele se difunde para o interior da hemácia, onde é usada para síntese de ácido carbônico. Este se dissocia e o radical bicarbonato é transportado por um *antiporter* para o plasma em troca de cloro.

associado um grupo prostético chamado *heme*, que apresenta um íon Fe^{2+} que é o sítio de ligação de oxigênio.

Praticamente todo o oxigênio do sangue (recebido nos pulmões) se liga à hemoglobina, formando a *oxi-hemoglobina*, e durante a circulação se desprende da hemoglobina no nível dos tecidos. Por outro lado, o CO_2 é cerca de 20 vezes mais solúvel no sangue que o O_2. O CO_2 proveniente da respiração celular é dissolvido no sangue. Uma parte permanece no plasma; outra parte se difunde para o interior das hemácias e é convertida por *anidrase carbônica* em H_2CO_3. Este se dissocia rapidamente, e os íons HCO_3^- são transportados de volta para o plasma pela proteína transportadora transmembrana (do tipo *antiporter*) *banda 3*, que troca HCO_3^- por Cl^- (Figura 7.4).

A síntese da hemoglobina ocorre em precursores de hemácias e em hemácias imaturas durante a sua fase de formação, uma vez que a hemácia madura não apresenta organelas nem mecanismo de síntese proteica.

A forma da hemácia e sua resistência física são conferidas por um esqueleto proteico submembranoso

Durante o seu trajeto pelo sistema circulatório as hemácias estão sujeitas a constantes forças que tendem a desafiar sua elasticidade e deformabilidade. Exemplos dessas forças são: passagem por capilares sanguíneos de calibre muito estreito (2 a 3 μm) em relação ao diâmetro da hemácia (7 μm); passagem por curvas de ângulos difíceis e "esquinas" nas bifurcações de vasos sanguíneos.

A deformabilidade e a manutenção da forma bicôncava ocorrem graças a um citoesqueleto proteico situado no citosol localizado abaixo da membrana plasmática e ancorado nessa membrana.

O citoesqueleto das hemácias tem o formato de uma rede bidimensional e é constituído por diversas proteínas

▶ A proteína *espectrina* é um dos componentes mais abundantes da rede
▶ Curtos segmentos de *microfilamentos de actina* estão ligados à rede de espectrina.

A rede é ancorada na superfície interna da membrana plasmática da hemácia por ligações da espectrina (Figura 7.5):

▶ Com a proteína *banda 3*, uma proteína transmembrana de transporte que troca HCO_3^- por Cl^-. Essa ligação é feita por meio da proteína *anquirina*
▶ Com a *glicoforina*, uma proteína transmembrana transportadora de glicídios, por meio da proteína *banda 4.1*.

Há várias mutações conhecidas de genes da espectrina que podem produzir modificação na forma das hemácias (p. ex., hemácias esféricas), causando fragilidade e perda de distensibilidade, resultando em doenças caracterizadas por hemólise intensa das hemácias. Da mesma forma, mutações em genes de hemoglobina provocam várias doenças de consequências geralmente sérias.

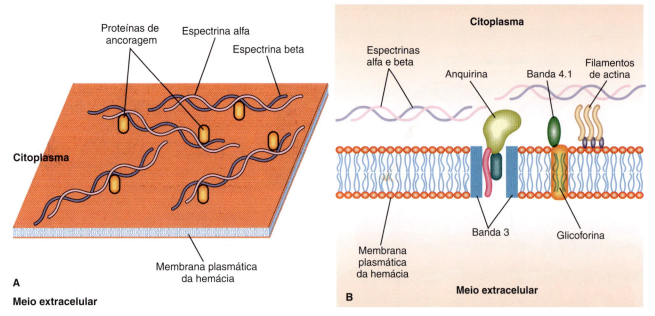

Figura 7.5 Esqueleto de espectrina da membrana da hemácia. **A.** Esquema da rede de espectrina situada na superfície interna da membrana. **B.** Esquema simplificado dos componentes do esqueleto e de sua ancoragem à membrana.

Após determinado período de vida, as hemácias são destruídas

As hemácias circulam por cerca de 120 dias após entrarem na circulação sanguínea. Macrófagos do baço – e, em menor grau, do fígado – reconhecem a superfície de hemácias mais antigas ou defeituosas e as destroem em uma quantidade que pode alcançar cerca de 20 milhões por dia.

Fragmentos das células são fagocitados por macrófagos que liberam no sangue vários componentes para reciclagem:

▸ *Íons de ferro* são transportados no plasma pela proteína transferrina

▸ Metabólitos do grupo *heme* são liberados na circulação. Um desses metabólitos é a biliverdina que é reduzida enzimaticamente a *bilirrubina* nos macrófagos do baço e do fígado. A bilirrubina é metabolizada no retículo endoplasmático agranular dos hepatócitos e eliminada, em parte, pela bile. Quando em excesso no sangue é responsável pelos quadros de icterícia.

Para saber mais sobre a relação entre as hemácias e os grupos sanguíneos, acesse o material suplementar *online*, conforme as instruções descritas nas páginas iniciais da obra.

Os neutrófilos são fagócitos muito ativos e exercem atividade antimicrobiana

Em esfregaços sanguíneos, os neutrófilos medem cerca de 12 a 15 μm de diâmetro. Seu citoplasma é pouco corado e seus grânulos não se coram de maneira intensa por nenhum corante das misturas regularmente usadas. Por esta razão, essas células receberam a denominação neutrófilos.

O núcleo dos neutrófilos jovens não é lobulado e tem formato da letra C. Essas células são denominadas *neutrófilos em bastonete* (Figuras 7.6 e 7.7 A) e normalmente existem em pequena quantidade no sangue circulante (ver Tabela 7.4).

Um aumento do percentual de bastonetes circulantes, denominado *desvio à esquerda*, ocorre quando há solicitação de quantidade maior de neutrófilos em circulação, geralmente em casos de infecção bacteriana aguda.

Os neutrófilos maduros constituem a grande maioria dos neutrófilos circulantes, têm núcleo lobulado (2 a 5 lóbulos) e são denominados *neutrófilos segmentados* (ver Figuras 7.6 e 7.7 A e B). A vida média dos neutrófilos segmentados na circulação sanguínea varia de algumas horas a 5 dias.

Essas células apresentam muitos tipos de receptores em sua superfície, de modo a responder a estímulos muito diversos, em geral associados a respostas inflamatórias e imunitárias. Podem ser ativados por vários fatores de crescimento e citocinas, assim como por moléculas originárias de microrganismos, e por esta razão exercem papel muito importante nas inflamações agudas.

Muitos neutrófilos saem dos vasos sanguíneos de fino calibre (capilares e vênulas) e passam para o tecido conjuntivo, onde exercem suas principais atividades. A saída dessas células dos vasos sanguíneos se dá após sua adesão à *selectina E*, uma glicoproteína presente na superfície luminal das células endoteliais. Moléculas quimiotáticas

Capítulo 7 | Sangue e Sua Formação 89

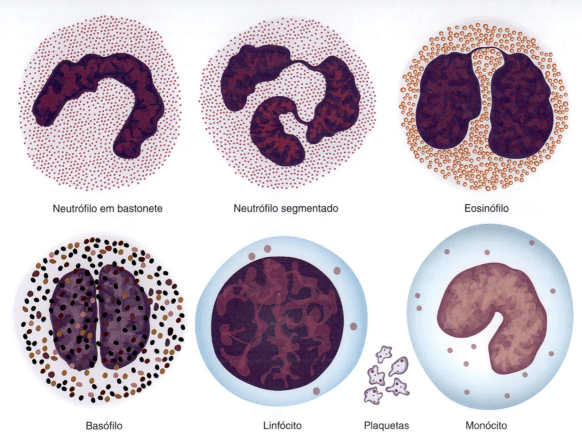

Figura 7.6 Características principais dos leucócitos, observadas em esfregaços de sangue. Nos granulócitos estão exibidos seus grânulos específicos, e nos agranulócitos, os grânulos azurófilos.

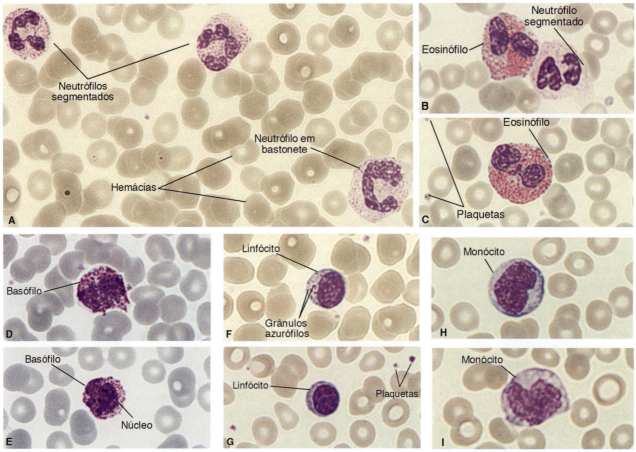

Figura 7.7 Células de esfregaços de sangue. (*Leishman. Microscopia óptica. Aumento grande.*)

presentes nessa mesma superfície, assim como no tecido conjuntivo que circunda os vasos, contribuem para atrair os neutrófilos.

Os neutrófilos chegam rapidamente aos locais em que ocorrem processos inflamatórios, e nesses locais se acumulam em grande quantidade, mas só sobrevivem no tecido conjuntivo por algumas horas.

Sua ação contra microrganismos, principalmente bactérias, se dá tanto por fagocitose como por exocitose do conteúdo de seus grânulos no local em que se concentram as bactérias. A fagocitose desencadeia um processo denominado *explosão respiratória*, durante o qual observam-se aumento do consumo de glicose e de O_2 e ativação da enzima NADPH oxidase na membrana plasmática e na membrana dos lisossomos. Em consequência, formam-se espécies reativas de oxigênio que são letais para microrganismos.

Juntamente com os eosinófilos, basófilos, mastócitos e macrófagos participam da *resposta imunológica do tipo inato* (ver Capítulo 14, *Órgãos Linfoides e Sistema Imunológico*).

Os eosinófilos exercem várias funções na reação inflamatória e em respostas imunológicas

Seu tamanho nos esfregaços é semelhante ao dos neutrófilos (12 a 15 μm). A maioria dos eosinófilos maduros tem um *núcleo bilobulado*, e esses eosinófilos são facilmente reconhecidos em esfregaços devido aos grânulos de cor alaranjada, corados por eosina, que existem em grande quantidade no seu citoplasma. Os grânulos são maiores que os dos neutrófilos (ver Figuras 7.6 e 7.7 B e C).

Quando observados ao microscópio eletrônico de transmissão, esses grânulos apresentam uma peculiaridade que é a presença de um cristaloide denominado *internum* no interior de cada grânulo.

Os eosinófilos estão envolvidos em respostas imunitárias de hipersensibilidade, de tipo alérgico (p. ex., durante asma, infecções por vermes), além de desempenharem função imunorreguladora.

Os basófilos são muito semelhantes aos mastócitos do tecido conjuntivo

Em esfregaços medem 12 a 15 μm de diâmetro. O aspecto que mais chama a atenção é a grande quantidade de grânulos específicos, metacromáticos e corados em azul ou púrpura, espalhados pelo citoplasma. Seu núcleo é em geral bilobulado, mas frequentemente é encoberto pelos grânulos (ver Figuras 7.6 e 7.7 D e E).

São semelhantes aos mastócitos na morfologia e na composição dos seus grânulos específicos. Apresentam também em sua superfície receptores para imunoglobulina do tipo IgE.

É possível que mastócitos e basófilos se originem de um precursor comum na medula óssea, mas depois se separam duas linhagens, dando origem às duas células.

Não se conhece muito sobre sua ação fisiológica. Por meio de fatores quimiotáticos, são recrutados do sangue em locais de reações alérgicas, atravessando a parede de pequenos vasos sanguíneos e penetrando no tecido conjuntivo. Tanto no sangue como no tecido conjuntivo sofrem desgranulação, liberando os vários produtos acumulados em seus grânulos.

Os linfócitos exercem papel central na resposta imunológica

Os linfócitos são leucócitos agranulócitos, ou seja, não apresentam grânulos específicos em seu citoplasma. Têm tamanhos muito variados: os linfócitos pequenos (que constituem a maioria dessas células) têm diâmetro próximo ao das hemácias (cerca de 7 μm), enquanto os linfócitos grandes podem atingir tamanho semelhante ao dos monócitos.

Trata-se de células esféricas cujo núcleo esférico não lobulado contém cromatina densa. Nos linfócitos pequenos, o citoplasma é visto em esfregaços como um delgado halo de coloração azul-clara, que pode exibir grânulos azurófilos (ver Figuras 7.6 e 7.7 F e G). Os linfócitos grandes têm mais citoplasma, de coloração azul-clara.

Por meio de proteínas de sua superfície, os linfócitos são aptos a reconhecer especificamente moléculas estranhas ao organismo – antígenos – e promover respostas imunológicas contra essas moléculas.

Uma grande quantidade de linfócitos está constantemente migrando entre diversos locais do organismo – processo denominado *recirculação de linfócitos*. Desta maneira, aumenta sua probabilidade de encontro com antígenos ou com células especializadas, denominadas células apresentadoras de antígenos.

Há várias subpopulações de linfócitos com funções diversas na resposta imunitária. Essas subpopulações podem ser reconhecidas ao microscópio por suas proteínas características, por meio de técnicas de imunocitoquímica, mas não são identificadas em cortes ou esfregaços rotineiros. Mais informações sobre as funções dos linfócitos serão apresentadas no Capítulo 14, *Órgãos Linfoides e Sistema Imunológico*.

Os monócitos circulantes dão origem aos macrófagos do tecido conjuntivo

Os monócitos são leucócitos mononucleares que não apresentam grânulos específicos, podendo exibir grânulos azurófilos.

São as maiores células vistas em esfregaços sanguíneos, medindo 15 a 17 μm de diâmetro.

O núcleo tem cromatina mais frouxa que a dos linfócitos, e frequentemente se nota uma endentação que lhe dá um formato de rim. O citoplasma é basófilo e se cora em azul-claro (ver Figuras 7.6 e 7.7 H e I).

Várias subpopulações de monócitos são produzidas na medula óssea e circulam durante um período no sangue. Muitos saem da circulação, dirigem-se ao tecido conjuntivo e se diferenciam em *macrófagos* ou em *células dendríticas apresentadoras de antígenos* (*células APC*), conforme a subpopulação a que pertencem.

 ## As plaquetas são fragmentos celulares que promovem hemostasia e coagulação sanguínea

Em mamíferos, as *plaquetas* são fragmentos que se desprendem do citoplasma de uma célula da medula óssea hematogênica denominada *megacariócito*. Também são denominadas trombócitos, mas esta nomenclatura se aplica melhor a animais em que há células nucleadas com a mesma função das plaquetas.

Trata-se de estruturas muito pequenas, em forma de discos, medindo 1 a 2,5 μm de diâmetro – portanto, cerca de 1/5 de uma hemácia (ver Figuras 7.6 e 7.7 G). Apresentam duas porções denominadas *hialômero* e *cromômero*, sendo o primeiro uma região homogênea do citoplasma periférico, e o cromômero o conjunto de grânulos que ocupa posição mais central na plaqueta.

As plaquetas aderem a regiões da superfície interna de vasos sanguíneos cujo endotélio sofreu algum tipo de lesão – por ação física, química ou em decorrência de inflamação. Nos locais em que o endotélio está ausente, as plaquetas aderem preferencialmente a fibras colágenas subendoteliais, pois apresentam em sua superfície vários receptores para colágeno, tais como GP VI e integrina $\alpha_2\beta_1$.

Juntamente com fatores de coagulação circulantes no plasma, as plaquetas são responsáveis pela *hemostasia*, ou seja, controle de perda de sangue nos vasos sanguíneos, e pela formação, nos locais de lesão, de *coágulos de fibrina*, porções de sangue que se tornaram semissólidas.

Apesar de serem apenas fragmentos celulares, as plaquetas são dotadas de uma estrutura complexa para exercer suas funções (Figura 7.8):

▸ *Proteínas na membrana* que facilitam sua adesão à parede vascular (p. ex., para colágeno, já mencionado) e adesão a outras plaquetas, além de *receptores* para várias outras moléculas que atuam na coagulação
▸ *Citoesqueleto de feixes de microtúbulos* abaixo da superfície celular e *feixes de microfilamentos* de actina, que mantêm a forma discoidal da plaqueta e promovem a contração da plaqueta e do coágulo
▸ *Grânulos* de dois tipos (α e β), que contêm moléculas que favorecem a coagulação e a hemostasia, como, por exemplo, Ca^{2+}, ADP, ATP, catecolaminas (epinefrina, norepinefrina, serotonina) e vários fatores de crescimento e moléculas quimiotáticas (PF4, fator de von Willebrand, PDGF, VEGF) que são liberados durante a ativação plaquetária, na etapa de adesão

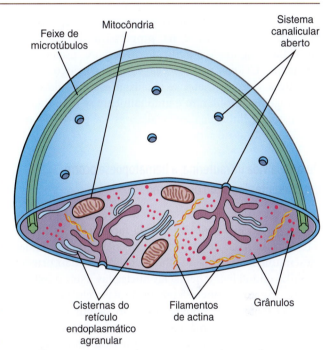

Figura 7.8 Esquema dos componentes de uma plaqueta.

▸ *Organelas*, como, por exemplo, mitocôndrias e cisternas tubulares de retículo endoplasmático agranular, que constituem o *sistema tubular denso* da plaqueta.

Ao aderirem a uma superfície, as plaquetas modificam sua forma, emitindo muitos prolongamentos que provavelmente contribuem para aumentar a adesão entre as plaquetas.

A coagulação sanguínea resulta de uma série de eventos coordenados

A coagulação se inicia pelo contato do sangue com estruturas presentes abaixo do folheto endotelial que reveste os vasos sanguíneos. O processo de formação de um coágulo de fibrina consiste em duas etapas: hemostasia primária e hemostasia secundária.

Hemostasia primária

Nessa etapa de coagulação sanguínea, ocorrem os seguintes eventos:

▸ Vasoconstrição
▸ Adesão de plaquetas a fibras colágenas subendoteliais

- Ativação de plaquetas com mudança de sua forma
- Agregação de plaquetas em que as plaquetas aderem umas às outras.

Hemostasia secundária

Durante essa etapa, chegam pelo plasma ao local de agregação de plaquetas vários fatores de coagulação (produzidos, em sua maioria, no fígado), dos quais um dos mais importantes é a *trombina*. Esta é originária da protrombina produzida no fígado. Juntamente com moléculas das plaquetas e do endotélio, essas moléculas plasmáticas dão início a uma série de reações sequenciais denominada *cascata da coagulação*, que termina com a formação do *coágulo de fibrina*. A *fibrina* é uma proteína fibrosa derivada do fibrinogênio por ação da trombina. Moléculas são polimerizadas, formando uma rede que constitui o substrato físico do coágulo.

Para funcionar adequadamente a coagulação depende da normalidade das moléculas envolvidas no processo, além de Ca^{2+} e vitamina K. Defeitos ou ausência de moléculas podem causar doenças denominadas *hemofilias*.

Hematopoese é o processo de produção de células do sangue

Hematopoese (também denominada hemopoese ou hemocitopoese) consiste na progressiva diferenciação de células sanguíneas a partir de precursores pouco diferenciados. Células precursoras – células-tronco – que durante a vida pós-natal se localizam na medula óssea hematogênica proliferam e gradualmente se diferenciam em distintas linhagens especializadas na produção das células maduras do sangue.

Durante a vida intrauterina, a hematopoese ocorre em diferentes locais do organismo

O primeiro local de formação de células sanguíneas é o *mesoderma extraembrionário do saco vitelino*, durante a terceira semana de gestação. Pequenas ilhas de células mesenquimais (chamadas ilhotas de Wolff) dão origem a células endoteliais e hemácias nucleadas, estas possivelmente originadas por diferenciação das células endoteliais. Na Figura 6.1, nota-se um vaso sanguíneo de um embrião contendo hemácias nucleadas.

Rapidamente esses vasos sanguíneos primitivos crescem e se unem a vasos que se desenvolvem no mesoderma intraembrionário a partir da quarta semana, dando origem a um sistema circulatório fechado que inclui o embrião e estruturas extraembrionárias.

A atividade hematopoética no saco vitelino cessa rapidamente, sendo substituída pela hematopoese intraembrionária, que se concentra inicialmente no mesoderma que envolve a aorta dorsal, na região das gônadas e dos mesonefros. Acredita-se que a população de células descendentes do mesoderma intraembrionário dê origem, mais tarde, às células-tronco hematopoéticas definitivas presentes no adulto.

Após o mesoderma, o segundo local intraembrionário importante de produção de células sanguíneas passa a ser o *fígado*, com início na quinta ou sexta semana de vida pré-natal. Este órgão é muito volumoso durante a vida embrionária, devido, em grande parte, à sua intensa atividade hematopoética.

De acordo com a *teoria monofilética da hematopoese*, os *hemocitoblastos* ou *células-tronco hematopoéticas* (CT-Hs) que circulam no sangue colonizam o fígado, que se torna nessa etapa o principal local de hematopoese do organismo. No fígado, cessa a produção de hemácias nucleadas e inicia-se a produção de *hemácias anucleadas*, que perdem o núcleo durante sua maturação. Além das hemácias, são formadas em menor quantidade plaquetas e, mais tarde, granulócitos.

Ainda durante o período final de hematopoese no fígado, inicia-se o mesmo processo no baço e no timo, no quinto mês de vida intrauterina.

A terceira grande onda de hematopoese inicia-se na 10ª semana de vida intrauterina na *medula óssea*, que se torna o principal local de hematopoese fetal e adulta.

A medula óssea hematogênica dos adultos ocupa as cavidades dos ossos

O tecido hematopoético se instala nas cavidades ósseas representadas pelo canal medular de ossos longos e pelos pequenos espaços do osso esponjoso dos ossos longos e dos ossos chatos (ver Capítulo 10, *Tecido Ósseo e Articulações*).

Após o nascimento, a *medula hematogênica*, também denominada *medula vermelha*, diminui gradativamente de volume, sendo substituída em grande parte por tecido adiposo, e recebe a denominação *medula amarela*.

Em adultos, a medula vermelha se restringe principalmente às cavidades de osso esponjoso de poucos ossos (p. ex., omoplata, ilíaco, esterno, costelas, vértebras). No entanto, a medula amarela pode, a qualquer momento, transformar-se em medula hematogênica, se for estimulada a produzir maior número de células sanguíneas.

A medula óssea hematogênica é formada por diversas populações de células

Na medula hematogênica, ou medula vermelha, há *células-tronco*, *células derivadas destas células-tronco* e vários tipos celulares, chamados *células estromais da medula* – células reticulares, macrófagos, células adiposas –, que influem no processo de hematopoese e o controlam. Há também grande quantidade de capilares sanguíneos.

As células da medula se organizam em *cordões celulares* separados por capilares sanguíneos de lúmen dilatado e tortuoso denominados *capilares sinusoides* (Figura 7.9),

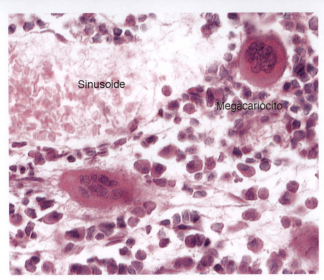

Figura 7.9 Secção de medula óssea. A maior parte da imagem é ocupada por tecido hemopoético com células das diversas linhagens. No canto superior esquerdo um capilar sinusoide e, à direita, um megacariócito com núcleo lobulado colocado junto à parede do sinusoide. Compare o seu tamanho com o de outras células. A célula multinucleada situada à esquerda é um osteoclasto do tecido ósseo. (H&E. Microscopia óptica. Aumento pequeno.)

encontrados também em outros locais do organismo (ver Capítulo 13, *Sistema Circulatório*). As células da medula e os sinusoides são sustentados por um arcabouço de fibras reticulares produzidas pelas células reticulares.

Nos cordões celulares é frequente a existência de pequenos conjuntos de células comprometidas com um mesmo processo, como, por exemplo, agrupamentos para formação de hemácias ou de eosinófilos.

As células sanguíneas maduras – o produto final da hematopoese – deixam os cordões celulares, atravessam as células endoteliais dos capilares sinusoides e passam para o sangue circulante.

A hematopoese consiste em um processo de progressiva diferenciação celular a partir de células-tronco hematopoéticas

O mecanismo de hematopoese vem sendo muito pesquisado há mais de 100 anos, tendo sido objeto de muitas discussões científicas e teorias contraditórias. Os grandes problemas que demoraram a ser resolvidos consistiam no reconhecimento e diagnóstico preciso das células mais indiferenciadas, precursoras das várias linhagens. Atualmente, há várias técnicas (p. ex., imunocitoquímica e imunoquímica) que possibilitam a identificação de marcadores de superfície – principalmente glicoproteínas. Desta pôde-se identificar as melhores células e existe consenso sobre as etapas iniciais da hematopoese.

A hematopoese consiste em um processo de diferenciação celular que se inicia em células-tronco pouco diferenciadas, situadas na medula óssea, denominadas *células-tronco hematopoéticas* (CTHs), que correspondem às células anteriormente denominadas hemocitoblastos. São células pluriponentes comprometidas com a produção de células sanguíneas e provavelmente com a formação de outras células não sanguíneas. As CTHs, assim como as células que delas se originam, podem ser reconhecidas pela presença de combinações de vários marcadores de superfície (p. ex., o marcador CD34).

As CTHs se dividem constantemente

A atividade contínua de divisão das CTHs tem duas finalidades principais:

▶ Parte das células-filhas continuam como CTHs e assim mantêm constante essa população celular
▶ Outras células-filhas das CTHs, também denominadas *unidades formadoras de colônia* (*CFU*, de *colony forming units*), tornam-se comprometidas com o processo de hematopoese.

 Para saber mais sobre a relação entre as unidades formadoras de colônias (CFU), acesse o material suplementar *online*, conforme as instruções descritas nas páginas iniciais da obra.

Esse segundo grupo de células-filhas passa por sucessivas divisões e por eventos de diferenciação que resultam na formação de células progressivamente mais especializadas.

No início desse longo processo, a partir das CTHs são inicialmente formadas as *células precursoras* das várias linhagens de células sanguíneas.

Essas células precursoras dão origem a células intermediárias, que se encontram em estágios progressivos de diferenciação, e finalmente às *células maduras*, que atingiram o estágio final de diferenciação e entram na circulação sanguínea (Figuras 7.10 e 7.11).

Pesquisas com CTHs indicam que estas dão origem a dois tipos de células precursoras: as *células-tronco mieloides* e as *células-tronco linfoides* (ver Figura 7.10).

Células-tronco mieloides

Essas células dão origem a várias linhagens:

▶ *Eritrocítica*, que forma hemácias
▶ *Megacariocítica*, que forma megacariócitos dos quais se originam as plaquetas
▶ *Células precursoras CFU-GM*, que dão origem à *linhagem granulocítica* que produz os granulócitos e à *linhagem monocítica* produtora de monócitos e células dendríticas.

Células-tronco linfoides

Essas células dão origem aos diversos tipos de linfócitos.

Muitos fatores influem na hematopoese

O processo de hematopoese ocorre em inúmeras microrregiões dos cordões celulares da medula vermelha,

94 Histologia

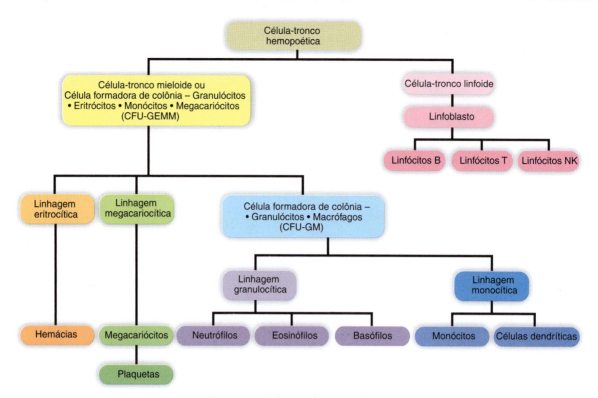

Figura 7.10 Linhagens hematopoéticas.

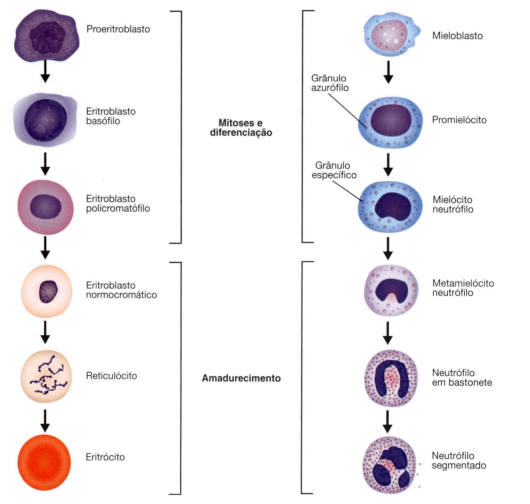

Figura 7.11 Principais etapas da linhagem eritrocítica (*à esquerda*) e da linhagem granulocítica, tomando-se como exemplo a formação de neutrófilos (*à direita*).

denominados *nichos*. Nesses locais se constituem microambientes adequados para o desenvolvimento específico das várias linhagens celulares.

As células hematopoéticas dos nichos são influenciadas pelas células estromais locais (p. ex., macrófagos, células endoteliais dos sinusoides, osteoblastos), por moléculas da matriz extracelular dos cordões e por fatores estimuladores produzidos localmente ou provenientes do plasma. Muitos desses fatores pertencem ao grupo das citocinas. Para que possam atuar, todos devem ser reconhecidos por receptores de superfície das células-alvo. A Tabela 7.5 exibe os principais fatores reguladores de hematopoese.

A sequência da hematopoese pode ser estudada em esfregaços de células da medula hematogênica

Uma maneira de observar as etapas da formação dos elementos figurados do sangue é pela análise ao microscópio das células obtidas por punção de medula óssea. Das células faz-se um esfregaço que é corado da mesma forma que os esfregaços de sangue.

O esfregaço contém células das várias linhagens, misturadas com células sanguíneas maduras provenientes do sangue da rica vascularização da medula que é rompida por ocasião da punção.

Pela observação de esfregaços de medula hematogênica é possível observar as células das várias linhagens. As células mais indiferenciadas de cada linhagem têm características morfológicas semelhantes, o que às vezes torna difícil identificá-las com precisão. Por esta razão, aplicam-se várias outras técnicas para um diagnóstico preciso das células precursoras.

As modificações pelas quais passam as primeiras células (precursores indiferenciados) até as últimas de cada linhagem (células maduras) são contínuas. No entanto, os estágios mais característicos das células intermediárias receberam denominações que são usadas na descrição da sequência das linhagens.

A frequência de encontro de células no esfregaço depende da sua quantidade relativa. As células precursoras são pouco numerosas – portanto, as células intermediárias e maduras são encontradas em maior quantidade. Já os eritrócitos são produzidos em quantidade maior que os granulócitos e, portanto, elementos da linhagem eritrocítica são mais frequentes nos esfregaços de medula normal.

Tabela 7.5 Principais fatores estimuladores da hematopoese.		
Fatores estimuladores	**Células produtoras**	**Linhagens estimuladas**
Eritropoetina (EPO)	Células do interstício peritubular do rim	Eritrocítica
Trombopoetina (TPO)	Células perissinusoidais do fígado e, em menor quantidade, de outros órgãos	Megacariocítica. Possivelmente também outras linhagens
Fator estimulador de colônias de granulócitos – G-CSF (*granulocyte colony stimulating factor*)	Macrófagos, fibroblastos, células endoteliais	Granulocítica
Fator estimulador de colônias de granulócitos e macrófagos – GM-CSF (*granulocyte-macrophage stimulating factor*)	Macrófagos, linfócitos T, células endoteliais, fibroblastos, mastócitos	Monocítica e granulocítica
Fator estimulador de colônias de macrófagos – M-CSF (*macrophage colony stimulating factor*)	Monócitos, também fibroblastos	Monocítica e células-tronco
Interleucina 3 (IL-3)	Linfócitos T ativados e basófilos	Células-tronco e várias linhagens

 Durante a eritrocitopoese, as células sintetizam hemoglobina e perdem seus núcleos

A *série eritrocítica*, isto é, a sequência de células que dão origem às hemácias, tem as seguintes características principais (Tabela 7.6 e Figuras 7.11 e 7.12):

▶ Grande diminuição do diâmetro das células
▶ Perda das organelas e diminuição progressiva da basofilia citoplasmática. O citoplasma do *proeritroblasto* é intensamente basófilo (azul pelas colorações dos esfregaços), por conter grande quantidade de ribossomos. Com a crescente síntese de hemoglobina, a cor do citoplasma torna-se gradativamente mais clara e arroxeada, devido ao somatório da coloração dos ribossomos com a da hemoglobina. Isto é observado nos *eritroblastos policromatófilos* ou *policromáticos*. Nos *eritroblastos ortocromáticos* predomina a hemoglobina, e a coloração do seu citoplasma é semelhante à das hemácias maduras
▶ Condensação progressiva da cromatina. Os núcleos adquirem coloração cada vez mais densa até que, no estágio de eritroblasto ortocromático, são expulsos, e então têm origem as *hemácias* maduras
▶ Retenção dos restos de RNA (por parte das hemácias jovens circulantes, denominadas *reticulócitos*) no seu citoplasma; esses resíduos são visíveis em forma de uma delicada rede após uma coloração especial apropriada.

Tabela 7.6 Série eritrocítica.

Célula	Diâmetro e principais características morfológicas no esfregaço de medula
Proeritroblasto	14 a 19 μm. Núcleo esférico com nucléolos visíveis. Delgado anel de citoplasma basófilo
Eritroblasto basófilo	12 a 17 μm. Núcleo esférico com cromatina condensada com grânulos irregulares. Anel de citoplasma basófilo em tom mais corado que no estágio anterior
Eritroblasto policromatófilo	12 a 15 μm. Maior condensação da cromatina. Maior quantidade relativa de citoplasma, o qual se cora em tons de roxo (mistura de acidófilo e basófilo) devido à presença simultânea de RNA e hemoglobina
Eritroblasto ortocromático	8 a 12 μm. Diminuição de tamanho. Cromatina totalmente condensada. Citoplasma em coloração rosa ou alaranjada, semelhante à da hemácia madura
Reticulócito*	7 a 9 μm. Tamanho e forma da hemácia, anucleado, com delicada rede azul no citoplasma
Hemácia	7 μm. Em forma de disco com centro mais claro, anucleada, em coloração rosa ou alaranjada, às vezes acinzentada

*Após coloração por azul de cresil brilhante.

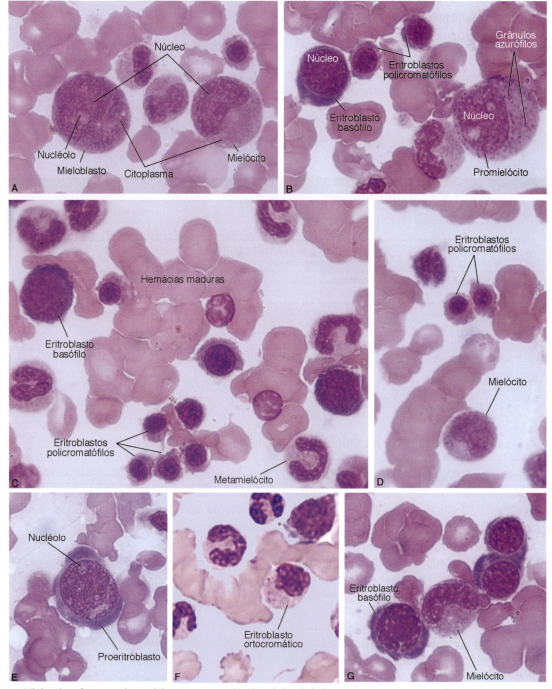

Figura 7.12 Células de esfregaços de medula óssea. Exemplos de células de linhagens eritrocítica e granulocítica em diversos estágios de maturação.

Durante a granulocitopoese, as células acumulam grânulos específicos no citoplasma

A *série granulocítica* exibe as seguintes características principais (Tabela 7.7; ver Figuras 7.11 e 7.12):

- Progressiva diminuição do tamanho das células
- Progressiva diminuição da basofilia citoplasmática
- Aparecimento de grânulos azurófilos
- Aparecimento de grânulos específicos característicos de cada tipo de leucócito granulócito
- Diminuição do volume relativo do núcleo, passagem por uma etapa de núcleo em bastonete e, por fim, lobulação do núcleo.

Tabela 7.7 Série granulocítica.

Célula	Diâmetro e principais características morfológicas no esfregaço de medula
Mieloblasto	15 a 18 μm. Núcleo esférico com cromatina frouxa e nucléolos frequentemente visíveis
Promielócito	18 a 22 μm. Núcleo esférico com pequena endentação nas etapas mais avançadas. Cromatina um pouco mais densa que na fase anterior. Citoplasma basófilo, menos corado que nas fases anteriores e contendo grânulos azurófilos
Mielócito neutrófilo, eosinófilo e basófilo	16 a 20 μm. Núcleo excêntrico com endentação, contendo grânulos de cromatina mais densa. Citoplasma em maior proporção em relação ao núcleo do que em estágios anteriores, coloração levemente basófila a cor-de-rosa. Apresenta menos grânulos azurófilos, mas estão presentes grânulos específicos de cada sublinhagem em pequena quantidade
Metamielócito neutrófilo, eosinófilo e basófilo	10 a 16 μm. Núcleo em forma de cilindro curvo. Maior quantidade relativa de citoplasma cor-de-rosa, contendo grânulos específicos de cada tipo de granulócito
Bastonete neutrófilo, eosinófilo e basófilo	10 a 12 μm. Núcleo com cromatina mais condensada, mais delgado que na fase anterior, em forma de letra C ou de uma fita. Muitos grânulos específicos no citoplasma
Segmentado neutrófilo, eosinófilo e basófilo	10 a 12 μm. Núcleo com cromatina densa, lobulado. Muitos grânulos específicos no citoplasma

 ## As modificações da morfologia celular durante a formação de linfócitos, monócitos e megacariócitos são abreviadas e menos caracterizadas

Durante o desenvolvimento da *linhagem agranulocítica*, as células-tronco linfoides e as células precursoras da linhagem monocítica originárias das CFU-GM não passam por modificações morfológicas muito significativas ao se diferenciarem, respectivamente, em linfócitos ou monócitos e células dendríticas.

Durante esses processos ocorrem grandes modificações, relativas, principalmente, à sua expressão de genes e à produção de proteínas citoplasmáticas e de superfície (como, aliás, ocorre durante o desenvolvimento de todas as outras linhagens durante a hematopoese). Detalhes sobre a diferenciação dos linfócitos são apresentados no Capítulo 14, *Órgãos Linfoides e Sistema Imunológico*.

 ## As células que dão origem aos megacariócitos passam por endomitose e intenso crescimento

Na linhagem megacariocítica, têm papel principal os megacariócitos, células que descendem das células-tronco mieloides (CFU-GEMM) situadas em cordões celulares da medula próximos à camada de endósteo do tecido ósseo. As células que entram no processo de megacariocitopoese são os *megacarioblastos*, os quais migram pelo interior do cordão e se aproximam de capilares sinusoides.

Os megacarioblastos são células grandes que medem cerca de 10 a 20 μm de diâmetro. Durante sua diferenciação em megacariócitos, passam por vários ciclos de endomitose, isto é, duplicação de DNA e de cromossomos não acompanhada de divisão nuclear nem celular. Desta maneira, o núcleo se torna muito volumoso e lobulado. Além disso, há crescimento do volume das células, que no fim do processo chegam a medir 50 a 100 μm de diâmetro (ver Figura 7.9).

As plaquetas se originam da fragmentação de porções do citoplasma do megacariócito. Calcula-se que cada megacariócito dê origem a 1.000 a 5.000 plaquetas (total global da medula de cerca de 1×10^{11} por dia) e depois entre em processo de apoptose.

Os megacariócitos produzem feixes de microtúbulos que resultam na emissão de pseudópodes que atravessam a parede dos capilares sinusoides da medula (Figura 7.13).

Esses pseudópodes são denominados *pró-plaquetas*, e nas suas extremidades se formam pequenas dilatações do citoplasma. Pares de dilatações se desprendem do prolongamento, ligadas entre si por delgada ponte de citoplasma. Desta maneira entram na circulação sanguínea e mais tarde se separam (provavelmente durante sua passagem pela circulação pulmonar), originando as *plaquetas* definitivas. Depois de entrar na circulação as plaquetas duram 5 a 9 dias, sendo então destruídas, principalmente no baço.

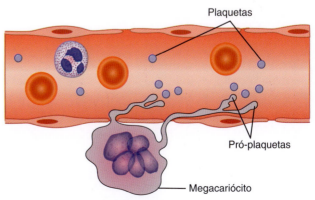

Figura 7.13 Liberação na circulação sanguínea de pares de dilatações das extremidades de pró-plaquetas de megacariócito.

CAPÍTULO 8

Tecido Adiposo

Principais tópicos abordados neste capítulo

- Conceito e tipos de tecido adiposo, 100
- Células e organização do tecido adiposo amarelo, 100
- Metabolismo dos triglicerídios do tecido adiposo amarelo, 101
- Funções do tecido adiposo amarelo, 102
- Células do tecido adiposo pardo, 103
- Metabolismo do tecido adiposo pardo, 103

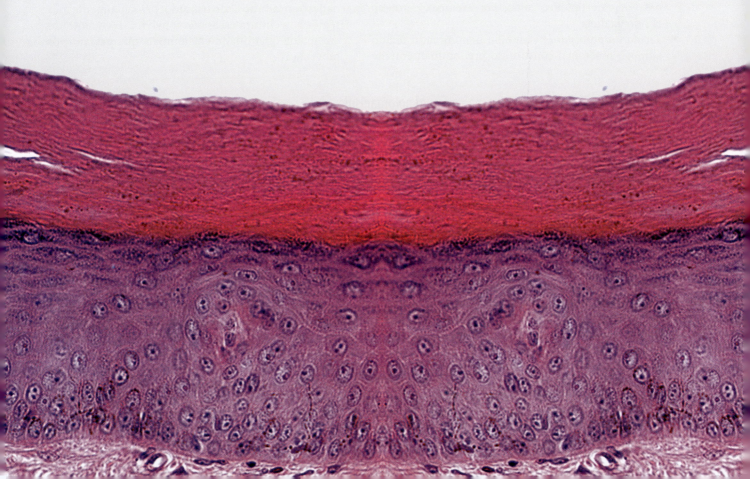

Introdução

Muitas células apresentam pequenos acúmulos de lipídios no citoplasma. Por outro lado, o *tecido adiposo* é um tipo de tecido conjuntivo no qual predominam células especializadas em acumular lipídios, denominadas *células adiposas* ou *adipócitos*.

Os lipídios são acumulados no citosol de adipócitos sob duas formas: *inúmeras gotículas* ou *uma grande gota*. Essas gotas ou gotículas não têm membrana e são envolvidas diretamente por citosol, sendo, portanto, consideradas *inclusões citoplasmáticas*. No entanto, em volta de cada gota ou gotícula há uma monocamada de fosfolipídios e de proteínas que estabelece uma interface entre os lipídios e o meio aquoso do citosol.

Dependendo da conformação de seu depósito lipídico, o tecido adiposo pode ser classificado como:

▶ *Tecido adiposo unilocular*, no qual a maioria das células apresenta uma grande gota de lipídios no citoplasma
▶ *Tecido adiposo multilocular*, no qual a maioria das células apresenta várias gotículas lipídicas no citoplasma.

Para a classificação de tecido adiposo unilocular e multilocular, ver a Figura 8.1.

Dependendo das suas características morfológicas, metabólicas, fisiológicas e da sua distribuição anatômica, o tecido adiposo é classificado como:

▶ *Tecido adiposo amarelo* (também denominado tecido adiposo branco), constituído predominantemente por tecido adiposo unilocular, isto é, por *células adiposas uniloculares*. A cor deriva de pigmentos dissolvidos nas gotas de lipídios, como, por exemplo, caroteno obtido da dieta
▶ *Tecido adiposo pardo* (também denominado tecido adiposo marrom), constituído predominantemente

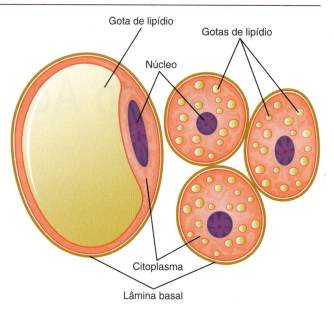

Figura 8.1 Os adipócitos uniloculares e multiloculares têm morfologia muito característica, pois nos primeiros o citoplasma forma um delgado anel na periferia celular para dar lugar a uma grande gota lipídica. Nos adipócitos multiloculares, as gotículas estão dispersas no citoplasma.

por tecido adiposo multilocular, isto é, por *células adiposas multiloculares*. Na espécie humana, existe durante a vida intrauterina e em pequenas quantidades em adultos, distribuído principalmente nas regiões da cintura escapular e pélvica. É encontrado em maior quantidade em animais que passam por hibernação.

O tecido adiposo amarelo é o mais comum no organismo

Esse tipo de tecido adiposo pode apresentar-se:

▶ Infiltrado entre outros tecidos, como, por exemplo, no tecido subcutâneo, frequentemente no interior de tecido conjuntivo propriamente dito e no interior de órgãos (Figura 8.2 A)
▶ Como massas maiores, de formatos e tamanhos muito variáveis, em torno de órgãos, músculos, vasos e nervos.

O tecido adiposo amarelo é formado por *adipócitos* e por *estroma*. O conjunto de células do estroma de tecido adiposo obtido por lipoaspiração e separado *in vitro* para obtenção de células-tronco é denominado *fração vasculoestromal*.

O estroma se dispõe como septos de tecido conjuntivo de diversas espessuras que delimitam e separam grupos de adipócitos. É formado por fibras reticulares, fibroblastos, macrófagos e outras células do tecido conjuntivo. As fibras reticulares se ancoram nos septos e envolvem cada adipócito, participando em sua sustentação.

Os septos contêm *vasos sanguíneos* e *linfáticos* de calibre mais grosso, enquanto finos *capilares sanguíneos* envolvem as células adiposas individualmente.

As células adiposas derivam de células precursoras de adipócitos originárias principalmente de células mesenquimais. Acredita-se que outras células do organismo possam dar origem a adipócitos.

Durante o início do desenvolvimento do tecido adiposo amarelo, as células são alongadas e contêm pequenas gotas de lipídios. Com seu acúmulo progressivo, as gotículas coalescem e formam uma grande gota que ocupa a maior parte da célula. Essa gota é envolvida por uma delgada camada de citosol que contém o núcleo alongado do adipócito situado na periferia da célula. O tecido adiposo amarelo adulto é, portanto, predominantemente do tipo *unilocular*.

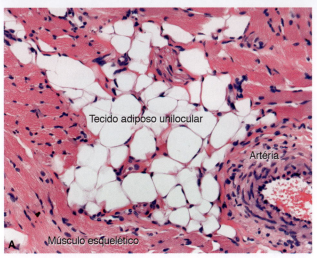 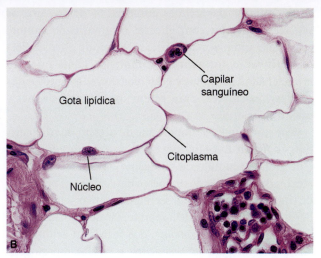

Figura 8.2 Tecido adiposo unilocular ou gordura amarela. **A.** Conjunto de adipócitos no interior da língua. **B.** Detalhe de adipócitos. (*H&E. Microscopia óptica. A, Aumento pequeno. B, Aumento médio.*)

Nas preparações histológicas rotineiras, os lipídios são extraídos e os adipócitos são vistos com o formato de um delgado anel de citoplasma que contém um núcleo e que envolve um grande espaço vazio, antes ocupado pela gota lipídica (Figura 8.2 B).

Os adipócitos são envolvidos por uma lâmina basal. Há muitos capilares sanguíneos em torno dos adipócitos, mas nem sempre podem ser vistos, devido ao colabamento de suas paredes.

A maior parte dos triglicerídios dos adipócitos é proveniente do sangue

Os lipídios do tecido adiposo são *triglicerídios* do grupo dos *triacilgliceróis* (*TAG*) ou *gordura neutra*. Consistem em ésteres formados por glicerol com três cadeias de ácidos graxos (ver Figura 3.3). São moléculas apolares e hidrofóbicas. Por outro lado, nas células produtoras de hormônios esteroides, as gotículas de gordura existentes no citoplasma contêm principalmente ésteres de colesterol.

A reserva de gorduras neutras do organismo é constantemente mobilizada e ressintetizada. Os TAGs das células adiposas têm duas origens principais.

A partir da *dieta* os adipócitos recebem triglicerídios da circulação sanguínea em forma de *quilomícrons*. Os quilomícrons são glóbulos que fazem parte do grupo de lipoproteínas do plasma e se originam no intestino a partir da absorção de gorduras neutras. São constituídos por cerca de 90% de gordura neutra, além de colesterol, apolipoproteínas e fosfolipídios. Estes envolvem a partícula e estabelecem uma superfície hidrofílica na interface entre o quilomícron e o meio aquoso do plasma, permitindo a estabilidade da partícula no sangue.

A enzima *lipoproteína lipase* ou *lipase lipoproteica* (LPL) atua para possibilitar a entrada de triglicerídios nas células. A LPL é produzida e secretada por adipócitos e células musculares, ficando aderida à superfície interna das células endoteliais dos capilares sanguíneos que irrigam o tecido adiposo, o coração e músculos. A enzima hidrolisa os triglicerídios dos quilomícrons liberando ácidos graxos e glicerol. Estes são transportados do sangue para os adipócitos e células musculares, provavelmente por proteínas carreadoras (Figura 8.3).

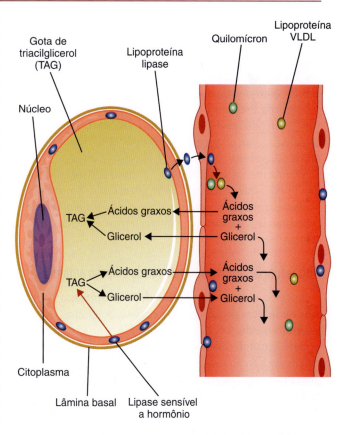

Figura 8.3 Mecanismos de transporte de triacilglicerol (TAG) entre um capilar sanguíneo e um adipócito unilocular.

No interior das células adiposas os ácidos graxos são *reesterificados* com glicerol originário do sangue ou sintetizado pelos adipócitos a partir de glicose. Pela reesterificação formam-se novamente TAGs que são armazenados nas gotas e gotículas dos adipócitos e das células musculares, para serem usados para fornecimento de energia.

Um segundo local importante de origem de triglicerídios é o *fígado*. Em situações de oferta excessiva de glicose e de grande acúmulo de glicogênio no fígado, a glicose, através de uma série de reações, é desviada para produção de triglicerídios. Estes são secretados para o sangue pelos hepatócitos em forma de lipoproteínas do tipo *VLDL* (de *very low-density lipoproteins*), que fornecem ácidos graxos e glicerol para os adipócitos e células musculares, como já foi descrito anteriormente.

Como se dá a retirada de triglicerídios dos adipócitos e seu transporte no sangue

Para possibilitar a utilização dos triglicerídios pelos tecidos, os TAGs devem ser mobilizados dos adipócitos. Estes possuem uma enzima denominada *lipase sensível a hormônio* que é ativada por aumento da produção de AMP cíclico no citoplasma. Esse processo é desencadeado por liberação de norepinefrina em sinapses nervosas na superfície dos adipócitos.

Essa lipase hidrolisa os triglicerídios, separando-os novamente em ácidos graxos e glicerol (ver Figura 8.3). Ambos os tipos de moléculas se difundem para o exterior do adipócito, atravessam as células endoteliais dos capilares, e chegam ao plasma. No plasma, os ácidos graxos são ligados a albumina e dessa maneira são transportados, enquanto o glicerol é dissolvido no plasma.

 A função mais importante das gorduras neutras é a de reserva energética, fornecendo ácidos graxos para as células

Os ácidos graxos liberados dos adipócitos para o sangue entram nas células e são transportados para o interior de mitocôndrias. Por ação enzimática, os ácidos graxos são cindidos em moléculas de dois átomos de carbono e modificados, formando acetil-coA, que é usada no ciclo de Krebs. Os ácidos graxos, portanto, são importantes fontes para produção de *ATP*.

A outra fonte primária de ATP do organismo é o *glicogênio*, acumulado principalmente no fígado e nos músculos. Enquanto o nível de glicogênio nestes locais flutua de acordo com o seu uso e com a ingestão de alimentos, as reservas de gordura neutra dos adipócitos são mais estáveis. Além disso, os triglicerídios são vantajosos para o organismo por oferecerem, peso por peso, mais calorias que o glicogênio.

Conforme foi analisado no Capítulo 3, *Células*, os ácidos graxos que compõem os triglicerídios são um componente importante para a síntese dos *fosfolipídios* das membranas, as quais são constantemente recicladas nas células.

Outras funções importantes do tecido adiposo amarelo

Esse tecido atua com *função de preenchimento* no interior de muitos órgãos e entre órgãos, ocupando espaços e amortecendo forças mecânicas. Há, por exemplo, um grande acúmulo de tecido adiposo na cavidade abdominal, associado ao mesentério. Vários órgãos, como o rim, glândulas suprarrenais e linfonodos, encontram-se parcial ou totalmente recobertos por tecido adiposo.

A camada de tecido adiposo existente no tecido subcutâneo, além de possibilitar o deslizamento da pele, também funciona como importante *isolante térmico* do organismo.

Em locais do corpo que sofrem pressão mecânica pelas características de sua utilização (palma das mãos) ou pela força da gravidade (sola dos pés, região glútea), há acúmulos de tecido adiposo que formam *coxins de apoio*.

A atividade endócrina é um aspecto importante do tecido adiposo

O tecido adiposo produz e secreta uma variedade de moléculas com atividades parácrina e endócrina.

A molécula de ação endócrina que tem sido mais investigada é a *leptina*, produzida principalmente pelos adipócitos e, secundariamente, por outros tipos celulares. A leptina é secretada para a circulação sanguínea e atua no hipotálamo, diminuindo o apetite e aumentando o metabolismo, entre outras atividades. A secreção de leptina é estimulada, por exemplo, por insulina e hormônios glicocorticoides. Outros hormônios secretados pelos adipócitos são a *adiponectina* (aumenta a sensibilidade à insulina e diminui liberação de glicose pelo fígado) e a *resistina* (hiperglicemiante).

Além disso, o tecido adiposo possui sistemas enzimáticos para secreção de outros hormônios, como, por exemplo, secreção de hormônios sexuais pela conversão de androstenediona (originária da glândula suprarrenal) em testosterona e conversão de estrona em estradiol.

Há secreção pelos adipócitos de citocinas pró-inflamatórias, tais como o fator de necrose tumoral-alfa (TNF-alfa) e interleucina-6 (IL-6).

O tecido adiposo pardo ou marrom tem função termogênica

Esse tipo de tecido adiposo existe em pequena quantidade em adultos da espécie humana, sendo encontrado, por exemplo, entre as omoplatas e ao redor dos rins. Sua coloração é devida à grande quantidade da enzima mitocondrial citocromo oxidase em suas células.

Seus adipócitos contêm pequenas gotas de triglicerídios, sendo, portanto, um *tecido adiposo do tipo multilocular*.

As células possuem núcleo esférico, geralmente localizado em sua região central e envolvido pelas gotículas de lipídios (Figura 8.4). As células recebem inervação simpática.

Em animais que hibernam, a saída da fase de hibernação é desencadeada pelo aumento da duração da iluminação diurna em relação à duração do período escuro. Nessa fase há um aumento da circulação sanguínea da gordura parda controlada por inervação simpática.

Também por estímulo nervoso as células são induzidas a metabolizar seus depósitos de triglicerídios por meio das mitocôndrias. No entanto, devido a uma proteína mitocondrial denominada *UCP 1* ou *termogenina*, há um *desacoplamento entre a fosforilação oxidativa e a produção de ATP*.

Em consequência, a síntese de ATP nessas células é pequena e a maior parte da energia obtida é transformada em calor. O sangue que irriga abundantemente esse tecido é aquecido e distribuído pelo corpo do animal, cuja temperatura havia diminuído no início da hibernação. Esse aumento de calor é fator importante para o término da hibernação.

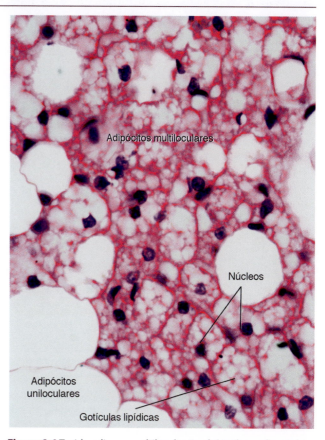

Figura 8.4 Tecido adiposo multilocular, também chamado gordura parda. Formado por células adiposas com núcleo central e inúmeras gotículas de lipídios. No canto esquerdo inferior há adipócitos uniloculares. (*H&E. Microscopia óptica. Aumento médio.*)

CAPÍTULO 9

Tecido Cartilaginoso

Principais tópicos abordados neste capítulo

- Conceito e principais características, 106
- Tipos de cartilagem, 106
- Funções e localização das cartilagens no corpo, 107
- Composição da matriz extracelular da cartilagem, 107
- Nutrição da cartilagem, 108
- Pericôndrio, 109
- Crescimento da cartilagem, 109
- Características histológicas do tecido cartilaginoso, 109

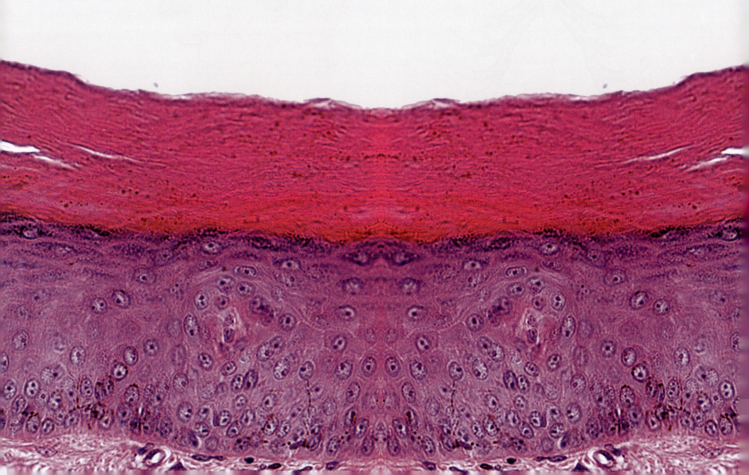

Introdução

O tecido cartilaginoso é um tipo de tecido conjuntivo cuja matriz extracelular é semirrígida. Suas células, denominadas *condrócitos*, ocupam pequenos espaços esféricos ou ovais no interior da matriz, denominados *lacunas*. Os condrócitos secretam e mantêm a matriz extracelular da cartilagem.

In vivo os condrócitos ocupam todo o espaço da sua lacuna. Porém, pelo fato de a consistência da matriz extracelular cartilaginosa ser maior que a do citoplasma, este sofre maior retração que a matriz durante o processamento histológico. Por essa razão, frequentemente o espaço das lacunas aparece vazio, não se observando o citoplasma dos condrócitos, apenas parte do seu núcleo.

As cartilagens são formadas na vida intrauterina a partir de pequenos aglomerados de células mesenquimais comprometidas com a formação de tecido cartilaginoso, denominadas *condroblastos*. Essas células secretam matriz extracelular característica da cartilagem, são envolvidas por essa matriz e passam a ser condrócitos maduros.

Existem três variedades de cartilagem: hialina, elástica e fibrosa ou fibrocartilagem

As principais diferenças entre elas residem na composição de sua matriz extracelular, o que confere diferentes propriedades morfológicas, bioquímicas e biomecânicas a estas variedades.

A cartilagem existe em diversos locais do corpo em forma de pequenas lâminas de alguns milímetros de espessura, denominadas *peças cartilaginosas* (Figura 9.1). A fina espessura deve-se ao fato de, por ser a cartilagem avascular, sua nutrição ocorrer por difusão a partir dos tecidos vizinhos.

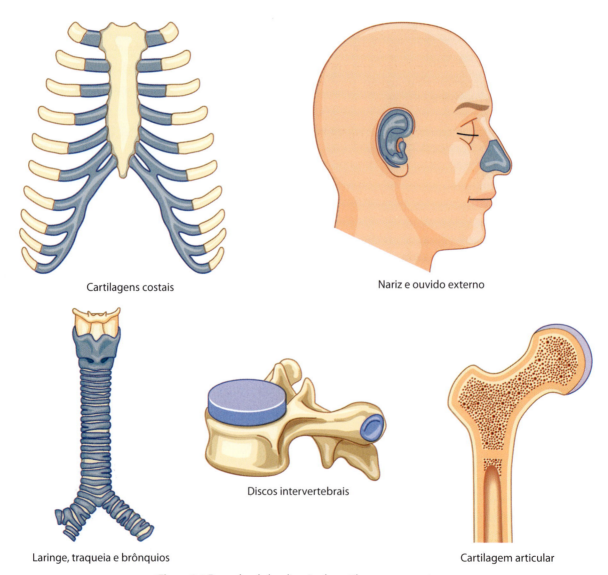

Cartilagens costais

Nariz e ouvido externo

Laringe, traqueia e brônquios

Discos intervertebrais

Cartilagem articular

Figura 9.1 Exemplos de localização de cartilagem no organismo.

Cada tipo de cartilagem tem funções e localização específicas no corpo

Cartilagem hialina

As paredes de muitos órgãos tubulares se fecham quando esses órgãos estão vazios e, em consequência, o seu lúmen fica muito reduzido. No entanto, vários desses órgãos tubulares necessitam permanecer constantemente abertos, como os que constituem a porção condutora do aparelho respiratório – nariz, laringe, traqueia, brônquios extra- e intrapulmonares. O lúmen desses órgãos é mantido aberto principalmente pela presença de pequenas peças de cartilagem em suas paredes. Trata-se de cartilagens principalmente do tipo *hialino*, e algumas são do tipo *elástico*.

A superfície da cartilagem hialina é muito lisa, e essa propriedade é importante para o revestimento das superfícies articulares dos ossos. Nesses locais, as superfícies ósseas são revestidas por delgada camada de cartilagem hialina cujo atrito é ainda mais diminuído por serem lubrificadas pelo *líquido sinovial*, rico em ácido hialurônico, e pela proteoglicana *lubricina*.

Durante a vida intrauterina, são formados modelos dos futuros ossos, constituídos de cartilagem hialina. Esses modelos são importantes para a sustentação do corpo nessa etapa, e também porque serão usados para a deposição de tecido ósseo e formação dos ossos definitivos. Após o nascimento e até o fim da fase de crescimento do indivíduo (entre os 18 e os 22 anos), permanecem nos ossos longos discos de cartilagem hialina denominados *discos epifisários* ou *cartilagens de conjugação*. Essas cartilagens são responsáveis pela maior parte do crescimento longitudinal desses ossos (ver Capítulo 10, *Tecido Ósseo*).

Cartilagem elástica

A cartilagem elástica está presente em poucos locais do organismo, nos quais a sua elasticidade é relevante (p. ex., em cartilagens da laringe, na epiglote e nas orelhas).

Cartilagem fibrosa ou fibrocartilagem

Esse tipo de cartilagem se caracteriza por apresentar forte resistência mecânica. Está presente nos discos intervertebrais, nas inserções de tendões a superfícies ósseas, na sínfise pubiana e em forma de pequenas peças achatadas presentes no interior de várias articulações (p. ex., no joelho e na articulação temporomandibular).

 ## A matriz extracelular determina as propriedades biomecânicas da cartilagem

A matriz extracelular (MEC) do tecido cartilaginoso ocupa a maior parte do volume das cartilagens. É constituída principalmente por água, proteínas, glicosaminoglicanas e proteoglicanas.

A principal proteína da *cartilagem hialina* é o *colágeno tipo II*, cujas moléculas se associam para formar fibrilas juntamente com outros tipos de colágeno (IX/XI). As fibrilas, porém, não se reúnem para formar fibras colágenas e, portanto, não são vistas por microscopia óptica em preparações rotineiras.

Na *cartilagem do tipo elástico*, além de colágeno há grande quantidade de *fibras elásticas*, que conferem elasticidade a esta variedade de cartilagem (p. ex., a cartilagem da orelha).

Nas *fibrocartilagens* predominam espessas fibras colágenas formadas principalmente por moléculas de *colágeno tipo I*, além de quantidades menores de colágeno tipo II. Este tipo de cartilagem, presente, por exemplo, nos discos intervertebrais, é muito resistente a tração e a pressão.

Tanto as fibras elásticas da cartilagem elástica como as fibras colágenas da fibrocartilagem são visíveis por microscopia óptica.

As *glicosaminoglicanas* e *proteoglicanas* são responsáveis por várias características importantes da MEC cartilaginosa. Entre as glicosaminoglicanas predominam a *hialuronan* (ou ácido hialurônico), o *sulfato de condroitina 4*, o *sulfato de condroitina 6* e o *sulfato de queratana*. Com exceção do hialuronan estas moléculas se associam a proteínas, formando grandes complexos de proteoglicanas.

As moléculas de proteoglicanas, por sua vez, associam-se a moléculas de hialuronan para formar enormes complexos multimoleculares que ocupam grandes volumes do espaço extracelular. Um exemplo desses complexos é mostrado na Figura 6.2 B. O principal complexo multimolecular da MEC da cartilagem é a *agrecana*, que contém grande quantidade de sulfatos de condroitina.

Agrecana e os outros complexos moleculares da matriz interagem com as fibrilas de colágeno, e todo esse conjunto é associado a grande quantidade de moléculas de água ligadas às glicosaminoglicanas. Devido à repulsão entre as cargas elétricas das glicosaminoglicanas associadas a moléculas de água, a matriz adquire consistência gelificada e propriedades de rigidez e flexibilidade.

As glicosaminoglicanas têm caráter ácido; por essa razão, a matriz cartilaginosa aparece nos cortes histológicos corada preferencialmente por corantes básicos – são estruturas basófilas e se coram, por exemplo, por hematoxilina –, além de serem também metacromáticas.

Na cartilagem hialina é comum haver maior concentração de proteoglicanas em torno dos condrócitos. Em consequência, nos cortes histológicos observam-se faixas de matriz mais coradas ao redor dos condrócitos, que recebem a denominação *matriz territorial* (Figuras 9.2 e 9.3). Por outro lado, as regiões afastadas das células em que a concentração de moléculas de matriz é menor são menos coradas, e denominam-se *matriz interterritorial da cartilagem*.

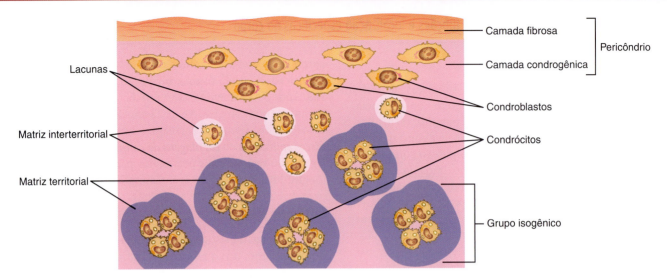

Figura 9.2 Componentes da cartilagem hialina.

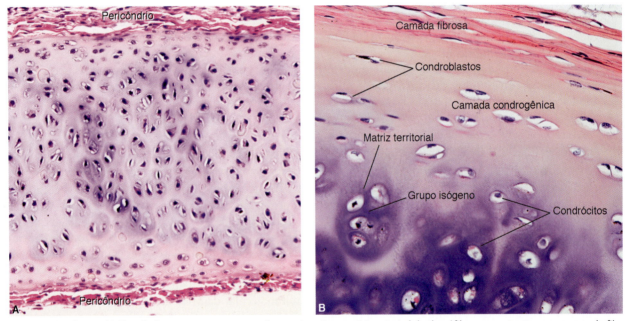

Figura 9.3 Cartilagem hialina. **A.** Em pequeno aumento, chama atenção a matriz extracelular basófila, em contraste com a camada fibrosa do pericôndrio, que é acidófila por conter muitas fibras colágenas. No interior da cartilagem destacam-se os núcleos dos condrócitos. **B.** No pericôndrio distinguem-se a camada fibrosa e a camada condrogênica. A porção inferior da figura contém cartilagem madura. A matriz territorial, mais corada, envolve condrócitos isolados ou grupos isógenos. (H&E. Microscopia óptica. A, Aumento pequeno. B, Aumento médio.)

A cartilagem é nutrida por difusão de substâncias a partir dos tecidos vizinhos

O tecido cartilaginoso não é vascularizado nem inervado. As substâncias necessárias para o metabolismo dos condrócitos – nutrientes e metabólitos, O_2 e CO_2 – são provenientes de vasos sanguíneos presentes em torno das peças cartilaginosas ou no pericôndrio. O tráfego dessas substâncias até os condrócitos, assim como dos materiais eliminados pelos condrócitos, dá-se por difusão através da matriz cartilaginosa.

Visto que a matriz cartilaginosa não é fluida como a matriz do tecido conjuntivo propriamente dito, esse movimento de materiais é lento, o que provavelmente contribui para o metabolismo relativamente baixo da cartilagem e para a dificuldade de sua regeneração em casos de lesões ou inflamações.

Em razão da ausência de vascularização da cartilagem, é importante ressaltar que na maioria dos outros tecidos as células se situam a alguns micrômetros da sua fonte nutritiva, enquanto os condrócitos mais centrais de uma peça cartilaginosa podem estar a milímetros da sua fonte nutricional.

Por essas razões, as peças constituídas por tecido cartilaginoso são sempre de pequena espessura, e dessa maneira a distância entre os condrócitos e os vasos sanguíneos é reduzida.

As peças de cartilagem hialina e elástica são revestidas por pericôndrio

Praticamente todas as peças de cartilagem hialina e elástica são revestidas por uma camada de tecido conjuntivo e de condroblastos, denominada *pericôndrio* (ver Figuras 9.2 e 9.3).

A camada mais externa do pericôndrio é a *camada fibrosa*. É constituída por fibroblastos e fibras colágenas organizadas em forma de um *tecido conjuntivo denso modelado*. A camada fibrosa do pericôndrio está em contato com tecido conjuntivo no qual está inserida a peça cartilaginosa. Na camada fibrosa podem ser encontrados arteríolas e capilares sanguíneos que participam da nutrição da peça de cartilagem.

Internamente à camada fibrosa localiza-se a *camada condrogênica* do pericôndrio. Na interface com a camada fibrosa, a camada condrogênica apresenta *condroblastos*, células pequenas e arredondadas ou alongadas, comprometidas com a diferenciação em condrócitos. Frequentemente se pode observar um gradiente de maturação dos condroblastos que, à medida que se afastam do pericôndrio, tornam-se maiores e arredondados e adquirem características morfológicas de condrócitos maduros (ver Figuras 9.2 e 9.3).

Ao microscópio óptico, o pericôndrio é bastante evidente nas cartilagens hialinas, menos perceptível nas cartilagens elásticas e inexistente nas fibrocartilagens.

A cartilagem hialina que reveste as superfícies articulares dos ossos *não é revestida por pericôndrio*. A região mais superficial dessa cartilagem voltada para a cavidade articular é composta de várias camadas de condrócitos achatados (ver Capítulo 10, *Tecido Ósseo*).

Há dois modos de crescimento da cartilagem

Uma das maneiras se dá por divisão mitótica de condroblastos no *pericôndrio*, seguida de sua diferenciação em condrócitos. Desse modo, novos condrócitos são incorporados à periferia da peça cartilaginosa. É o crescimento denominado *aposicional* ou *por aposição*.

A outra maneira, denominada *crescimento intersticial*, ocorre no interior da peça cartilaginosa. Condrócitos se dividem e as células-filhas aumentam a celularidade e o volume da cartilagem. As células-filhas podem se dividir várias vezes, gerando um pequeno conjunto de condrócitos, geralmente separados entre si por delgados tabiques de matriz extracelular. Esses agrupamentos, denominados *grupos isógenos* ou *isogênicos* (ver Figuras 9.2 e 9.3), são pequenos clones de um condrócito.

Um tipo específico de crescimento intersticial de cartilagem hialina é encontrado no *disco epifisário dos ossos longos*, responsável pelo crescimento longitudinal desses ossos. Os condrócitos que se dividem e as suas células-filhas formam longas pilhas semelhantes a pilhas de moedas (ver Capítulo 10, *Tecido Ósseo*).

Principais características histológicas dos vários tipos de cartilagem

A *cartilagem hialina* é formada por condrócitos isolados dispostos nas suas lacunas ou dispostos em pequenos grupos, os grupos isógenos. Conforme já mencionamos anteriormente, devido à retração no processamento histológico não se observa bem o citoplasma dos condrócitos (ver Figuras 9.2 e 9.3).

A matriz é basófila e, após coloração por H&E, é observada em diversos tons de azul ou violeta, dependendo da concentração e da composição de glicosaminoglicanas. Nas diferentes cartilagens hialinas, a matriz territorial – adensamento de matriz em torno das células – é mais ou menos pronunciada.

A cartilagem hialina é envolvida por um pericôndrio de espessura variada (com exceção da cartilagem articular). No pericôndrio destaca-se a sua camada fibrosa, enquanto a camada condrogênica nem sempre é bem caracterizada, dependendo da situação de crescimento ou repouso da cartilagem.

A característica principal da *cartilagem elástica* é a presença de fibras elásticas em sua matriz (Figura 9.4). Essas fibras são visualizadas em cortes corados por técnicas especiais utilizadas para demonstrar material elástico.

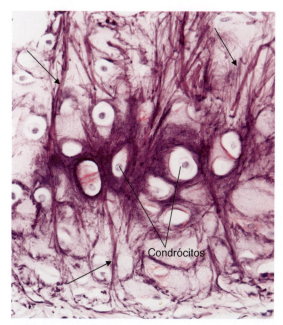

Figura 9.4 Cartilagem elástica. Condrócitos envolvidos por matriz extracelular cartilaginosa rica em fibras elásticas (*setas*). *(Weigert. Microscopia óptica. Aumento médio.)*

Não há grandes diferenças morfológicas em relação à cartilagem hialina, exceto menor organização dos condrócitos e menor quantidade de grupos isógenos.

Na *cartilagem fibrosa* ou *fibrocartilagem* (Figura 9.5) observam-se espessas fibras colágenas paralelas, entre as quais há fileiras de condrócitos (Figura 9.6). Essa organização é semelhante à do tecido conjuntivo denso modelado encontrado nos tendões (ver Figura 6.18), mas em lugar de fibroblastos há condrócitos.

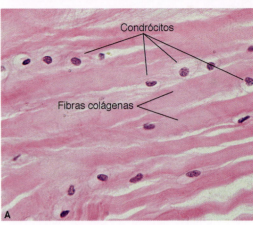

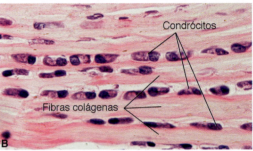

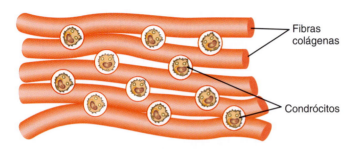

Figura 9.5 A cartilagem fibrosa ou fibrocartilagem é composta de condrócitos enfileirados entre espessas fibras colágenas. *(H&E. Microscopia óptica. Aumento médio.)*

Figura 9.6 Cartilagem fibrosa ou fibrocartilagem. **A.** Disco intervertebral. **B.** Inserção de tendão em osso. *(H&E. Microscopia óptica. Aumento médio.)*

CAPÍTULO 10

Tecido Ósseo e Articulações

Principais tópicos abordados neste capítulo

- Conceito e relevância, 112
- Organização macroscópica dos ossos, 112
- Duas linhagens celulares no tecido ósseo, 112
- Matriz extracelular, 115
- Tecido ósseo maduro e imaturo, 116
- Disposição das lamelas no tecido ósseo maduro, 117
- Disposição do tecido ósseo nas diáfises, 118
- Disposição do tecido ósseo nas epífises, 120
- Revestimento ósseo, 120
- Ossificação intramembranosa e endocondral, 121
- Crescimento e remodelação óssea, 124
- Controle do metabolismo do tecido ósseo, 129
- Articulações, 129

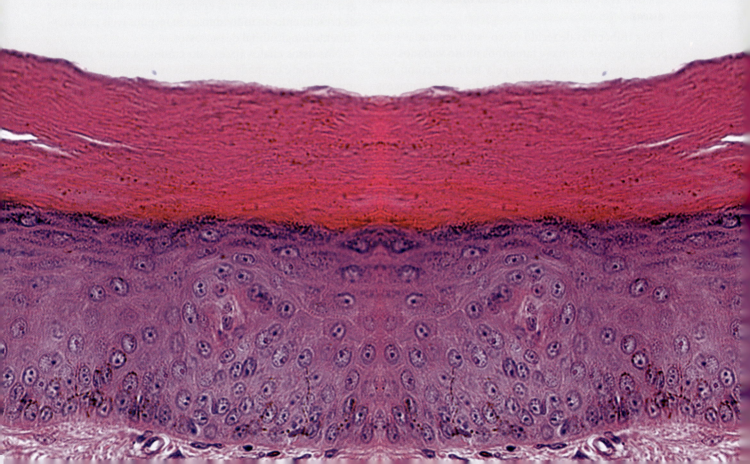

Introdução

O tecido ósseo é uma variedade de tecido conjuntivo cuja característica mais destacada é a rigidez de sua matriz extracelular calcificada.

Observando-se um osso seco, pode-se ter a impressão errônea de que o tecido ósseo é uma estrutura estática. Pelo contrário, o tecido ósseo é altamente dinâmico e está em constante atividade metabólica, atividade de remodelação de suas estruturas e, quando necessário, de reposição de estruturas ósseas danificadas.

Alguns tópicos sobre a relevância desse tecido para o organismo:

- A rigidez da matriz extracelular torna o osso apropriado para a sustentação dos órgãos e do corpo como um todo, proporcionando a ele um eixo longitudinal resistente
- Muitos ossos envolvem e protegem órgãos internos
- Quase todos os ossos apresentam inserções musculares e funcionam como alavancas para proporcionar movimento
- A matriz óssea constitui uma grande reserva de íons de cálcio e fosfato, além de sódio e magnésio, os quais são constantemente mobilizados do osso para a manutenção adequada dos níveis plasmáticos desses íons. Esses íons são transferidos do tecido ósseo para o sangue e vice-versa, processo controlado por hormônios
- Nos ossos está alojado o tecido hemopoético, responsável pela produção de células do sangue
- Pequenos ossos atuam no processo da audição, conduzindo ondas sonoras para o ouvido interno.

A observação macroscópica de um osso mostra diversos aspectos de sua organização microscópica

Um osso longo seccionado longitudinalmente possibilita a análise de sua organização macroscópica. Na Figura 10.1 A, observam-se duas regiões bastante distintas da organização do tecido ósseo:

- Uma camada bastante densa de tecido ósseo, de espessura variável, situada na superfície do osso constitui o *osso compacto*
- Uma região interna de *osso esponjoso*, também chamado *trabecular*, formada por delgadas e curtas pontes ósseas denominadas *trabéculas ósseas* ou *espículas ósseas*.

Essas trabéculas de tecido ósseo estão separadas entre si por espaços de formas e tamanhos muito variados.

Essas duas regiões diferem pela maneira como suas células e sua matriz se organizam e pelos espaços macroscópicos e microscópicos que apresentam.

Os ossos longos geralmente são constituídos por uma haste denominada *diáfise* e por duas protuberâncias nas suas extremidades denominadas *epífises* (Figura 10.1 B). Externamente, esses ossos são formados por osso compacto. Em ossos totalmente desenvolvidos, o tecido ósseo esponjoso se concentra no interior das epífises.

Quase sempre há na diáfise uma grande cavidade central denominada *canal medular*, que contém medula óssea. Nas cavidades do osso esponjoso também há medula óssea. Os *discos epifisários* são discos de cartilagem hialina que unem as epífises à diáfise durante a fase de crescimento do indivíduo e são responsáveis pelo crescimento longitudinal desses ossos.

Nos ossos chatos (p. ex., do crânio), a maior parte do seu interior é ocupada por tecido ósseo esponjoso, denominado *díploe*, e o revestimento externo em ambas as faces do osso é de tecido ósseo compacto.

O tecido ósseo é constituído por duas linhagens celulares

Essas linhagens, denominadas *osteoblástica* e *osteoclástica*, exercem funções diferentes no tecido ósseo e têm origens diferentes.

A linhagem osteoblástica é constituída pelas células osteoprogenitoras e por suas descendentes – os osteoblastos e os osteócitos

As células osteoprogenitoras são consideradas células-tronco do tecido ósseo e se originam de células-tronco mesenquimais. Estão presentes na superfície do osso, tanto na superfície externa quanto nas superfícies internas. Como não é possível reconhecê-las em secções rotineiras, é necessário recorrer a técnicas imunocitoquímicas para identificá-las por seus marcadores moleculares característicos.

As células osteoprogenitoras dão origem aos *osteoblastos*, células situadas *na superfície do tecido ósseo* e que recobrem desde a superfície de cada uma das pequenas trabéculas do osso esponjoso até a extensa superfície interna e externa do osso compacto (Figura 10.2 e 10.3). São responsáveis pela secreção da matriz orgânica do osso e pela calcificação dessa matriz.

A forma dos osteoblastos varia de achatada a cúbica. Os osteoblastos de forma achatada assemelham-se às células de um epitélio simples pavimentoso e apresentam núcleo alongado, de cromatina densa (ver Figura 10.3 B). Acredita-se que sejam células em estado de pouca atividade.

Capítulo 10 | Tecido Ósseo e Articulações 113

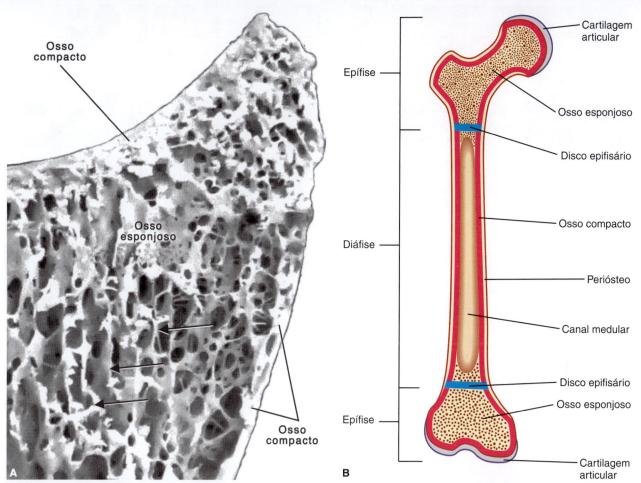

Figura 10.1 A. Extremidade de uma tíbia, na qual se observam: externamente, osso compacto e, internamente, osso esponjoso formado por inúmeros espaços delimitados por trabéculas ou espículas ósseas. **B.** Principais componentes de um osso longo. (*A, Macrofotografia.*)

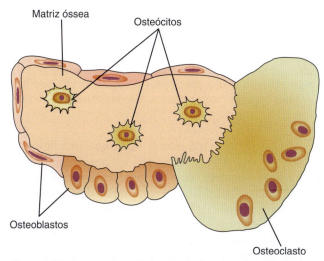

Figura 10.2 Componentes do tecido ósseo presentes em uma pequena trabécula óssea. Os osteócitos situam-se no interior do osso, sendo envolvidos por matriz óssea. Todas as peças ósseas são envolvidas por osteoblastos e por osteoclastos. Os osteoblastos podem ser achatados ou cuboides, dependendo de sua atividade funcional. Os osteoclastos são grandes células multinucleadas formadas pela fusão de precursores de macrófagos.

Por outro lado, os osteoblastos cúbicos assemelham-se a células de um epitélio simples cúbico, têm núcleo esférico e citoplasma bem corado (ver Figura 10.3 B). São células polarizadas: o citoplasma da porção da célula aderida ao osso apresenta grande quantidade de organelas envolvidas na síntese e secreção de macromoléculas. Por esta razão, aparece arroxeado em secções coradas por HE devido à presença de grande quantidade de retículo endoplasmático granular. O núcleo frequentemente se situa na região da célula mais afastada do osso. Os osteoblastos cúbicos são células em estado de ativa secreção de matriz extracelular orgânica. A secreção é depositada na superfície do osso durante a formação inicial do osso, crescimento ou reposição do osso.

Os *osteócitos* representam o estágio final da diferenciação dos osteoblastos. Os osteoblastos que secretaram matriz extracelular e que, no decorrer desse processo, ficaram totalmente envolvidos pela matriz constituem os *osteócitos*. Situam-se, portanto, sempre no interior do tecido ósseo (ver Figuras 10.2 e 10.3). Os osteócitos são considerados células maduras do tecido ósseo, responsáveis pela manutenção da matriz extracelular e pela manu-

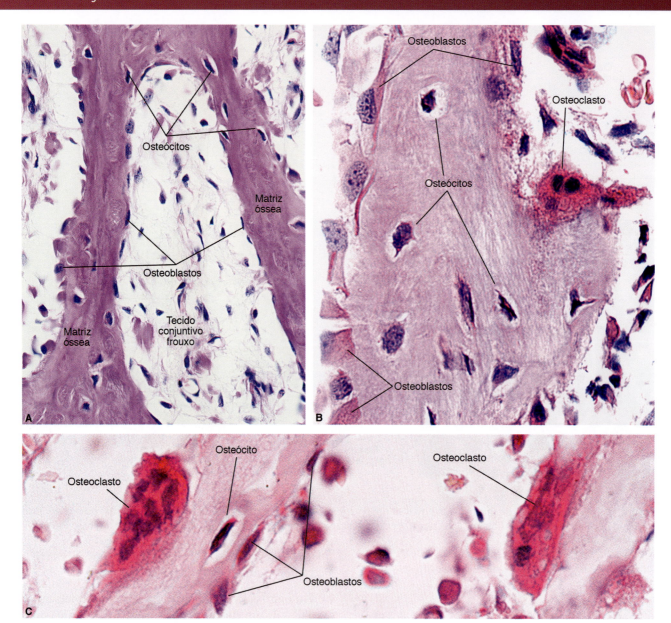

Figura 10.3 Localização das células ósseas em trabéculas ósseas. **A.** Delgadas trabéculas ósseas envolvidas por tecido conjuntivo frouxo. Osteoblastos se situam na superfície óssea e osteócitos no interior do osso. **B.** Osteoblastos em diferentes estados de atividade revestem a trabécula – osteoblastos pouco ativos achatados e osteoblastos ativos cúbicos. Osteócitos situam-se em cavidades denominadas lacunas, no interior da matriz óssea. Um osteoclasto está presente na superfície dessa trabécula. **C.** Dois osteoclastos multinucleados na superfície de trabéculas ósseas. Compare o tamanho dos osteoclastos com as outras células (*H&E. Microscopia óptica. A, Aumento pequeno. B, Aumento grande. C, Aumento grande.*)

tenção do tecido ósseo como um todo. São arredondados ou ovoides, com citoplasma pouco corado e núcleo de cromatina condensada.

Como no caso dos condrócitos, os estreitos espaços que os osteócitos ocupam no interior da matriz são denominados *lacunas* (ver Figura 10.3 B). Por causa da retração que ocorre durante a preparação dos espécimes, seu citoplasma – que é mais delicado que a matriz – sofre muita retração e quase não é visto nas secções rotineiras.

Numerosos canalículos contêm prolongamentos dos osteócitos e possibilitam a sua nutrição

Nos preparados histológicos rotineiros não se percebe que cada osteócito tem inúmeros *prolongamentos*, situados em delgados túneis da matriz óssea que interligam as lacunas ósseas. Esses túneis são os *canalículos ósseos*, que podem ser observados em preparações especiais de tecido ósseo (Figura 10.4). Pelo interior dos canalículos os prolongamentos de cada osteócito se encontram com prolongamentos de osteócitos vizinhos e podem estabelecer junções comunicantes entre si.

Por ser calcificada, a matriz óssea é pouco permeável à passagem de líquidos e gases. Capilares sanguíneos presentes na superfície ou em canais internos do osso transportam sangue para a intimidade do tecido ósseo. Os materiais de troca se difundem dos capilares para os osteócitos através dos canalículos ósseos. Em razão disso, a distância entre osteócitos e capilares sanguíneos é sempre muito pequena.

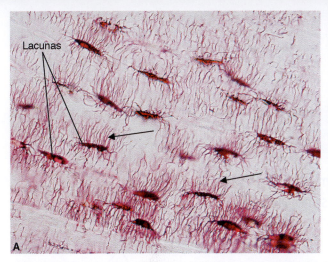
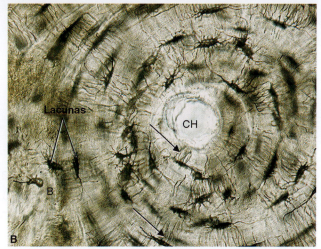

Figura 10.4 Os osteócitos estão alojados em pequenas cavidades da matriz óssea chamadas lacunas. Dessas lacunas partem delicados canalículos (*setas*), no interior dos quais situam-se os prolongamentos dos osteócitos. Os canalículos são usados para conduzir líquidos e gases entre o sangue e os osteócitos. **A.** Conjunto de lamelas ósseas paralelas. **B.** Sistema de Havers formado por lamelas ósseas com arranjo concêntrico em torno do canal de Havers (CH) no centro. (*A, Vermelho de alizarina. Microscopia óptica. Aumento médio. B, Preparação por desgaste. Microscopia óptica. Aumento médio.*)

A linhagem osteoclástica é responsável pela reabsorção do tecido ósseo

As células que compõem a linhagem *osteoclástica* são chamadas *osteoclastos*; trata-se de células grandes e multinucleadas que resultam da fusão de células precursoras de macrófagos. A diferenciação inicial e a ativação desses precursores dependem de vários fatores, entre os quais o fator estimulador de colônias de macrófagos (M-CSF, do inglês *macrophage colony stimulating factor*).

Podem medir 300 μm de diâmetro e apresentam número variado de núcleos (em média, 8 a 10). O citoplasma é intensamente acidófilo (ver Figura 10.3) e apresenta muitas organelas, inclusive inúmeros lisossomos.

Os osteoclastos estão sempre localizados na superfície do tecido ósseo, frequentemente alojados em pequenas concavidades denominadas *cavidades de reabsorção* ou *lacunas de Howship* (às vezes visíveis ao microscópio óptico).

Ação dos osteoclastos na reabsorção óssea

Os osteoclastos são responsáveis pela remoção do tecido ósseo.

Esse processo é muito importante para que o osso cresça durante sua formação e passe por constantes remodelações ao longo da vida do indivíduo. Os osteoclastos também exercem papel importante para a manutenção de níveis adequados de Ca^{2+} no plasma.

A reabsorção de tecido ósseo ocorre tanto nas suas superfícies externa e interna como no interior do osso, dentro de canais ocupados por vasos sanguíneos. Ainda não se sabe exatamente como os osteoclastos são recrutados para atuar em determinado local do osso, possivelmente por fatores produzidos por osteócitos e liberados nas superfícies ósseas pelo sistema de canalículos ósseos.

O osteoclasto é uma célula polarizada, cujos núcleos estão afastados da superfície aderida ao osso e cujas organelas de síntese de macromoléculas dirigem a secreção para a superfície voltada para o osso. Há secreção de íons, que acidificam o espaço em contato com a superfície óssea, e secreção de enzimas que digerem a matriz orgânica do osso.

Para mais detalhes sobre o processo de reabsorção de tecido ósseo por osteoclastos, acesse o material suplementar *online*, conforme as instruções descritas nas páginas iniciais da obra.

A matriz extracelular do osso é constituída por componentes orgânicos e inorgânicos

A *matriz orgânica* do osso tem constituição complexa, e em sua maior parte é secretada pelos osteoblastos. Cerca de 25% de suas moléculas são originárias do plasma. Aproximadamente 90% do seu peso são constituídos por *colágeno tipo 1*, o principal componente que garante ao osso elasticidade e resistência a distensão e torção.

Os osteoblastos sintetizam e secretam a maior parte da matriz orgânica, que é depositada: (a) no espaço extracelular durante a formação inicial de tecido ósseo (processo que ocorre principalmente durante a vida intrauterina) ou (b) sobre a superfície de ossos já existentes.

Para visualizar uma tabela com componentes da matriz orgânica do tecido ósseo, acesse o material suplementar *online*, conforme as instruções descritas nas páginas iniciais da obra.

A matriz óssea recém-formada ainda não é calcificada e denomina-se *osteoide*. Pode ser observada em forma de uma fina camada menos corada na superfície do osso.

A *matriz inorgânica* do osso é quase inteiramente constituída por *fosfato de cálcio* e quantidades menores de íons de sódio, magnésio e fluoretos. O fosfato de cálcio encontra-se em forma de *cristais de hidroxiapatita* – $Ca_{10}(PO_4)_6OH_2$. Esses cristais são alongados (20 a 40 nm de comprimento) e depositam-se ao longo das fibrilas colágenas.

O processo de mineralização (calcificação) do osso ainda não é inteiramente conhecido, não se sabendo exatamente o porquê da precipitação dos cristais de hidroxiapatita na matriz extracelular óssea. O controle da mineralização e da função óssea é exercido em grande parte por três hormônios que agem na reabsorção, excreção e manutenção de níveis circulantes de Ca^{++}: paratormônio, calcitonina e vitamina D_3.

 A maneira como células ósseas e a matriz se arranjam produz duas variedades de tecido ósseo, embora a composição de ambos os tipos seja muito semelhante

O osso primário, imaturo ou não lamelar, é o primeiro osso a ser produzido

Isso ocorre durante a formação de osso na vida intrauterina e após o nascimento, durante o crescimento dos ossos e na reparação de fraturas. Em adultos que já passaram pela fase de crescimento, esse tipo de osso está restrito a poucos locais, como, por exemplo, os alvéolos dentários, espaços ósseos que contêm os dentes.

Em cortes histológicos, o tecido ósseo primário tem um aspecto desorganizado. Os osteócitos parecem não estar ordenados e a matriz é heterogênea, com regiões mais coradas e menos coradas (Figura 10.5). As fibras colágenas existentes na matriz extracelular do osso imaturo se dispõem desordenadamente (Figura 10.6 A).

O osso secundário, maduro ou lamelar, é bastante organizado, sendo o tipo que predomina em um adulto

Sua característica mais importante é a disposição das células e da matriz em delgadas lâminas, cada qual com 5 a 10 μm de espessura, denominadas *lamelas ósseas*.

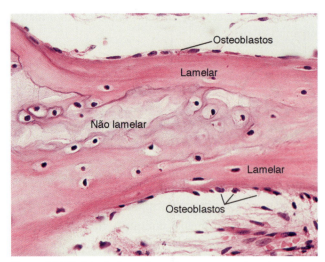

Figura 10.5 Trabécula óssea formada por osso maduro, lamelar, na periferia, e por osso imaturo, não lamelar, no centro. Os osteócitos do osso imaturo, não lamelar, têm disposição desorganizada e existem em concentração maior que os do osso lamelar. No osso maduro, os osteócitos se dispõem em fileiras e existem em menor número. A superfície externa da trabécula é revestida por osteoblastos. (H&E. Microscopia óptica. Aumento pequeno.)

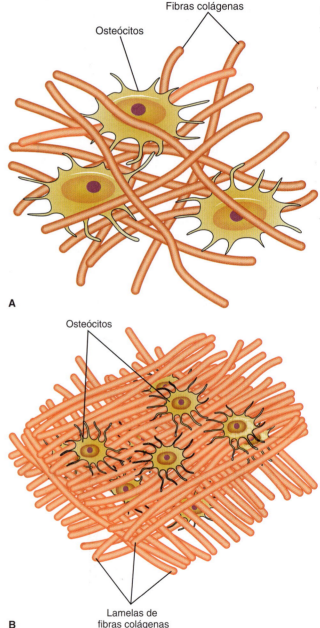

Figura 10.6 Disposição das fibras colágenas na matriz extracelular do tecido ósseo. A disposição é desordenada no osso não lamelar (**A**) e altamente organizada no osso lamelar. Neste, as fibras de cada lamela são paralelas e mantêm ângulos diferentes de uma lamela para a lamela adjacente (**B**).

A matriz tem coloração uniforme e os osteócitos parecem existir em concentração menor do que no tecido ósseo imaturo. Os osteócitos situam-se espaçadamente entre as lamelas ósseas, frequentemente formando fileiras, pois se colocam entre as lamelas ósseas (Figura 10.6 B). Além disso, o osso maduro é mais mineralizado que o osso imaturo.

No interior de cada lamela óssea as fibras colágenas são paralelas entre si. No entanto, de uma lamela para outra os conjuntos de fibras formam ângulos (ver Figura 10.6 B). Essa disposição contribui para aumentar a resistência do osso a pressões e torções.

Como todo tecido ósseo formado pela primeira vez é do tipo imaturo, não lamelar, os osteoclastos são essenciais para promover a gradativa reabsorção do osso não lamelar para tornar possível sua substituição por osso lamelar.

 Há dois modos de disposição espacial das lamelas ósseas do osso lamelar

Pilhas de lamelas planas constituem o osso não haversiano

Em um modo, as lamelas ósseas se reúnem empilhadas, formando placas planas ou levemente encurvadas (parte superior da Figura 10.7). Esse tipo é denominado *osso não haversiano*.

Os osteócitos situam-se entre as lamelas de cada pilha, e os osteoblastos, como sempre, nas superfícies da pilha.

Os osteócitos se nutrem por meio de material que se difunde pelos canalículos ósseos (os pequenos túneis no interior do osso nos quais existem prolongamentos dos osteócitos). A Figura 10.4 A mostra os canalículos entre osteócitos de lamelas planas.

O osso não haversiano predomina no *osso esponjoso*, no qual forma as trabéculas ósseas de 100 a 200 μm de espessura, compostas por pilhas de lamelas ósseas. As trabéculas se organizam em redes tridimensionais, e os espaços entre as trabéculas são preenchidos por tecido conjuntivo frouxo, tecido adiposo ou medula óssea hemopoética.

A estruturação das redes de trabéculas depende das forças que atuam sobre o osso. A disposição espacial das trabéculas assemelha-se à das redes de barras que sustentam pontes e outras estruturas metálicas. Modificações das forças ocasionam a remodelação da arquitetura das redes de trabéculas.

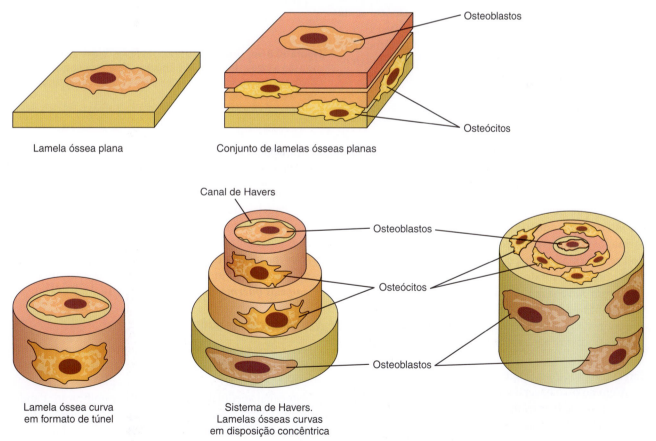

Figura 10.7 Disposição das lamelas ósseas no osso lamelar. Na porção superior da figura à esquerda está mostrada uma única lamela óssea e, à direita, uma pilha de três lamelas. Os osteoblastos situam-se sempre na superfície de lamelas isoladas ou de pilhas de lamelas. Os osteócitos situam-se entre as lamelas ósseas. Na parte inferior da figura, lamelas curvas em forma de túneis. À esquerda, uma lamela isolada e, no centro e à direita, um conjunto de três lamelas concêntricas. Osteoblastos situam-se na superfície interna e externa do conjunto, e osteócitos, entre as lamelas. Cada conjunto concêntrico de lamelas é chamado sistema de Havers.

Conjuntos de lamelas concêntricas constituem o osso haversiano

No *osso haversiano*, as lamelas têm forma de tubos ou túneis que se reúnem e formam conjuntos de várias lamelas dispostas concentricamente em torno de uma pequena cavidade (Figuras 10.7 e 10.8). Essa disposição de conjuntos de lamelas, muito comum no organismo adulto, é o tipo predominante no *osso compacto*.

Cada um dos pequenos conjuntos de lamelas concêntricas é denominado **sistema de Havers** ou **ósteon**. Cada sistema de Havers é um pequeno cilindro de alguns milímetros de comprimento formado por um número variável de lamelas ósseas tubulares (5 a 30 lamelas). A orientação das fibras colágenas de cada lamela mantém uma angulação com as fibras das lamelas adjacentes (Figura 10.8). Esse arranjo das fibras confere muita resistência física ao osso formado por sistemas de Havers.

A cavidade central em torno da qual as lamelas estão concentricamente dispostas se denomina **canal de Havers** e mede cerca de 50 μm de diâmetro (ver Figuras 10.7 e 10.8). Por esse canal passam vasos sanguíneos, vasos linfáticos e ramos nervosos. O diâmetro total de cada sistema de Havers varia bastante – cerca de 100 a 230 μm –, dependendo do número de lamelas ósseas que constituem o sistema.

A *nutrição* dos osteócitos pertencentes a um sistema de Havers depende dos vasos sanguíneos presentes no canal de Havers do seu respectivo sistema. O transporte se dá por difusão no interior dos canalículos ósseos (ver Figura 10.4 B). O diâmetro máximo do sistema e o número de suas lamelas são limitados pela distância que os nutrientes, O_2 e CO_2 podem percorrer entre o canal de Havers e os osteócitos mais externos.

Na periferia de cada sistema de Havers há uma faixa delgada, de coloração diferenciada, denominada *linha cementante*, que alguns autores supõem ser menos mineralizada.

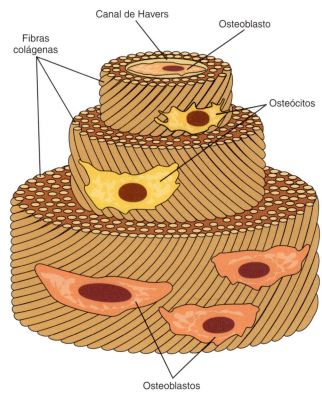

Figura 10.8 Nos sistemas de Havers, as fibras colágenas de cada lamela são paralelas entre si e têm ângulos diferentes entre as lamelas. Osteócitos situam-se entre as lamelas e osteoblastos nas superfícies interna e externa do sistema.

 ## As diáfises dos ossos longos de um adulto são formadas principalmente por osso compacto

Eventualmente, as diáfises também são constituídas de uma pequena quantidade de osso esponjoso na superfície interna em contato com o canal medular. Ambos são formados por osso maduro, lamelar. O osso compacto da diáfise é formado principalmente por osso haversiano e uma porção menor de osso não haversiano.

O *osso haversiano* da diáfise apresenta-se em forma de milhões de sistemas de Havers dispostos em colunas um sobre o outro. As colunas são enfileiradas ao longo da parede da diáfise em seu sentido longitudinal, disposição que confere ao osso maior resistência ao peso e a outras forças longitudinais (Figuras 10.9, 10.10 e 10.11).

Além do osso haversiano, existe nas diáfises osso lamelar do tipo **não haversiano** (i. e., conjuntos de lamelas planas paralelas) disposto em três posições:

▶ *Na periferia da diáfise*: lamelas paralelas levemente curvas que revestem toda a periferia do osso (sob o periósteo), denominadas **lamelas circunferenciais externas** (ver Figuras 10.9 e 10.10)
▶ *Na superfície interna da diáfise*: conjunto semelhante de lamelas que reveste o canal medular (abaixo do endósteo), denominadas **lamelas circunferenciais internas** (ver Figuras 10.9 e 10.10)
▶ *Nos pequenos espaços entre os sistemas de Havers*: pequenos conjuntos de curtas lamelas denominadas **lamelas intermediárias** (ver Figuras 10.9 a 10.11).

Vascularização nas diáfises

As artérias nutrientes penetram nos ossos pelos forames e dirigem-se para o canal medular, passando no interior de túneis ósseos de diâmetro variado.

No canal medular, sofrem intensa ramificação, dando origem, inclusive, aos capilares sinusoides (capilares dilatados e de forma irregular) que fazem parte da medula óssea.

Muitos ramos menores das artérias nutrientes passam por túneis ósseos menos calibrosos, denominados **canais de Volkmann**. Os canais de Volkmann podem ser reconhecidos por seu trajeto, geralmente perpendicular

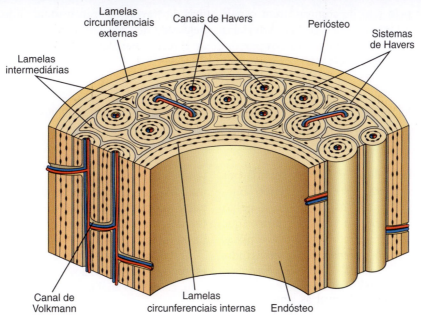

Figura 10.9 O osso compacto das diáfises é composto por tecido ósseo lamelar em forma de grande número de sistemas de Havers enfileirados em colunas ao longo da diáfise. Nas superfícies externa e interna da diáfise há extensas lamelas paralelas que não formam sistemas de Havers – são as lamelas circunferenciais externas e internas. O espaço entre sistemas de Havers é preenchido por pequenos grupos de lamelas paralelas, chamadas lamelas intermediárias.

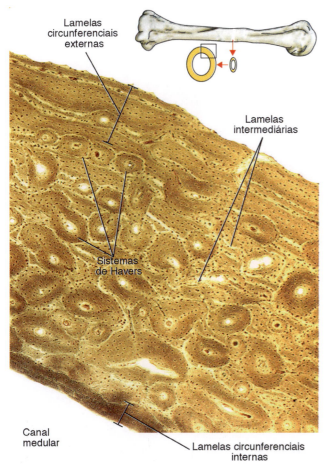

Figura 10.10 Pequeno trecho de secção transversal de uma diáfise obtida de um anel de osso que foi serrado. Observe a disposição do osso compacto formado por lamelas ósseas com diferentes arranjos: lamelas circunferenciais externas e internas, lamelas intermediárias e sistemas de Havers. Os sistemas de Havers estão seccionados transversalmente e apresentam um canal central, o canal de Havers. (*Método de Schmorl. Microscopia óptica. Vista panorâmica.*)

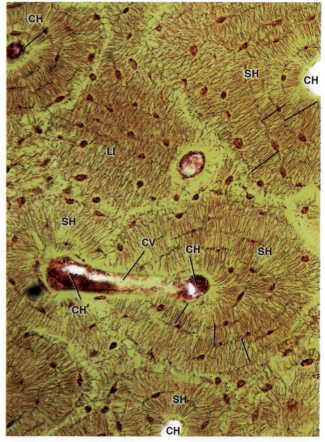

Figura 10.11 Aumento maior de uma secção transversal de uma diáfise. Observe os sistemas de Havers (*SH*) formados por conjuntos concêntricos de lamelas ósseas. Algumas lamelas estão indicadas por *barras*. Há canais de Havers (*CH*) no centro de cada sistema de Havers e um canal de Volkman (*CV*) comunicando entre si dois canais de Havers. Um pequeno grupo de lamelas intermediárias (*LI*) preenche o espaço entre os sistemas de Havers. As linhas delicadas são canalículos ósseos. (*Método de Schmorl. Microscopia óptica. Aumento pequeno.*)

à superfície óssea, e pelo fato de comunicarem canais de Havers entre si (ver Figuras 10.9 e 10.11). Arteríolas e capilares sanguíneos originários desses ramos percorrem o interior dos canais de Havers e irrigam os sistemas de Havers. O transporte de líquidos e gases é feito pela rede de canalículos ósseos que se abrem no canal de Havers e percorrem toda a espessura de cada sistema de Havers.

 As epífises de adultos são formadas por osso compacto na superfície e osso esponjoso internamente, ambos constituídos por tecido ósseo de tipo lamelar

A periferia das epífises de adultos é constituída por uma camada de osso compacto. Este osso é do tipo lamelar, formado por pilhas de lamelas ósseas, e entre as pilhas há espaços vasculares que contêm vasos sanguíneos que nutrem o tecido. Este osso compacto, formado por pilhas e lamelas não se organiza em sistemas de Havers, sendo, portanto, um osso não haversiano.

O interior da epífise é formado por osso esponjoso. Este é constituído de trabéculas de osso lamelar bastante irregulares, dispostas tridimensionalmente em uma rede. As trabéculas se continuam com o osso compacto da periferia. O osso das trabéculas, da mesma forma como na superfície da epífise, é do tipo não haversiano.

Os espaços existentes entre as trabéculas do osso esponjoso são ocupados por medula óssea, da mesma forma como o canal medular das diáfises.

 Camadas de tecido conjuntivo propriamente dito revestem os ossos externa e internamente

Os ossos são revestidos externamente por uma camada de tecido conjuntivo denso, denominada periósteo

Somente as superfícies articulares dos ossos que estabelecem articulações móveis (articulações sinoviais ou diartroses) não apresentam esse revestimento, pois são revestidas por cartilagem hialina.

A porção mais externa do periósteo (Figura 10.12) é um típico tecido conjuntivo denso, formado por fibras colágenas dispostas paralelamente à superfície óssea e por fibroblastos, e, em menor proporção, por outras células. A região mais interna do periósteo, geralmente mais delgada que a anterior, é formada por células do tecido ósseo, osteoblastos, osteoclastos e células osteoprogenitoras com potencial de se transformarem em osteoblastos se forem estimuladas para tal.

Fibras colágenas do periósteo, denominadas *fibras de Sharpey*, especialmente abundantes em regiões de inserção de tendões, penetram no tecido ósseo e aumentam a adesão do periósteo ao osso.

Internamente, o osso é revestido por uma delgada camada de tecido conjuntivo, denominada endósteo

Em ossos não sujeitos a crescimento ou remodelação, o endósteo é visto nos cortes como uma camada única de células achatadas. Consiste principalmente em osteoblastos inativos e células osteoprogenitoras.

A superfície do canal medular, as superfícies das trabéculas de osso esponjoso e inclusive a superfície interna dos canais de Havers (ver Figuras 10.7 e 10.12) são revestidas por endósteo.

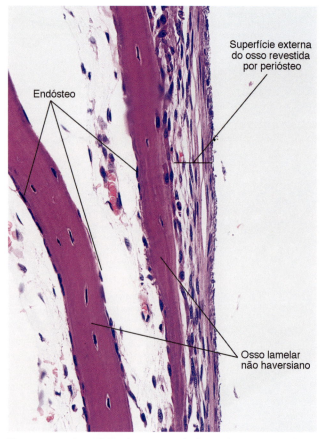

Figura 10.12 O periósteo é uma camada de tecido conjuntivo denso que reveste o osso externamente. Na sua interface com o tecido ósseo há células osteogênicas. O endósteo é uma camada muito delgada de osteoblastos e células osteoprogenitoras achatadas que reveste todas as superfícies internas do osso. (H&E. Microscopia óptica. Aumento pequeno.)

Há duas maneiras de formação de osso observadas inicialmente durante a vida intrauterina

Também denominada *histogênese óssea*, a formação de osso pode se dar por:

- Desenvolvimento do tecido ósseo no interior de tecido mesenquimal disposto em forma de folhetos ou membranas. Esse tipo de ossificação denomina-se *ossificação membranosa* ou *intramembranosa* e ocorre principalmente na formação de *ossos chatos* (p. ex., os ossos do crânio e da face, mandíbula e clavícula). Ossificação intramembranosa é também o mecanismo pelo qual se formam inicialmente as diáfises de ossos longos
- Ossificação sobre matriz cartilaginosa existente em moldes do futuro osso constituídos por cartilagem hialina, sendo, por essa razão, denominada *ossificação endocondral*. A maioria dos ossos longos, ossos das extremidades, vértebras e costelas é formada por esse mecanismo.

Embora haja inicialmente um modelo cartilaginoso, não há transformação de cartilagem em osso. A matriz cartilaginosa serve apenas como suporte para a deposição de tecido ósseo.

A existência de dois mecanismos diferentes para a formação de osso não tem grande reflexo na estrutura e no funcionamento do produto final. Não há diferenças entre a composição celular e o funcionamento de ossos formados de diferentes maneiras.

A ossificação intramembranosa se inicia por volta da 8ª semana de gestação

Esse processo se dá no interior de uma membrana, isto é, uma camada de tecido mesenquimal.

O primeiro sinal de ossificação é uma pequena condensação de células mesenquimais comprometidas com um potencial osteogênico. Esse acúmulo de células cresce por divisão celular e por afluxo de novas células mesenquimais e constitui o que se denomina *centro primário de ossificação*. *Centros secundários de ossificação* podem surgir em outros locais da formação do mesmo osso.

Células originárias dessa população inicial se diferenciam em osteoblastos e secretam matriz extracelular orgânica óssea (Figura 10.13). Esses osteoblastos terminam sendo envolvidos pela matriz e passam à condição de osteócitos. À medida que isto ocorre, novos osteoblastos se diferenciam na periferia desse pequeno fragmento inicial de osso, secretam matriz óssea e passam a ser envolvidos por ela, transformando-se em osteócitos. A repetição desse processo resulta na formação e no gradativo crescimento desse osso (Figura 10.14).

O tipo de crescimento *por aposição* é o único que ocorre no tecido ósseo, diferentemente do que ocorre

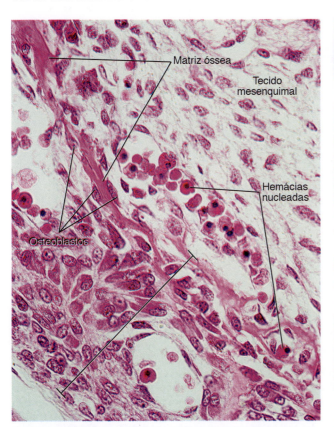

Figura 10.13 Estágio precoce de ossificação intramembranosa no crânio de um embrião de rato. Esse processo se iniciou no interior de uma membrana de mesênquima (indicada pela *barra*). Observe uma delgada trabécula óssea formada por matriz óssea recoberta por osteoblastos. Nessa etapa de desenvolvimento as hemácias ainda são nucleadas. (*H&E. Microscopia óptica. Aumento médio.*)

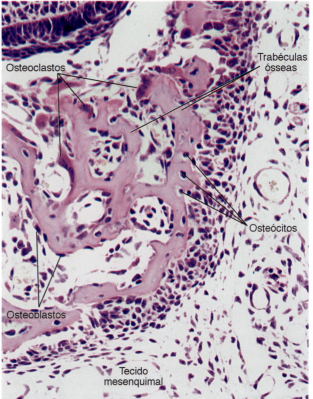

Figura 10.14 Estágio avançado de ossificação intramembranosa no crânio de um embrião de rato. Há várias trabéculas e estão arranjadas em forma de osso esponjoso. Há osteoblastos na superfície das trabéculas e osteócitos no interior. Vários osteoclastos já estão em atividade, reabsorvendo e remodelando o osso recém-formado. (*H&E. Microscopia óptica. Aumento pequeno.*)

no tecido cartilaginoso, no qual, além da aposição de novas células na periferia da cartilagem, existe crescimento intersticial por divisão de condrócitos no interior da cartilagem.

O tecido ósseo resultante desse processo consiste inicialmente em trabéculas ósseas de formato irregular, separadas entre si por espaços dilatados que contêm tecido mesenquimal rico em vasos sanguíneos (ver Figura 10.14). Esse osso é, pelo menos inicialmente, um *osso imaturo* (i. e., não lamelar) do *tipo esponjoso*. Mais adiante, durante o desenvolvimento do osso, a maioria dos espaços tenderá a ficar menor e a periferia da peça óssea se tornará osso compacto.

A ossificação endocondral é a principal responsável pela formação dos ossos longos e curtos

Após a 5ª semana de vida intrauterina, são produzidos modelos de cartilagem hialina de futuros ossos, modelos que servirão de apoio para a formação de osso definitivo por ossificação endocondral. Esses modelos cartilaginosos têm forma aproximada dos futuros ossos, e durante certo tempo sua cartilagem cresce por crescimento intersticial e crescimento aposicional.

Um dos primeiros sinais do início da ossificação é um *aumento do volume* (*hipertrofia*) dos condrócitos situados no centro da diáfise do modelo cartilaginoso (Figura 10.15). Esses condrócitos morrem e seus restos

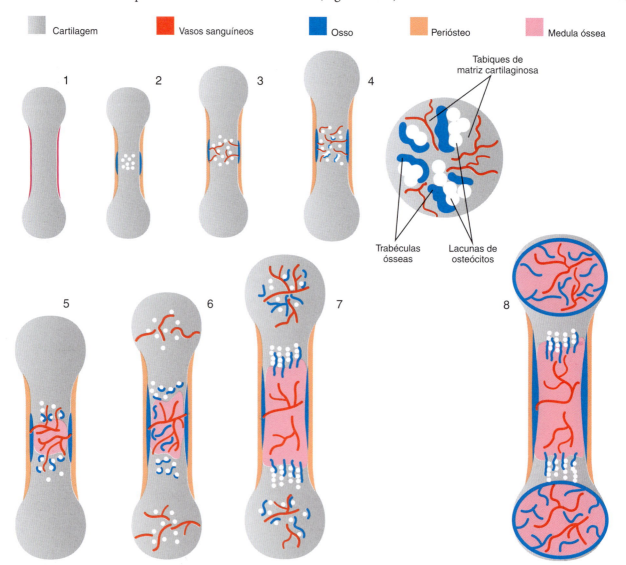

Figura 10.15 Ossificação endocondral. **1.** Tem início por um modelo de cartilagem hialina revestida de pericôndrio. **2.** O pericôndrio é substituído por periósteo, no qual se forma osso por ossificação intramembranosa. Simultaneamente, os condrócitos da região central do modelo tornam-se hipertrofiados e a matriz desse local se torna calcificada, resultando em morte e desagregação dos condrócitos. **3.** Vasos sanguíneos crescem do periósteo para o interior da cartilagem. **4.** Células osteogênicas que penetraram com os vasos iniciam a deposição de osso sobre os tabiques de matriz cartilaginosa. O detalhe em maior aumento mostra pequenas trabéculas ósseas depositadas sobre a matriz cartilaginosa. **5.** O processo de hipertrofia, calcificação e morte dos condrócitos avança em direção às epífises. Simultaneamente, a deposição de osso sobre matriz cartilaginosa continua avançando na direção das epífises. No entanto, a maior parte do osso produzido inicialmente no centro do modelo cartilaginoso é reabsorvida e substituída por medula óssea. **6** e **7.** Enquanto a produção de osso continua na diáfise, centros secundários de ossificação se instalam nas epífises. **8.** A reabsorção de osso no centro da diáfise dá origem ao canal medular, enquanto a deposição de novo osso continua em direção às epífises. O processo de ossificação respeita um disco de cartilagem situado entre a diáfise e cada epífise. Esse disco constituirá os discos epifisários, importantes para o crescimento longitudinal futuro do osso.

celulares se dispersam, restando apenas as lacunas que os condrócitos ocupavam, limitadas por delgados tabiques de matriz cartilaginosa. Esses tabiques de matriz cartilaginosa sofrem calcificação.

Quase simultaneamente, a região do pericôndrio que reveste a "cintura" da diáfise cartilaginosa, isto é, sua porção central, transforma-se em um *periósteo*.

Nesse periósteo inicia-se um processo de ossificação do tipo intramembranoso, pois o periósteo é uma membrana de tecido mesenquimal. A formação de osso abaixo do periósteo é semelhante ao processo de ossificação intramembranosa já descrito anteriormente. Resulta em uma delgada faixa de osso, inicialmente em torno da "cintura" da diáfise e que depois se estende gradativamente em direção às epífises (Figuras 10.15 e 10.16).

A partir do periósteo da "cintura", a cartilagem sofre invasão de vasos sanguíneos. Vasos sanguíneos crescem do periósteo em direção ao centro do modelo cartilaginoso da cartilagem calcificada que ocupa a porção interna. O avanço dos vasos é acompanhado por células osteoprogenitoras e células-tronco hematopoéticas.

As células osteoprogenitoras que penetraram na cartilagem se colocam nos locais anteriormente ocupados pelos condrócitos e originam osteoblastos. Estes se apoiam nos delgados tabiques de matriz cartilaginosa calcificada que envolviam os condrócitos mortos. Os osteoblastos secretam matriz óssea, são envolvidos por esta matriz e se transformam em osteócitos. Uma nova camada de osteoblastos (originados das células osteoprogenitoras) coloca-se sobre essas delgadas trabéculas ósseas e secreta matriz, dando assim continuidade ao processo e gradativamente aumentando a espessura e o comprimento dessas trabéculas ósseas.

Dessa maneira, aparece no centro do modelo uma rede de trabéculas ósseas formadas sobre restos de matriz cartilaginosa calcificada – trata-se, portanto, de um osso do tipo esponjoso de origem endocondral. A formação de osso que se iniciou no centro da diáfise corresponde a um *centro primário de ossificação*.

Esse processo avança gradativamente pela cartilagem em direção às epífises. Porém, à medida que é formado novo osso cada vez mais próximo das epífises, o osso formado anteriormente no centro da diáfise é reabsorvido por ação dos osteoclastos. É dessa maneira que se forma a cavidade denominada *canal medular*, que cresce do centro da diáfise em direção às epífises (ver Figuras 10.15 e 10.16).

Mais tarde ocorrem nas *epífises* processos semelhantes, nos chamados *centros secundários de ossificação*. Dependendo do osso, esse processo pode continuar durante muito tempo após o nascimento.

Nesses centros secundários das epífises, no entanto, não há participação do periósteo periférico. A cartilagem hialina no centro das epífises passa por hipertrofia, morte dos condrócitos hipertróficos e calcificação da matriz cartilaginosa. Tal como ocorre na diáfise, vasos sanguíneos crescem da periferia para o centro das epífises, onde se inicia a deposição de tecido ósseo sobre os restos de matriz cartilaginosa. A ossificação avança centrifuga-

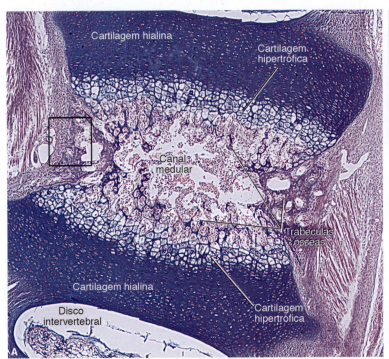
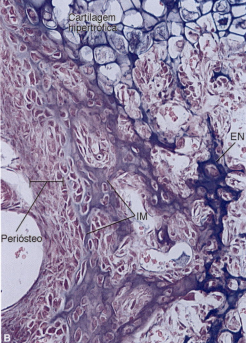

Figura 10.16 Ossificação endocondral em uma vértebra. **A.** Em aumento pequeno, observa-se o modelo cartilaginoso da vértebra. Nas extremidades da vértebra há cartilagem hialina em repouso e hipertrófica, enquanto a parte central já passou por ossificação e reabsorção óssea e está ocupada pelo canal medular e por medula óssea. Grande quantidade de espículas e trabéculas ósseas está presente na "cintura" do modelo do osso, assim como nas duas frentes de ossificação, próximo às epífises. **B.** Detalhe da "cintura" da vértebra, região semelhante à área demarcada em **A**. Essa região da vértebra é revestida por periósteo. Abaixo do periósteo há osso formado por ossificação intramembranosa (*IM*) e, mais internamente, por ossificação endocondral (*EN*). Esse último osso pode ser reconhecido porque a porção central de suas trabéculas é formada por matriz cartilaginosa. (*Azul de alcian. Microscopia óptica. A, Vista panorâmica. B, Aumento pequeno.*)

mente do centro para a periferia de cada epífise. Em geral não se forma na epífise uma grande cavidade correspondente ao canal medular da diáfise. No seu interior persiste osso esponjoso em cujos pequenos espaços se desenvolve medula óssea.

Dessa maneira, a maior parte do modelo original formado por cartilagem hialina é substituída por tecido ósseo, com exceção de duas regiões em que persiste a cartilagem hialina:

▸ Nas *superfícies articulares*, a cartilagem hialina funciona como excelente superfície para o contato com superfícies articulares de outros ossos, por ser muito lisa e oferecer pouco atrito
▸ Na interface das epífises com a diáfise, permanece cartilagem hialina em forma de disco que recebe várias denominações: *disco epifisário*, *cartilagem de crescimento*, ou *cartilagem de conjugação*. Desse disco cartilaginoso depende o crescimento em comprimento das diáfises, desde a formação dos ossos na vida intrauterina até o término da etapa de crescimento do indivíduo (cerca de 18 a 22 anos). O disco é depois reabsorvido e a epífise e a diáfise passam a se comunicar internamente.

 O tecido ósseo só cresce por aposição de novas de células ósseas à superfície de tecido ósseo preexistente

Com muita frequência, a formação ou o crescimento de novo osso ocorrem simultaneamente à *reabsorção óssea*.

O resultado desses dois mecanismos antagônicos é a remodelação dos ossos

Além ser importante para o crescimento ósseo, a remodelação é relevante para a *adaptação do osso a novas forças*. Frequentemente a remodelação óssea é consequência da ação de forças mecânicas de pressão ou tração e da força da gravidade. Estas forças são de algum modo transduzidas em um sinal que resulta em remodelação óssea de modo que as trabéculas e canais de Havers adaptem suas posições espaciais para melhor resistir às novas direções das forças.

Todo osso formado por ossificação intramembranosa ou por ossificação endocondral é do tipo primário, imaturo ou não lamelar. Quase todo esse osso é gradativamente substituído por osso secundário, maduro ou lamelar por um processo de remodelação. Em muitos ossos, a ossificação e a transformação de osso imaturo em maduro se prolongam por vários anos após o nascimento.

Formação dos sistemas de Havers

A camada periférica dos ossos é, no início, constituída por tecido ósseo esponjoso formado por trabéculas. As trabéculas gradativamente são remodeladas e formam túneis de diâmetro relativamente amplo.

Na superfície interna desses túneis há deposição de camadas sucessivas de osso lamelar por osteoblastos. Em consequência, a cada camada de lamela óssea adicionada os túneis tornam-se mais estreitos, até que permaneça um canal central – o canal de Havers –, resultando nos sistemas de Havers definitivos. Os sistemas de Havers, portanto, formam-se de fora para dentro, da periferia para o centro de cada sistema.

Crescimento de ossos sem disco epifisário

O crescimento em espessura e em comprimento dos ossos que não apresentam disco epifisário (p. ex., ossos chatos e irregulares) ocorre por aposição de novo tecido ósseo na superfície externa do osso (Figura 10.17). Novos osteócitos e nova matriz óssea são adicionados e incorporados pelo osso preexistente a partir de osteoblastos, e isto ocorre repetidas vezes até cessar o crescimento.

Simultaneamente, deve haver reabsorção de tecido ósseo na superfície interna desses ossos, porque se isto não ocorrer os ossos ficarão com uma camada compacta externa cada vez mais espessa e uma região interna de osso esponjoso muito reduzida. Em consequência, o espaço para a medula óssea ficaria proporcionalmente menor e os ossos se tornariam progressivamente mais pesados.

O crescimento é, portanto, um processo de remodelação, no qual o saldo final é positivo, com acréscimo das dimensões do osso.

O crescimento longitudinal dos ossos longos é complexo e depende principalmente do disco epifisário

O *crescimento em comprimento* dos ossos longos também envolve deposição de novo tecido ósseo e reabsorção de osso mais antigo. Ambos os processos ocorrem no *disco epifisário (cartilagem de crescimento ou cartila-*

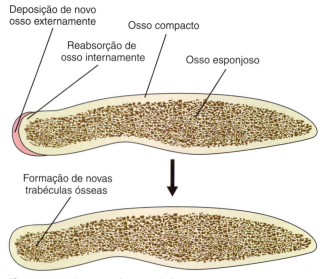

Figura 10.17 Os ossos chatos e de forma irregular crescem por deposição de novo tecido ósseo compacto na superfície externa, acompanhada de simultânea reabsorção de osso compacto antigo, o qual é substituído por osso esponjoso.

gem de conjugação), discos de cartilagem hialina situados entre a epífise e a diáfise (ver Figura 10.1).

Pode-se considerar o disco epifisário como uma "fábrica de osso", na qual em uma superfície há cartilagem hialina e na superfície oposta se forma osso. A produção de osso no disco epifisário se dá por ossificação endocondral, ou seja, sobre septos ou tabiques de matriz cartilaginosa.

O disco epifisário é composto de várias regiões cujos limites não são bem marcados, pois há uma transição entre uma região e a seguinte.

▸ **Zona de cartilagem em repouso.** Região do disco adjacente à epífise e constituída de cartilagem hialina (Figuras 10.18 e 10.19).

▸ **Zona de cartilagem seriada.** Nela há intensa atividade de divisão mitótica dos condrócitos. As células-filhas das divisões se dispõem em colunas, assemelhando-se a pilhas de moedas. Em consequência, a cartilagem do disco aumenta de espessura por crescimento do tipo intersticial.

▸ **Zona de cartilagem hipertrófica.** Região em que os condrócitos aumentam de volume.

▸ **Zona de cartilagem calcificada.** Nela há deposição de cálcio na matriz extracelular da cartilagem hipertrófica. Os condrócitos dessa região entram em um processo de morte celular, talvez devido, em parte, à impermeabilização da matriz por causa do depósito de cálcio. As células se rompem e fragmentos celulares se dispersam pelas lacunas dos condrócitos (ver Figura 10.18). As lacunas se unem e formam túneis longitudinais irregulares e delimitados por tabiques da matriz extracelular cartilaginosa que antes envolvia os condrócitos. Essa região nem sempre é de fácil delimitação em cortes histológicos rotineiros, mas pode ser identificada em preparados submetidos a demonstração de cálcio. Veja um desses preparados na Figura 2.7, em que os tabiques de matriz cartilaginosa calcificados aparecem em cor marrom-escura.

▸ **Zona de ossificação.** É a mais afastada da epífise, e adjacente ao canal medular da diáfise (ver Figuras 10.18 e 10.19). Nessa região, há muitos osteoblastos originários de células osteoprogenitoras situadas na medula óssea, adjacente a essa zona. Osteoblastos se instalam sobre os restos de matriz cartilaginosa calcificada e dão início à produção de matriz orgânica óssea (Figuras 10.20 e 10.21). Depois de serem totalmente envolvidos por esta matriz, passam a ser considerados osteócitos.

Novas camadas de osteoblastos se colocam sobre a primeira camada de tecido ósseo recém-formado, secretam matriz óssea, são envolvidos pela matriz e passam à condição de osteócitos. Desse processo resultam inúmeras espículas (pequenos espinhos) de tecido ósseo que contêm em seu interior restos facilmente identificáveis de

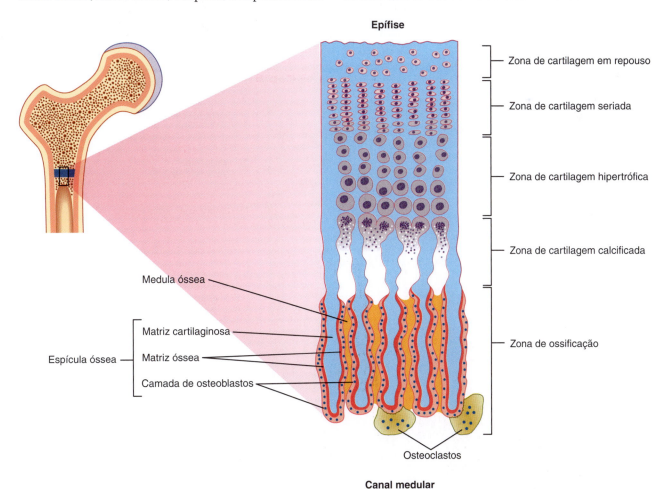

Figura 10.18 Nos discos epifisários dos ossos longos observam-se diversas zonas formadas por condrócitos em diferentes disposições tridimensionais e diferentes estados funcionais.

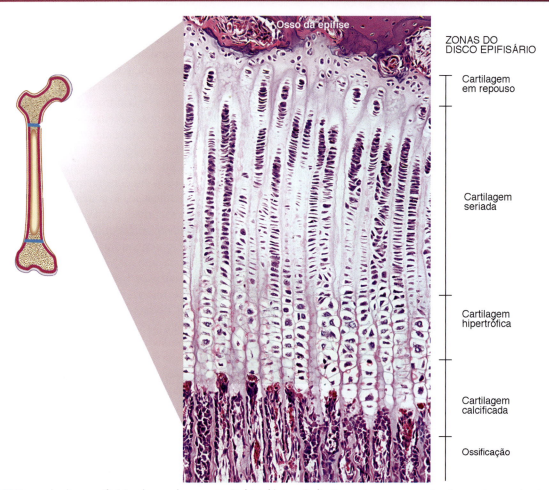

Figura 10.19 Zonas do disco epifisário observadas em secção histológica. Os limites entre as zonas não são precisos, pois a transição entre uma zona e a seguinte é gradual. (*H&E. Microscopia óptica. Vista panorâmica.*)

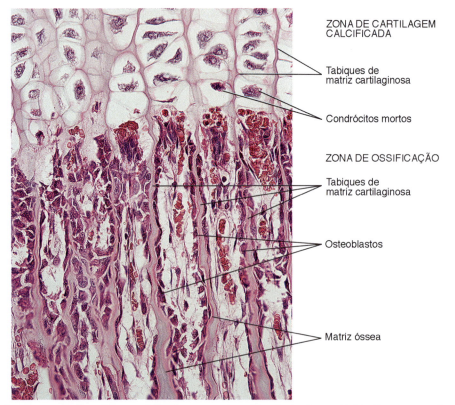

Figura 10.20 Transição entre a zona de cartilagem calcificada e a zona de ossificação do disco epifisário. Com a morte dos condrócitos, restam tabiques de matriz cartilaginosa que são usados pelos osteoblastos para secretar e depositar matriz óssea. (*H&E. Microscopia óptica. Aumento médio.*)

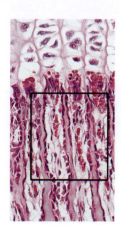
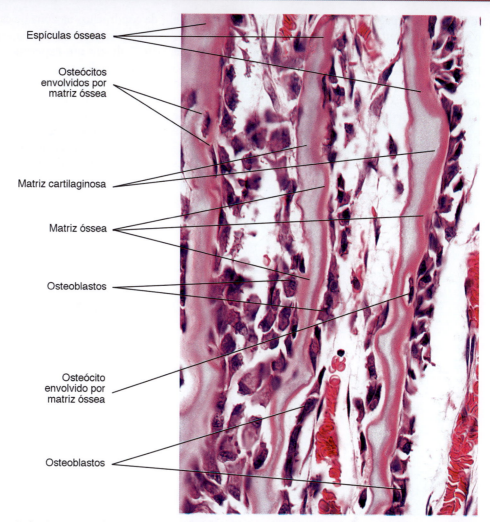

Figura 10.21 Na imagem há três espículas ósseas situadas na zona de ossificação do disco epifisário. Observam-se os restos de matriz cartilaginosa corados em azul-claro. Sobre cada espícula há osteoblastos. Estes secretaram e depositaram matriz óssea sobre os tabiques de matriz cartilaginosa. Alguns osteócitos já se encontram totalmente envolvidos por matriz óssea. (*H&E. Microscopia óptica. Aumento médio.*)

matriz cartilaginosa (ver Figura 10.21). A matriz cartilaginosa da zona de calcificação é, portanto, usada como suporte para a deposição de tecido ósseo.

Nos cortes histológicos, a ossificação dos tabiques de matriz cartilaginosa pode ser acompanhada pelo fato de eles serem basófilos (azulados após H&E), enquanto a matriz óssea possui colágeno e é acidófila (cor-de-rosa após H&E) (ver Figura 10.21).

A maior parte das espículas ósseas formadas na zona de ossificação é *reabsorvida por ação de osteoclastos*. A reabsorção ocorre principalmente nas extremidades das espículas situadas no interior do canal medular e que estão imersas na medula óssea (ver Figura 10.18; Figura 10.22). Se a reabsorção não ocorresse, o canal medular ficaria totalmente preenchido pelo osso esponjoso formado nessa face do disco. Nessas circunstâncias, haveria

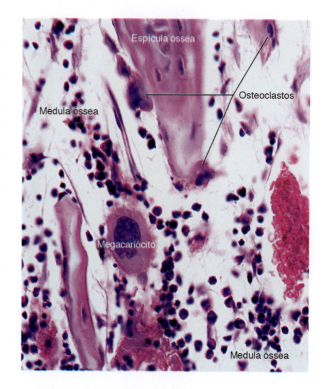

Figura 10.22 A imagem apresenta a extremidade de duas espículas ósseas recém-formadas. Há vários osteoclastos apoiados sobre as espículas em processo de reabsorção do osso das espículas. Em torno das espículas há medula óssea. (*H&E. Microscopia óptica. Aumento médio.*)

muito pouco espaço para a medula óssea hematogênica e o osso ficaria muito pesado.

A reabsorção das espículas recém-formadas se dá principalmente no osso formado na porção central do disco. O osso que se desenvolveu na periferia do disco acaba sendo incorporado à parede da diáfise e contribui para o crescimento do funil ósseo existente entre a diáfise e a epífise.

O crescimento longitudinal do osso resulta da proliferação celular dos condrócitos que formam as colunas de condrócitos na zona de cartilagem seriada. Essa proliferação impele a epífise, afastando-a da diáfise. A Figura 10.23 ilustra um experimento feito pelo cientista inglês Stephen Hales, que descobriu esse mecanismo em 1727.

O aumento do diâmetro das diáfises e das epífises depende pouco do disco epifisário e se dá pelo mesmo mecanismo descrito para o crescimento dos ossos chatos ou irregulares. Fundamentalmente, esse aumento resulta de deposição de tecido ósseo na superfície externa e reabsorção na superfície interna (Figura 10.24).

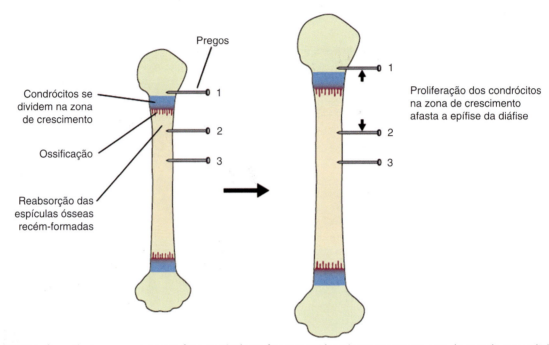

Figura 10.23 Esta figura ilustra um experimento feito no século 18: foram inseridos três pregos em um osso da coxa de uma galinha. Decorridos dois meses, os pregos situados na diáfise mantiveram a mesma distância entre si, mas o prego inserido na epífise se afastou dos outros. O experimento comprovou que o crescimento longitudinal do osso se dá pelo afastamento da epífise em relação à diáfise. O afastamento é causado por divisão celular dos condrócitos da zona de cartilagem seriada.

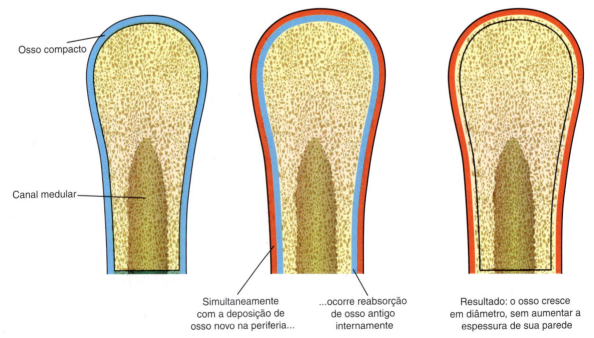

Figura 10.24 O crescimento em diâmetro de diáfises e epífises se dá por deposição de tecido ósseo na superfície externa e reabsorção de tecido ósseo na superfície interna. Desta maneira, o osso cresce sem que haja aumento excessivo da espessura da camada de osso compacto.

O controle do metabolismo do tecido ósseo depende de fatores externos e de fatores locais

Os principais fatores externos ao osso que agem no seu metabolismo são dois grupos de hormônios:

Um grupo atua nos níveis de cálcio existentes no organismo. São produzidos pela paratireoide – *paratormônio* – e pelas células parafoliculares da tireoide – *calcitonina*. Veja outras informações sobre estes hormônios no Capítulo 15, *Sistema Endócrino*.

O *paratormônio* estimula os osteoclastos por via indireta, através dos osteoblastos. Estes são dotados de receptores do tipo 1 para o hormônio da paratireoide, presentes também nos rins. A *calcitonina*, por outro lado, inibe a atividade de osteoclastos.

O segundo grupo, que atua sobre o crescimento ósseo, consiste em: *hormônio do crescimento* (ou somatotropina), produzido pela adeno-hipófise e que estimula divisão e diferenciação das células osteoprogenitoras; *fator de crescimento semelhante à insulina-I* (IGF-I), produzido principalmente no fígado e que age nos condrócitos do disco epifisário.

Por ação hormonal (*hormônios sexuais* e *hormônio da tireoide*), os condrócitos do disco param de proliferar, e após o desenvolvimento final dos ossos (18 a 22 anos) os discos epifisários desaparecem.

Há um grande número de *fatores locais* representados por fatores do crescimento presentes na matriz óssea, entre os quais destacam-se as *proteínas morfogenéticas ósseas* (BMPs). A proteína *esclerostina*, descoberta recentemente, parece ser oponente das ações das BMP no metabolismo ósseo. A proteína *osteoprotegerina* age inibindo a ação de osteoclastos (*ver link sobre a matriz extracelular do tecido ósseo*, anteriormente neste capítulo). Vários outros fatores são produzidos também por células migratórias de passagem pelo tecido ósseo, tais como leucócitos e macrófagos.

 ## As articulações móveis, denominadas diartroses ou sinoviais, são as mais importantes do ponto de vista cinético

Essas articulações são envolvidas por espessa camada de tecido conjuntivo denso modelado que forma uma *cápsula articular* em seu redor (Figura 10.25). A cápsula é importante para manter unidos os ossos que participam da articulação e conservá-los no eixo adequado durante a movimentação. Além disto, muitos tendões e músculos percorrem externamente a região da articulação, contribuindo para a coesão de seus componentes.

A cápsula delimita um espaço denominado *cavidade articular* (ver Figura 10.25). O contato entre os ossos ocorre entre extremidades ósseas revestidas por cartilagem hialina desprovida de pericôndrio, denominada *cartilagem articular* (Figura 10.26). Seus condrócitos mais superficiais são achatados e, mais profundamente, apresentam-se esféricos ou ovalados.

Em algumas diartroses há interposição de peças achatadas de fibrocartilagem entre as extremidades ósseas, denominadas *meniscos*. Estes atuam como coxins entre os ossos, reduzindo a pressão exercida sobre áreas pequenas da superfície de um osso para que a pressão seja distribuída por uma superfície maior.

Revestindo internamente a cavidade articular há uma estrutura muito importante para a adequada função

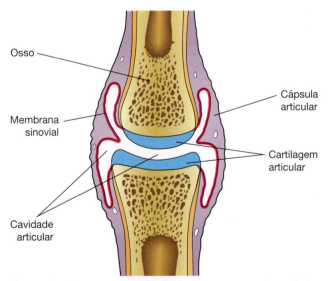

Figura 10.25 Esquema simplificado dos componentes das articulações móveis (sinoviais ou diartroses).

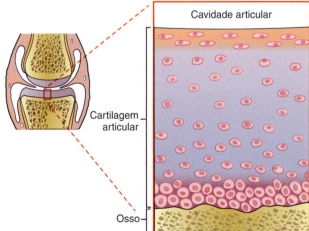

Figura 10.26 Na camada de cartilagem hialina que forma as superfícies articulares, os condrócitos mais superficiais têm forma achatada.

da articulação: a *membrana sinovial* (ver Figura 10.25; Figura 10.27). Esta membrana é formada por duas camadas:

- Uma camada mais externa (adjacente à cápsula), composta de tecido conjuntivo frouxo, bastante vascularizada e contendo quantidades variáveis de tecido adiposo
- Uma delgada camada interna de células do tecido conjuntivo, cuja disposição se assemelha a um epitélio que reveste a cavidade articular. Nessa camada há pelo menos dois tipos de células: células A, semelhantes a macrófagos; e células B, fibroblásticas, que são as células predominantes.

A membrana sinovial produz o líquido sinovial, rico em *hialuronato* e em *proteoglicana 4* (ou *lubricinina*), ambos importantes para a lubrificação e manutenção da cartilagem articular. O líquido sinovial contém, além dessas moléculas, várias outras originárias do plasma. A nutrição das células cartilaginosas da superfície articular depende em grande parte do líquido sinovial.

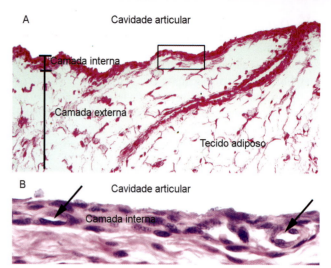

Figura 10.27 Membrana sinovial. **A.** Esta membrana é composta de tecido conjuntivo disposto em duas camadas: camada externa (aderida à cápsula) e camada interna, que reveste a cavidade articular. **B.** Detalhe da camada interna, que é formada por macrófagos e fibroblastos e contém vasos sanguíneos (*setas*). (H&E. Microscopia óptica. A, Vista panorâmica. B, Aumento médio.)

CAPÍTULO 11

Tecido Nervoso

Principais tópicos abordados neste capítulo

- Conceito, 132
- Estrutura dos neurônios, 132
- Citoesqueleto e transporte intracelular, 133
- Dendritos, 134
- Axônios, 134
- Tipos de neurônios, 134
- Impulso nervoso, 136
- Sinapses e transmissão sináptica, 137
- Neuróglia, 138
- Distribuição do tecido nervoso no SNC, 140
- Barreira hematencefálica, 143
- Meninges, 143
- Conceituação de sistema nervoso periférico, 144
- Conceituação e estrutura das fibras nervosas, 144
- Velocidade de transmissão do impulso nos axônios, 147
- Nervos periféricos, 148
- Origem das fibras que constituem os nervos, 151
- Sistema nervoso autônomo, 151
- Neurônios secretores, 154

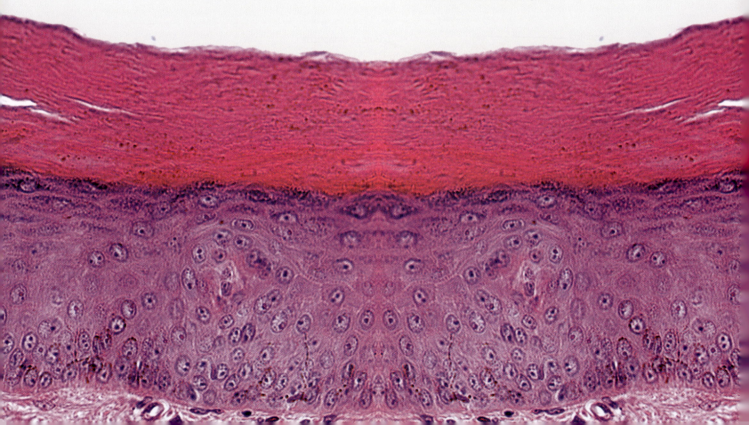

Introdução

O tecido nervoso é um grande sistema, responsável pela recepção de informações, pelo monitoramento dos ambientes externo e interno, pela integração dessas informações e pela organização de respostas que resultam no controle e na coordenação de diversas atividades do corpo.

Em termos evolucionários, é mais antigo que o sistema endócrino, o segundo grande sistema de coordenação e controle do nosso organismo.

O tecido nervoso é constituído de duas categorias de células

Todas as complexas tarefas descritas anteriormente são realizadas apenas por dois tipos de células do tecido nervoso: os *neurônios* e as *células da neuróglia* (ou, simplesmente, *células da glia*), ambos formados por um corpo celular e seus prolongamentos.

▸ **Neurônios.** Recebem informações de muitos outros neurônios e integram essas informações em uma resposta, gerando ou não um *potencial de ação* – "*impulso nervoso*" – que, por meio de sinapses, pode influenciar o comportamento de outras células. Mais adiante, neste capítulo, será mais bem analisado em que consiste o potencial de ação. Os neurônios são as células que exercem as funções de recepção de sinalizações, comunicação e organização de respostas.

▸ **Células da neuróglia.** São células auxiliares e de suporte, indispensáveis para o funcionamento dos neurônios.

Uma característica do tecido nervoso é a sua organização semelhante à dos tecidos epiteliais, nos quais as células e seus prolongamentos são muito próximos entre si e há uma quantidade muito reduzida de matriz extracelular entre as células.

A estrutura dos neurônios é adaptada para o exercício de suas funções

Os neurônios são constituídos de um *corpo celular* (ou *pericário*), que emite prolongamentos: os vários *dendritos* e o *axônio* único. O corpo celular e os dendritos são os principais locais de recepção de informações recebidas de outros neurônios e transmitidas para outras células através de estruturas denominadas *sinapses*.

O *corpo celular* é uma região volumosa da célula que contém o núcleo e o citoplasma que o envolve (Figuras 11.1 e 11.2). Esse citoplasma geralmente contém muitos ribossomos livres e muitas cisternas de retículo endoplasmático granular, o que indica uma grande atividade sintética exercida pelo neurônio. Por essa razão, o citoplasma, quando observado em secções coradas por H&E, costuma ter coloração arroxeada. Grandes grupos de cisternas de retículo endoplasmático granular e seus ribossomos são vistos ao microscópio óptico, principalmente em grandes neurônios motores, em forma de grânulos denominados *substância de Nissl* (Figura 3.20). O pericário possui ainda complexos de Golgi, mitocôndrias e outras organelas (cujos detalhes podem ser observados ao microscópio eletrônico de transmissão).

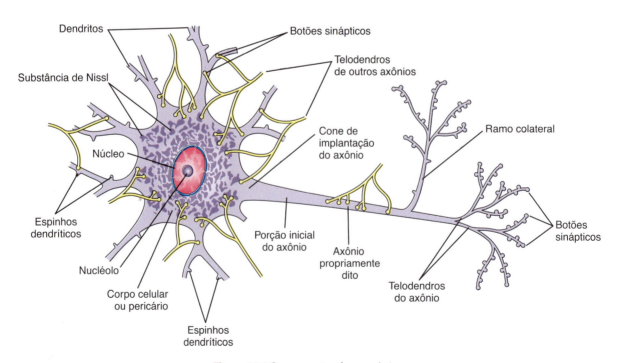

Figura 11.1 Componentes dos neurônios.

Em torno dos pericários de neurônios do sistema nervoso central (SNC) há sempre uma enorme quantidade de prolongamentos de outros neurônios (principalmente dendritos) e prolongamentos de células da neuróglia; a esse conjunto de prolongamentos denomina-se *neurópilo* (Figura 3.20). Esses delgados prolongamentos não são facilmente identificados e distinguidos; sendo assim, em cortes rotineiros corados por H&E o neurópilo apresenta-se em forma de massa acidófila, cor-de-rosa, que preenche o espaço entre os pericários de neurônios (ver Figura 11.2).

A maior parte da cromatina dos núcleos dos neurônios é descondensada. Em muitos neurônios, o núcleo tem grande diâmetro e os nucléolos são bastante volumosos (ver Figuras 3.20, 11.1 e 11.2).

☀ O citoplasma dos neurônios é dotado de um rico citoesqueleto

É compreensível que os neurônios, com seus longos e inúmeros prolongamentos, sejam dotados de um abundante citoesqueleto, tanto no pericário como ao longo dos prolongamentos. De modo geral, os componentes do citoesqueleto formam redes complexas no pericário e longos feixes paralelos nos prolongamentos.

Esse citoesqueleto desempenha pelo menos duas funções muito importantes:

▶ Manter a forma do corpo celular e de seus prolongamentos e orientar o crescimento dos prolongamentos
▶ Transportar e distribuir uma variedade muito grande de componentes do neurônio no pericário e ao longo dos prolongamentos. Entre esses componentes estão vesículas que contêm moléculas sintetizadas no retículo endoplasmático granular, outras vesículas de transporte, organelas e agregados moleculares.

O transporte intracelular pode ser anterógrado ou retrógrado

Dizemos que o transporte intracelular é anterógrado quando se dá do pericário para a extremidade dos prolongamentos, e retrógrado quando ocorre dos prolongamentos para o pericárdio.

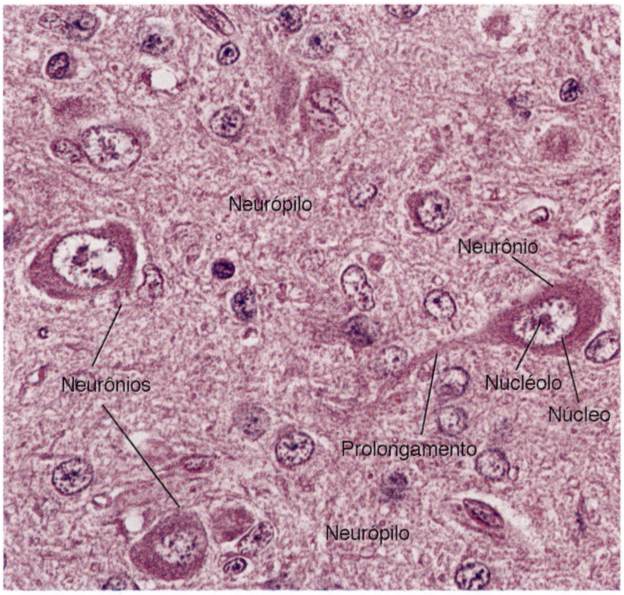

O transporte depende muito dos *motores moleculares*. Nos neurônios, os principais motores são *dineína*, *cinesina* e (com menor atividade) *miosina*. O *transporte axonal*, realizado nos axônios, é muito importante para a função do neurônio. A cinesina está associada a um tipo de transporte denominado *transporte axonal rápido anterógrado* – ou seja, do corpo celular para a extremidade do axônio. O movimento ocorre sobre "trilhos" de *microtúbulos* e transporta principalmente mitocôndrias e vesículas sinápticas contendo neurotransmissores, além de componentes de membranas (p. ex., moléculas de canais iônicos e receptores). O *transporte axonal lento* é principalmente de agregados de moléculas que compõem o citoesqueleto.

O *transporte axonal retrógrado* retorna ao pericário organelas (lisossomos, mitocôndrias etc.) e vesículas em cujas membranas foram inseridos canais iônicos, receptores e transportadores. As organelas e vesículas podem ser reaproveitadas ou destruídas. Esse tipo de transporte é realizado por *dineína* apoiada em microtúbulos.

As subunidades moleculares que se polimerizam para compor o citoesqueleto são sintetizadas em ribossomos livres (principalmente no corpo celular) e, em seguida, distribuídas pela célula para se organizarem em estruturas filamentosas.

Os componentes do citoesqueleto dos neurônios classificam-se em três tipos

Tais componentes podem ser filamentos intermediários, microtúbulos ou microfilamentos de actina.

▶ Filamentos intermediários dos neurônios. Também denominados *neurofilamentos*, medem cerca de 10 nm de diâmetro e são formados por pelo menos quatro componentes principais: as proteínas de neurofilamento NFH, NFM e NFL – que se associam de várias maneiras – e mais uma subunidade que difere no corpo celular e no axônio, além de proporções menores de outras proteínas. Esses filamentos estão presentes nos dendritos, nos pericários e, principalmente, nos axônios.

▶ Microtúbulos. Têm estrutura semelhante à das outras células, porém sua composição molecular pode diferir em diversas regiões e componentes do sistema nervoso. Estão

Figura 11.2 Neurônios da substância cinzenta do cérebro. São células grandes, com núcleos de cromatina frouxa e nucléolos volumosos. Em algumas células observam-se prolongamentos. A região situada em volta dos neurônios, denominada neurópilo, contém prolongamentos de outros axônios e de células da neuróglia. A maioria dos núcleos menores pertence a células da neuróglia. (*Microscopia óptica. H&E. Aumento médio.*)

presentes em todas partes dos neurônios, participam ativamente do transporte intracelular do neurônio, associados a motores moleculares.

▶ **Microfilamentos de actina.** Estão presentes em todas as partes do neurônio, mas concentram-se em certos locais (p. ex., nas proximidades da membrana plasmática e nas terminações sinápticas). Em geral, aos microfilamentos estão associadas outras proteínas, como espectrina, anquirina e tropomiosina. Exercem várias funções nos neurônios, tais como manutenção da forma das células, adesão a células vizinhas pela sua presença em junções de adesão, transdução da interação com componentes externos ao neurônio (p. ex., interação com células vizinhas e com a matriz extracelular).

 ## Os dendritos são prolongamentos numerosos, especializados em receber estímulos

As informações são recebidas pelos dendritos por meio de sinais que chegam à sua membrana mediante sinapses estabelecidas por prolongamentos de outros neurônios. Os vários sinais recebidos podem ser positivos ou negativos, o que depende dos neurotransmissores liberados nas sinapses e dos receptores presentes no neurônio. Esses sinais são conduzidos ao longo da membrana dos dendritos e podem atingir a membrana do pericário e a região da saída axonal – o cone de implantação –, e nesse local podem gerar um potencial de ação ("impulso nervoso") que é conduzido ao longo do axônio. Sinais podem chegar diretamente ao pericário e, com menor frequência, ao axônio.

Os dendritos têm diâmetros variados e dividem-se como ramos de árvores, sendo mais calibrosos nas proximidades do pericário e delgados nas extremidades (ver Figura 11.1). Dispõem, portanto, de uma grande superfície para receber informação de outras células.

Além disso, os dendritos apresentam inúmeras pequenas saliências – os *espinhos dendríticos* –, locais em que se concentra a recepção de informação trazida pelos prolongamentos de outras células nervosas por meio das *sinapses*. Os dendritos contêm ribossomos, são aptos a sintetizar algumas das suas proteínas e quase não apresentam neurofilamentos.

 ## Os axônios são um prolongamento único, especializado em conduzir os impulsos

Tipicamente mais longos que os dendritos, os axônios apresentam comprimento que pode variar de milímetros ou menos até 1 m (p. ex., os que inervam a musculatura do pé). Os axônios são formados por várias porções (ver Figura 11.1):

▶ O *cone de implantação* é a região de saída do axônio do pericário. Tem formato de cone, contém esparsos polirribossomos e algumas cisternas de retículo endoplasmático granular, e conduz feixes de filamentos do citoesqueleto. Em sua superfície podem ser encontradas sinapses estabelecidas por axônios de outros neurônios
▶ O *segmento inicial* é um curto trecho no qual geralmente é gerado e deflagrado o potencial de ação ("impulso nervoso") que irá se propagar ao longo do axônio
▶ O *axônio* propriamente dito tem diâmetro constante em boa parte de seu trajeto (ao contrário dos dendritos) e emite ramos, denominados *colaterais*. É dotado de poucos ribossomos e não apresenta complexo de Golgi. Por outro lado, dispõe de grande quantidade de feixes de componentes do citoesqueleto
▶ A porção final do axônio, o *telodendro*, é bastante ramificada e apresenta ao longo de sua estrutura dilatações denominadas *bulbos sinápticos*, ou *botões sinápticos*, por meio dos quais o axônio estabelece sinapses com outras células.

 ## Há vários tipos de organização dos prolongamentos neuronais

A imagem muito divulgada de um neurônio como sendo uma célula dotada de pericário, axônio e dendritos que se irradiam do pericário é a de um *neurônio multipolar* (Figura 11.3). Exemplos desse tipo de neurônio são os neurônios motores. Essa figura não é totalmente representativa dos neurônios, pois a forma dos neurônios é muito variada, pelo fato de exercerem funções bastante diferentes.

Outros tipos de neurônio – os *neurônios bipolares* – apresentam um dendrito e um axônio e são encontrados, por exemplo, em órgãos sensoriais como retina e ouvido interno.

Os *neurônios pseudounipolares* têm apenas um prolongamento, que se ramifica próximo ao pericário (ver Figura 11.3). As ramificações dos neurônios unipolares comportam-se, de um lado, como dendritos e, do outro, como axônios, mas a estrutura de ambos os ramos é a de um axônio. Esses neurônios são encontrados nos gânglios sensitivos da medula espinal. Os *neurônios amácrinos*, ou células amácrinas (encontrados na retina), são formados, em sua maioria, apenas de pericário e dendritos.

Do ponto de vista funcional, os neurônios podem ser classificados em:

▶ *Neurônios sensoriais* (neurônios aferentes), que transmitem para o SNC (encéfalo e medula espinal) informações originárias de receptores localizados no corpo, referentes a estímulos e condições externas ou internas

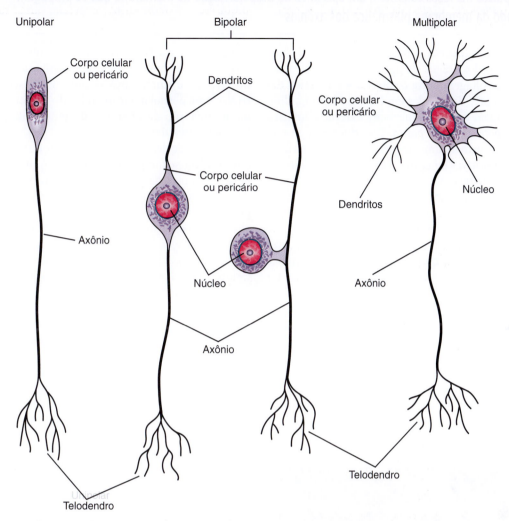

Figura 11.3 Principais tipos de neurônios de acordo com o número e a forma de prolongamentos.

- *Neurônios motores* (neurônios eferentes), que transmitem impulsos nervosos do SNC para músculos, glândulas e outras estruturas efetoras
- *Neurônios de associação* ou *interneurônios*, que comunicam neurônios entre si. Esse é o tipo de neurônio predominante em mamíferos, especialmente na espécie humana. Exercem atividades de integração das informações e organização de respostas.

A estrutura e as conexões do sistema nervoso foram inicialmente reveladas pela aplicação de técnicas de impregnação metálica.

Ao microscópio óptico, infelizmente as colorações de cortes histológicos usadas rotineiramente não possibilitam uma visualização adequada das células do tecido nervoso, e não nos permitem, portanto, estudar suas células e a complexidade das conexões e das redes formadas pelos neurônios.

Uma das principais explicações para esse fato é a grande quantidade de células adjacentes e de prolongamentos que envolvem cada célula do tecido nervoso.

A coloração do citoplasma e dos delgados prolongamentos é a mesma, o que torna muito difíceis a identificação e a diferenciação dos vários componentes do tecido.

Técnicas de impregnação metálica do tecido nervoso em que se utilizam principalmente sais de prata (ver Capítulo 2, *Microscopia*), desenvolvidas inicialmente por Camillo Golgi e por Santiago Ramón y Cajal no fim do século 19, possibilitaram um avanço na análise da arquitetura do sistema nervoso. A Figura 11.4 apresenta uma imagem de tecido nervoso submetido a impregnação metálica, na qual se evidenciam corpos celulares e a riqueza e complexidade de seus prolongamentos.

Atualmente, vários anticorpos reconhecem moléculas de neurônios e de células da neuróglia, sendo usados para identificação das células por imunocitoquímica. Microscopia eletrônica, métodos de injeção de traçadores e métodos eletrofisiológicos são amplamente utilizados para estudo das conexões entre neurônios e da arquitetura das redes neuronais.

Os impulsos nervosos consistem em episódios de despolarização de membrana que se propagam ao longo da membrana plasmática dos axônios

Por meio de técnicas eletrofisiológicas, é possível aferir com microeletrodos (feitos de agulhas muito delgadas) a diferença de voltagem entre o interior e o exterior das células. Na maioria das células em repouso há uma diferença de voltagem entre as superfícies externa e interna, denominada *potencial de repouso*. Essa diferença de voltagem é gerada principalmente pela diferente distribuição de cargas positivas e negativas em ambos os lados da membrana plasmática.

A concentração de íons K^+ e de compostos orgânicos aniônicos é maior no interior do que no exterior das células, o oposto do que corre com os íons de Na^+ e Cl^-. Há excesso de cargas positivas no exterior da célula em comparação com seu interior, o que provoca uma diferença de voltagem de cerca de –70 mV. A voltagem no interior da célula é 70 mV menor que o seu exterior (Figura 11.5).

A manutenção desse potencial de repouso depende das concentrações dos íons e da sua mobilidade através da membrana. Nas membranas plasmáticas, os canais iônicos para K^+ estão em sua maioria abertos e permitem com relativa facilidade a entrada e saída de K^+, mas a entrada de Na^+ é mais restrita. O contínuo movimento desses íons através das membranas pelos canais iônicos e pelas bombas de sódio e potássio é o principal responsável pela manutenção do potencial de repouso.

Estímulos excitatórios aplicados sobre a membrana dos neurônios causam a entrada súbita de íons de sódio no local do estímulo, provocando um desequilíbrio elétrico e uma despolarização no local – ou seja, diminuição ou até inversão da diferença do potencial, que se torna levemente positivo.

Se o grau de despolarização alcançar um limiar mínimo, desencadeia-se um *potencial de ação*. A principal característica do potencial de ação é a sua propagação ao longo da membrana do axônio a partir do local em que foi gerado (ver Figura 11.5). O potencial de ação geralmente se inicia no cone de implantação do axônio.

A propagação do potencial de ação é consequência da entrada sucessiva de sódio ao longo da membrana, resultando em uma onda de despolarização que se desloca por toda a membrana.

Logo após ocorrer o desequilíbrio do potencial em cada local da membrana, os transportadores de sódio e potássio atuam rapidamente, transportando potássio para dentro e sódio para fora da célula, de modo a que a membrana retorne ao seu potencial de repouso. Esse retorno ao potencial de repouso também se propaga ao longo da membrana logo após a passagem da onda de despolarização.

O grau do potencial de ação que resulta de um estímulo é sempre o mesmo, seja qual for a intensidade do estímulo – trata-se de uma resposta denominada *resposta de tudo ou nada*.

A velocidade de propagação do potencial de ação ao longo dos axônios depende de vários fatores e será analisada mais adiante.

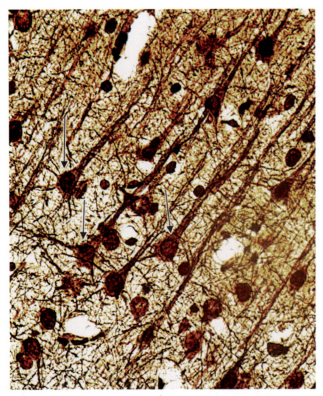

Figura 11.4 A substância cinzenta é uma região de grande concentração de pericários de neurônios dispostos em várias camadas e interligados por seus prolongamentos. A região apresenta muitas células chamadas piramidais (*setas*). (*Microscopia óptica. Impregnação metálica. Aumento médio.*)

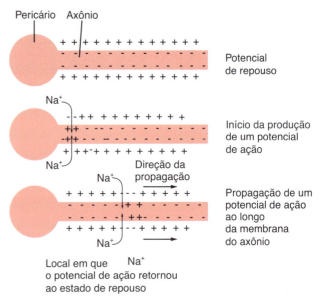

Figura 11.5 O potencial de ação se inicia pela entrada de íons de sódio em um local da membrana do axônio. Se for atingido um limiar mínimo de despolarização (isto é, de alteração local da diferença de voltagem entre o meio externo e o interno), o potencial de ação se propaga ao longo da membrana. Os locais em que a onda de despolarização já ocorreu retornam rapidamente ao potencial de repouso.

As sinapses são locais de comunicação entre neurônios

A transmissão de informação entre células nervosas é feita por meio de estruturas especializadas denominadas *sinapses*.

Existem dois tipos de sinapse:

▶ *Sinapses elétricas*, nas quais há passagem de íons e pequenas moléculas através de *junções comunicantes*
▶ *Sinapses químicas* (em geral, chamadas simplesmente de *sinapses*), que constituem a grande maioria. Nessas sinapses há liberação de moléculas denominadas *neurotransmissores* para o espaço extracelular. Veja exemplos de neurotransmissores na Tabela 11.1.

A seguir serão analisadas detalhadamente as sinapses químicas. Cada neurônio recebe de outros neurônios informações por meio de centenas ou milhares de sinapses, tanto excitatórias como inibitórias. As sinapses são formadas em pequenas dilatações denominadas *botões* ou *bulbos sinápticos*, situados ao longo das terminações axonais – os telodendros (ver Figuras 11.1 e 11.6) – e que se aproximam da membrana de dendritos, do pericário e, mais raramente, de axônios (Tabela 11.2).

Uma das características mais importantes dos botões sinápticos é a presença, em seu interior, de inúmeras *vesículas* de 20 a 80 nm de diâmetro, que contêm neurotransmissores. O tamanho das vesículas varia, a depender do seu conteúdo de moléculas de neurotransmissores. Seu aspecto ao microscópio eletrônico de transmissão também varia, em função do neurotransmissor que contêm. Nos botões sinápticos existem ainda muitas mitocôndrias.

As regiões da sinapse responsáveis pela transmissão e recepção de informações são a *membrana pré-sináptica* e a *membrana pós-sináptica*. A membrana pré-sináptica se situa na célula que transmite a informação e a membrana pós-sináptica na célula receptora de informação (ver Figura 11.6). Entre essas membranas de células adjacentes há um delgado espaço denominado *fenda sináptica*, que mede alguns nanômetros e não é observável ao microscópio óptico.

A sinapse química é constituída pelo conjunto destes três elementos: membrana pré-sináptica, fenda sináptica e membrana pós-sináptica.

Chegando a uma sinapse química, o potencial de ação provoca a exocitose de neurotransmissores.

Segundo o modelo mais comum de funcionamento de sinapses químicas, a despolarização da membrana (potencial de ação) que chega ao terminal sináptico promove a abertura de canais de Ca^{2+} dependentes da variação de voltagem, presentes na membrana do botão sináptico (Figura 11.7). O aumento da concentração desse íon no citosol do botão provoca o movimento de vesículas

Tabela 11.1 Exemplos de neurotransmissores.	
Grupo	**Molécula**
Ésteres de colina	Acetilcolina
Aminas biogênicas	Epinefrina Norepinefrina Serotonina
Purinas	Adenosina trifosfato (ATP) (em geral associado a outros neurotransmissores)
Neuropeptídios	Substância P
Aminoácidos	Glutamato Ácido gama-aminobutírico (GABA)

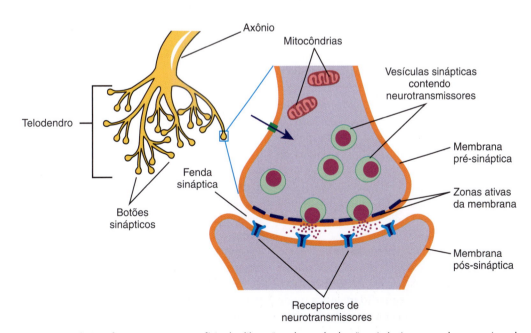

Figura 11.6 As sinapses químicas formam-se na superfície de dilatações chamadas botões sinápticos, a qual se aproxima da superfície de outra célula. Ambas as células são separadas por um delgado espaço – a fenda sináptica. O botão sináptico é dotado de vesículas sinápticas, que contêm neurotransmissores.

Tabela 11.2 Tipos de sinapse entre células nervosas.	
Componentes	Denominação
Axônio/dendrito	Axodendrítica
Axônio/pericário	Axossomática
Axônio/axônio	Axoaxonal
Dendrito/pericário	Dendrossomática
Dendrito/dendrito	Dendrodendrítica

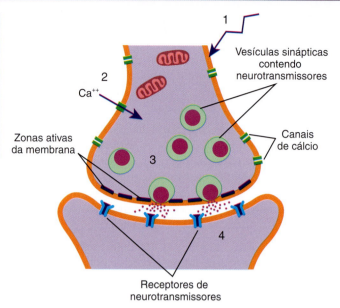

sinápticas e a exocitose dos neurotransmissores, os quais são lançados na fenda sináptica.

A exocitose ocorre em locais específicos da membrana pré-sináptica, denominados *zonas ativas*. Nesses locais há uma grande concentração de proteínas que promovem adesão das vesículas sinápticas à membrana pré-sináptica e fusão entre ambas, facilitando a exocitose.

A resposta da célula que recebe os neurotransmissores depende da natureza da célula e de seus receptores.

A ligação das moléculas de neurotransmissores a receptores presentes na *membrana pós-sináptica* de neurônios e de fibras musculares estriadas modifica o comportamento de canais iônicos nessa membrana. São receptores denominados *ionotrópicos*.

Os neurotransmissores podem ser excitatórios ou inibitórios. Os excitatórios causam abertura de canais iônicos que permitem a entrada de Na^+ – resultando em despolarização da membrana pós-sináptica e desencadeamento de um potencial de ação. Esse novo potencial de ação será transmitido ao longo do neurônio e processado pela célula ou, no caso do músculo, desencadeará contração. Os neurotransmissores inibitórios, por outro lado, dificultam a entrada de Na^+ na célula pós-sináptica e a produção de um potencial de ação.

Existe outro tipo de receptores, denominados *metabotrópicos*. Nestes o neurotransmissor provoca modificações metabólicas na célula pós-sináptica. Pode haver,

Figura 11.7 A transmissão de informação por meio da sinapse depende de uma sequência de eventos. **1.** Chegada de um potencial de ação pela membrana do prolongamento neuronal, que promove abertura de canais de cálcio. **2.** Entrada de íons de cálcio no botão sináptico. **3.** Migração de vesículas sinápticas em direção à membrana pré-sináptica, onde aderem às zonas ativas da membrana. Em seguida ocorre por exocitose a liberação de neurotransmissor na fenda sináptica. **4.** Moléculas de neurotransmissores ligam-se a receptores situados na membrana pós-sináptica da outra célula.

por exemplo, modificações na proteína G, resultando em ativação de segundos mensageiros.

Os neurotransmissores lançados na fenda sináptica são rapidamente removidos, cessando desta maneira o estímulo à célula pós-sináptica até a chegada de outro potencial de ação. Entre os mecanismos de remoção do neurotransmissor observam-se digestão enzimática do neurotransmissor no espaço da fenda sináptica e reabsorção de neurotransmissores por endocitose pela membrana pré-sináptica, com seu reaproveitamento no botão sináptico.

Os neurônios não podem funcionar sem as células da neuróglia

A segunda população de células do tecido nervoso é formada de vários tipos de células da neuróglia: *astrócitos*, *oligodendrócitos*, *células da micróglia*, *células ependimárias*. Muitos autores consideram serem as *células de Schwann* e as *células-satélite* presentes no sistema nervoso periférico pertencentes ao grupo de células da glia.

Calcula-se que existam pelo menos 10 células da glia para cada neurônio. Na Tabela 11.3 estão apresentadas as principais funções dessas células.

As colorações histológicas usadas rotineiramente não nos permitem observar as características dos vários tipos de células da glia e diagnosticá-las. Por este motivo, são empregadas técnicas de impregnação metálica ou de imunocitoquímica para analisar a sua morfologia e distribuição.

O citoplasma das células da glia, principalmente dos astrócitos e também de células ependimárias, apresenta muitos filamentos intermediários que contêm proteína ácida fibrilar da glia (GFAP, do inglês *glial acidic fibrillar protein*).

Os *astrócitos* são células com muitos prolongamentos que se irradiam do corpo celular. Vários desses prolongamentos estabelecem contato com capilares sanguíneos, e por esta razão são denominados *pés vasculares*. Outros prolongamentos revestem pericários de neurônios, e assim se estabelece uma via de transporte de material entre o sangue e os neurônios. Os astrócitos estabelecem junções comunicantes entre si ao constituírem uma rede de comunicação e de troca de materiais em torno dos neurônios.

Os astrócitos residentes na substância cinzenta do cérebro (onde se concentram os pericários de neurônios do córtex cerebral) apresentam mais prolongamentos e são denominados *astrócitos protoplasmáticos*

(Figura 11.8). Os astrócitos da substância branca (composta majoritariamente de feixes de axônios) apresentam menos prolongamentos e denominam-se *astrócitos fibrosos* (Figura 11.9).

Vistos ao microscópio de luz, os *oligodendrócitos* parecem dotados de menor número de prolongamentos que os astrócitos (essa é a razão de seu nome); sabe-se, porém, que emitem grande número de prolongamentos (Figura 11.10). Sua função mais característica é revestir axônios no SNC, e por este motivo são encontrados principalmente na substância branca do SNC, na qual predominam axônios. Este tópico será novamente abordado mais adiante.

Tabela 11.3 Principais funções atribuídas às células da neuróglia.	
Célula	**Função**
Astrócitos	Suporte estrutural dos neurônios Nutrição e troca de metabólitos entre o plasma e neurônios Absorção de glicose do sangue e transformação de glicose em lactato, que é fornecido aos neurônios Controle da homeostase e do microambiente iônico em torno dos neurônios Regulação da condução axonal e da função de sinapses
Oligodendrócitos	Revestimento de axônios do SNC por bainha de mielina Secreção de fatores neurotróficos
Micróglia	Fagocitose e reação imunológica
Células ependimárias	Revestimento das cavidades do SNC (canal ependimário da medula espinal, ventrículos cerebrais e plexos coroides) Produção de líquido cefalorraquidiano Barreira contra entrada de moléculas indesejadas no líquido cefalorraquidiano
Células de Schwann	Revestimento de axônios e de pericários no sistema nervoso periférico – considerados pertencentes à glia ou equivalentes à glia

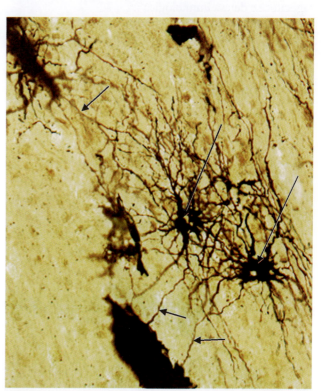

Figura 11.9 Astrócitos fibrosos (*setas longas*), situados principalmente na substância branca. Apresentam menos prolongamentos que os astrócitos protoplasmáticos. As *setas curtas* indicam pés vasculares dos astrócitos, prolongamentos apoiados sobre vasos sanguíneos. (*Microscopia óptica. Impregnação metálica. Aumento médio*)

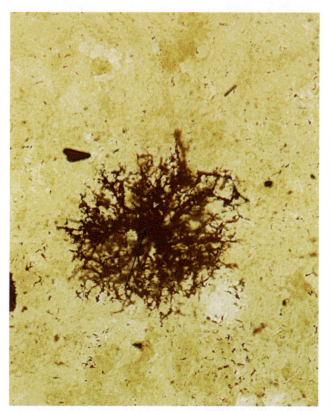

Figura 11.8 Astrócito protoplasmático. Esta célula da glia, situada principalmente na substância cinzenta, apresenta muitos prolongamentos ramificados que frequentemente impedem a observação de seu corpo celular (*seta*). (*Microscopia óptica. Impregnação metálica. Aumento médio.*)

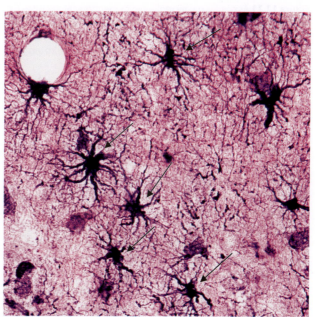

Figura 11.10 Os oligodendrócitos (*setas*) apresentam menos prolongamentos que os astrócitos. (*Microscopia óptica. Impregnação metálica. Aumento médio.*)

As *células da micróglia* são as menores células da glia (Figura 11.11). Seus curtos prolongamentos são frequentemente emitidos das extremidades do citoplasma e ramificam-se em ângulos retos. São originárias de monócitos que se instalaram no SNC durante o desenvolvimento embriológico do tecido nervoso. Suas funções são de fagocitose e defesa imunológica.

As *células ependimárias* originam-se do epitélio do tubo neural embrionário. Essas células revestem cavidades do SNC – os ventrículos cerebrais e o canal central da medula espinal (Figura 11.12). As células organizam-se como epitélio simples com células ciliadas, cujo formato varia de achatado a cúbico. Além da função de revestimento, possivelmente contribuem para constituir uma barreira à entrada de moléculas no SNC – a *barreira hematencefálica*. As células ependimárias também formam o revestimento epitelial dos *plexos coroides*, regiões muito pregueadas da superfície interna dos ventrículos cerebrais, responsáveis pela formação do líquido cefalorraquidiano.

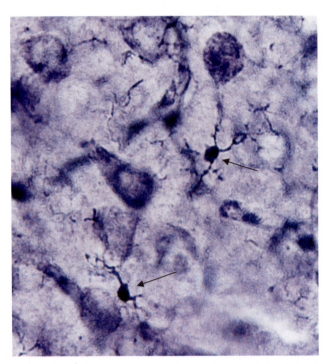

Figura 11.11 As células da micróglia são as menores células gliais (*setas*). Nesta imagem, estão mostradas em aumento maior que as imagens anteriores de células da glia. Apresentam prolongamentos ramificados. (*Microscopia óptica. Impregnação metálica. Aumento grande.*)

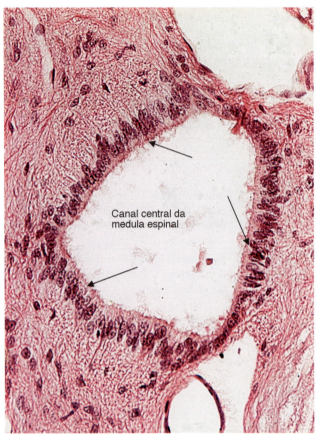

Figura 11.12 Células ependimárias (*setas*) revestindo o canal central da medula espinal. São células cuboides organizadas como um epitélio simples. (*Microscopia óptica. H&E. Aumento médio.*)

Distribuição do tecido nervoso no sistema nervoso central

Existem poucas regiões do corpo que não são alcançadas por prolongamentos das células nervosas.

Um grande acúmulo de tecido nervoso compõe o *sistema nervoso central* (SNC), formado pelo encéfalo e pela medula espinal, e protegido por tecido ósseo. Quando são seccionados durante uma necropsia, esses órgãos mostram regiões escuras e regiões claras, ambas ricamente vascularizadas, denominadas, respectivamente, *substância cinzenta* e *substância branca* (Figura 11.13).

Na *substância cinzenta* há grande número de corpos celulares de neurônios, dendritos, axônios mielinizados e não mielinizados, e células da glia (ver Figuras 11.4 e 11.14).

A *substância branca*, por outro lado, compõe-se principalmente de axônios mielinizados e células da glia (Figura 11.15). Recebe essa denominação por causa da cor esbranquiçada da mielina observada em preparações frescas. Pela substância branca passam feixes de axônios – os *tratos* – que comunicam regiões do encéfalo entre si e também o encéfalo com a medula espinal.

A região periférica do cérebro e do cerebelo é composta de substância cinzenta, constituindo o *córtex cerebral* e o *córtex cerebelar* (ver Figura 11.13). Os pericários de neurônios no córtex cerebral distribuem-se em camadas bem definidas, numeradas de I a VI e interconectadas por complexas redes neuronais.

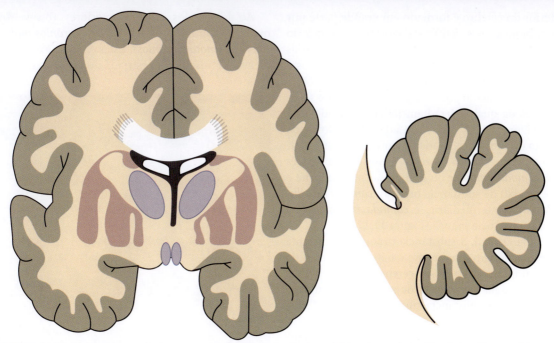

Figura 11.13 A substância cinzenta caracteriza-se por grande concentração de pericários de neurônios. No cérebro (*à esquerda*) e no cerebelo (*à direita*), situa-se na periferia (*córtex*) dessas estruturas. A substância branca contém principalmente axônios mielinizados. Agrupamentos de pericários situados no interior da substância branca constituem os núcleos.

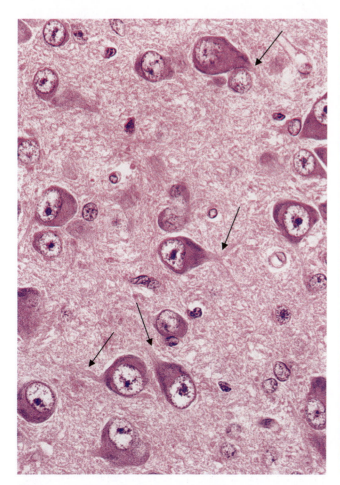

Figura 11.14 Na substância cinzenta do cérebro, concentram-se os pericários dos neurônios. Observe seu tamanho, o núcleo com cromatina frouxa e o nucléolo evidente. Em diversos neurônios observam-se prolongamentos (*setas*). A maioria dos outros núcleos pertence a células da glia. (*Microscopia óptica. H&E. Aumento médio.*)

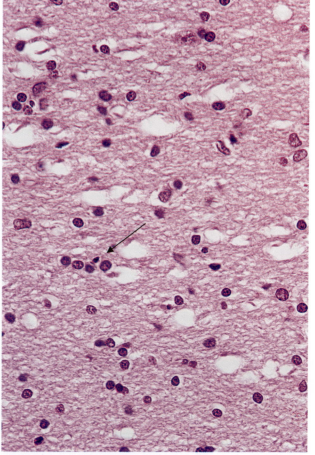

Figura 11.15 Em secções histológicas a substância branca do cérebro tem aspecto filamentoso e é constituída principalmente por axônios. Os núcleos pertencem a células da glia. Núcleos enfileirados (*seta*) provavelmente são de oligodendrócitos cujos prolongamentos envolvem segmentos de axônios. (*Microscopia óptica. H&E. Aumento médio.*)

O interior do cérebro é formado em grande parte por substância branca, mas dentro da substância branca do cérebro, do cerebelo e do tronco encefálico há várias porções de substância cinzenta de diferentes formatos e tamanhos, denominadas *núcleos* (ver Figura 11.13).

O cerebelo é formado por uma porção central de substância branca da qual se irradiam folhas de tecido nervoso (ver Figuras 11.13 e 11.16). Cada folha é formada por um eixo de substância branca envolvido por substância cinzenta. A substância cinzenta é constituída de três camadas: *camada granular* ou granulosa (mais interna e adjacente ao eixo de substância branca); *camada de células de Purkinje*, intermediária; e *camada molecular*, na periferia da substância branca (Figura 11.17).

Na medula espinal, a substância branca e a cinzenta estão dispostas longitudinalmente e há uma inversão da posição de ambas em relação ao cérebro e ao cerebelo: a periferia da medula é composta de substância branca, e a porção central, de substância cinzenta (Figuras 11.18 e 11.19).

A substância branca da medula é formada por conjuntos de feixes de axônios em sua maioria mielinizados. São os tratos descendentes de axônios, originados nos centros superiores, e tratos ascendentes de axônios de neurônios da medula, que transmitem informações aos centros superiores (Figura 11.20).

A substância cinzenta da medula tem um formato que, em secções transversais, assemelha-se ao de uma borboleta ou da letra *H* (ver Figuras 11.18 e 11.19). As extremidades delgadas dorsais da substância cinzenta são os *cornos posteriores* da medula, e as extremidades ventrais são os *cornos anteriores*.

O centro da medula é percorrido pelo *canal central da medula*, que contém líquido cefalorraquidiano e é revestido por células ependimárias (ver Figura 11.12).

Ao longo dos cornos anteriores (ou ventrais) da medula há grandes pericários de *neurônios motores multipolares* (*motoneurônios*). Estes emitem axônios que irão inervar a musculatura estriada do esqueleto.

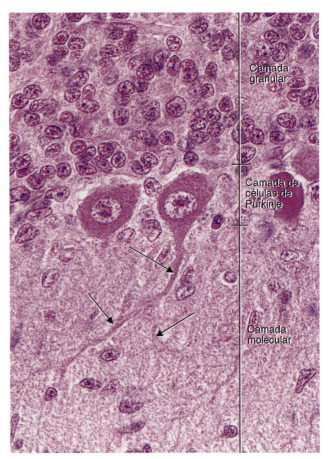

Figura 11.17 A substância cinzenta do cerebelo é formada por três camadas de células: camada granular, camada de células de Purkinje e camada molecular. As células de Purkinje são neurônios muito grandes e dotados de dendritos espessos e muito ramificados (*setas*) que se estendem pela camada molecular. (*Microscopia óptica. H&E. Aumento médio.*)

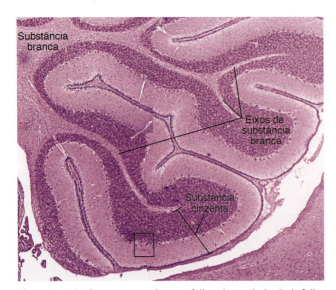

Figura 11.16 A figura mostra algumas folhas do cerebelo. Cada folha apresenta um eixo central de substância branca envolvido por substância cinzenta. A região demarcada na substância cinzenta pode ser observada em aumento maior na próxima figura. (*Microscopia óptica. H&E. Vista panorâmica.*)

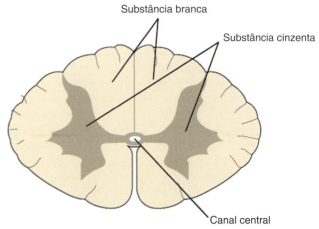

Figura 11.18 Em um esquema de uma secção transversal da medula espinal se observa que a disposição das substâncias cinzenta e branca é oposta à organização do cérebro e do cerebelo: a substância cinzenta, em forma de borboleta, situa-se no centro, envolvida pela substância branca.

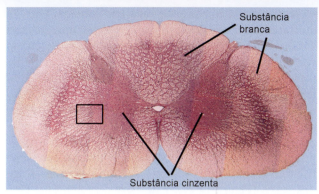

Figura 11.19 Secção transversal de uma medula espinal na qual se observa a distribuição das substâncias branca e cinzenta. Uma área semelhante à do retângulo aparece em detalhe na próxima figura. (*Microscopia óptica. H&E. Vista panorâmica.*)

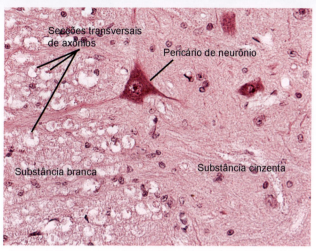

Figura 11.20 Secção transversal da medula espinal – interface entre a substância branca e a substância cinzenta. Na substância cinzenta há pericários de neurônios envolvidos por neurópilo. Na substância branca se destacam inúmeras fibras nervosas seccionadas transversalmente cujos trajetos são ascendentes ou descendentes. Seus axônios são observados como pequenos círculos. Os espaços "vazios" em torno dos axônios representam a sua bainha de mielina, dissolvida durante a preparação do corte. (*Microscopia óptica. H&E. Aumento médio.*)

Axônios de tratos da substância branca originados em centros superiores fazem sinapses com os neurônios motores. Esses axônios estabelecem sinapses também com redes locais de interneurônios presentes na substância cinzenta da medula. Os sinais excitatórios e inibitórios recebidos desse conjunto de componentes são integrados pelos neurônios motores para que produzam ou não potenciais de ação; quando produzem, tais potenciais serão propagados por seus axônios e irão resultar em contração muscular.

Nos cornos posteriores da medula espinal, concentram-se pericários de neurônios que recebem sinapses de axônios de neurônios pseudounipolares situados nos gânglios sensitivos localizados externamente, próximos à medula espinal. Esses axônios trazem informação captada por receptores sensoriais, e essa informação é transmitida aos centros superiores por axônios que percorrem a substância branca da medula.

Além disso, na porção toracolombar da substância cinzenta da medula há pequenas projeções laterais que contêm pericários de neurônios do sistema nervoso autônomo simpático, denominadas *cornos laterais* (ver adiante mais informações sobre este tópico).

Além dos interneurônios associados ao controle da musculatura esquelética há na substância cinzenta outras redes de interneurônios, que, por exemplo, comunicam estímulos sensoriais que chegam à medula e resultam em vários tipos de reflexos, tais como o reflexo patelar.

Axônios que abandonam o SNC para inervar musculatura esquelética e tecido visceral (músculo liso, glândulas) são denominados *eferentes* (motores), ao contrário dos axônios que chegam ao SNC trazendo inúmeros tipos de informação sensorial, que são denominados *aferentes* (sensitivos).

Uma barreira controla a passagem de substâncias entre o plasma e o interstício do sistema nervoso central

Essa barreira, denominada *hematencefálica*, é importante para manter o equilíbrio do microambiente em que estão banhados os neurônios e as células da neuróglia. Desta maneira, o tecido nervoso do SNC permanece relativamente isolado de várias substâncias presentes no restante do organismo.

O principal componente da barreira hematencefálica está nos capilares sanguíneos que irrigam o tecido nervoso. Esses capilares sanguíneos são do *tipo contínuo*, ou seja, não apresentam perfurações nem fenestrações em suas paredes, como pode ocorrer em outros locais do organismo.

Além disso, há grande quantidade de *junções de oclusão* nas margens das células endoteliais desses capilares. Essas junções dificultam a passagem de substâncias por via paracelular (entre células endoteliais adjacentes) entre o conteúdo do capilar e o tecido nervoso.

Prolongamentos de astrócitos que atingem vasos sanguíneos – os pés vasculares – estão apoiados na lâmina basal dos vasos e possivelmente contribuem para impedir a passagem de material através da barreira hematencefálica.

O tecido nervoso do SNC é revestido externamente por estruturas formadas por tecido conjuntivo

No interior do SNC praticamente não há tecido conjuntivo. No entanto, existem três camadas de tecido conjuntivo que revestem externamente o SNC e o protegem – são as *meninges*.

Essas camadas de tecido conjuntivo, respectivamente, do exterior para o interior do SNC (ver Figura 11.21) são: dura-máter, aracnoide e pia-máter.

▶ **Dura-máter.** Camada mais compacta e fibrosa das meninges, apresenta-se aderida ao periósteo do osso que envolve as estruturas nervosas. É formada principalmente por fibroblastos e fibras colágenas. A dura-máter pode conter seios venosos dilatados que são importantes para o retorno venoso de sangue do cérebro para a circulação geral. Além disso, extensões da dura-máter em forma de tabiques separam incompletamente porções do encéfalo. Na medula espinal há um espaço entre a dura-máter e a superfície óssea e de ligamentos, denominado *espaço epidural* ou *espaço peridural*, região utilizada para injeção de anestésicos. A adesão da dura-máter à camada seguinte (mais interna) de meninge não é muito forte, e podem ocorrer descolamentos devido a traumas mecânicos, formando espaços subdurais resultantes de acúmulo de sangue (são as hemorragias subdurais).

▶ **Aracnoide.** Camada intermediária situada entre a dura-máter e a pia-máter. É composta por uma delgada lâmina da qual partem inúmeras trabéculas de tecido conjuntivo apoiadas na pia-máter. O espaço entre as trabéculas – *espaço subaracnóideo* – é preenchido por líquido cefalorraquidiano.

▶ **Pia-máter.** Uma delgada camada de tecido conjuntivo apoiada diretamente no tecido nervoso e que acompanha as irregularidades de sua superfície. A pia-máter prolonga-se e acompanha os vasos sanguíneos que penetram no tecido nervoso, mantendo um espaço ao redor dos vasos (Figura 11.21). Esse espaço se continua com o espaço subaracnóideo e é igualmente preenchido com líquido cefalorraquidiano.

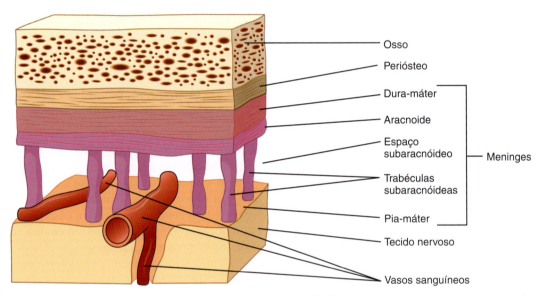

Figura 11.21 Estrutura das meninges que revestem o sistema nervoso central. Observe que o componente mais interno das meninges, a pia-máter, penetra nos recessos da superfície do tecido nervoso acompanhada por vasos sanguíneos.

O sistema nervoso periférico é o conjunto do tecido nervoso situado fora do sistema nervoso central

O sistema nervoso periférico (SNP) está intimamente conectado ao SNC. O SNP é formado por pericários de neurônios e por prolongamentos destes, acompanhados de células de suporte equivalentes a células da neuróglia. Estas células de suporte envolvem os pericários de neurônios e os axônios. Nos axônios, são responsáveis pela produção da bainha de mielina dos axônios.

Os pericários do SNP reúnem-se em estruturas anatômicas geralmente encapsuladas por tecido conjuntivo denominadas *gânglios nervosos* (Figura 11.22). Esses pericários são recobertos por células achatadas denominadas *células-satélite* que, segundo alguns autores, fazem parte da neuróglia.

Os feixes de axônios do SNP constituem os *nervos*, também chamados (incorretamente) de *nervos periféricos*.

Fibra nervosa é a denominação que se dá ao conjunto formado pelo axônio e seu envoltório

Os axônios são envolvidos por outras células que o isolam do meio extracelular. As fibras nervosas podem ser mielinizadas ou não mielinizadas, dependendo de os seus axônios serem revestidos ou não por uma bainha de uma substância constituída principalmente por lipídios, denominada *mielina*.

Formação da mielina

A composição molecular da *bainha de mielina* é complexa, sendo formada basicamente de fosfolipídios e proteínas de membrana, pois a mielina é derivada da membrana plasmática das células que envolvem os axônios.

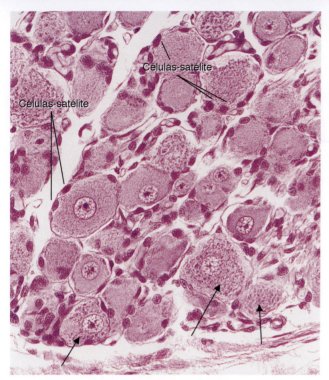

Figura 11.22 O gânglio nervoso é um acúmulo de pericários de neurônios fora do sistema nervoso central. Cada pericário é envolvido por células achatadas denominadas células-satélite. Observe os núcleos e nucléolos dos neurônios. Alguns pericários apresentam substância de Nissl (ergastoplasma) no citoplasma (*setas*). (*Microscopia óptica. H&E. Aumento médio.*)

No SNC, os axônios são envolvidos por prolongamentos de *oligodendrócitos*, e, no SNP, pelas *células de Schwann*. A mielina existente no SNC não é idêntica àquela do SNP.

Para a formação da bainha de mielina, as células de Schwann ou os prolongamentos de oligodendrócitos enrolam-se várias vezes em torno dos axônios (Figura 11.23). Durante esse processo, o citoplasma do prolongamento é comprimido, restando apenas camadas de membranas plasmáticas.

Essas camadas de membrana ficam bastante compactadas e são vistas ao microscópio eletrônico de transmissão como séries de linhas, que são imagens de secções transversais das membranas plasmáticas. As membranas compactadas constituem a mielina.

Fibras nervosas no SNC

No *SNC*, os axônios são envolvidos por prolongamentos de *oligodendrócitos*, ambos constituindo as *fibras nervosas do SNC*.

Os prolongamentos dos oligodendrócitos envolvem curtos trechos de axônios (Figura 11.24). Por meio de seus prolongamentos, cada oligodendrócito envolve diversos axônios (até 40). Cada axônio é, portanto, envolvido por prolongamentos de diferentes oligodendrócitos ao longo de seu trajeto, e dessa maneira toda a sua extensão é recoberta por segmentos de prolongamentos.

Entre prolongamentos adjacentes enrolados em torno de pequenos trechos dos axônios há curtos espaços nos quais o axônio não é revestido por mielina. Esses espaços são chamados *nódulos de Ranvier* (ver Figura 11.24). Por outro lado, os segmentos recobertos por prolongamentos são denominados *internódulos*.

Frequentemente, prolongamentos de astrócitos (chamados *astrócitos perinodais*) estabelecem contato com a superfície do axônio na região do nódulo de Ranvier.

Fibras nervosas no sistema nervoso periférico

No *sistema nervoso periférico*, os axônios são envolvidos por sequências de células chamadas *células de Schwann*. As células de Schwann têm cerca de 1 a 2 mm de comprimento e cada célula reveste somente um trecho de um axônio (Figura 11.25). Entre células de Schwann adjacentes há um curto intervalo desprovido de mielina, o *nódulo de Ranvier*, e cada trecho de axônio envolvido por uma célula de Schwann corresponde a um *internódulo*.

Fibras nervosas mielinizadas e não mielinizadas

As fibras nervosas que receberam as camadas de membranas de prolongamentos de oligodendrócitos ou de células de Schwann são denominadas *fibras mielinizadas*, ou *fibras mielínicas*. A camada de mielina consiste sempre em curtos segmentos, cada qual correspondente a um prolongamento de oligodendrócito ou ao citoplasma de uma célula de Schwann. Os segmentos são separados uns dos outros pelos nódulos de Ranvier.

Diferentemente do SNC, o nódulo de Ranvier no sistema nervoso periférico é recoberto em parte por curtas pregas das extremidades das células de Schwann vizinhas. Além disso, as células de Schwann são envolvidas por uma *lâmina basal*.

O número de camadas de mielina (correspondente ao número de voltas que o prolongamento de oligodendrócito ou de uma célula de Schwann dá em torno de um axônio) varia conforme o diâmetro do axônio: quanto maior o diâmetro, mais voltas e mais espessa a camada de mielina.

Axônios muito delgados geralmente não são revestidos por mielina e constituem as *fibras nervosas não mielinizadas*, ou *amielínicas*. No entanto, seus axônios situam-se isoladamente ou agrupados no interior de reentrâncias em forma de túneis existentes no citoplasma de células de Schwann, e não são revestidos por mielina (Figura 11.26). Da mesma maneira que nas fibras mielínicas, as células de Schwann se dispõem enfileiradas para envolver curtos trechos de axônios.

As células de Schwann desempenham importante papel na regeneração de fibras nervosas.

Em caso de lesão que resulte em seccionamento de fibras do SNP, as células de Schwann podem contribuir de maneira relevante para regeneração dessas fibras.

Após a secção das fibras, há uma desorganização de suas estruturas e a porção do axônio que ficou sem

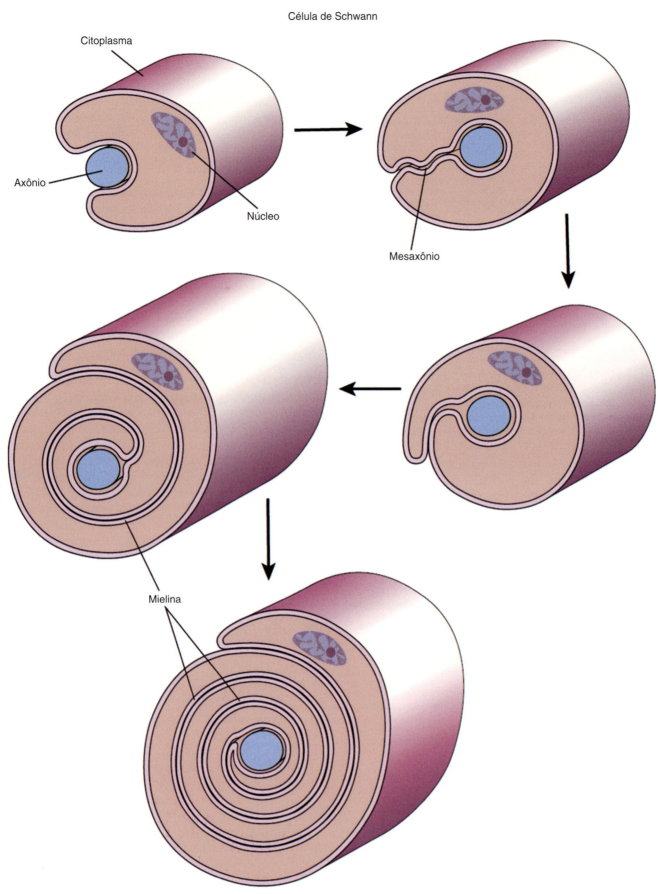

Figura 11.23 Para a deposição de mielina no sistema nervoso periférico, um prolongamento do citoplasma de célula de Schwann dá várias voltas em torno de um axônio.

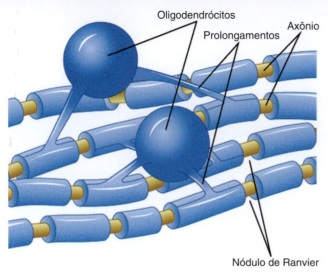

Figura 11.24 Prolongamentos de oligodendrócitos enrolam-se em torno de segmentos de axônios para deposição de mielina no sistema nervoso central. Espaços entre prolongamentos adjacentes constituem os nódulos de Ranvier.

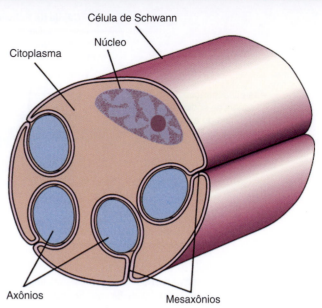

Figura 11.26 Nas fibras nervosas não mielinizadas do sistema nervoso periférico, os axônios situam-se no interior de túneis formados pelo citoplasma das células de Schwann.

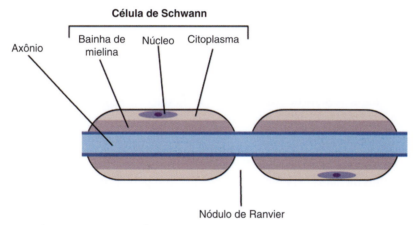

Figura 11.25 Cada fibra nervosa do sistema nervoso periférico é composta por um axônio envolvido por uma sequência de células de Schwann, a qual pode ou não depositar mielina em torno do axônio. O intervalo entre duas células de Schwann adjacentes é o nódulo de Ranvier.

contato com seu pericário (chamado de *coto distal*) sofre degeneração. As células de Schwann têm capacidade de atrair células inflamatórias e macrófagos, com a consequente lise enzimática de mielina, de restos celulares e remoção de detritos por endocitose ou fagocitose.

As células de Schwann, revestidas por sua lâmina basal, iniciam um processo de proliferação e formam pequenos tubos em direção aos locais anteriormente inervados.

A proliferação é regulada por uma metaloproteinase de matriz (MMP9).

Cotos proximais de axônios (provenientes dos corpos celulares) podem crescer e eventualmente penetrar nos túbulos formados por células de Schwann até alcançarem uma estrutura efetora e refazerem a terminação sináptica; ou, se forem axônios sensoriais, dirigem-se ao território-alvo para alcançarem receptores sensoriais.

A velocidade de transmissão do potencial de ação difere nas várias fibras nervosas

A velocidade da condução do potencial de ação ao longo do axônio depende de vários fatores, sendo um dos mais importantes o diâmetro do axônio. Fibras mais finas transmitem a velocidades mais baixas do que fibras calibrosas. Fibras amielínicas (que são delgadas) exibem baixas velocidades (menores que 3 m/s).

Nas fibras mielinizadas, por outro lado, as velocidades são altas, devido a um fenômeno denominado *condução saltatória* (Figura 11.27). Os axônios das fibras mielinizadas são recobertos por mielina, exceto nas regiões dos nódulos de Ranvier. Nessas regiões, a membrana plasmática do axônio apresenta grande concentração de canais de sódio

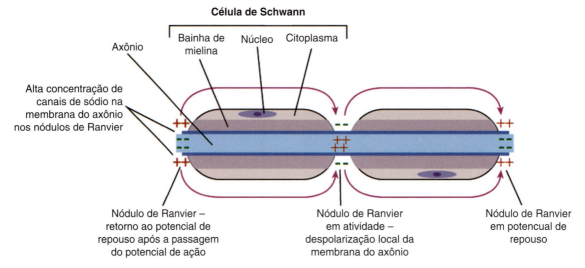

Figura 11.27 Condução saltatória. Nas fibras nervosas mielinizadas, os canais de sódio concentram-se nas regiões de membrana plasmática dos axônios situadas nos nódulos de Ranvier. Por este motivo, os potenciais de ação só ocorrem nesses trechos de membrana, e não continuamente ao longo da membrana.

dependentes da variação de voltagem, enquanto na região coberta por mielina praticamente não há canais de sódio.

Devido à presença da mielina e à existência de canais de sódio concentrados no plasmalema da região dos nódulos de Ranvier, o potencial de ação não se desloca linearmente ao longo da membrana do axônio. Seu deslocamento ocorre de nódulo em nódulo, "saltando" sobre a região dos internódulos recoberta pela mielina das células de Schwann.

A condução saltatória é considerada uma importante inovação evolutiva dos vertebrados, pois traz vantagens para o próprio neurônio e para o animal – por exemplo, permite a existência de animais de maior porte dotados de axônios mais longos:

▶ A velocidade de condução é bastante aumentada (até 100 m/s)
▶ A velocidade aumenta sem a necessidade de ampliar excessivamente o diâmetro do axônio
▶ Resulta em economia de energia para o neurônio, pois o transporte ativo de íons através da membrana ocorre em menores áreas da membrana.

Os nervos são conjuntos de fibras nervosas do sistema nervoso periférico

Os nervos, compostos por agrupamentos de fibras nervosas, variam muito quanto a seus diâmetros, sua associação com tecido conjuntivo e quanto aos tipos de suas fibras nervosas.

Em suas porções iniciais, apresentam diâmetros maiores e podem ser facilmente observados e dissecados. Em seu trajeto, frequentemente se associam a vasos sanguíneos e linfáticos, constituindo conjuntos anatômicos denominados *feixes vasculonervosos*.

À medida que os nervos emitem ramos durante seu trajeto, seu diâmetro diminui. A partir de determinado ponto eles se alojam no interior do tecido conjuntivo de órgãos e músculos, isoladamente ou acompanhados de vasos.

Os nervos estabelecem a ligação do SNC com órgãos efetores – músculos, glândulas – e conduzem para o SNC informação a partir de receptores sensoriais. Os nervos podem ser somente *motores*, somente *sensitivos* ou, muito frequentemente, *mistos* – ou seja, motores e sensitivos.

Quanto à sua população de fibras, os nervos podem ser constituídos de fibras mielínicas e amielínicas ou, nos nervos muito delgados, somente de fibras amielínicas.

Secções transversais de nervos mielínicos permitem-nos observar as fibras nervosas em secções transversais. Cada fibra é constituída por uma célula de Schwann situada em torno do axônio (ver o detalhe ampliado nas Figuras 11.28 e 11.29 B). Podem-se observar núcleos das células de Schwann e também de células endoteliais de capilares sanguíneos situados em torno das células de Schwann.

Em preparados histológicos de uso rotineiro a camada de mielina não é observada, por ser de natureza lipídica. Em seu lugar observa-se um halo claro entre o axônio e o citoplasma da célula de Schwann (em forma de anel). No centro dos halos claros, pode-se observar um círculo mais corado, que é a secção transversal do axônio (ver detalhe das Figuras 11.28 e 11.29 B).

Secções histológicas longitudinais de nervos mostram as fibras seccionadas longitudinalmente e grande quantidade de núcleos das células de Schwann e menor quantidade de células endoteliais de capilares sanguíneos (Figura 11.30).

Em aumentos maiores de secções longitudinais de nervos mielínicos é possível observar locais das fibras que aparecem "estrangulados" e que são os nódulos de Ranvier (Figura 11.31).

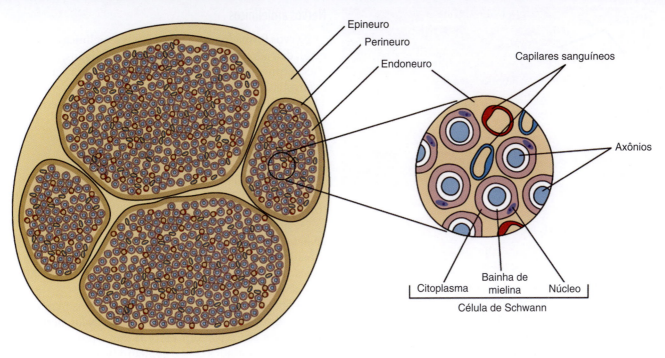

Figura 11.28 Diagrama de um nervo em secção transversal. Uma camada de tecido conjuntivo – o epineuro – situa-se em torno do nervo e de seus fascículos. Cada fascículo é revestido por uma camada de um tecido conjuntivo especial – o perineuro. As células do perineuro são alongadas e se unem por junções intrecelulares. No interior dos fascículos, um delicado tecido conjuntivo, vascularizado – o endoneuro –, situa-se entre as fibras nervosas. Veja no detalhe à direita como são vistas as fibras nervosas em secção transversal.

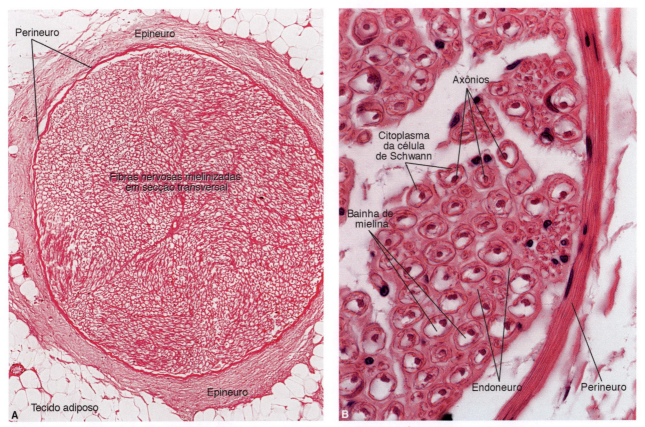

Figura 11.29 Nervo em secção transversal. **A.** Nervo composto de apenas um fascículo. É recoberto por epineuro e perineuro. **B.** Detalhe de secções transversais de fibras nervosas mielinizadas. Cada fibra é constituída de um axônio revestido por uma célula de Schwann. O espaço claro em torno do axônio representa mielina que foi removida durante a preparação do corte. Entre as fibras existe endoneuro. (*Microscopia óptica. H&E. A, Vista panorâmica; B, Aumento médio.*)

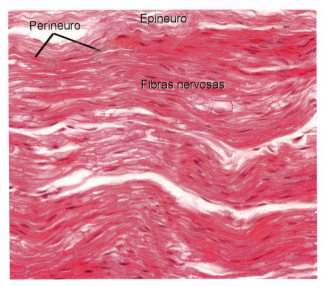

Figura 11.30 Nervo em corte longitudinal. Em aumento pequeno observam-se as fibras nervosas, cujo aspecto é, em geral, levemente ondulado. (*Microscopia óptica. H&E. Aumento pequeno.*)

Nervos amielínicos

Nervos formados apenas por fibras amielínicas são, em geral, delgados e inseridos no interior de órgãos.

São constituídos por conjuntos de células de Schwann, e envolvidos por uma camada de perineuro (Figura 11.32). Não se observam nas células de Schwann espaços claros correspondentes a bainhas de mielina.

Organização dos nervos

Os nervos sempre estão associados a *tecido conjuntivo*, o que representa uma diferença notável em relação ao tecido nervoso presente no SNC.

Os nervos de calibre mais grosso são envolvidos pelo *epineuro* (ver Figura 11.28). O epineuro consiste em uma camada de tecido conjuntivo denso não modelado em locais mais afastados do nervo e que pode ser do tipo modelado diretamente em torno do nervo.

As fibras nervosas que compõem os nervos mais calibrosos agrupam-se em feixes – os *fascículos nervosos*. Estes feixes são separados entre si por septos de tecido conjuntivo, contínuos com o epineuro (ver Figura 11.28).

O tecido conjuntivo do epineuro pode ser restrito ao nervo ou se continuar com o tecido conjuntivo de estruturas adjacentes, tais como vasos sanguíneos e vasos linfáticos, e também com o tecido conjuntivo que preenche espaços, que envolve órgãos ou que está no interior de órgãos.

Cada *fascículo de fibras de um nervo mais calibroso* é revestido por uma camada de tecido conjuntivo bastante

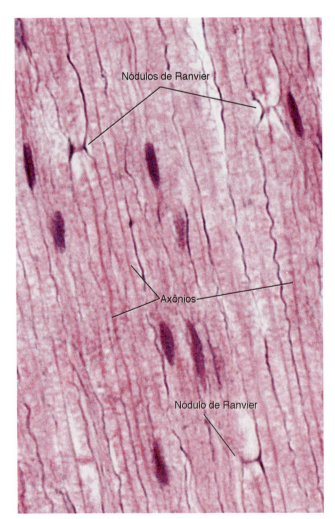

Figura 11.31 Nervo em corte longitudinal. Os limites entre as fibras nervosas estão bem destacados. No interior de várias fibras observam-se axônios. Os locais estrangulados das fibras são nódulos de Ranvier. Os núcleos pertencem a células de Schwann. (*Microscopia óptica. H&E. Aumento grande.*)

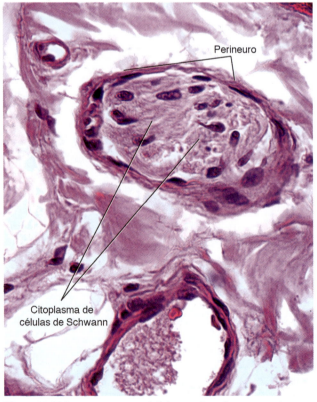

Figura 11.32 Pequeno nervo amielínico seccionado transversalmente. (*Microscopia óptica. H&E. Aumento grande.*)

diferenciado, o *perineuro* (ver Figura 11.28). Este, quando visto ao microscópio óptico, aparece formado por delgadas camadas de células achatadas talvez de natureza fibroblástica, chamadas *células perineurais* (ver Figuras 11.28 B e 11.30). Essas células assumem uma organização epitelioide, e ao microscópio eletrônico de transmissão observa-se que estabelecem junções oclusivas entre si.

No interior dos fascículos nervosos, as fibras nervosas são separadas entre si por uma pequena quantidade de tecido conjuntivo denominado *endoneuro* (ver Figuras 11.27 e 11.29 B). O endoneuro contém capilares sanguíneos e delicadas fibras reticulares (compostas principalmente de colágeno tipo III) que se organizam em redes ao redor das fibras, além de células do tecido conjuntivo, especialmente fibroblastos.

Nervos menos calibrosos formados por um único fascículo são revestidos somente por epineuro e perineuro (Figura 11.29 A). *Nervos muito delgados* são revestidos por perineuro, mas não têm epineuro próprio (ver Figura 11.31). São envolvidos por tecido conjuntivo de preenchimento contínuo com o tecido conjuntivo das estruturas vizinhas.

 Qual a origem das fibras nervosas que constituem os nervos espinais?

Os nervos são compostos por quantidades variadas de fibras nervosas. Aqueles conectados à medula espinal são os *nervos espinais* ou *raquidianos*. São nervos mistos, compostos por fibras motoras e fibras sensitivas, e frequentemente a eles se associam fibras do sistema nervoso autônomo (ver mais adiante).

Axônios das fibras motoras

As fibras motoras dos nervos espinais inervam a maior parte da musculatura esquelética do corpo. Seus *axônios* originam-se de *neurônios motores* situados nos cornos ventrais da substância cinzenta da medula (Figura 11.33). Esses neurônios recebem sinapses de fibras vindas dos centros superiores e de interneurônios situados na substância cinzenta da própria medula espinal.

Os axônios dos neurônios motores saem pelos cornos ventrais da medula. Axônios de cada segmento da medula agrupam-se e formam pequenos feixes, denominados *raízes ventrais* ou *raízes motoras dos nervos raquidianos*, que se agrupam fora da medula com fibras sensoriais aferentes para formar os nervos.

Axônios das fibras sensitivas

A cada lado da medula espinal existe uma cadeia longitudinal de *gânglios sensitivos*. Nesses gânglios, situam-se os pericários de *neurônios pseudounipolares* que emitem um prolongamento que, após curto trajeto, ramifica-se em dois longos axônios. Um dos prolongamentos axonais vem da periferia em direção ao pericárdio, e o outro se dirige do pericário à medula (Figura 11.33).

Os conjuntos de axônios dos neurônios sensitivos que se dirigem à medula formam as *raízes dorsais dos nervos raquidianos*. Esses axônios penetram na medula pelos cornos dorsais e estabelecem sinapses com neurônios ali localizados. A informação é transmitida para os centros superiores ao longo dos tratos da substância branca da medula e também a interneurônios locais.

 O sistema nervoso autônomo é a divisão do sistema nervoso relacionada com a inervação visceral

A porção do sistema nervoso periférico que inerva a musculatura esquelética e que engloba os receptores de pele, articulações e músculos e suas respectivas fibras sensitivas é denominada *sistema nervoso somático* (*SNS*).

Paralelamente ao SNS há um importante segmento de tecido nervoso dedicado ao controle das vísceras. Trata-se do *sistema nervoso autônomo* (*SNA*), assim denominado por não ser sujeito a controle voluntário. As estruturas efetoras inervadas pelo SNA são: a musculatura lisa dos órgãos e de vasos sanguíneos, a musculatura cardíaca e inúmeras glândulas.

O SNA tem componentes no SNC e é intimamente conectado a muitas estruturas do encéfalo. Além disto, uma porção importante de neurônios e fibras nervosas do SNA localiza-se fora do SNC. No SNA observam-se duas grandes divisões: o *sistema nervoso autônomo simpático* e o *sistema nervoso autônomo parassimpático*.

Algumas características do SNA são muito peculiares e o diferenciam bastante do sistema nervoso somático.

Relembrando a inervação dos músculos anteriormente analisada, foi mencionado que os neurônios motores situam-se no SNC (encéfalo ou cornos ventrais da medula espinal) e emitem axônios que atingem os músculos inervados pelos nervos (Figuras 11.33 e 11.34).

Uma das grandes diferenças entre o SNS e o SNA é que no SNA há sempre uma cadeia de pelo menos *dois neurônios* envolvidos na inervação dos efetores (ver Figura 11.34).

O pericário do primeiro neurônio da sequência localiza-se no SNC – no encéfalo ou na medula espinal. Esses neurônios são denominados *neurônios motores centrais*, e as fibras que eles emitem são chamadas *fibras pré-ganglionares*.

Essas fibras saem do SNC e estabelecem sinapse com o segundo neurônio da cadeia, o *neurônio ganglionar* (ver Figuras 11.33 e 11.34). Os pericários desses segundos neurônios estão situados fora do SNC, agrupados em *gânglios nervosos autônomos* (ou *autonômicos*). Nesses gânglios (como nos gânglios nervosos do sistema somático), os pericários são envolvidos por células-satélite.

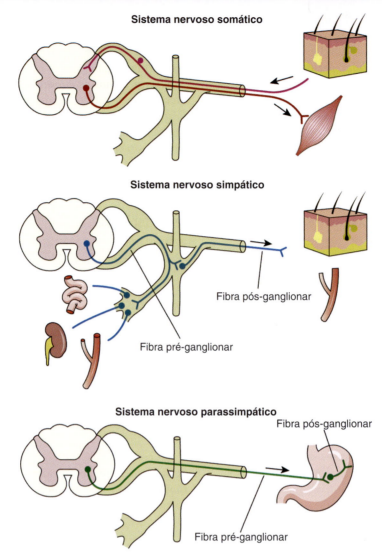

Figura 11.33 Trajetos dos axônios nos sistemas nervosos periféricos somático e autônomo.

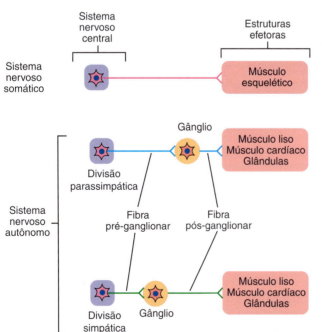

Figura 11.34 Comparação entre o trajeto de axônios e as sinapses nos sistemas nervosos somático e autônomo.

Os pericários desses segundos neurônios emitem *fibras pós-ganglionares* que inervam as estruturas efetoras – músculo liso, músculo cardíaco e glândulas.

A localização dos neurônios pré-ganglionares e dos neurônios ganglionares é diferente no sistema simpático e no parassimpático.

O *sistema nervoso parassimpático* é também denominado *divisão craniossacral do sistema autônomo*, pois os pericários de seus neurônios centrais situam-se em núcleos encefálicos (tronco cerebral – bulbo, ponte e mesencéfalo) ou na porção sacral da medula espinal (Figura 11.35). Suas fibras pré-ganglionares estabelecem sinapses em neurônios ganglionares presentes nos gânglios autônomos situados fora do SNC.

Uma característica relevante dos gânglios do sistema parassimpático é que em geral eles se situam muito próximos ou no interior dos órgãos que eles inervam. Por esta razão, são também denominados *gânglios intramurais* (Figura 11.36).

As fibras pós-ganglionares parassimpáticas saem desses gânglios intramurais para inervar estruturas efetoras.

Capítulo 11 | Tecido Nervoso

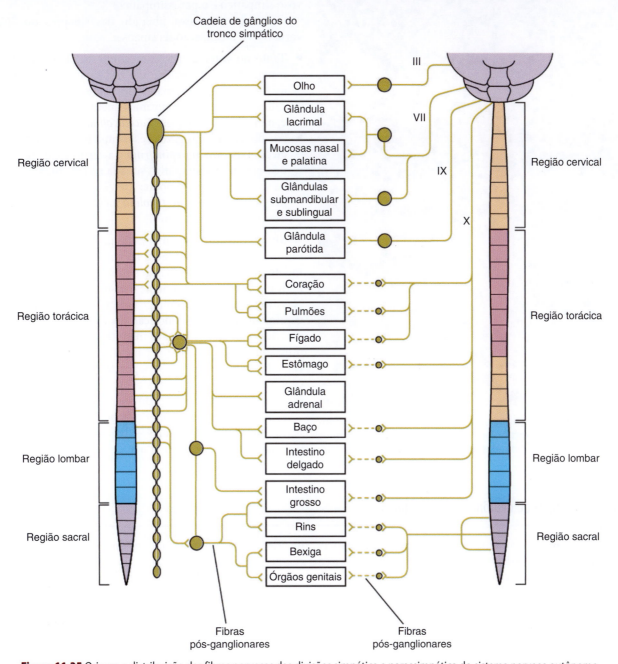

Figura 11.35 Origem e distribuição das fibras nervosas das divisões simpática e parassimpática do sistema nervoso autônomo.

Essas fibras são, portanto, relativamente curtas (ver Figuras 11.33 e 11.34).

Por outro lado, o *sistema nervoso simpático* é também denominado *divisão toracolombar do sistema autônomo*, pois os pericários de seus neurônios centrais situam-se nas colunas intermediolaterais dos segmentos torácico e lombar da medula espinal (ver Figuras 11.33 e 11.35).

As fibras pré-ganglionares emitidas por esses neurônios estabelecem sinapse com neurônios situados nos *gânglios simpáticos*. Esses gânglios formam cadeias bilaterais em relação à medula espinal e têm localização laterovertebral, pré-vertebral ou paravertebral, e outros situam-se nas proximidades de grandes vasos sanguíneos e estão espalhados no interior da cavidade abdominal. Normalmente são interligados por fibras nervosas, constituindo plexos simpáticos (p. ex., plexo celíaco na cavidade abdominal).

Os gânglios simpáticos situam-se fora das estruturas inervadas; em consequência, as fibras pós-ganglionares simpáticas que inervam os efetores são longas, em comparação com as parassimpáticas (ver Figuras 11.33 e 11.34).

Quanto à presença de mielina, de modo geral as fibras pré-ganglionares são mielinizadas, e as fibras pós-ganglionares não o são.

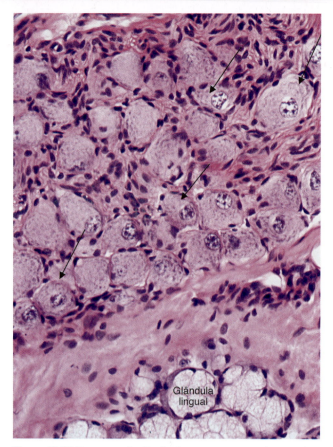

Figura 11.36 Pequeno gânglio do sistema nervoso autônomo situado no interior da língua, composto de um conjunto de pericários de neurônios, alguns indicados por *setas*. (*Microscopia óptica. H&E. Aumento pequeno.*)

Há várias diferenças funcionais entre o sistema nervoso simpático e o parassimpático:

O neurotransmissor liberado nas sinapses do SNA varia com a localização da sinapse:

- Tanto no sistema simpático como no parassimpático, o neurotransmissor liberado nas sinapses feitas entre as fibras pré-ganglionares do primeiro neurônio da cadeia e o segundo neurônio – neurônio ganglionar – é, na maioria dos casos, a *acetilcolina*
- As fibras pós-ganglionares simpáticas são adrenérgicas. Liberam *norepinefrina* na terminação nervosa pós-ganglionar simpática situada nos efetores
- As fibras pós-ganglionares parassimpáticas são colinérgicas e liberam *acetilcolina* na sua terminação nervosa situada nos efetores.

Muitas estruturas são inervadas por uma ou outra divisão do SNA. Por outro lado, há várias estruturas duplamente inervadas pela divisão simpática e pela parassimpática, com efeitos geralmente opostos (ver Figura 11.35). Nas arteríolas, por exemplo, o sistema nervoso simpático geralmente promove contração do músculo liso de suas paredes (contribuindo para manutenção ou elevação da pressão arterial). O sistema parassimpático pode promover dilatação de arteríolas, dependendo de sua localização. Nas glândulas salivares ocorre sinergia, em que os dois sistemas atuam para promover secreção.

A norepinefrina é reconhecida por diferentes receptores da superfície das células – dependendo do receptor, o neurotransmissor pode atuar de uma maneira ou de maneira oposta.

 Vários tipos de neurônios são secretores

Vários neurônios sintetizam moléculas que são exocitadas e recolhidas por vasos sanguíneos. Esse processo é denominado *neurossecreção*.

O material secretado é distribuído pelo sangue em circuitos curtos (p. ex., no infundíbulo da hipófise, no qual a secreção atua a curta distância em células secretoras da adeno-hipófise), ou pode ser distribuído pela circulação geral e ter efeitos em vários locais do corpo (p. ex., a ocitocina liberada na neuro-hipófise atua nas glândulas mamárias). Estes exemplos são de secreções produzidas em neurônios do hipotálamo e que são transportadas ao longo dos axônios e liberadas nas extremidades destes.

CAPÍTULO 12

Tecido Muscular

Principais tópicos abordados neste capítulo

- Conceito e funções, 156
- Tipos de tecido muscular, 156
- Tecido muscular estriado esquelético, 157
- Estriação transversal das fibras, 158
- Miofibrilas e sarcômeros, 159
- Estrutura dos miofilamentos espessos, 160
- Estrutura dos miofilamentos finos, 160
- Contração no músculo esquelético, 161
- Classificação das fibras esqueléticas, 165
- Transmissão de forças no músculo esquelético, 166
- Estruturas sensoriais dos músculos esqueléticos e tendões, 166
- Tecido muscular estriado cardíaco, 167
- Tecido muscular liso, 169

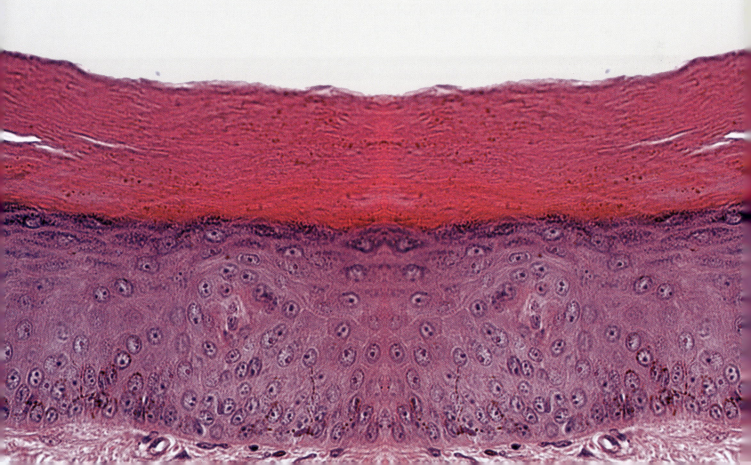

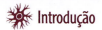 Introdução

O tecido muscular é composto por células que têm a capacidade de contração, que se traduz por redução de seu comprimento. As *células musculares* são especialmente adaptadas para esta função, pois são alongadas e, por esta razão, também denominadas *fibras musculares*. Esta expressão não deve provocar nos estudantes confusão com as fibras do tecido conjuntivo, as quais são componentes da matriz extracelular.

A contração muscular resulta da interação entre moléculas de *actina* e de *miosina* e do deslizamento da actina em relação à miosina. A disposição dessas moléculas não é a mesma nos vários tipos de tecido muscular.

As fibras musculares geralmente se associam em grupos de centenas ou milhares de células, formando feixes de espessuras e extensões muito variados ou formando camadas na parede de órgãos, principalmente em tubos ocos (p. ex., no intestino, no coração e nos vasos sanguíneos).

As funções do tecido muscular estão relacionadas com seus diferentes tipos e com os locais do corpo em que estão presentes:

▶ A contração de músculos ancorados nos ossos do esqueleto gera movimento do corpo como um todo ou de suas partes
▶ Muitos dos músculos inseridos em ossos da coluna vertebral e dos membros inferiores participam da manutenção da estabilidade postural, devido ao seu tônus muscular e/ou à resistência elástica de suas células à tração
▶ Músculos presentes nas paredes de estruturas e de tubos ocos são responsáveis pelo movimento que ocorre nesses órgãos (p. ex., peristaltismo, controle do diâmetro do tubo), além de contribuírem para a rigidez das suas paredes
▶ A musculatura esquelética contribui para grande parte da produção de calor no organismo.

Há três tipos de tecido muscular

O *tecido muscular estriado esquelético* é formado por fibras longas, cilíndricas, multinucleadas, cujos núcleos se situam na periferia das fibras. Uma importante característica observada por microscopia óptica é a presença de linhas e faixas transversais que percorrem a largura de cada célula, e que em conjunto produzem o aspecto da *estriação*.

O *tecido muscular estriado cardíaco* é composto de fibras curtas, cilíndricas e seu núcleo é central. As fibras apresentam estriação transversal semelhante à das fibras esqueléticas. As extremidades das fibras são planas ou escalonadas (em forma de escada) demarcadas pelos *discos intercalares*.

O *tecido muscular liso* é constituído por células fusiformes curtas com núcleo central e sem estriação transversal, sendo essa ausência o motivo de sua denominação.

As células musculares são envolvidas por uma lâmina basal semelhante à encontrada no limite dos epitélios com o tecido conjuntivo.

A Tabela 12.1 resume as principais características do tecido muscular.

Tabela 12.1 Principais características dos vários tipos de tecido muscular.

Tipo de tecido muscular	Principais características histológicas das fibras	Posição do núcleo na fibra	Representação esquemática	Controle de contração	Exemplos de localizações
Estriado esquelético	Cilíndricas, longas e multinucleadas. Estriação transversal	Periferia		Voluntário, com algumas exceções	Musculatura esquelética, língua, esôfago
Estriado cardíaco	Cilíndricas, curtas, um ou dois núcleos por célula. Estriação transversal. Discos intercalares	Centro		Involuntário	Coração e estendendo-se por curtos trechos no início dos grandes vasos
Liso	Fusiformes, um núcleo por célula. Sem estriação	Centro		Involuntário	Órgãos ocos, vasos sanguíneos, ductos de órgãos

As fibras musculares estriadas esqueléticas resultam da fusão de células individuais

As fibras musculares esqueléticas são longas, cilíndricas e multinucleadas (Figura 12.1). Elas são sinciciais, pois resultam da fusão de células uninucleadas chamadas mioblastos, que se associam e formam miotubos que se desenvolvem nas fibras musculares.

As fibras resultantes da fusão podem ter de alguns milímetros a vários centímetros de comprimento e em certos músculos podem percorrer toda a sua extensão. Suas fibras têm diâmetros muito variáveis – de 10 a 100 μm –, variação que pode existir mesmo entre fibras de um mesmo músculo e que tem a ver com diferenças de comportamento fisiológico e metabólico das fibras.

Os núcleos das fibras esqueléticas, em grande número por célula, são elípticos, de cromatina frouxa e situam-se na periferia da célula, fato que pode ser mais bem observado em cortes transversais das fibras (Figura 12.2).

Várias organelas das fibras musculares apresentam denominações próprias

Diversas organelas das células musculares recebem denominações específicas: *sarcolema* para a membrana plasmática, *retículo sarcoplasmático* para o retículo endoplasmático, *sarcoplasma* para o citosol.

Ao microscópio óptico é possível observar os núcleos e o citoplasma. No citoplasma das fibras musculares estriadas observa-se o aparelho contrátil representado por sua estriação transversal.

Ao microscópio eletrônico de transmissão podem ser observados todos os demais componentes das fibras: ribossomos, retículo sarcoplasmático, complexo de Golgi, mitocôndrias, o aparelho contrátil, além de inclusões, tais como gotículas lipídicas e partículas de glicogênio.

No sarcoplasma das células musculares há um extenso citoesqueleto de filamentos intermediários formados principalmente de desmina e secundariamente de vinculina.

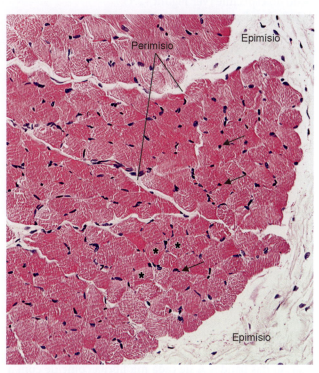

Figura 12.2 Em secção transversal as fibras musculares estriadas esqueléticas mostram perímetro circular ou poligonal. Nota-se bem a posição periférica de seus núcleos (*setas*). Observe parte do tecido conjuntivo associado ao músculo esquelético: epimísio na periferia do músculo e perimísio separando fascículos. (*Microscopia óptica. H&E. Aumento pequeno.*)

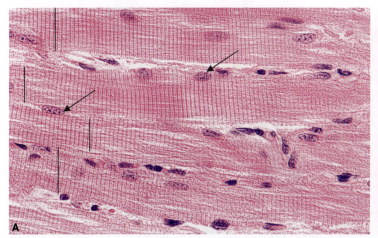
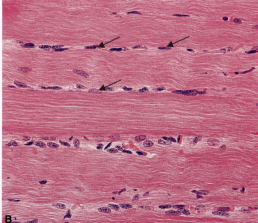

Figura 12.1 Fibras musculares estriadas esqueléticas em secção longitudinal. **A.** As fibras estão indicadas por *barras verticais*. A estriação transversal é bem visível na figura. Os núcleos (*setas*) se situam na periferia das fibras. **B.** A estriação transversal é menos perceptível nestas células. As *setas* indicam os núcleos. (*Microscopia óptica. H&E. Aumento pequeno.*)

Uma das características mais marcantes das fibras musculares estriadas esqueléticas é a sua estriação transversal

A estriação é vista ao microscópio óptico em forma de linhas e faixas que parecem cruzar a largura de cada fibra sem interrupção. Para se perceber essa estriação em aumentos pequenos é necessário um bom grau de preparação do espécime (ver Figura 12.1).

Em grandes aumentos ao microscópio óptico podem ser observados os detalhes das linhas e faixas transversais (Figura 12.3). As faixas escuras são denominadas *bandas A* e as faixas claras são as *bandas I*. No centro de cada banda I há uma delgada linha denominada linha Z, cujo nome mais apropriado, em vista de sua estrutura tridimensional, é *disco Z*. Às vezes é possível perceber que o centro da banda A é ocupado por uma faixa mais clara, denominada *faixa* ou *banda H*.

Preparados tratados por colorações especiais e observados por microscopia óptica permitem-nos reconhecer que as bandas, na verdade, não atravessam a largura da fibra. É possível perceber que as bandas fazem parte de estruturas cilíndricas dispostas ao longo das fibras musculares – as *miofibrilas* (Figura 12.4).

Cada fibra muscular estriada contém centenas a milhares de miofibrilas. As miofibrilas são estruturas cilíndricas de 1 a 2 μm de diâmetro, de comprimento variável, dispostas longitudinalmente no citoplasma das fibras e o seu conjunto ocupa a maior parte do citoplasma (Figura 12.5).

As miofibrilas de cada fibra são paralelas entre si e estão sempre "em registro", isto é, alinhadas entre si. A posição das bandas A de cada miofibrila coincide com a posição das bandas A das miofibrilas adjacentes, o mesmo acontecendo com as bandas I, faixas H e discos Z. Dessa maneira, tem-se a impressão errônea que as bandas percorrem as fibras ao longo de sua espessura.

As fibras musculares esqueléticas observadas por microscopia óptica em secções transversais têm um aspecto "granuloso" devido às inúmeras miofibrilas, seccionadas transversalmente (Figura 12.6).

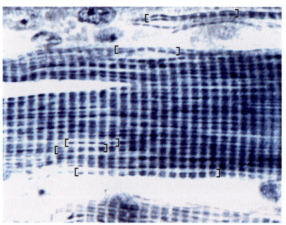

Figura 12.4 Nesta secção longitudinal de uma fibra muscular esquelética pode ser observado que as faixas A e I (escuras e claras) que constituem a estriação transversal não atravessam a célula. Nos trechos indicados por *colchetes* observa-se que as faixas se dispõem sequencialmente constituindo as miofibrilas. (*Microscopia óptica. Hematoxilina fosfotúngstica. Aumento grande.*)

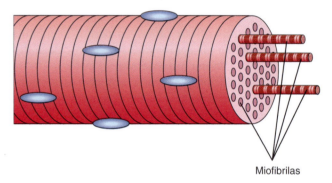

Figura 12.5 As miofibrilas, longos cilindros que percorrem a célula muscular, constituem o aparelho contrátil das fibras musculares estriadas. Os núcleos se situam na periferia na célula.

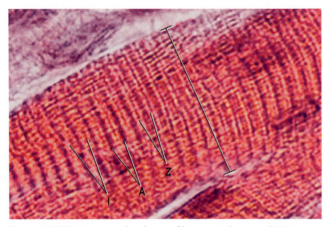

Figura 12.3 Pequeno trecho de uma fibra muscular esquelética seccionada longitudinalmente (indicada por uma *barra*). Observar a estriação transversal composta pelas faixas *A* (muito coradas), *I* (menos coradas) e discos *Z* situados no centro das bandas I. (*Microscopia óptica. H&E. Aumento grande.*)

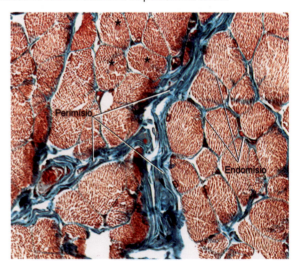

Figura 12.6 Corte transversal de fibras musculares esqueléticas (algumas indicadas por *asteriscos*). O aspecto granuloso da superfície seccionada das fibras se deve às miofibrilas cortadas transversalmente. Tabiques de tecido conjuntivo – o perimísio – separam fascículos de fibras musculares. As células são separadas pelo tecido conjuntivo que constitui o endomísio. (*Microscopia óptica. Tricromo de Mallory. Aumento pequeno.*)

As miofibrilas contêm o aparelho contrátil das fibras musculares estriadas

Cada miofibrila é um longo cilindro composto de milhares a milhões de unidades sequenciais denominadas *sarcômeros*, que se repetem ao longo da miofibrila. O sarcômero é definido como o segmento da miofibrila situado entre dois discos Z e que mede cerca de 3 μm, dependendo do estado de contração do músculo (Figura 12.7).

Cada sarcômero apresenta em sua região central uma banda A, e ao lado de cada banda A existe metade de uma banda I. As duas semibandas I são limitadas por discos Z, os quais são a interface de um sarcômero com o sarcômero adjacente (ver Figura 12.7).

As bandas A e I, as faixas H e os discos Z presentes nos sarcômeros ao longo das miofibrilas refletem a organização das moléculas envolvidas na contração muscular.

Os sarcômeros e, por conseguinte, as miofibrilas contêm dois tipos de filamentos: os *filamentos finos* (ou *miofilamentos finos*) e os *filamentos espessos* (ou *miofilamentos espessos*).

Os miofilamentos finos são constituídos principalmente de *actina F* (actina globular polimerizada em dois filamentos dispostos em hélice) associada a outras proteínas, tais como a tropomiosina e a troponina (Figura 12.8). Têm cerca de 1,6 μm de comprimento e 8 nm de diâmetro.

Os miofilamentos espessos são formados principalmente por miosina II

A medida dos miofilamentos espessos é de cerca de 1,5 μm de comprimento e 15 nm de diâmetro.

A miosina II faz parte do grupo de *motores moleculares*, isto é, moléculas com capacidade de transduzir energia química em energia mecânica, resultando em movimento. Em músculos de contração mais rápida ou mais lenta há pequenas diferenças nas cadeias das moléculas de miosina II. Além disso, as miofibrilas contêm inúmeras proteínas regulatórias, proteínas de ligação e de suporte.

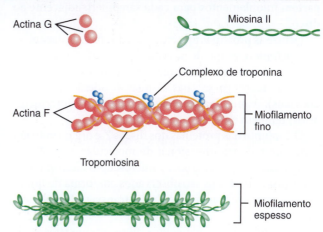

Figura 12.8 Esquema simplificado da estrutura das moléculas e dos miofilamentos envolvidos na contração do músculo estriado.

A organização dos miofilamentos e de proteínas para a formação dos sarcômeros

A *banda A* é a região central de cada sarcômero. Os miofilamentos espessos situam-se exclusivamente na banda A. São estabilizados em suas posições por proteínas que fazem ligações transversais cujo conjunto pode ser visto ao microscópio eletrônico de transmissão em forma da *linha M* (ver Figura 12.7).

Nas bandas I há somente miofilamentos finos. Duas *semibandas I* formam as porções laterais de cada sarcômero a cada lado da banda A. As extremidades dos miofilamentos finos situados na banda I penetram na banda A e ficam intercaladas nos filamentos espessos (ver Figura 12.7).

Dessa maneira, as bandas I só contêm miofilamentos finos, mas as bandas A contêm tanto miofilamentos espessos como miofilamentos finos.

Os *discos Z*, discos transversais às miofibrilas que delimitam os sarcômeros, são formados por centenas de proteínas. Os miofilamentos finos de actina se ancoram

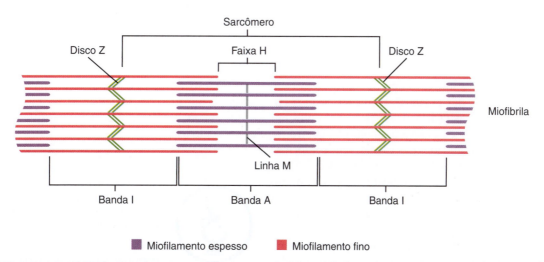

Figura 12.7 Figura esquemática de um curto segmento da estrutura de uma miofibrila. As faixas e discos observados por microscopia resultam da disposição dos miofilamentos espessos e finos ao longo da miofibrila. O segmento da miofibrila situado entre dois discos Z é denominado sarcômero.

nos discos Z e destes locais se dirigem para a porção central do sarcômero (ver Figura 12.7). Portanto, do disco Z partem miofilamentos para cada sarcômero adjacente ao disco.

Dentre as proteínas presentes nos discos Z destacam-se as α-*actininas*, grupo de moléculas que conectam e ancoram actina a outras moléculas em células musculares e não musculares (p. ex., nas zônulas de adesão de células epiteliais). A proteína *desmina* (de filamentos intermediários) também está presente nos discos Z.

O conjunto das proteínas dos discos Z é organizado em forma de rede tridimensional de moléculas, semelhante a uma tela de galinheiro. Ao microscópio eletrônico de transmissão os discos são observados em forma de linhas densas que cruzam a miofibrila transversalmente em zigue-zague.

Na banda A, os filamentos finos se interpõem de maneira altamente organizada aos filamentos espessos, intercalando-se entre eles e assumindo um arranjo hexagonal de seis filamentos finos em torno de cada filamento espesso. Essa disposição pode ser verificada em cortes transversais observados por microscopia eletrônica de transmissão.

Para saber o significado das denominações das diversas bandas e linhas das células musculares estriadas, acesse o material suplementar *online*, conforme as instruções descritas nas páginas iniciais da obra.

Os locais do sarcômero não alcançados pelas extremidades internas dos filamentos de actina apresentam menos proteínas e parecem "mais vazios" ao microscópio, originando a região denominada faixa H no centro do sarcômero – veja a localização da faixa H na Figura 12.7.

Os filamentos delgados e espessos estão associados a várias proteínas imprescindíveis para que eles mantenham suas posições no sarcômero e para que, em consequência, a contração se dê de maneira adequada.

Os filamentos finos são formados principalmente por actina globular polimerizada em forma de actina filamentosa

A actina se ancora no disco Z pela sua extremidade positiva (+). A esta extremidade está ligada uma proteína (Cap Z) que bloqueia a agregação de actina globular (actina G) e, portanto, o crescimento da actina filamentosa (actina F).

Nos sulcos da molécula helicoidal de actina F alojam-se proteínas importantes para o processo de contração:

▶ A *tropomiosina* é uma molécula filamentosa helicoidal de duas cadeias polipeptídeas que se associam em dímeros. Esses dímeros estão encaixados no sulco principal da actina e enrolados sobre essa molécula. A molécula de tropomiosina é curta em relação à actina e, por esta razão, as moléculas de tropomiosina estão colocadas sequencialmente sobre a actina. A tropomiosina reforça e estabiliza o longo filamento de actina

▶ A *troponina* (Tn) é um complexo de três subunidades, as proteínas globulares TnT, TnI e TnC, complexo que se prende à tropomiosina.

Os filamentos espessos são formados por miosina II

A molécula de *miosina II* (membro da superfamília das miosinas) é formada por cadeias leves e pesadas. É dotada de cabeça, colo e cauda e assemelha-se a um taco de golfe (ver Figura 12.8).

Na cauda há duas longas cadeias polipeptídeas (que fazem parte das cadeias pesadas), enroladas entre si em hélice. Duas pequenas cadeias leves estão presentes em cada região do colo e da cabeça da molécula, quatro no total. As outras extremidades das cadeias têm conformação globular e formam as duas cabeças da molécula.

As cabeças de miosina participam de modo muito relevante na contração, pois têm local de ligação para ATP e atividade enzimática de hidrólise de ATP (atividade ATPásica).

Para formar os *filamentos espessos*, as moléculas de miosina II se agrupam em feixes com as cabeças voltadas para direções opostas: algumas moléculas de miosina se dispõem com suas cabeças voltadas para uma extremidade do feixe, e outras moléculas, com as cabeças voltadas para a outra extremidade (ver Figura 12.8).

Essa estruturação e organização das moléculas de actina e miosina são semelhantes no músculo estriado esquelético e cardíaco, mas há muitas diferenças quanto ao músculo liso.

Para saber mais sobre algumas proteínas responsáveis pela manutenção dos filamentos em suas posições no sarcômero e pelo alinhamento das miofibrilas, acesse o material suplementar *online*, conforme as instruções descritas nas páginas iniciais da obra.

Um potencial de ação desencadeia a contração muscular

O potencial de ação (impulso nervoso) para gerar a contração de cada músculo geralmente chega por um único nervo (às vezes por mais de um). Esses nervos são mielinizados e costumam acompanhar vasos sanguíneos e vasos linfáticos, constituindo os chamados *feixes vasculonervosos*. Seus axônios são originários de neurônios denominados *neurônios motores do tipo alfa*, situados nos cornos anteriores da medula espinal ou em núcleos motores do tronco cerebral.

Esses nervos ramificam-se em fascículos progressivamente mais delgados até atingirem as fibras musculares esqueléticas.

Cada neurônio motor do tipo alfa pode inervar um número muito variado de fibras musculares, constituindo conjuntos formados por um neurônio e pelas fibras musculares por ele atingidas, denominados *unidades motoras* (Figura 12.9). Em certos músculos, uma unidade motora pode abranger até mil fibras musculares; por outro lado, em músculos dotados de movimentos delicados cada unidade motora é formada por um neurônio que inerva poucas (4 a 5) fibras musculares.

Cada fibra muscular se contrai completamente; não há contração parcial das fibras. O grau de contração de um músculo como um todo depende da quantidade de unidades motoras – portanto, de fibras musculares – que entram em contração. Para aumentar o grau de contração dos músculos, maior número de unidades motoras é recrutado.

Os telodendros dos axônios de motoneurônios terminam em placas motoras

Na superfície de cada fibra muscular esquelética há uma pequena região altamente especializada da sua membrana plasmática, na qual uma terminação nervosa se aproxima da fibra e lhe transmite a sinalização para desencadear uma contração muscular (Figura 12.10).

Essa região, denominada *placa motora*, pode ser vista por microscopia óptica (após uso de técnica de impregnação metálica) (Figura 12.11). Na placa motora podem-se observar a extremidade de um telodendro de um axônio e suas várias ramificações. A extremidade da ramificação apresenta pequenos botões denominados *botões terminais*, apoiados sobre a fibra muscular esquelética (ver Figura 12.11). Os diversos botões que constituem uma placa motora dispõem-se agrupados, ocupando uma área aproximadamente oval da superfície de uma fibra muscular.

Cada um dos botões terminais de uma placa motora forma com a fibra muscular uma estrutura chamada *junção mioneural* ou *junção neuromuscular* (Figura 12.12 A), semelhante a uma sinapse nervosa. Os botões contêm vesículas sinápticas nas quais há o neurotransmissor *acetilcolina*, produzida no citosol do pericário da célula ner-

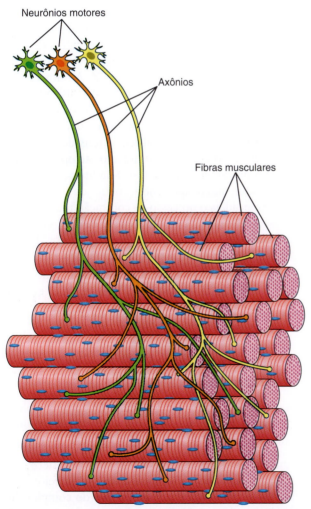

Figura 12.9 A figura mostra três unidades motoras. Cada unidade motora do músculo esquelético compõe-se de um neurônio e das fibras musculares por ele inervadas.

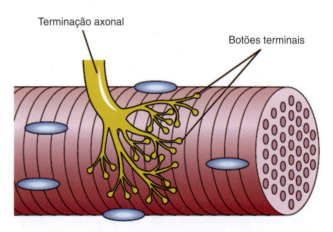

Figura 12.10 A placa motora das fibras musculares esqueléticas é a estrutura formada pelos botões terminais de telodendro de um neurônio motor, que estabelecem sinapse com a superfície da fibra muscular.

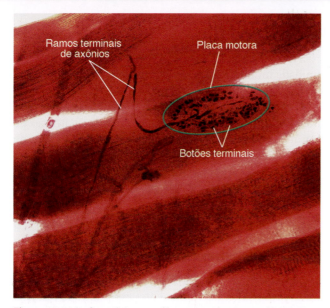

Figura 12.11 Na figura há quatro fibras musculares esqueléticas. Uma das fibras possui uma placa motora formada por um conjunto ovalado de botões terminais emitidos por uma terminação axonal. (*Microscopia óptica. Fibras musculares dissociadas mecanicamente e tratadas pela técnica de tricloreto de ouro. Aumento pequeno.*)

vosa e transportada ao longo do axônio para as vesículas sinápticas.

Na região da placa motora, o sarcolema da fibra muscular é bastante pregueado, e a célula muscular e a célula nervosa são separadas por um delgado espaço – a fenda juncional – e pela lâmina basal da fibra muscular (ver Figura 12.12 A).

A chegada de um potencial de ação na placa motora resulta em exocitose de neurotransmissor

Acompanhe, observando a Figura 12.12 B, a sequência da transmissão do impulso nervoso e do desencadeamento da contração:

1. O potencial de ação que chega à membrana da extremidade dos axônios influencia canais de cálcio responsivos a variações de voltagem que possibilitam um influxo de Ca^{2+} para o interior do botão terminal
2. O aumento da concentração de Ca^{2+} provoca modificações em moléculas que envolvem as vesículas (actina e outras moléculas do citoesqueleto), resultando em migração das vesículas em direção à membrana pré-sináptica
3. Adesão das vesículas à membrana por meio das zonas ativas da membrana e exocitose do conteúdo das vesículas sinápticas. A *acetilcolina* é liberada no delgado espaço da fenda juncional existente entre a membrana do botão terminal e a superfície da fibra muscular coberta por uma lâmina basal
4. Alguns milissegundos após a chegada do impulso nervoso e entrada de cálcio no botão terminal, as moléculas de acetilcolina atravessam a lâmina basal da fibra muscular e atingem os receptores para acetilcolina (AChR,

de *acetylcholine receptor*) que estão concentrados no sarcolema das cristas das pregas da placa motora
5. Os receptores para acetilcolina existentes na membrana da célula muscular esquelética são também canais de sódio. A ligação de milhares de moléculas de acetilcolina com seus receptores possibilita a entrada de grande quantidade de íons de Na^+ do meio extracelular na célula muscular através dos canais de sódio, causando despolarização local do sarcolema
6. Alcançado um limiar mínimo de despolarização local, pode produzir-se um potencial de ação que se estende pelo sarcolema e se propaga ao longo da membrana
7. O sarcolema da célula muscular estende-se para o interior da fibra muscular em forma de numerosos e delgados túbulos. Estes penetram profundamente na célula muscular e abraçam as miofibrilas; são denominados *túbulos T* (por saírem transversalmente à membrana plasmática). A despolarização da membrana plasmática superficial se propaga também ao longo da membrana dos túbulos T
8. As cisternas do retículo sarcoplasmático agranular da fibra muscular se dispõem em torno das miofibrilas. Algumas cisternas situam-se muito próximas dos túbulos T (Figura 12.13). Essas associações podem ser vistas por microscopia eletrônica em forma de conjuntos constituídos por um túbulo T ladeado por duas cisternas de retículo sarcoplasmático liso, denominados *tríades*. No músculo estriado de mamíferos, os túbulos T estão colocados sobre as regiões das miofibrilas em que estão localizados os discos Z. A onda de despolarização que percorre a membrana dos túbulos T atua sobre canais de cálcio presentes na membrana do retículo sarcoplasmático vizinha aos túbulos T (Figura 12.12 B). Esses canais se abrem e íons de Ca^{2+} saem do interior das cisternas do retículo sarcoplasmático e entram no sarcoplasma (citosol) da fibra muscular. O rápido aumento da concentração íons de Ca^{2+} no citosol desencadeia o processo de contração muscular
9. Cessado o impulso nervoso, os íons de Ca^{2+} são transportados de volta do citosol para o interior das cisternas do retículo sarcoplasmático. Pode sobrevir um novo ciclo de estímulo e contração.

É importante ressaltar que o desencadeamento da contração muscular depende do aumento da concentração de Ca^{2+} no citosol da fibra muscular.

A contração da fibra muscular é resultado do encurtamento dos sarcômeros

A contração da fibra é um processo bastante complexo, que, exposto de maneira resumida, consiste nos seguintes eventos:

1. Íons de Ca^{2+} provenientes do interior de cisternas do retículo sarcoplasmático penetram no citosol e combinam-se com uma das subunidades do complexo da troponina dos miofilamentos finos
2. Essa combinação causa uma pequena mudança de conformação e de posição das moléculas de tropomio-

Capítulo 12 | Tecido Muscular

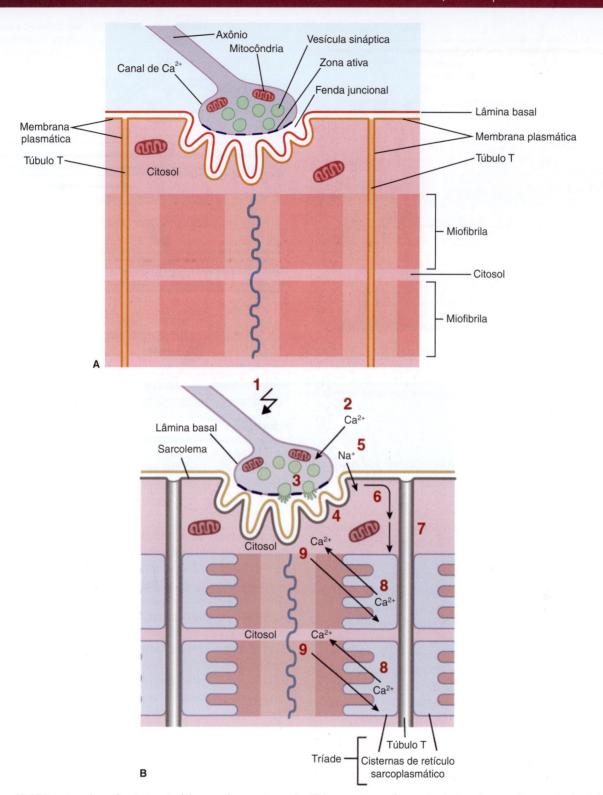

Figura 12.12 Estrutura de um botão terminal de uma placa motora e da célula muscular conforme são observados por microscopia eletrônica de transmissão. **A.** Componentes do botão terminal e da célula muscular. **B.** Sequência da transmissão do impulso nervoso e do desencadeamento da contração – acompanhe esta sequência pelo texto.

sina, expondo locais de ligação das moléculas de actina anteriormente bloqueados

3. ATP liga-se à cabeça de uma molécula de miosina II. Por atividade ATPásica da cabeça da miosina há hidrólise de ATP, resultando em ADP e fósforo inorgânico (Pi), com liberação de energia. ADP e fósforo inorgânico ficam ligados à cabeça de miosina

4. Em consequência da hidrólise de ATP, altera-se a conformação da cabeça e do colo de miosina
5. Com o acesso aos locais ativos da actina agora liberados, a cabeça de miosina pode se ligar a um desses locais de ligação (Figura 12.14, *desenho superior*)
6. A liberação de Pi da cabeça de miosina causa uma nova modificação na conformação dessa cabeça.

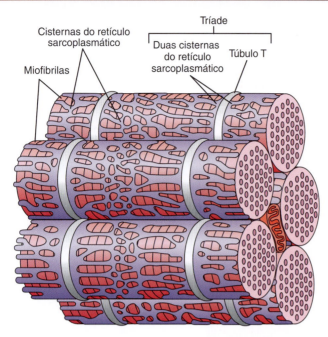

Figura 12.13 As cisternas de retículo endoplasmático agranular da célula muscular estriada (em *azul-claro*) abraçam as miofibrilas (em *vermelho*). Algumas cisternas situam-se muito próximas dos túbulos transversos (*túbulos T*), formando com estes as tríades observadas por microscopia eletrônica.

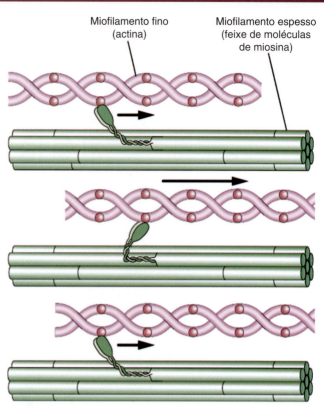

Figura 12.14 Mudanças de conformação da cabeça e do colo de uma molécula de miosina resultam em tração dos filamentos finos em direção ao centro do sarcômero durante um ciclo de contração. Por simplificação, está mostrada apenas uma das moléculas de miosina que formam os filamentos espessos da fibra muscular estriada.

A cabeça volta à sua posição original e a região do colo da molécula funciona como uma dobradiça. Há liberação de ADP
7. Esse último movimento da cabeça de miosina traciona o filamento de actina para o centro do sarcômero por uma distância de cerca de 60 nm (Figura 12.14, *desenho intermediário*)
8. A cabeça de miosina permanece presa à actina até a chegada de uma nova molécula de ATP que se liga ao seu local de ligação na cabeça da miosina
9. O ciclo de tracionamento se reinicia, desde que existam níveis adequados de cálcio no citosol e, portanto, locais ativos disponíveis na actina. Neste caso, a cabeça de miosina se liga a um outro local de ligação em uma nova posição no filamento de actina (Figura 12.14, *desenho inferior*). A hidrólise de ATP resultará em mais um tracionamento do miofilamento delgado.

Devido à característica organização bipolar dos filamentos espessos, existem cabeças de miosina em ambas as extremidades de cada filamento (ver Figura 12.8). Portanto, o tracionamento dos miofilamentos finos para o centro do sarcômero ocorre em ambas as pontas do filamento espesso. Desta maneira, os filamentos finos, ancorados aos discos Z de cada lado do sarcômero, tracionam esses discos para o centro do sarcômero.

Em consequência do deslizamento dos filamentos de actina ao longo dos filamentos espessos de miosina em direção ao centro do sarcômero, os discos Z se aproximam e o sarcômero torna-se mais curto (Figura 12.15).

Para que o músculo como um todo sofra contração, milhões de cabeças de miosina realizam o tracionamento dos filamentos de actina em ciclos sucessivos e em inúmeros locais de cada sarcômero, em muitos sarcômeros de cada miofibrila e em muitas miofibrilas de uma fibra.

Interrompido o estímulo nervoso, os íons de Ca^{2+} são transportados ativamente de volta ao interior das cisternas do retículo sarcoplasmático por bombas de cálcio. A concentração desses íons no citosol diminui e cessa o processo de contração, iniciando-se o relaxamento muscular.

Durante o encurtamento dos sarcômeros e diminuição do comprimento da fibra muscular, os miofilamentos finos e espessos não modificam seu comprimento. Apenas há um deslizamento dos filamentos finos em direção ao centro dos sarcômeros.

Metabolismo energético das fibras musculares

A reserva de ATP no sarcoplasma é restrita, e durante o ciclo de contração há necessidade de produção contínua de ATP pelas mitocôndrias que existem em grande quantidade ao redor das miofibrilas.

As reservas energéticas da fibra muscular para produção de mais moléculas de ATP são de vários tipos: fosfocreatina, que tem ligações de fosfato de alta energia para uso mais imediato; glicose obtida de glicogênio acumulado no sarcoplasma; glicose e ácidos graxos originários de depósitos no fígado e transportados pela corrente sanguínea.

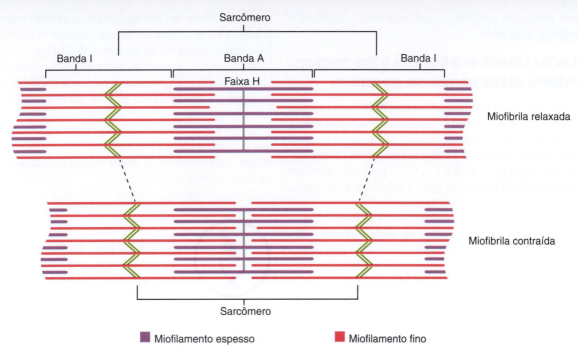

Figura 12.15 Inúmeros ciclos de tracionamento de filamentos finos e seu deslizamento em relação aos filamentos espessos resultam em encurtamento dos sarcômeros e das miofibrilas.

Há diversos critérios para classificação das fibras esqueléticas

As fibras musculares esqueléticas não são uma população uniforme, e há diversas maneiras de classificá-las. Inicialmente foram classificadas com base em seu diâmetro, e também foram aplicadas reações histoquímicas baseadas na demonstração da ATPase da miosina (mATPase) para determinação de sua quantidade e distribuição, assim como demonstração de succina desidrogenase, uma enzima mitocondrial.

Basicamente, as fibras podem ser divididas em tipos e subtipos. O tipo I é composto de fibras de contração lenta, resistentes à fadiga, e o tipo II compõe-se de fibras de contração rápida, menos resistentes à fadiga. Há ainda um grupo de fibras híbridas.

Critérios referentes a diferenças de metabolismo energético das fibras (oxidativo e glicolítico), assim como a demonstração de diversas isoformas de miosina nas fibras, proporcionaram uma classificação mais completa das fibras.

Os músculos podem conter diferentes tipos de fibra, o que os habilita a funcionar de diferentes maneiras frente às necessidades. As fibras esqueléticas são dotadas de plasticidade e é possível a mudança de um tipo de fibra para outro.

Há recursos internos para regeneração e crescimento do músculo esquelético

Há uma população de células associadas às fibras musculares, denominadas *células-satélite*. Situam-se na periferia das fibras, entre a superfície da fibra muscular e sua lâmina basal, e correspondem a cerca de 2 a 5% dos núcleos observados ao longo das fibras.

Seu reconhecimento pode ser feito com segurança por microscopia eletrônica de transmissão (devido a sua posição abaixo da lâmina basal) ou por microscopia óptica, pela demonstração de proteínas específicas dessas células, por meio de técnicas imunocitoquímicas.

As células-satélite atuam em prol da regeneração do tecido muscular esquelético em casos de lesões e contribuem para o crescimento das fibras (p. ex., após exercício). Comportam-se, portanto, como células-tronco locais. O músculo cardíaco, apesar de ser também formado por fibras estriadas, tem pouca capacidade regenerativa.

A associação das fibras musculares esqueléticas com tecido conjuntivo é essencial para que a contração seja eficaz

Para que o encurtamento das fibras musculares seja eficaz e se traduza em movimento, deve ser transmitido a outras estruturas, como, por exemplo, tendões, fáscia e aponeuroses, todas constituídas de tecido conjuntivo.

Cada fibra muscular é envolvida por uma estrutura semelhante a uma lâmina basal. Em torno das lâminas basais, no espaço entre as fibras musculares, há uma delgada camada de tecido conjuntivo denominada *endomísio* (Figuras 12.6 e 12.16).

O endomísio contém uma rede de fibras reticulares (principalmente colágeno tipo III), matriz extracelular fundamental, fibroblastos (em pequeno número) e capilares sanguíneos em grande quantidade. A contração das fibras musculares é transmitida em parte ao endomísio, que em seguida transmite a contração a outros componentes do tecido conjuntivo presente nos músculos: o *perimísio* e o *epimísio*.

A interação e a transmissão de forças entre as fibras musculares e o endomísio são feitas principalmente pelo costâmero

O endomísio se continua com o *perimísio*, uma camada de tecido conjuntivo denso mais espessa que o endomísio, composta de muitas fibras colágenas e que forma bainhas que envolvem conjuntos de fibras (fascículos) musculares (ver Figuras 12.2, 12.6 e 12.16). O perimísio tem um importante papel estrutural para a organização do músculo e contém nervos e vasos sanguíneos.

O músculo como um todo é, por sua vez, revestido por uma camada de tecido conjuntivo denso denominada *epimísio* (ver Figuras 12.2 e 12.6). Perimísio e epimísio contêm principalmente colágeno tipo I.

O encurtamento das fibras musculares e as forças laterais geradas pelo encurtamento (propagadas pelos costâmeros) acabam, em última instância, sendo transmitidos aos tendões, estruturas de tecido conjuntivo denso modelado que se ancoram no periósteo dos ossos.

Na interface de contato entre tendões e fibras musculares, as fibras colágenas dos tendões se interdigitam com as fibras musculares para melhor adesão entre ambas as estruturas.

Os locais de inserção de tendões em ossos (denominados *ênteses*) podem, em muitos casos, ser constituídos de tecido conjuntivo ou de fibrocartilagem (ênteses fibrosas ou fibrocartilaginosas).

Para saber mais sobre o papel dos costâmeros na transmissão de forças, acesse o material suplementar *online*, conforme as instruções descritas nas páginas iniciais da obra.

Os músculos esqueléticos apresentam estruturas sensoriais para avaliar seu estado de contração e sua posição espacial

Os *fusos musculares* ou *fusos neuromusculares* são pequenos órgãos sensoriais inseridos no interior dos músculos esqueléticos, cuja função é avaliar o estado de estiramento, a tensão do músculo. São alongados e dilatados no centro – e, por esta razão, denominados fusos – e geralmente se situam na porção média, mais dilatada dos músculos (Figura 12.17).

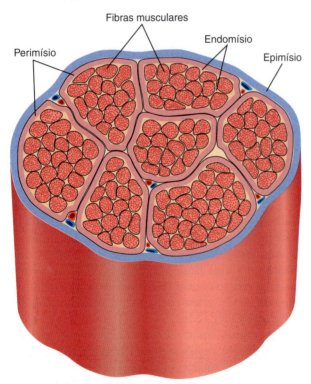

Figura 12.16 Organização do tecido conjuntivo nos músculos esqueléticos.

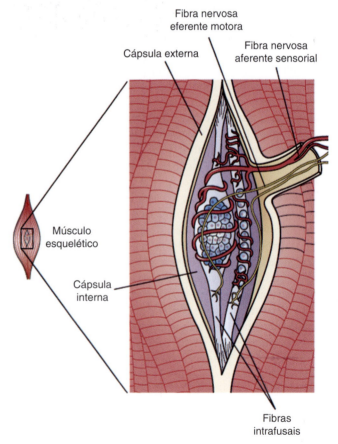

Figura 12.17 Componentes de um fuso neuromuscular do músculo esquelético. O fuso é constituído de pequenas fibras musculares modificadas – as fibras intrafusais. Fibras nervosas aferentes se associam com as fibras intrafusais e transmitem informação para o sistema nervoso central.

São formados por curtas fibras musculares modificadas, dotadas de um aparelho contrátil apenas em suas extremidades, e denominadas *fibras intrafusais*. Há dois tipos de fibras intrafusais: fibras de saco nuclear e fibras de núcleos em cadeia. As fibras intrafusais são paralelas às fibras do músculo e ocupam um espaço delimitado por duas delicadas cápsulas concêntricas de tecido conjuntivo – e, portanto, são separadas das fibras regulares do músculo (Figuras 12.17 e 12.18).

Delgadas fibras nervosas sensoriais (ver, na Figura 12.17, *coloridas em vermelho*) atuam como receptores que se enrolam em torno das fibras intrafusais e que transmitem ao sistema nervoso central informação sobre o grau de estiramento do músculo. Finas fibras nervosas motoras (ver, na Figura 12.17, *coloridas em amarelo*), originárias de neurônios motores gama situados na medula espinal, inervam e regulam a contração das fibras intrafusais, a fim de mantê-las estiradas, para que não percam sua sensibilidade à distensão.

O tensionamento do músculo causa um reflexo nervoso que mantém ou aumenta sua própria contração e pode também promover o relaxamento de grupos musculares antagônicos ao músculo que está em contração.

Os tendões também são dotados de estruturas sensoriais proprioceptivas que informam o sistema nervoso central sobre o grau de tensão dos tendões e de músculos – são os *fusos tendíneos* ou *órgãos tendíneos de Golgi*. Esses pequenos órgãos estão situados nas junções musculotendíneas, sendo que uma extremidade do fuso tendíneo está conectada a certo número de fibras musculares, enquanto a outra extremidade se conecta a fibras colágenas do tendão. Diferentemente do que ocorre com os fusos neuromusculares, sua inervação é apenas sensorial (aferente).

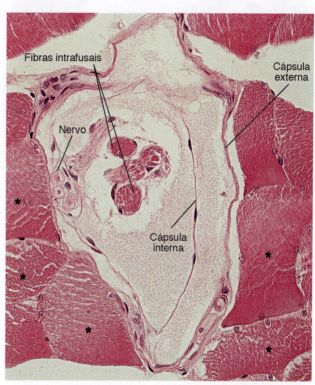

Figura 12.18 Secção transversal de um fuso neuromuscular de músculo esquelético com suas fibras musculares modificadas, chamadas intrafusais. Os *asteriscos* indicam as fibras regulares (extrafusais) do músculo. (*Microscopia óptica. H&E. Aumento pequeno.*)

As fibras musculares estriadas cardíacas são curtas e têm núcleos centrais

Ao contrário das fibras esqueléticas, as fibras cardíacas são curtas, medindo cerca de 100 μm de comprimento e cerca de 10 μm de diâmetro (Figura 12.19). Seus núcleos elípticos localizam-se no centro da fibra (Figura 12.20). Às vezes se observa um halo claro em torno do núcleo, devido ao acúmulo de várias organelas e glicogênio nesses locais e à ausência de miofibrilas.

Quando observadas em cortes longitudinais após coloração por H&E, as fibras musculares cardíacas mostram estriação transversal (ver Figura 12.19), porém menos evidente que a do músculo esquelético. Quando observadas ao microscópio eletrônico de transmissão, ambas se revelam muito semelhantes.

A organização das miofibrilas e dos sarcômeros é similar à das fibras esqueléticas, assim como o mecanismo de contração por deslizamento dos filamentos finos em relação aos filamentos espessos e seu deslocamento para os centros dos sarcômeros.

Tal como ocorre nas fibras esqueléticas, o impulso nervoso é transmitido do sarcolema para o interior da fibra ao longo da membrana de túbulos T. Diferentemente do que acontece nas fibras esqueléticas, os túbulos T se associam a uma cisterna de retículo sarcoplasmático e não a duas, como no músculo esquelético. Nesses locais não há, portanto, tríades, mas *díades*.

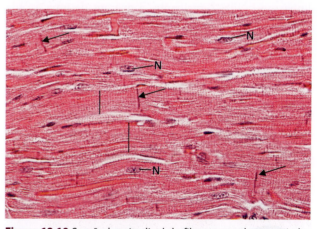

Figura 12.19 Secção longitudinal de fibras musculares estriadas cardíacas, duas fibras indicadas por *barras verticais negras*. Nota-se a estriação transversal das fibras, embora não tão óbvia como nas fibras esqueléticas. Observar os núcleos em posição central (*N*) e os discos intercalares (*setas*) situados nos limites das células. (*Microscopia óptica. H&E. Aumento pequeno.*)

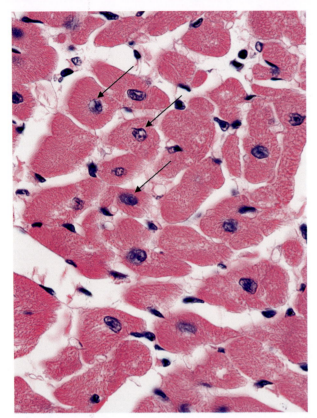

Figura 12.20 Secção transversal de fibras musculares estriadas cardíacas. Os núcleos (*setas*) ocupam posição central nas células. (*Microscopia óptica. H&E. Aumento médio.*)

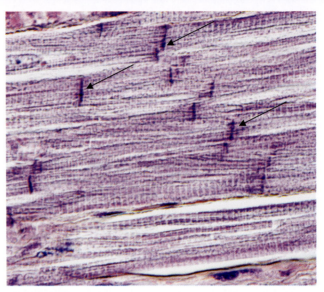

Figura 12.21 Secção longitudinal de fibras musculares estriadas cardíacas em que se podem observar discos intercalares (*setas*) que percorrem transversalmente as fibras musculares cardíacas nos limites entre fibras adjacentes. Alguns discos são contínuos enquanto outros têm aspecto de degraus de uma escada. A estriação transversal das fibras é bem evidente neste tipo de preparado. (*Microscopia óptica. Hematoxilina fosfotúngstica. Aumento médio.*)

A efetividade da contração das fibras musculares cardíacas depende da adesão mútua entre as fibras

Uma importante peculiaridade das fibras cardíacas são as estruturas denominadas *discos intercalares* ou *discos escalariformes*. Esses discos marcam os *limites* longitudinais das células musculares cardíacas.

Os discos são observados em microscopia óptica como linhas de coloração mais intensa dispostas transversalmente às fibras, em forma de uma linha única ou de linhas quebradas semelhantes a degraus de uma escada (Tabela 12.1; ver Figura 12.19). Nem sempre são bem evidentes em preparações coradas por H&E, mas podem ser bem observadas em cortes submetidos a outras colorações (Figura 12.21).

A microscopia eletrônica de transmissão revelou que os discos intercalares são formados por superfícies especializadas de células musculares adjacentes e que apresentam muitas *junções intercelulares* de dois tipos: *junções responsáveis por adesão intercelular* e *junções comunicantes* (Figura 12.22).

Estudos sobre as junções de adesão dos discos intercalares indicam que sua composição molecular é peculiar.

Para saber mais sobre essas pesquisas, acesse o material suplementar *online*, conforme as instruções descritas nas páginas iniciais da obra.

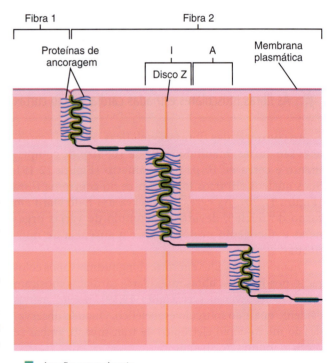

Figura 12.22 Esquema de um trecho de disco intercalar situado no limite de duas fibras musculares cardíacas, conforme observado por microscopia eletrônica de transmissão. As porções longitudinais do disco intercalar (*em posição horizontal na figura*) apresentam junções comunicantes, enquanto suas porções transversais (*em posição vertical*) são junções de adesão e apresentam proteínas de ancoragem ligadas aos sarcômeros.

Os discos intercalares, que são o conjunto das duas membranas plasmáticas de células adjacentes, são formados por trechos transversais às fibras e trechos longitudinais, paralelos às fibras.

Os trechos transversais dos discos intercalares estão alinhados com os discos Z dos sarcômeros, e consistem principalmente em *junções de adesão*. Nessas junções há proteínas que promovem ancoragem de filamentos de actina dos sarcômeros ao sarcolema (p. ex., a α-catenina), indicando a equivalência dessas junções com os discos Z. Filamentos intermediários também são ancorados a essas superfícies transversais.

Junções comunicantes estão presentes nas superfícies longitudinais dos discos intercalares (ver Figura 12.22). Essas junções participam da transmissão do impulso de contração entre células vizinhas. São essenciais para que a contração de conjuntos de fibras seja sincronizada.

As fibras musculares cardíacas exibem capacidade de autoexcitação

As fibras musculares cardíacas têm a capacidade de estimular sua contração intrinsecamente. No coração, o controle do ritmo da contração e sua sincronização são feitos por grupos especializados de células que conduzem os impulsos de contração por meio de feixes especializados de fibras musculares – as *fibras de Purkinje* (ver Capítulo 13, *Sistema Circulatório*).

O músculo estriado cardíaco exerce funções endócrinas

Vários peptídios são produzidos e secretados pelo coração, e exercem sua sinalização de diversas maneiras: endócrina (principalmente no rim), autócrina ou parácrina, no coração e em vasos próximos a este músculo.

Na região perinuclear de fibras cardíacas presentes na região dos átrios há grânulos denominados *grânulos atriais*, que contêm o *peptídio natriurético atrial* (ANP, de *atrial natriuretic peptide*). Este é liberado pelas fibras em resposta à elevação do nível de pressão arterial e tem vários efeitos que, em conjunto, contribuem para diminuir essa pressão, tais como aumento da diurese por meio do aumento da filtração renal e inibição da reabsorção de sódio nos túbulos renais.

O *peptídio natriurético tipo B* (BNP, de *B-type natriuretic peptide*) parece ter origem principalmente no ventrículo esquerdo, e é secretado em consequência de aumento da pressão arterial e da distensão da parede do ventrículo.

 As fibras do tecido muscular liso não exibem estriações transversais

As fibras musculares lisas (também chamadas leiomiócitos) são fusiformes e têm comprimentos muito variados (15 a 500 μm), a depender do local em que se situam (Figura da Tabela 12.1 e Figura 12.23). Seus diâmetros medem 3 a 8 μm na porção mais dilatada da célula, onde se localiza seu núcleo único e central, de forma elíptica (ver Figura 12.23). Em fibras contraídas, o núcleo caracteristicamente assume um aspecto de saca-rolha (ver Figura 12.23 B). A posição central do núcleo pode ser mais bem observada em secções transversais das fibras (Figura 12.24).

Por não exibir estriações, seu citoplasma tem aspecto mais homogêneo que o das fibras estriadas quando observado ao microscópio óptico. Devido à sua coloração semelhante e à forma alongada tanto das células musculares como das fibras colágenas, ambas podem não ser bem diferenciadas entre si. Por esta razão, o tecido muscular liso pode ser confundido com tecido conjuntivo denso (Figura 12.25).

O sarcolema das células musculares lisas apresenta grande quantidade de pequenas reentrâncias denominadas *cavéolas*, observáveis por microscopia eletrônica. São regiões especiais da membrana plasmática, com prováveis funções de regulação da atividade celular e locais de transporte de Ca^{2+} através da membrana plasmática. As fibras musculares lisas estabelecem muitas *junções comunicantes* com células musculares adjacentes.

As células musculares lisas são envolvidas por uma lâmina basal e por quantidade muito pequena de tecido conjuntivo, representado principalmente por uma rede de fibrilas reticulares. As fibras musculares geralmente se

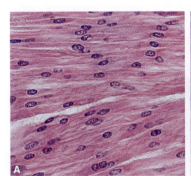 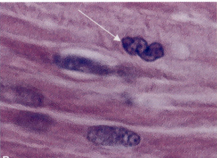 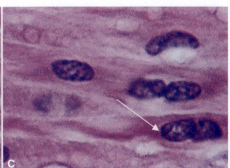

Figura 12.23 Fibras musculares lisas, vistas em secção longitudinal. **A.** Estas fibras são mais delgadas que as fibras estriadas e possuem um núcleo elíptico central. **B** e **C.** Em fibras musculares lisas contraídas o núcleo assume um aspecto espiralado semelhante a um saca-rolha (*setas*). (*Microscopia óptica. H&E. A, Aumento médio. B, Aumento grande.*)

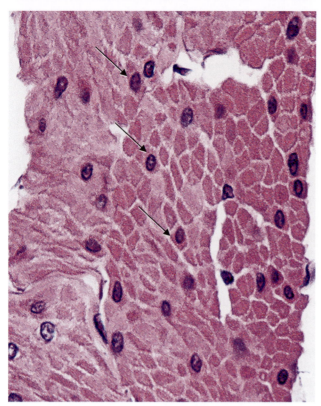

Figura 12.24 Fibras musculares lisas, vistas em secção transversal. Os núcleos das células ocupam posição central (*setas*). Muitas células não apresentam núcleos, porque a secção foi feita em locais da célula afastados do núcleo. (*Microscopia óptica. H&E. Aumento médio.*)

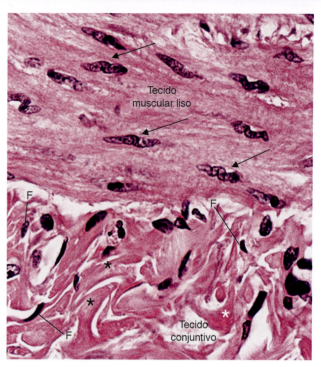

Figura 12.25 Diferenças entre tecido muscular liso e tecido conjuntivo denso. O tecido conjuntivo denso é dotado de fibras colágenas tortuosas de diversas espessuras (*). Os núcleos (geralmente de fibroblastos) são pontiagudos e situam-se ao lado das fibras (*F*). No tecido muscular liso os núcleos são menos corados, apresentam forma elíptica ou de charuto e são vistos em forma de saca-rolhas em fibras contraídas (*setas*). (*Microscopia óptica. H&E. Aumento médio.*)

agrupam em feixes, separados por quantidade maior de tecido conjuntivo. Conjuntos de feixes comumente constituem camadas de espessura muito diversa, dispostas ao redor de órgãos ocos.

As fibras musculares lisas têm o potencial de sintetizar e secretar componentes da matriz extracelular que as envolvem, tais como a sua lâmina basal, fibras reticulares e componentes da matriz fundamental amorfa. Secretam também componentes do sistema elástico, presentes em artérias, principalmente nas artérias de grosso calibre.

As fibras musculares lisas não apresentam miofibrilas

O citoplasma das fibras musculares lisas não apresenta miofibrilas e, portanto, também não apresenta sarcômeros.

A Tabela 12.2 resume as principais propriedades do aparelho contrátil dos três tipos de fibras musculares.

Quando se analisa o citoplasma dessas células por microscopia eletrônica de transmissão, observa-se uma população muito grande de filamentos intermediários e filamentos do aparelho contrátil:

▶ Filamentos intermediários (cerca de 10 nm de espessura), compostos principalmente de *desmina* e também de *vinculina*, esta última predominante no músculo liso dos vasos sanguíneos
▶ Filamentos delgados de *actina* (cerca de 8 nm de espessura), compostos principalmente por actina e também por proteínas de controle e de ancoragem a ela associadas
▶ Filamentos espessos de *miosina* (cerca de 12 a 15 nm de espessura), de visualização mais difícil.

Fazem parte do aparelho contrátil proteínas como tropomiosina, calmodulina e caldesmona, esta última de funções ainda não totalmente conhecidas.

Tabela 12.2 Características do mecanismo de contração das células musculares.

Tipo de tecido muscular	Organização do complexo actina-miosina	Presença de miofibrilas	Organização das moléculas de miosina em filamentos	Transmissão intracelular do estímulo de contração
Estriado esquelético	Em sarcômeros	Sim	Em feixes bipolares	Ao longo da membrana dos túbulos T
Estriado cardíaco				
Liso	Em redes dispersas pelo citoplasma	Não	Em feixes bipolares, mas com organização espacial diferente daquela das fibras estriadas	Através da membrana plasmática

Como se organizam as proteínas contráteis e os filamentos intermediários na fibra muscular lisa

Por microscopia eletrônica de transmissão observam-se, no citosol das células musculares lisas, muitas *placas densas* também chamadas *corpos densos*, de formas e tamanhos variados. Placas semelhantes são observadas também na face citoplasmática da membrana plasmática. As placas são locais ricos em vinculina, talina e alfa-actinina, proteínas importantes para a ancoragem de actina.

Feixes de filamentos intermediários se agrupam e formam uma *rede tridimensional* no citoplasma, importante para manter a forma da célula (Figura 12.26). Essa rede se ancora em corpos densos presentes junto à membrana celular e também nos corpos densos espalhados pelo citoplasma.

A rede de filamentos intermediários, além de contribuir para manutenção da forma da célula, serve de apoio para a *rede contrátil* constituída pelos filamentos de actina e filamentos de miosina. A rede contrátil se dispõe predominantemente no sentido longitudinal da fibra.

Uma extremidade dos filamentos de actina se insere nas placas densas da membrana ou do citoplasma (ver Figura 12.26). Essas placas podem ser então consideradas equivalentes aos discos Z dos músculos estriados. A outra extremidade dos filamentos de actina se associa a filamentos de miosina com os quais interage. Os filamentos de actina também contêm tropomiosina.

A molécula de miosina tem a forma de taco de golfe, mas não é idêntica à miosina dos músculos estriados. Por essa razão, quando se organiza para formar filamentos espessos a disposição espacial de suas cabeças é diferente daquela dos filamentos espessos dos músculos estriados.

Estímulos muito diversos acionam a contração no músculo liso

Diferentemente do que ocorre nos músculos estriados, mecanismos muito diversos podem provocar a contração

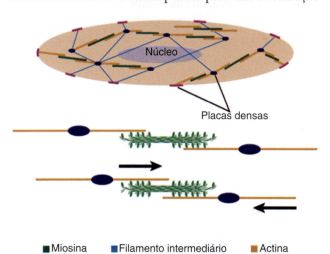

Figura 12.26 Aparelho contrátil das fibras musculares lisas, formado por filamentos intermediários, filamentos de actina e de miosina, formando uma rede aderida a placas densas situadas no citosol ou abaixo da membrana plasmática.

do músculo liso. Esses mecanismos incluem: inervação pelo sistema nervoso simpático (neurotransmissor: norepinefrina) e parassimpático (neurotransmissor: acetilcolina), contração rítmica controlada por células musculares, marca-passos, hormônios endócrinos (epinefrina, ocitocina, angiotensina II, fator natriurético atrial), hormônios parácrinos (colecistoquinina), distensão do órgão (p. ex., estômago).

O efeito de norepinefrina e epinefrina depende do receptor presente nas células musculares: receptores α-adrenérgicos causam contração e receptores β-adrenérgicos causam relaxamento.

Alguns mecanismos provocam despolarização da membrana celular, enquanto outros envolvem reconhecimento de moléculas por receptores de membrana que ativam a produção de segundos mensageiros. Todos os mecanismos resultam *em entrada de Ca^{2+} no citosol*.

A contração da fibra muscular lisa é desencadeada por aumento da concentração de Ca^{2+} no citosol

Tal como ocorre nos músculos estriados, o aumento da concentração de íons de cálcio no citosol desencadeia a contração muscular, mas não há, como nos músculos estriados, um sistema de túbulos T que penetrem no citoplasma conduzindo a despolarização da membrana plasmática.

Cálcio entra no citosol através de canais de cálcio situados na membrana plasmática e/ou cálcio originário de cisternas do retículo sarcoplasmático, ambos controlados por mecanismos diferentes. A entrada de cálcio proveniente do retículo sarcoplasmático pode estar relacionada com a proximidade das cavéolas presentes na superfície celular.

O modelo atualmente proposto para a contração da fibra muscular lisa é o seguinte:

1. Íons de Ca^{2+} se ligam a *calmodulina*
2. O complexo formado por calmodulina e Ca^{2+} ativa a enzima *quinase de cadeia leve da miosina*. Esta atua sobre as cadeias leves da molécula de miosina utilizando ATP, dá origem a miosina de cadeia leve fosforilada e libera ADP
3. O local de ligação para actina presente na cabeça da molécula de miosina é ativado, tem sua atividade ATPásica aumentada, e na presença de ATP se liga à actina e a traciona, como ocorre nos músculos estriados. Disso resulta o deslizamento dos filamentos de actina em relação aos de miosina
4. A desfosforilação da cadeia leve realizada por uma *fosfatase de miosina de cadeia leve* tem como consequência a separação entre a cabeça da miosina e a actina, encerrando esse ciclo de contração.

Como os filamentos de actina estão direta- ou indiretamente ancorados nas placas densas situadas abaixo do sarcolema, o deslizamento entre os filamentos de actina e miosina resulta em tração de filamentos intermediários por todo o citoplasma, com consequente encurtamento – ou seja, contração – da célula.

O ciclo de contração cessa após cálcio ser removido ativamente do citosol por *bombas de cálcio* para o meio extracelular e/ou para o interior das cisternas do retículo sarcoplasmático.

As forças da contração (devido ao encurtamento da célula) são transmitidas para a lâmina basal e para o endomísio na altura das placas densas situadas no sarcolema. São transmitidas também para as células musculares vizinhas, de modo que as forças individuais são transformadas em movimento por meio de um conjunto maior de fibras.

Há diferentes padrões de inervação do músculo liso

A inervação do músculo liso é feita por nervos da divisão simpática do sistema nervoso autônomo e, em menor grau, pela divisão parassimpática. Em alguns locais (p. ex., no útero) as fibras não são inervadas.

Quando se aproximam das fibras musculares, as ramificações terminais dos axônios exibem uma série de dilatações, conhecidas como *varicosidades*. O segmento do terminal nervoso que apresenta as varicosidades abrange várias fibras musculares.

As varicosidades contêm os neurotransmissores e atuam como sinapses neuromusculares. São, no entanto, mais simples que as existentes nas placas motoras do músculo esquelético. A largura da "fenda sináptica" varia, e nas fendas em que o espaço é mais alargado o neurotransmissor pode "escapar" pelas suas laterais e atingir simultaneamente várias fibras musculares.

Quanto à inervação, podem-se reconhecer dois tipos de músculo liso: músculo liso denominado *unitário* (*de uma só unidade* ou *de unidade simples*) e músculo liso *multiunitário*.

O *músculo liso unitário*, o mais comum, é encontrado nas vísceras – nas paredes de órgãos ocos e de vasos sanguíneos, onde suas células estão organizadas em camadas. Nesse tipo, um grande número de fibras musculares responde simultaneamente ao estímulo de contração – inervação e presença de hormônios e neurotransmissores no espaço extracelular. Nem todas as fibras estão em contato com uma varicosidade, mas há muitas *junções comunicantes* entre as células musculares, contribuindo para sincronizar sua contração.

A quantidade de fibras que formam esses conjuntos que se contraem ao mesmo tempo varia nos diferentes locais do organismo. Nesse tipo de inervação podem existir células que funcionam como *marca-passos* e que coordenam a contração rítmica das fibras (p. ex., em caso de peristaltismo intestinal).

No *músculo liso multiunitário*, as fibras musculares atuam independentemente, como se cada qual fosse uma unidade de contração. Conforme o local em que exercem sua atividade, essas fibras se organizam em feixes ou em camadas.

Em geral, esses feixes ou camadas são encontrados em locais em que as fibras exercem atividades mais delicadas ou podem ser controladas com maior precisão, como na musculatura dos processos ciliares do olho, na íris, nos músculos eretores dos pelos, e na parede de brônquios e de vasos sanguíneos de grosso calibre. Quase não se comunicam por junções comunicantes.

Camadas ou feixes de músculo liso podem ser controlados por inervação extrínseca ou intrínseca.

▶ **Inervação extrínseca.** É a inervação que chega às células musculares lisas por meio de axônios do sistema nervoso autônomo (ver Figura 11.34). Em vários locais do organismo os músculos lisos recebem terminações nervosas tanto simpáticas como parassimpáticas, as quais em geral exercem efeitos antagônicos. A musculatura lisa dos vasos recebe quase só inervação simpática, assim como as glândulas sudoríparas.

▶ **Inervação intrínseca.** É a inervação existente, por exemplo, no tubo digestivo, onde há milhares de gânglios nervosos interligados por prolongamentos neuronais formando grandes plexos nervosos. Estes coordenam a contração das vísceras e a secreção das glândulas locais. O sistema tem certa autonomia funcional, caracterizada pela coordenação interna, que responde a estímulos sensoriais originários das próprias vísceras. A inervação intrínseca é conectada a uma inervação extrínseca composta de inervação simpática e parassimpática.

As fibras musculares lisas têm capacidade de proliferação e de aumento de volume

Sob estímulos adequados – nervosos, mecânicos, hormonais ou fatores de crescimento –, as células musculares lisas podem aumentar de número (hiperplasia) por divisão celular ou aumentar de volume (hipertrofia). Esses processos ocorrem, por exemplo, no crescimento e na regeneração de vasos sanguíneos (angiogênese) e no crescimento da musculatura do útero durante a gestação.

CAPÍTULO 13

Sistema Circulatório

Principais tópicos abordados neste capítulo

- Conceito, 174
- Arquitetura geral dos órgãos do sistema circulatório sanguíneo, 174
- Vasos do sistema arterial, 176
- Arteríolas, 178
- Capilares sanguíneos, 179
- Estrutura geral do sistema venoso, 181
- Vasos do sistema venoso, 181
- Microcirculação, 182
- Permeabilidade dos vasos da microcirculação, 183
- Atividade funcional do endotélio, 183
- Estrutura histológica do coração, 184
- Vasos linfáticos, 185

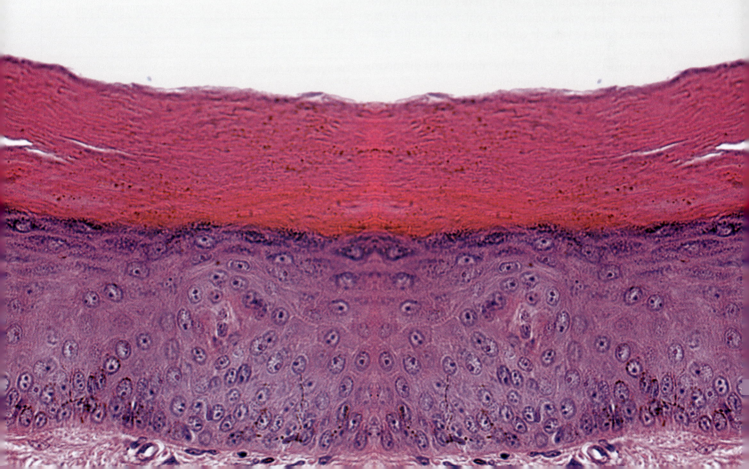

Introdução

O sistema circulatório é um conjunto de estruturas tubulares ocas compostas pelo *coração* e pelos *vasos sanguíneos*, encarregadas de impulsionar o sangue, distribuí-lo pelo organismo e retorná-lo ao coração. O transporte é feito através da pequena e da grande circulação, também denominadas circulação pulmonar e circulação geral ou sistêmica. Fazem ainda parte do sistema circulatório os *vasos linfáticos*, encarregados de recolher e transportar a linfa originada nos tecidos.

O sistema circulatório sanguíneo é um sistema fechado, circular, no qual o sangue recircula constantemente.

Por outro lado, o sistema linfático se inicia em pequenos capilares linfáticos em fundo cego, situados nos tecidos. Os capilares linfáticos se agrupam para formar vasos linfáticos cada vez mais calibrosos, os quais finalmente se agrupam em dois grandes ductos que transportam a linfa para o sistema circulatório. O fluxo da linfa é unidirecional, circulando da periferia até os pontos em que é transferida para o sangue. Em vários locais de seu trajeto os vasos linfáticos são interrompidos por linfonodos, órgãos pertencentes ao sistema linfoide.

Os componentes do sistema circulatório – vasos sanguíneos e coração – são formados por três camadas concêntricas denominadas túnicas

As três túnicas que compõem um vaso sanguíneo completo são chamadas, do interior para o exterior do vaso: *túnica íntima*, *túnica média* e *túnica adventícia* (Figura 13.1). No coração, essas túnicas recebem nomes diferenciados: *endocárdio*, *miocárdio* e *epicárdio*.

No coração e nos vasos sanguíneos mais calibrosos, as túnicas são bem desenvolvidas e estão sempre presentes. À medida que os vasos arteriais se ramificam, seu calibre e suas paredes tornam-se mais delgados e há uma simplificação das túnicas. O adelgaçamento das túnicas prossegue até a parede dos vasos menos calibrosos – os capilares sanguíneos –, onde a parede se resume a uma só túnica – a íntima.

Da mesma forma, os vasos iniciais do sistema venoso – as vênulas pós-capilares – têm paredes delgadas e simplificadas. Esses vasos unem-se a outras vênulas e dão origem a vênulas e veias de calibre progressivamente mais grosso, e às túnicas completas.

A Tabela 13.1 apresenta valores médios dos diâmetros dos vasos da circulação sanguínea.

A túnica íntima está em contato com o sangue

A íntima é a túnica mais interna da parede dos vasos. É constituída por um *endotélio* e uma delgada *camada subendotelial* (Figura 13.2). Em muitos vasos arteriais

Tabela 13.1 Diâmetro médio externo dos vasos da circulação sanguínea.

Vaso	Diâmetro (mm)
Aorta (artéria elástica)	25
Artérias de grosso calibre (artéria muscular)	1,0 a 4,0
Artérias de fino calibre (artéria muscular)	0,2 a 1,0
Arteríolas	0,01 a 0,2 (10 a 200 μm)
Capilares	0,006 a 0,01 (6 a 10 μm)
Vênulas	0,01 a 0,20 (10 a 200 μm)
Veias	0,2 a 5,0
Veia cava	35

Valores de: Richard E. Klabunde, Cardiovascular Physiology Concepts. Lippincott Williams & Wilkins, 2011, 2. ed.

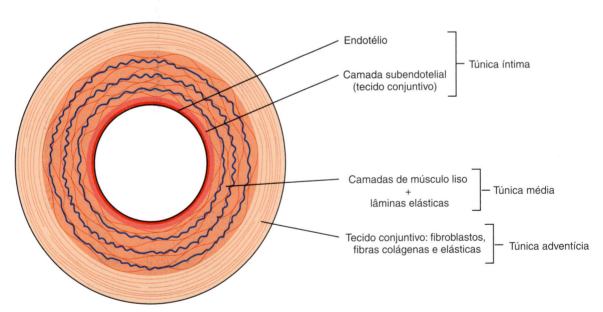

Figura 13.1 Os vasos sanguíneos mais calibrosos são constituídos por três camadas: túnica íntima, túnica média e túnica adventícia.

existe uma lâmina de material elástico, denominada *lâmina elástica interna*, em torno da camada subendotelial e interposta entre as túnicas íntima e média.

O *endotélio* é a camada mais interna da íntima; reveste o lúmen dos vasos e está em contato direto com o sangue circulante. É um delgado folheto formado por *epitélio simples pavimentoso* apoiado sobre uma *lâmina basal*. Embora o núcleo seja bem visível, o citoplasma das células endoteliais é muito delgado e geralmente não é percebido em secções de microscopia óptica. A *camada subendotelial* geralmente é bastante delgada e constituída de *tecido conjuntivo*.

Antigamente se considerava que a única função do endotélio seria fornecer uma superfície de trocas entre o sangue e o meio intercelular dos tecidos e, além disto, uma superfície com propriedades hidrodinâmicas adequadas e que não permitisse a coagulação espontânea do sangue. Hoje se sabe que o endotélio exerce outras importantes funções, que serão analisadas mais adiante.

A constituição da túnica íntima é bastante constante nos diversos tipos de vasos sanguíneos, porém ocorre um adelgaçamento progressivo da camada subendotelial à medida que os vasos se ramificam e diminuem de calibre, praticamente desaparecendo nos vasos mais estreitos.

Na túnica média predomina tecido muscular liso

A túnica média consiste principalmente em camadas de fibras musculares lisas (ver Figura 13.2). Na maioria dos vasos, as fibras musculares se dispõem circularmente ou de modo helicoidal em torno do lúmen.

Nas artérias de grosso calibre (p. ex., a aorta), a túnica média apresenta grande quantidade de lâminas concêntricas perfuradas, formadas de material elástico (Figura 13.3). A quantidade de lâminas elásticas diminui gra-

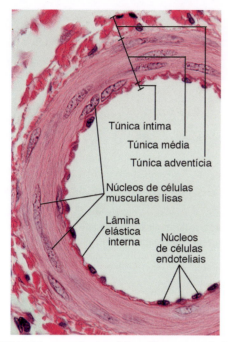

Figura 13.2 Artéria muscular de médio calibre e seus principais componentes. (*Microscopia óptica. H&E. Aumento médio.*)

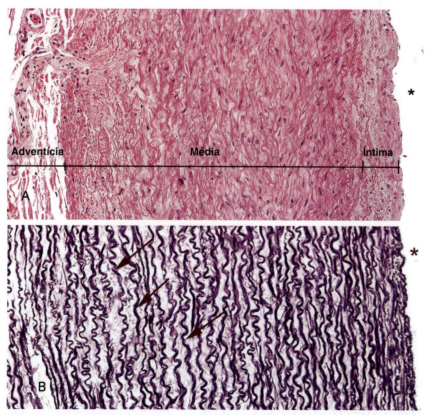

Figura 13.3 A aorta é uma artéria do tipo elástico. **A.** Nesta secção transversal observam-se as suas túnicas. **B.** Secção transversal da parede da aorta com as lâminas elásticas (algumas apontadas por *setas*). O asterisco indica o lúmen da artéria. (*Microscopia óptica. A, H&E. Aumento pequeno. B, Weigert. Aumento médio.*)

dativamente com o calibre desses vasos, até permanecer somente uma lâmina denominada *lâmina elástica interna* no limite com a túnica íntima. Há ainda na túnica média componentes da matriz extracelular, principalmente fibras colágenas, produzidas pelas células musculares.

Na túnica adventícia predomina tecido conjuntivo

A túnica mais externa do vaso é composta de tecido conjuntivo formado por células – principalmente fibroblastos –, fibras colágenas e menor quantidade de fibras elásticas (Figura 13.4). As fibras mais internas dessa camada são paralelas entre si e concêntricas em relação ao lúmen. O limite externo dessa túnica geralmente é mal definido, pois o seu tecido conjuntivo é contínuo com o tecido conjuntivo do local em que se situa o vaso.

Na túnica adventícia podem ser encontrados vasos sanguíneos denominados *vasa vasorum* (*i. e.*, vasos dos vasos), cuja função é nutrir as células dessa túnica e da túnica média. São mais comuns em artérias e veias de grosso calibre cuja túnica média não pode ser nutrida pelo sangue que corre em seu lúmen.

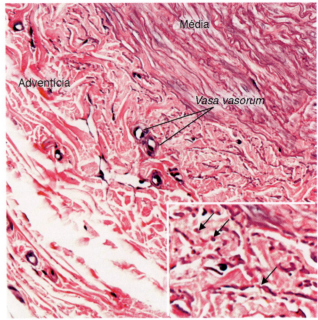

Figura 13.4 Parte das túnicas média e adventícia de um vaso arterial. As artérias e veias mais calibrosas apresentam na camada adventícia vasos nutrientes dos seus tecidos, chamados *vasa vasorum*. (Microscopia óptica. H&E. Aumento pequeno.)

 Estrutura dos vasos do sistema arterial

O sistema arterial é composto de artérias que têm origem no coração e que se ramificam gradativamente até constituírem os capilares sanguíneos. Pelo fato de se iniciar no coração, esse sistema é um local de alta pressão. Compõem o sistema arterial: as *artérias* de grosso, médio e fino calibre, as *arteríolas* e os *capilares* sanguíneos.

As artérias são classificadas em duas categorias: artérias elásticas e artérias musculares ou de distribuição

As principais diferenças entre esses dois tipos de vasos residem na composição de suas túnicas médias (Figura 13.5).

Artérias elásticas

Fazem parte desse grupo artérias calibrosas, como a aorta, e a artéria pulmonar, além de trechos iniciais ou a totalidade dos ramos principais da aorta originados no arco aórtico.

A principal característica dessas artérias é a presença de grande quantidade de material elástico em sua túnica média, formado por 30 a 60 *lâminas elásticas* concêntricas (ver Figura 13.3 B). As paredes das lâminas são fenestradas e, portanto, descontínuas. Essas lâminas estão interpostas entre camadas de fibras musculares lisas que se organizam em disposição de hélices em torno do lúmen. Além disso, existe na túnica média pequena quantidade de fibras colágenas e matriz fundamental. Todo esse conjunto confere rigidez e elasticidade à parede da artéria.

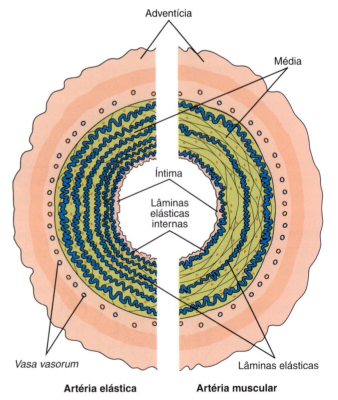

Figura 13.5 As principais diferenças entre artérias elásticas e musculares ou de distribuição residem na túnica média – as artérias elásticas apresentam muitas lâminas elásticas, e nas artérias musculares predominam fibras musculares lisas.

Como na maioria das artérias, a *túnica adventícia* é mais delgada que a túnica média. É constituída de tecido conjuntivo rico em fibroblastos, fibras colágenas e material elástico formado por *fibras elásticas*, contém *vasa vasorum* e é contínua com o tecido conjuntivo das estruturas adjacentes ao vaso.

Distensibilidade dos vasos sanguíneos e relevância das lâminas elásticas

As lâminas elásticas estão presentes em grande quantidade nas artérias elásticas e, em menor quantidade, nas outras artérias. Elas conferem a esses vasos uma propriedade funcional extremamente importante, que é a sua *distensibilidade*.

Após a sístole cardíaca, a pressão sanguínea se eleva muito nas artérias elásticas. Em consequência, a parede desses vasos se distende e em seguida retorna ao seu estado anterior, graças à elasticidade de suas paredes conferida pela musculatura e principalmente pelas lâminas elásticas.

Se as paredes dos vasos fossem rígidas, a pressão pós-sistólica aumentaria muito mais e a pressão arterial se reduziria muito durante a diástole. A diferença entre a pressão sistólica seria muito grande e prejudicial à fisiologia vascular, podendo inclusive causar lesões em vasos com paredes mais delicadas, como os capilares e vênulas pós-capilares. É o que ocorre quando uma bomba impulsiona líquido de maneira intermitente em um cano rígido.

Graças às lâminas elásticas, observa-se um *fluxo contínuo de sangue* em todo o sistema arterial, e nos capilares é mantida uma pressão compatível com as funções orgânicas. As pressões durante a distensão e após o retorno constituem, respectivamente, a pressão arterial sistólica e a diastólica.

Artérias musculares ou de distribuição

Constituem a maioria das artérias e originam-se da ramificação das artérias elásticas. A transição entre os dois tipos de vasos não é brusca, e sim contínua. Conforme indica seu nome, distribuem o sangue até o nível dos órgãos e tecidos.

São classificadas como artérias de grosso, médio e fino calibre. Seu diâmetro e a espessura de sua parede diminuem progressivamente à medida que se ramificam. Em todos os vasos arteriais a túnica média é mais espessa que a túnica adventícia (Figuras 13.6 e 13.7).

A característica mais importante dessas artérias é a predominância de camadas concêntricas de músculo liso em sua *túnica média*. Nessa túnica há também lâminas elásticas concêntricas cuja quantidade diminui gradativamente com o calibre do vaso. Nas artérias de calibre mais fino restam apenas a *lâmina elástica interna* entre a média e a íntima e, eventualmente, uma lâmina elástica entre as túnicas média e adventícia (ver Figura 13.6 B).

Sua *túnica adventícia* contém tecido conjuntivo com fibras colágenas e algumas fibras elásticas e *vasa vasorum*.

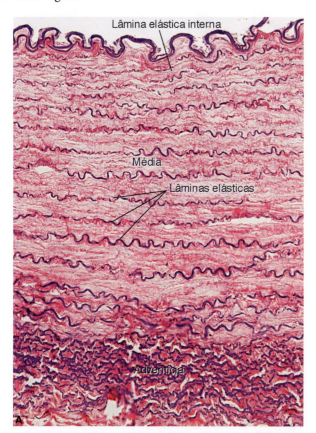 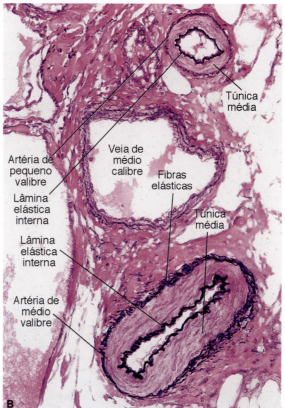

Figura 13.6 Estrutura da parede de artérias musculares. **A.** Secção transversal de parte da parede de uma artéria muscular de calibre mais grosso. A túnica média é dotada de muito músculo liso, além de lâminas elásticas. **B.** Nas artérias musculares de médio e pequeno calibre, a túnica média contém músculo liso. Essas artérias só apresentam uma lâmina elástica interna no limite entre a íntima e a média e fibras elásticas na túnica adventícia. (*Microscopia óptica. Eosina + Weigert. A, Aumento pequeno. B, Vista panorâmica.*)

As arteríolas originam-se da ramificação de artérias de fino calibre

Essas artérias de fino calibre têm cerca de 1 a 0,2 mm de diâmetro e são dotadas de 10 a 4 camadas de músculo liso.

As arteríolas apresentam inicialmente cerca de 0,2 mm (200 μm) de diâmetro externo, ramificam-se e podem chegar a 0,01 mm (10 μm) antes de dar origem aos capilares. O valor exato dessas medidas varia nas diversas espécies.

Sua *túnica íntima* é composta de endotélio com lâmina basal e uma camada subendotelial muito delgada ou inexistente nas arteríolas mais estreitas (Figura 13.8).

Sua *túnica média* apresenta uma a três camadas de células musculares lisas (Figura 13.8). Essas células têm muitas junções comunicantes e são bastante inervadas, principalmente por fibras nervosas do sistema simpático.

A *túnica adventícia* é muito delgada, frequentemente difícil de observar ao microscópio óptico, e composta principalmente por fibroblastos e matriz extracelular com finas fibras colágenas.

Há alguns critérios adotados para diagnosticar arteríolas em cortes histológicos. Esses critérios devem ser considerados em conjunto para se chegar a um diagnóstico correto:

- Seu diâmetro total é pequeno em comparação ao das artérias de fino calibre. Hemácias ou linfócitos, cujo diâmetro médio é de cerca de 7 μm, podem ser usados para uma avaliação do diâmetro do vaso
- A túnica média é proporcionalmente muito espessa em relação ao diâmetro total da arteríola, comparando-se com outros vasos arteriais (Figuras 13.8 e 13.9)
- O diâmetro do lúmen é relativamente muito estreito em relação à espessura da túnica média, em comparação com outros vasos arteriais. Observe que o diâmetro do lúmen das arteríolas da Figura 13.8 quase equivale à espessura da parede do vaso.

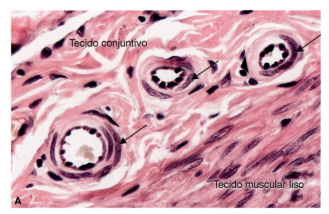

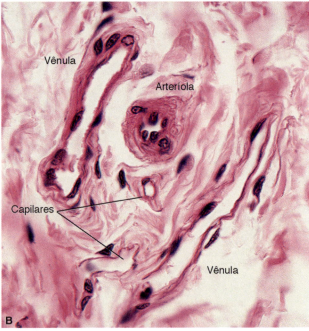

Figura 13.7 Artéria e veia de médio calibre, em secção transversal. A túnica média da artéria é composta principalmente de músculo liso. A parede da veia é proporcionalmente muito delgada, em comparação com a artéria. (*Microscopia óptica. H&E. Vista panorâmica.*)

Figura 13.8 Arteríolas, vênulas e capilares em secção transversal. As arteríolas têm parede mais espessa e lúmen mais reduzido que os das vênulas. A túnica média das arteríolas é formada por uma a três camadas de células musculares lisas (*setas*). (*Microscopia óptica. H&E. Aumento médio.*)

Um dos papéis mais relevantes das arteríolas é a regulação da pressão arterial

Essa regulação ocorre por contração ou relaxamento de suas células musculares.

Um dos mecanismos mais conhecidos de controle da pressão arterial é exercido por receptores especiais denominados *barorreceptores* ou *pressorreceptores*, concentrados na parede dos vasos do arco aórtico e das artérias carótidas internas (seio carotídeo) e presentes em menor quantidade em outros vasos. Esses receptores são sensíveis à distensão causada por aumento da pressão arterial e respondem por uma via nervosa reflexa através de sinapses no encéfalo, inibindo a contração do músculo liso das arteríolas. Um dos tratamentos para hipertensão arterial baseia-se no bloqueio de receptores beta-adrenérgicos responsáveis pela resposta das células musculares lisas ao estímulo contrátil da epinefrina e da norepinefrina.

Na porção final das arteríolas, antes da origem dos capilares, a sua camada muscular torna-se descontínua e as células musculares são agrupadas em pequenos conjuntos que funcionam como esfíncteres, denominados *esfíncteres pré-capilares*. Esses segmentos das arteríolas são denominados *metarteríolas*, e exercem função importante no controle do fluxo sanguíneo da circulação local; este tópico será discutido mais adiante.

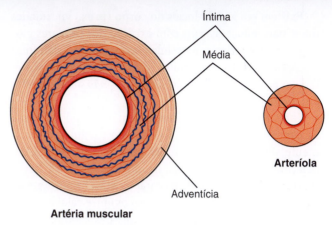

Figura 13.9 Comparação entre a parede da artéria muscular e a da arteríola. A túnica média da arteríola é proporcionalmente mais espessa que a túnica média da artéria. A túnica adventícia das arteríolas é muito delgada ou inexistente.

 ## Os capilares sanguíneos têm suas túnicas extremamente simplificadas

Isso decorre do fato de sua parede ser formada apenas pela camada íntima, representada por uma camada de *células endoteliais* e sua *lâmina basal* (Figura 13.10). A parede dos capilares comuns é formada por células endoteliais cujas extremidades aderem entre si por suas bordas ou por apenas uma célula endotelial enrolada em torno de si.

O diâmetro interno inicia-se com 10 μm e vai diminuindo até 4 μm – menor, portanto, que o diâmetro de uma hemácia (cerca de 7 μm). O comprimento varia de 200 a 500 μm. Os capilares de menor diâmetro são também denominados *capilares verdadeiros*.

Há três tipos de capilares sanguíneos (ver Figura 13.10): capilares contínuos, capilares fenestrados e capilares sinusoides.

▶ **Capilares contínuos.** Correspondem ao capilar descrito anteriormente e são o tipo que predomina no organismo. Estão presentes, por exemplo, no músculo esquelético, no cérebro, coração e musculatura lisa dos intestinos (Figuras 13.8 e 13.11).

▶ **Capilares fenestrados.** Suas células endoteliais apresentam pequenas regiões muito delgadas chamadas *fenestras*, cuja principal característica é serem recobertas por delgados *diafragmas* visíveis por microscopia eletrônica.

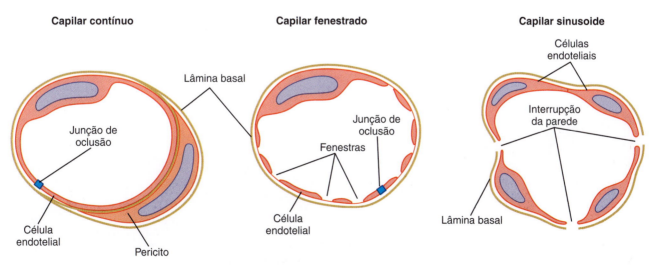

Figura 13.10 Tipos de capilares sanguíneos.

Existem em alguns locais do corpo (p. ex., vilosidades intestinais, pâncreas, rins com exceção dos capilares glomerulares) e irrigam as células secretoras de glândulas endócrinas. Nos glomérulos renais há capilares semelhantes aos fenestrados, mas seus poros *não são recobertos por diafragmas*.

▶ **Capilares sinusoides.** Constituem um tipo diferente de capilar com lúmen amplo e trajeto irregular, e geralmente situam-se entre cordões ou placas de células em determinados órgãos (p. ex., fígado, medula óssea, baço) (Figuras 13.10 e 13.11). Uma característica importante de sua estrutura é a existência de espaços entre células endoteliais adjacentes, que permite ampla passagem tanto de plasma como de células através da parede dos sinusoides. Sua lâmina basal também é descontínua.

• **Pericitos.** Associadas a esses capilares, principalmente aos capilares verdadeiros, existem células denominadas *pericitos* (Figura 13.12). Os pericitos abraçam em parte a célula endotelial e situam-se no interior da lâmina basal que circunda o capilar. Comunicam-se com as células endoteliais por meio de junções comunicantes.

Sua origem é provavelmente mesenquimal e suas funções ainda não são bem conhecidas. Entre as funções atribuídas aos pericitos estão: contração e regulação do diâmetro do capilar, fagocitose, direcionamento dos capilares durante a formação de novos brotos e crescimento (angiogênese).

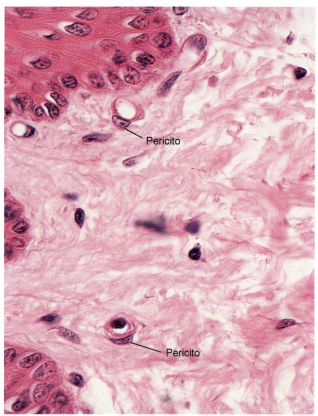

Figura 13.12 Em torno dos capilares contínuos há células chamadas pericitos, que os recobrem em parte. (*Microscopia óptica. H&E. Aumento médio.*)

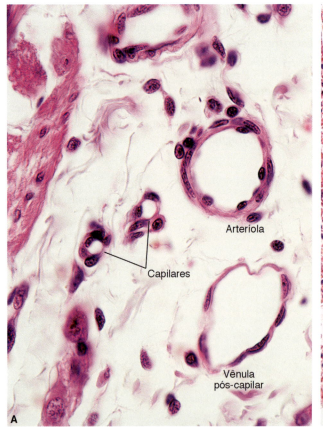

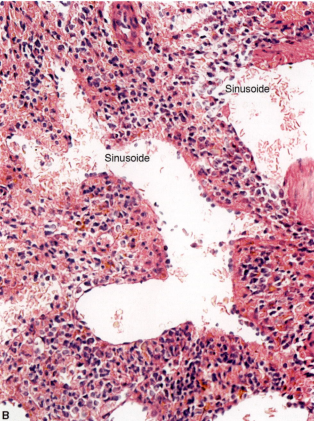

Figura 13.11 Capilares contínuos e capilares sinusoides. **A.** A parede dos capilares contínuos é formada por uma ou duas células que aderem pelas suas bordas. **B.** Os capilares sinusoides têm lúmen amplo e irregular. (*Microscopia óptica. H&E. A, Aumento médio. B, Aumento pequeno.*)

🔆 O sistema venoso inicia-se pelas vênulas pós-capilares, que são continuações dos capilares sanguíneos

As vênulas pós-capilares agrupam-se em pequenas *vênulas musculares*. Nos cortes histológicos, as vênulas são frequentemente vistas ao lado ou próximas de arteríolas (veias-satélite, que conduzem de volta o sangue conduzido pelas arteríolas). As vênulas musculares convergem em *veias de fino calibre* e estas, sucessivamente, em *veias de médio* e *grosso calibre*.

Os vasos do sistema venoso são constituídos pelas mesmas túnicas presentes nos vasos arteriais.

Há importantes características histológicas das veias, que as distinguem dos vasos arteriais

Entre essas características destacam-se:

- As vênulas e veias-satélite têm, de modo geral, calibre e lúmen mais grossos que os das artérias que acompanham
- A túnica média das veias costuma ser mais delgada que a das artérias
- A túnica adventícia das veias costuma ser mais espessa que a das artérias
- A túnica adventícia apresenta mais *vasa vasorum* que as artérias correspondentes
- Muitas veias, especialmente nos membros, são dotadas de *valvas e válvula*s para impedir o retorno de sangue aos vasos (Figuras 13.13 e 13.14).

Constituição histológica dos vasos do sistema venoso

Vênulas pós-capilares

A parede desses vasos é semelhante à dos capilares, muito delgada e formada por uma camada de *células endoteliais* e uma *lâmina basal* (ver Figura 13.11 A). No entanto, seu perímetro é constituído por maior número de células endoteliais que o dos capilares e, em consequência, calibre e lúmen são mais grossos. Em cortes histológicos, frequentemente mostram contorno irregular.

As vênulas têm muitas propriedades em comum com os capilares, sendo também locais importantes de trocas entre o plasma e o meio extracelular.

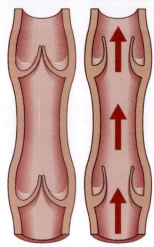

Figura 13.14 As veias, principalmente dos membros, comumente apresentam valvas que impedem o retorno do sangue.

As vênulas com diâmetro acima de 30 μm passam a apresentar fibras musculares lisas em sua parede, iniciando o aparecimento da túnica média. São as *vênulas musculares* (ver Figura 13.8 B).

Veias

Nas veias, a túnica adventícia formada por tecido conjuntivo predomina em espessura sobre a túnica média, composta de músculo liso. Devido a menor espessura e menor rigidez de suas paredes, em comparação com as artérias, o contorno das veias é mais irregular que o das artérias de igual tamanho (Figura 13.15).

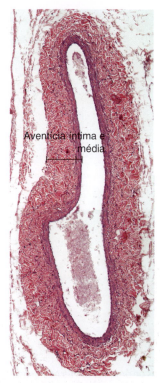

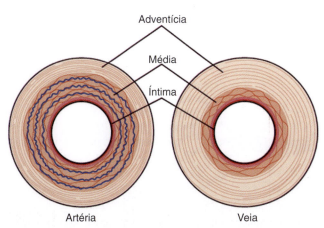

Figura 13.13 Principais diferenças entre artérias e veias: nas artérias, a túnica predominante é a média, enquanto nas veias é a túnica adventícia.

Figura 13.15 Veia de médio ou grosso calibre. A túnica adventícia é a camada predominante em sua parede. (*Microscopia óptica. H&E. Vista panorâmica.*)

As veias de grosso calibre podem ter constituição um pouco diferente daquela dos vasos venosos de calibre mais fino, principalmente em relação às suas fibras musculares. Além das camadas de fibras musculares de arranjo circular presentes na túnica média, elas podem ter fibras arranjadas longitudinalmente na túnica adventícia.

A microcirculação é composta de vasos localizados em órgãos e tecidos

A *microcirculação* é formada por *arteríolas*, *capilares* e *vênulas pós-capilares*, vasos sanguíneos que se interpõem entre os vasos de fino calibre dos sistemas arterial e venoso. Seus componentes estão localizados na intimidade dos tecidos, ao contrário do restante dos vasos, cujo trajeto situa-se, em grande parte, fora dos órgãos.

É responsável pela troca de substâncias entre o leito vascular e o interstício e pelo controle do fluxo local de sangue nos órgãos.

O arranjo mais comum de fluxo de sangue na microcirculação é a sequência de *arteríolas*, *metarteríolas*, *capilares*, *vênulas pós-capilares* (Figura 13.16 A). Os capilares, no entanto, não estão permanentemente abertos e conduzindo sangue. Calcula-se que, em condições de repouso, cerca de 20 a 30% dos capilares estejam abertos.

Existem locais no organismo em que há *anastomoses arteriovenosas* que podem desviar um fluxo maior de sangue entre artérias e veias sem passar por capilares (Figura

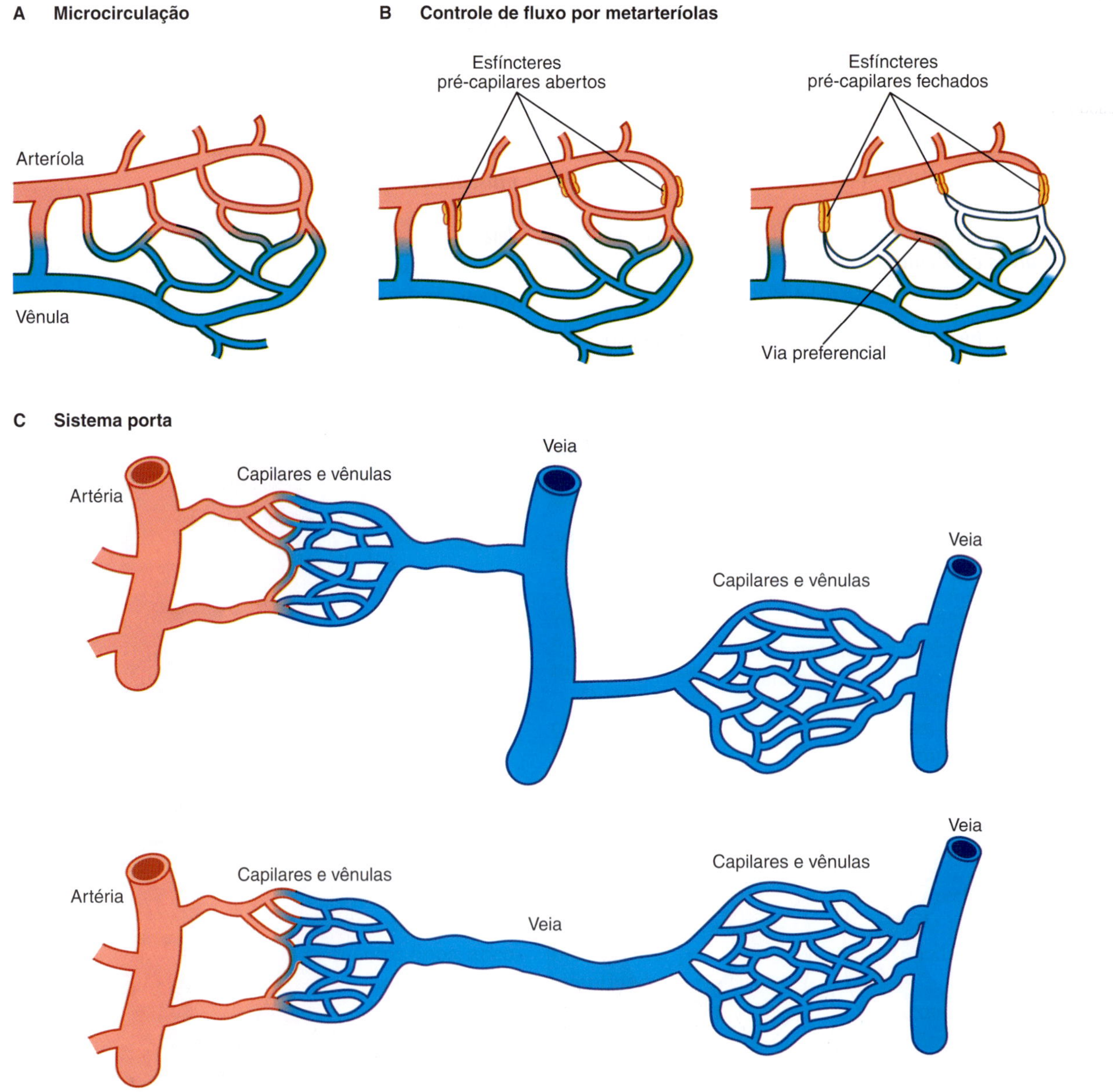

Figura 13.16 Tipos de organização da microcirculação. **A.** Arteríolas dão origem a capilares que se agrupam em vênulas. **B.** Arteríolas dotadas de esfíncteres pré-capilares podem abri-los ou fechá-los. Quando abertos, o sangue flui por toda a rede capilar local. Quando fechados, o sangue flui apenas por alguns vasos, denominados via preferencial. **C.** Sistema porta no qual há duas redes capilares entre a artéria inicial e a veia final do sistema.

13.16 B). São ocorrências normais e que não devem ser confundidas com comunicações patológicas entre vasos, denominadas *fístulas*.

Em muitos locais, o *esfíncter pré-capilar* das metarteríolas controla o fluxo dos capilares. Quando o esfíncter se fecha, cessa o fluxo de sangue em grupos de capilares e o sangue passa predominantemente por um capilar que não é afetado pelo esfíncter, denominado *via preferencial* (ver Figura 13.16 B). O esfíncter pré-capilar controla o fluxo de acordo com as necessidades metabólicas regionais ou para possibilitar um fluxo maior de sangue para outras regiões do corpo mais necessitadas.

Um exemplo é a pele: quando a temperatura externa é baixa, o sangue circula preferencialmente nas camadas mais profundas da pele, o que evita perda de calor pelos vasos da sua superfície.

Um tipo importante de arranjo de vascularização que existe em alguns locais é o *sistema porta*. Este sistema caracteriza-se por apresentar duas capilarizações entre artérias e veias obedecendo à seguinte sequência: *artéria*, *veia*, *capilar*, *veia*, *capilar*, *veia* (Figura 13.16 C). Esse arranjo existe, por exemplo, no fígado – o sistema porta-hepático – e na hipófise – o sistema porta-hipofisário, respectivamente superior e inferior na figura.

Os capilares e vênulas pós-capilares são os locais de troca de substâncias entre o lúmen dos vasos e o interstício dos tecidos e órgãos

As células endoteliais que formam os *capilares contínuos* unem-se às células endoteliais adjacentes por meio de junções de oclusão. Dependendo do local do organismo, essas junções ocupam toda a superfície de contato entre células adjacentes (*i. e.*, constituem zônulas de oclusão) ou são descontínuas. Por esta razão, a passagem de material do lúmen para o espaço extracelular, e vice-versa, por entre células endoteliais adjacentes (chamada via paracelular; ver Figura 5.5) varia em função da arquitetura das suas junções. Em alguns locais do organismo (p. ex., na *barreira hematencefálica* do sistema nervoso central), a via paracelular é muito restrita, e a principal passagem de substâncias entre o lúmen dos capilares contínuos é do tipo transcelular ou transendotelial.

Fora do sistema nervoso central, grande parte do transporte transendotelial ocorre através das fenestras ou por meio de *cavéolas* (ou *vesículas de transcitose*) e *canais transendoteliais*. As vesículas são formadas na membrana de uma face da célula endotelial e transportadas para a superfície oposta – onde, por exocitose, transferem seu conteúdo para o exterior (Figura 13.17). Uma sucessão de vesículas pode fundir-se e constituir os canais transendoteliais.

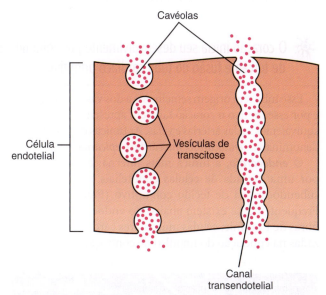

Figura 13.17 O transporte transendotelial de líquidos e de substâncias neles dissolvidas ou em suspensão ocorre pela formação de vesículas na superfície celular. As vesículas são transportadas de uma superfície para a superfície oposta, onde descarregam seu conteúdo por exocitose. Quando em grande número, as vesículas podem fundir-se, constituindo canais transendoteliais, de duração limitada.

O endotélio dos vasos sanguíneos exerce muitas funções

Antigamente se acreditava que o endotélio dos vasos e do coração servisse apenas para proporcionar uma superfície lisa e antiaderente para os componentes do sangue. Atualmente sabe-se que as células endoteliais produzem e secretam um grande número de moléculas importantes para a função vascular.

Há nas células endoteliais *fatores angiogênicos*, como o fator de crescimento endotelial vascular (VEGF, de *vascular endotelial growth factor*), que estimulam a proliferação de células endoteliais e o crescimento de vasos sanguíneos.

Os *grânulos de Weibel-Palade* presentes no citoplasma das células endoteliais contêm um grande número de substâncias ativas, tais como:

- *Fator de von Willebrand*, que promove a adesão de plaquetas a componentes da parede dos vasos, atuando em prol da hemostasia
- *Ativador de plasminogênio tecidual* (tPA, de *tissue-type plasminogen activator*), que converte a proenzima *plasminogênio* em uma enzima fibrinolítica denominada *plasmina*
- Fatores que atuam em prol da vasoconstrição vascular, como o peptídio *endotelina 1* (ET-1)
- *P-selectina*, que, como as outras selectinas (tipos *E* e *L*), é uma glicoproteína transmembranar que tem afinidade específica com resíduos de açúcares, comportando-se como uma lectina.

Os leucócitos atravessam o revestimento endotelial e instalam-se no tecido conjuntivo perivascular

Esse fenômeno é exacerbado durante as reações inflamatórias. Na vigência de uma inflamação, várias moléculas (p. ex., a histamina) estimulam mobilização da P-selectina dos grânulos de Weibel-Palade, e ativam seu transporte pelo citosol e sua colocação na membrana plasmática da célula endotelial voltada para o lúmen do capilar. Outros tipos de selectina são induzidos por citocinas produzidas localmente.

As selectinas reconhecem grupos de carboidratos presentes na superfície de leucócitos e estes aderem de maneira reversível à superfície endotelial, diminuindo a velocidade de seu fluxo no plasma e movimentando-se lentamente sobre essa superfície; esse fenômeno denomina-se *rolagem* ou *rolamento dos leucócitos*.

Após essa etapa inicial, os leucócitos podem penetrar entre as células endoteliais e atingir o espaço perivascular. Acredita-se que, em certas circunstâncias, os leucócitos atravessem as células endoteliais.

Integrinas da membrana plasmática de leucócitos ligam-se a moléculas de adesão presentes na superfície das células endoteliais, reforçando a fixação dos leucócitos e sua penetração.

Um fenômeno semelhante ocorre durante a recirculação de linfócitos, em que estas células aderem à superfície de vênulas especializadas, denominadas *vênulas de endotélio alto* (HEV, de *high endothelium venules*). Essas vênulas, existentes em regiões específicas de linfonodos, são locais em que linfócitos saem da circulação sanguínea e passam para o interior dos linfonodos (ver Capítulo 14, *Órgãos Linfoides e Sistema Imunitário*).

 ## O coração inicia seu desenvolvimento por volta do 18º dia de vida intrauterina, e o órgão resulta de torção e fusão do tubo cardíaco primitivo

Esse tubo tem origem semelhante à dos vasos sanguíneos, e por esse motivo o coração também apresenta três túnicas, equivalentes às das artérias e veias. As túnicas do coração são denominadas: *endocárdio*, *miocárdio* e *epicárdio*.

O *endocárdio*, a túnica mais interna, é representado por uma camada de células endoteliais e uma camada subendocárdica de tecido conjuntivo (Figura 13.18 A). Frequentemente existem abaixo do endocárdio feixes de fibras de Purkinje, células musculares cardíacas especializadas na condução do impulso de contração.

O *miocárdio* é uma camada formada por feixes de músculo estriado cardíaco dispostos em diferentes direções. A espessura do miocárdio é diferente nas várias regiões do coração.

O *epicárdio* é a camada situada externamente ao miocárdio. É formado por tecido conjuntivo propriamente dito, e entre esse tecido e o miocárdio frequentemente se observa tecido adiposo (Figura 13.18 B). O epicárdio é revestido por um *epitélio simples pavimentoso* que é uma dependência do pericárdio – trata-se, portanto, de um mesotélio.

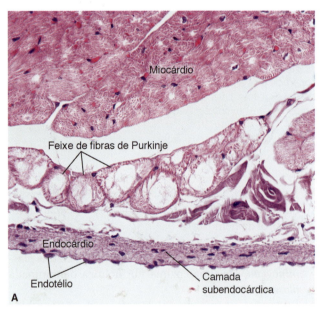
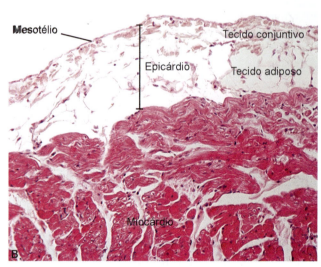

Figura 13.18 Coração. **A.** A superfície interna do coração é revestida pelo endocárdio, formado por um endotélio e pela camada subendocárdica de tecido conjuntivo. Parte do miocárdio, a camada mais espessa do coração, pode ser observada na imagem. Abaixo do endocárdio podem ser encontradas fibras musculares cardíacas modificadas que compõem feixes de fibras de Purkinje e que fazem parte do sistema de condução do impulso de batimento. Suas miofibrilas estão deslocadas para a periferia da célula, resultando em um grande espaço central. **B.** A superfície externa do coração é revestida pelo epicárdio, uma camada de tecido conjuntivo propriamente dito que frequentemente contém tecido adiposo. O epicárdio é delimitado em sua superfície por um epitélio simples pavimentoso. (*Microscopia óptica. H&E. A, Aumento pequeno. B, Vista panorâmica.*)

O coração apresenta um *esqueleto fibroso*, constituído de tecido conjuntivo denso, que fornece sustentação para o órgão e é local de inserção de fibras musculares (Figura 13.19). As válvulas cardíacas têm um eixo de tecido conjuntivo denso, são revestidas por endotélio e estão ancoradas no esqueleto fibroso.

A geração do impulso cardíaco ocorre em estruturas especializadas, compostas de fibras musculares cardíacas, e denominadas *nodo sinoatrial* (situado no átrio direito) e *nodo atrioventricular* (situado no septo interatrial). Ambas as estruturas são conectadas por um feixe de fibras de Purkinje e delas partem fibras do mesmo tipo que distribuem pelo coração o impulso para as fibras musculares regulares do miocárdio (ver Figura 13.18 A).

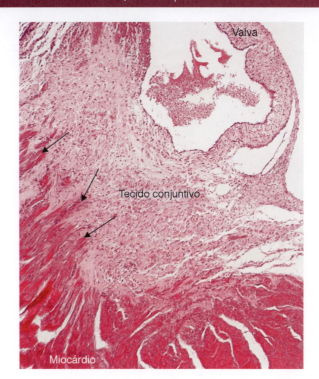

Figura 13.19 O esqueleto fibroso do coração é constituído de tecido conjuntivo denso, no qual penetram fibras musculares do miométrio que aumentam a adesão entre as duas estruturas (*setas*). O tecido conjuntivo que forma o eixo das valvas cardíacas é e contínuo com esqueleto fibroso. (*Microscopia óptica. H&E. Aumento pequeno.*)

Os vasos linfáticos recolhem a linfa e a devolvem à circulação sanguínea

Os vasos linfáticos originam-se em inúmeros locais do corpo, em forma de pequenos *capilares linfáticos* de fundo cego. Os capilares linfáticos se agrupam e formam *veias linfáticas* de fino calibre e, em seguida, veias linfáticas de médio calibre. As veias linfáticas da região superior direita do corpo convergem para um ducto, o *ducto linfático direito*, e as veias do restante do corpo convergem para o *ducto torácico*. Esses ductos transferem seu conteúdo para as veias subclávias direita e esquerda, e desta maneira a linfa retorna à circulação sanguínea (Figura 13.20).

Em seu trajeto, os vasos linfáticos penetram em órgãos do sistema linfoide denominados *linfonodos*, em cuja periferia descarregam a linfa. No interior dos linfonodos a linfa atravessa um complexo sistema de canais e deixa o linfonodo por meio de vasos linfáticos que continuam transportando a linfa até um linfonodo seguinte, ou se encaminha diretamente para veias linfáticas maiores, até terminar nas veias subclávias (ver Figura 13.20).

Os vasos linfáticos assemelham-se aos vasos venosos, mas sua parede é mais delgada. São revestidos por um endotélio e por uma túnica de tecido conjuntivo e fibras musculares lisas. Os capilares linfáticos e as vênulas linfáticas têm paredes muito permeáveis.

Em cortes histológicos os vasos linfáticos são reconhecidos por terem parede muito delgada em relação a seu diâmetro, lúmen amplo e conteúdo homogêneo eosinófilo, sem hemácias (Figura 13.21).

A linfa origina-se no líquido intersticial

O líquido presente nos tecidos e que resulta da passagem de plasma através da parede dos capilares e vênulas pós-capilares do lúmen vascular em direção ao espaço extracelular é denominado *líquido intersticial*.

O local mais intenso de saída do líquido é ao nível dos capilares, e o local de entrada é ao nível das vênulas. A saída é provocada em grande parte pela *pressão hidrostática* do

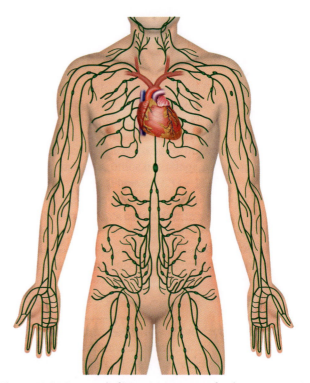

Figura 13.20 Os vasos linfáticos iniciam-se em fundo cego em muitas regiões do corpo. Em seu trajeto, deságuam em linfonodos que funcionam como filtros de linfa. Após se juntarem, a linfa é conduzida para o sangue venoso.

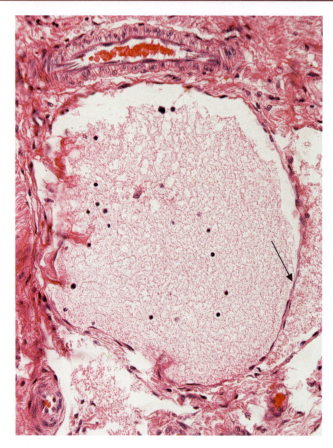

Figura 13.21 Vaso linfático com parede muito delgada proporcionalmente ao seu diâmetro (*seta*). É revestido internamente por endotélio. Em seu interior há linfa e células, principalmente linfócitos. (*Microscopia óptica. H&E. Aumento pequeno.*)

interior dos capilares. Por outro lado, as vênulas pós-capilares têm lúmen mais dilatado e a pressão hidrostática em seu interior é menor.

A outra força que regula a entrada e a saída de líquido é a *pressão coloidosmótica*, resultante da concentração de moléculas e íons dentro e fora dos vasos. Em condições normais, as proteínas não saem dos vasos em grande quantidade; porém, como saem moléculas de água, a pressão coloidosmótica tende a elevar-se no lúmen ao longo do trajeto dos capilares em direção das vênulas pós-capilares.

Em suma, ao longo do capilar a pressão hidrostática tende a fazer a água sair do vaso, e a pressão coloidosmótica tende a fazer o líquido intersticial entrar nas vênulas. No entanto, a filtração predomina sobre a reabsorção; dessa maneira, nem todo o líquido é reabsorvido pelas vênulas.

O líquido não absorvido pelos capilares e vênulas atravessa a parede bastante permeável dos vasos linfáticos, constituindo a *linfa*, que contém água, macromoléculas e íons. A linfa contém também células, principalmente linfócitos, que durante sua recirculação pelo organismo penetram nos vasos linfáticos.

Na mucosa intestinal, os vasos linfáticos que se originam localmente desempenham papel importante ao transportarem substâncias absorvidas do lúmen intestinal. A linfa que eles contêm é denominada *quilo*.

Na vigência de processos inflamatórios agudos ou após traumatismo mecânico, a histamina liberada por mastócitos causa a abertura das paredes de vênulas, permitindo a saída de grande quantidade de plasma. Devido a seu aumento abrupto, o plasma se acumula no interstício, causando aumento do volume local, denominado *edema*.

CAPÍTULO 14

Órgãos Linfoides e Sistema Imunológico

Principais tópicos abordados neste capítulo

- Conceito, 188
- Organização e tipos de tecido linfoide, 188
- Sistema imunológico, 189
- Linfócitos, 190
- Antígenos, 190
- Anticorpos, 190
- Origem e desenvolvimento dos linfócitos B e T, 192
- Diferenciação de linfócitos B e T, 193
- Seleção de linfócitos durante sua diferenciação, 193
- Migração de linfócitos para os órgãos linfoides secundários, 195
- Reconhecimento de determinantes antigênicos. Moléculas MHC, 195
- Maturação final e ativação de linfócitos B, 197
- Ativação de linfócitos T e funções efetoras, 199
- Timo, 199
- Linfonodos, 202
- Baço, 207
- MALT, 211
- Diagnóstico diferencial de órgãos linfoides, 213

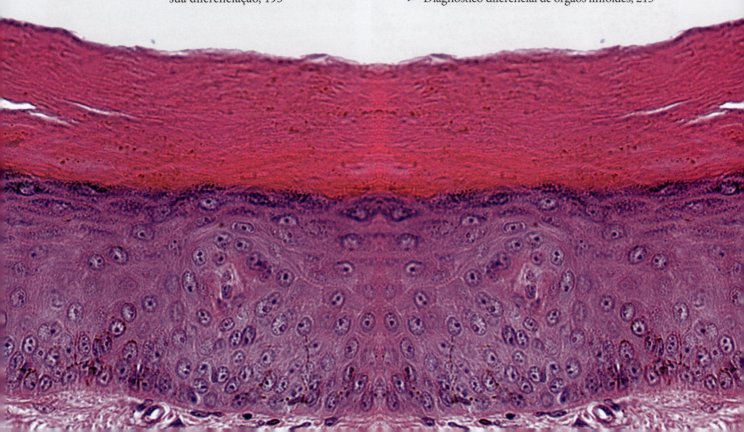

Introdução

Os órgãos linfoides – timo, linfonodos, baço e tecido linfoide associado a mucosas ou a glândulas – são as principais estruturas a participarem da resposta imunitária. São formados por *tecido linfoide*, uma variedade do subtipo de tecido conjuntivo de propriedades especiais. As células predominantes do tecido linfoide são os *linfócitos* e células funcionalmente associadas a eles – *plasmócitos*, *macrófagos*, *células dendríticas*, *células reticulares fibroblásticas* e *células reticulares epiteliais do timo*.

O tecido linfoide organiza-se de dois modos: difuso e denso

O tecido linfoide difuso é um agregado de células dispostas difusamente no tecido conjuntivo de diversos órgãos

Essa agregação ocorre sem organização especial e sem limites nítidos com o tecido conjuntivo no qual estejam situados. Esse conjunto de células é constituído predominantemente por linfócitos e por alguns dos outros tipos celulares já mencionados.

O tecido linfoide denso é constituído por tecido linfoide organizado

Diferente do tecido linfoide difuso, há no organismo uma grande quantidade de tecido linfoide que é bastante organizado estruturalmente e funcionalmente. Quanto a essa organização, o tecido linfoide denso classifica-se como:

▶ *Tecido linfoide denso não nodular*, composto por células que formam camadas ou cordões celulares de tecido linfoide (Figura 14.1 A)
▶ *Tecido linfoide denso nodular*, formado por agregados esféricos não encapsulados de células linfoides em que predomina um tipo de linfócito chamado *linfócito B*. Esses agregados são denominados *folículos linfoides* ou *nódulos linfoides* (Figura 14.1 B).

Os folículos linfoides estão presentes em diversos órgãos linfoides e são envolvidos por tecido linfoide não nodular ou encontram-se no tecido conjuntivo de vários

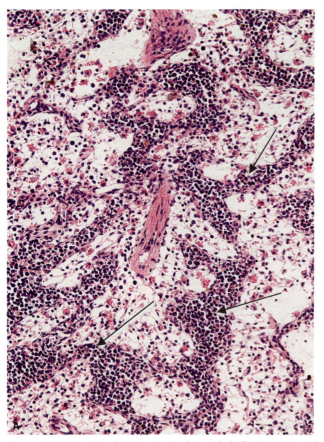
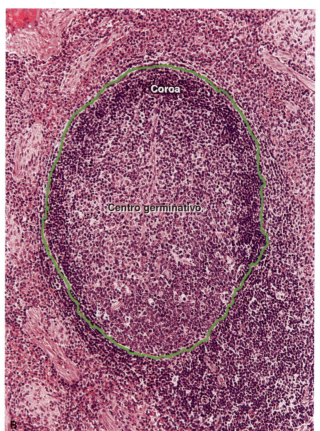

Figura 14.1 Maneiras de organização do tecido linfoide. **A.** O tecido linfoide denso não nodular é constituído por estruturas em que as células estão dispostas densamente, frequentemente formando cordões (*setas*). **B.** No tecido linfoide denso nodular formado por folículos linfoides (veja o folículo ressaltado na figura) as células (predominantemente linfócitos) estão arranjadas em estruturas esféricas. (*Microscopia óptica. H&E. Vista panorâmica.*)

órgãos, especialmente nas mucosas. Mais raramente existem isoladamente nos tecidos.

Em cortes histológicos, os folículos linfoides podem apresentar-se de duas maneiras:

- *Folículos linfoides primários*, uniformemente ocupados por células e densamente corados devido à presença de grande quantidade de núcleos de cromatina densa dos linfócitos
- *Folículos linfoides secundários*, nos quais há linfócitos mais concentrados na periferia mais corada, chamada *coroa*, e uma região central menos corada, denominada *centro germinativo* (ver Figura 14.1 B). Esse é um local de proliferação e diferenciação de novos linfócitos.

Nos centros germinativos há *linfócitos ativados*, que apresentam maior quantidade de citoplasma e núcleos com cromatina frouxa. Esses linfócitos produzem a coloração mais clara do centro germinativo. A presença de centros germinativos indica que linfócitos reconheceram antígenos (Ag) e estão organizando uma resposta imunológica.

Modos de distribuição do tecido linfoide no corpo

O tecido linfoide encontra-se em muitos locais do corpo, e distribui-se de diversas maneiras:

- *Órgãos linfoides*, individualizados anatomicamente e encapsulados (medula óssea hematopoética, timo, baço, linfonodos)
- *Acúmulos celulares organizados e constantes*, inseridos principalmente nas mucosas. São constituídos por células infiltradas no tecido conjuntivo e por folículos linfoides (tonsilas, apêndice vermiforme, placas de Peyer)
- *Acúmulos celulares não organizados* de tecido linfoide difuso ou nodular, encontrado em vários locais do corpo e que se formam e em seguida podem desaparecer.

Esses vários tipos de disposição do tecido linfoide no organismo são compostos de diferentes quantidades e organização de tecido linfoide difuso, tecido linfoide denso nodular e tecido linfoide denso não nodular, *com exceção do timo e da medula óssea, que não apresentam folículos linfoides*.

As duas categorias de órgãos linfoides

Os órgãos linfoides são classificados como *órgãos linfoides primários* e *órgãos linfoides secundários*.

- **Órgãos linfoides primários.** São assim classificados o timo e a medula hematopoética. Nesses órgãos, os linfócitos são produzidos e/ou passam por vários processos que os tornam aptos a atuar em uma resposta imunológica. A medula hematopoética já foi descrita no Capítulo 7, *Sangue e Sua Formação*, não sendo, por isso, abordada aqui.
- **Órgãos linfoides secundários.** São assim classificados o baço, os linfonodos, as tonsilas, o apêndice vermiforme e o tecido linfoide associado às mucosas. São os locais em que linfócitos que já passaram pelos órgãos linfoides primários reconhecem os antígenos e nesses locais é organizada e desenvolvida a resposta imunológica.

Este capítulo é constituído de duas seções. A primeira, que se segue agora, trata do sistema imunológico, suas células e moléculas e a resposta imunológica. Na segunda seção serão descritos os órgãos e outras estruturas do sistema linfoide.

 ## O sistema imunológico é formado por células e moléculas envolvidas na defesa contra antígenos

O *sistema imunológico* tem uma organização muito complexa. É formado por células presentes em inúmeras localizações do organismo – no tecido linfoide e nos órgãos linfoides, no sangue e na linfa, no tecido conjuntivo e em alguns epitélios. Também fazem parte do sistema imunológico inúmeras moléculas que atuam no reconhecimento e na defesa do organismo.

Para melhor entendimento do funcionamento dos órgãos linfoides, serão apresentadas suas propriedades gerais, suas células mais relevantes e os principais processos que ocorrem no sistema imunológico.

O sistema imunológico pode desenvolver dois tipos de resposta: inata ou inespecífica, e adquirida ou específica

O *sistema imunológico* protege o organismo contra agentes infecciosos causadores de doença, ou seja, agentes patogênicos.

Os invertebrados são dotados de um sistema imunológico mais simples, constituído de células e moléculas aptas a eliminar agentes invasores. Esse tipo de sistema imunológico é conhecido como *inato*. As pressões evolucionárias causadas principalmente por agentes patogênicos determinaram a progressiva complexidade do sistema imunológico.

O sistema imunológico dos vertebrados desenvolve resposta adquirida ou específica dotada de memória imunológica

Nos vertebrados, além do sistema inato de defesa, desenvolveu-se um sistema imunológico muito mais complexo e mais eficiente para defesa do organismo. Esse sistema é chamado *sistema imunológico adquirido* ou *específico*.

Quando as células do sistema imunológico adquirido são estimuladas por uma molécula estranha ou por um microrganismo invasor (que é um conjunto complexo de moléculas diferentes daquelas existentes no corpo), as células respondem por meio de vários mecanismos de eliminação dessas moléculas estranhas.

A principal característica do sistema imunológico adquirido ou específico é sua propriedade de exibir *memória imunológica*.

Definição de memória imunológica

Trata-se da capacidade do sistema imunológico de reagir mais rapidamente e com maior afinidade a cada encontro subsequente com uma molécula previamente identificada e, em consequência, eliminá-la de modo mais eficiente.

A vacinação contra agentes causadores de infecção (p. ex., difteria, tétano ou *influenza*) baseia-se na memória imunológica – após o primeiro contato do sistema com as moléculas do agente infeccioso presentes na vacina, um contato posterior com o microrganismo portador das mesmas moléculas resultará em sua rápida neutralização e eliminação pelo sistema imunológico adquirido ou específico. Essa memória depende de uma subpopulação de linfócitos chamados *linfócitos B de memória* e *T de memória*.

Por outro lado, *o sistema imunológico inato não exibe memória imunológica*. A quantidade de receptores existentes nas células do sistema inato é restrita. A cada estímulo ocasionado por moléculas capazes de se ligar a esses receptores, ativam-se os mesmos mecanismos, como se fosse um primeiro contato.

Apesar de ser menos sofisticado, o sistema imunológico inato presente nos vertebrados é importante para conter a invasão por agentes patogênicos até que o sistema imunológico adquirido tenha se ampliado e se preparado para dar combate ao agente causador de infecção e eliminá-lo mais eficientemente.

 ## Os linfócitos são as células centrais da resposta imunológica

Os linfócitos originam-se na medula hematopoética a partir de células-tronco linfoides.

Há três grandes populações de linfócitos, denominados linfócitos B, T e NK

Após se formarem, cada uma dessas células evolui e dá origem a subpopulações de linfócitos.

Essas células não podem ser diferenciadas entre si em esfregaços ou cortes histológicos realizados rotineiramente. Podem ser reconhecidas por meio das proteínas expostas em sua superfície através de várias técnicas, tais como imunocitoquímica ou imunofluorescência.

Resposta humoral e celular

De maneira simplificada, pode-se afirmar que os linfócitos B são considerados responsáveis pela *resposta imunológica do tipo humoral*, na qual anticorpos exercem papel preponderante. Os linfócitos T são responsáveis pela *resposta imunológica de tipo celular*, pois participam diretamente dessa resposta. Ambos os tipos de linfócitos controlam as respostas imunológicas de várias maneiras, colaborando entre si e por meio da secreção de moléculas chamadas *citocinas*.

Linfócitos NK

O terceiro componente da população de linfócitos é o das *células natural killer* (*NK*), que atuam na resposta imunológica inata. Há diferenças importantes entre linfócitos B, T e NK. As células NK são produzidas na medula óssea (durante a vida intrauterina, são produzidas no fígado fetal) e sua diferenciação posterior em geral ocorre na própria medula óssea hematopoética. As células precursoras dos linfócitos B e T são produzidas na medula óssea, mas em seguida eles se diferenciam nos órgãos linfoides primários.

 ## Toda molécula capaz de estimular uma resposta imunológica é chamada antígeno

Para que ocorra a resposta imunológica, o organismo precisa ser capaz de *reconhecer e diferenciar entre moléculas próprias do corpo e moléculas diferentes destas*. Essas duas classes de moléculas são chamadas, em inglês, de *self* (moléculas próprias) e *non-self* (moléculas estranhas).

O reconhecimento dos antígenos é feito por *glicoproteínas* que atuam como *receptores* existentes na superfície dos principais tipos celulares do sistema adquirido – os *linfócitos T* e os *linfócitos B*.

Os receptores dos linfócitos T e B ligam-se com *alta especificidade* a regiões das moléculas de antígeno denominadas *determinantes antigênicos*. As ligações não são covalentes e dependem do somatório de forças fracas entre o receptor e o determinante. Como exemplo de especificidade pode-se mencionar que a substituição de apenas um ou dois resíduos de aminoácidos em posições críticas de uma sequência de 7 a 15 aminoácidos de um determinante antigênico é suficiente para impedir seu reconhecimento por linfócitos T dotados de receptores para a sequência original.

Apesar de ser capaz de diferenciar entre moléculas próprias e estranhas, o organismo pode reagir contra moléculas e células do próprio organismo, ocasionando as *doenças autoimunes*.

 ## As moléculas de anticorpo pertencem à família das imunoglobulinas

Anticorpos (Ac) são glicoproteínas produzidas por linfócitos B e por plasmócitos. São aptas a se *ligar de maneira específica a determinantes antigênicos*. Esta propriedade é chamada *reconhecimento antigênico*. As moléculas de Ac podem reagir a determinantes antigênicos de proteínas, polissacarídeos ou lipídios.

Estima-se que o sistema imunológico produza 10^{17} ou mais moléculas diferentes de anticorpos

Esses anticorpos têm a propriedade de reconhecer um número semelhante ou até maior de determinantes antigênicos presentes em moléculas que um indivíduo poderá encontrar ao longo da vida. Esses determinantes poderão estar presentes em substâncias existentes no meio ambiente, em alimentos e em microrganismos não patogênicos e patogênicos com os quais o indivíduo poderá entrar em contato. Esse potencial impressionante de possíveis moléculas de Ac é chamado *diversidade*.

Estrutura molecular dos anticorpos

Os anticorpos são moléculas simétricas formadas por duas cadeias proteicas longas, chamadas cadeias pesadas, ou H (do inglês *heavy*), por terem maior peso molecular, que são idênticas entre si, e duas cadeias mais curtas, chamadas cadeias leves, ou L (de *light*), também idênticas entre si (Figura 14.2).

Cada cadeia L é unida a uma cadeia H por pontes dissulfeto (S-S), e as duas cadeias H também são unidas entre si por pontes S-S (ver Figura 14.2).

Sítio combinatório dos anticorpos

A região do Ac que se liga ao determinante antigênico é chamada sítio *combinatório*. Cada molécula de Ac apresenta 2 sítios combinatórios idênticos. A conformação do sítio combinatório depende dos aminoácidos da cadeia pesada e da cadeia leve, em locais da molécula chamados regiões de hipervariabilidade.

Essas regiões, próximas do terminal amino da molécula, formam o que se chama *domínio variável*.

Diferentes moléculas de Ac que reconhecem diferentes determinantes antigênicos exibem grande variação na sequência de aminoácidos nas regiões de hipervariabilidade. Em consequência, há grandes diferenças na conformação tridimensional e nas cargas dos átomos expostos no sítio combinatório.

A combinação de um Ac com um determinante antigênico depende de como esse determinante se encaixa no sítio combinatório do Ac, como chave na fechadura, e também do conjunto de forças moleculares fracas que participam da ligação. A interação de antígeno e anticorpo não é covalente e depende da conformação do antígeno e do Ac.

Diferentes classes de anticorpos

Pequenas variações das características dos domínios constantes das cadeias pesadas permitem o agrupamento dos Acs em classes e subclasses.

Na espécie humana, há cinco diferentes classes principais de anticorpos: IgM, IgD, IgG, IgA e IgE. Variações entre as cadeias pesadas de uma mesma classe permitem o reconhecimento de subclasses (p. ex., IgG1, IgG2 e IgG3 e IgG4 na espécie humana). As diversas classes e subclasses de anticorpos têm diferentes propriedades biológicas importantes (Tabela 14.1).

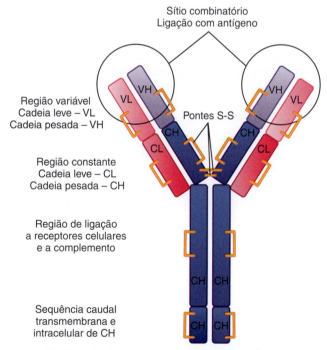

Figura 14.2 Estrutura básica da molécula de anticorpo. A molécula é simétrica: as duas cadeias pesadas são idênticas entre si, assim como as duas cadeias leves. Cada molécula tem 2 sítios combinatórios idênticos para antígeno, cada qual formado pelas regiões variáveis das cadeias pesada (*VH*) e leve (*VL*). A região constante nas cadeias pesadas pode ter 3 ou 4 domínios, conforme a classe de anticorpo. As sequências transmembranar e intracelular existem apenas nos anticorpos inseridos na membrana plasmática, mas não nas moléculas secretadas. Pontes de dissulfeto conferem estabilidade às várias porções da molécula.

Tabela 14.1 Algumas propriedades biológicas das diversas classes de anticorpos.

Anticorpo	Propriedade biológica
IgA	Ligação e inativação de antígenos presentes no lúmen de órgãos e nas mucosas
	Transporte através de epitélios e em seguida é secretado
	Sob forma de proteína transmembrana atua como receptor em linfócitos B
IgG	Ligação e inativação de antígenos
	Transporte através da barreira placentária
	Ligação a receptores existentes na superfície de macrófagos com facilitação de fagocitose
	Ligação a proteínas do sistema complemento
	Sob forma de proteína transmembrana atua como receptor em linfócitos B
IgE	Ligação a antígenos
	Ligação a receptores existentes na superfície de mastócitos
	Sob forma de proteína transmembrana atua como receptor em linfócitos B
IgM	Ligação a antígenos
	Ligação a proteínas do sistema complemento e facilitação de fagocitose
	Sob forma de proteína transmembrana atua como receptor em linfócitos B

Há basicamente duas formas de organização e disposição das moléculas de anticorpos:

- Em forma de moléculas monoméricas ancoradas na membrana plasmática de linfócitos B, na qual funcionam como receptores
- Livres e dispersos nos diversos fluidos do organismo. Nesses fluidos os Ac podem ser monômeros ou polímeros da mesma molécula, dependendo da sua classe.

Os linfócitos B e T originam-se na medula hematopoética e, em seguida, se desenvolvem em sítios especiais dos órgãos linfoides primários

A medula hematopoética tem organização complexa. Os linfócitos originam-se de células precursoras da linhagem linfocítica (ver Capítulo 7, *Sangue e Sua Formação*). A diferenciação das células precursoras das várias linhagens hematopoéticas ocorre em nichos da medula e é controlada por fatores de diferenciação e por interações celulares específicas.

Após se formarem na medula, os linfócitos ainda não estão preparados para atuar em respostas imunológicas.

Esses linfócitos, também chamados de pró-B e pró-T, ainda não têm receptores antigênicos específicos em sua superfície celular.

Essas células migram para *sítios especiais de diferenciação* existentes nos órgãos linfoides primários – medula óssea e timo –, nos quais terá continuidade a sua especialização, e adquirem a capacidade de sintetizar receptores específicos para antígenos.

Antígenos presentes na circulação sanguínea não têm acesso aos sítios dos órgãos primários em que ocorre a diferenciação dos linfócitos pró-B e pró-T em linfócitos B e T, respectivamente.

As *células do estroma* das regiões especiais da medula óssea e do timo sintetizam *fatores de proliferação celular* e *de diferenciação*, que atuam nos linfócitos regulando sua diferenciação.

Receptores de linfócitos

Para desencadear uma resposta imunológica específica, linfócitos T e B têm receptores específicos em sua superfície que devem reconhecer seus respectivos determinantes antigênicos e se ligar a eles. Os receptores dos linfócitos T são diferentes dos receptores dos linfócitos B.

Receptores de linfócitos T

A ligação de determinantes antigênicos a linfócitos T ocorre por meio de um receptor altamente específico presente na membrana plasmática destas células, denominado *receptor de células T* (*TCR*, do inglês *T-cell receptor*).

Os receptores TCR dos linfócitos T são glicoproteínas integrais de membrana formadas por 2 cadeias distintas pareadas, alfa e beta ou gama e delta. Ou seja, o TCR é um heterodímero (Figura 14.3).

A maioria dos linfócitos T (90%) tem TCR do tipo alfa ou beta. A especificidade destes receptores está no seu *sítio combinatório* e é determinada pelos aminoácidos que se encontram nas regiões aminoterminais de ambas as cadeias, chamadas *regiões variáveis*. O sítio combinatório é exposto na superfície dos linfócitos T.

Receptores de linfócitos B

Nos linfócitos B que saem da medula óssea os receptores são moléculas monoméricas de anticorpo da classe IgM (e possivelmente também IgD). As moléculas têm sítios combinatórios que reconhecem os determinantes antigênicos e estão inseridas na membrana plasmática com os sítios combinatórios voltados para o meio extracelular. Cada molécula de IgM apresenta 2 sítios combinatórios idênticos (Figura 14.3).

Diferenciação dos linfócitos T no timo

O *timo* é o órgão linfoide primário no qual se diferenciam os *linfócitos T*. As células que se diferenciam em linfócitos T são também denominadas *pró-T* ou *pró-timócitos*.

Na vida fetal, os pró-timócitos saem da medula hematopoética e povoam o esboço tímico, que dará origem ao timo definitivo. Essa atividade continua após o nascimento até o fim da puberdade, mas decresce progressivamente ao longo da vida adulta. O esboço tímico é também povoado por células de origem mesodérmica.

A diferenciação dos pró-timócitos em linfócitos T ocorre na região cortical do timo, cujos vasos sanguíneos são envolvidos por lâmina basal contínua e capilares sanguíneos dotados de junções que impedem a entrada nessa região de antígenos existentes na circulação sanguínea.

Diferenciação dos linfócitos B na medula óssea

Na espécie humana e em camundongos, a diferenciação de *linfócitos B* ocorre predominantemente na *medula óssea*. Em outros mamíferos, diversos órgãos podem atuar como locais de diferenciação de linfócitos B, e nas aves esse processo ocorre na *bursa de Fabricius*, órgão situado próximo à cloaca.

A diferenciação de células linfocíticas (pró-B) ocorre em regiões especiais compartimentalizadas da medula óssea. Nessas regiões existem microambientes especiais constituídos de células e fatores de diferenciação, isolados do restante da medula.

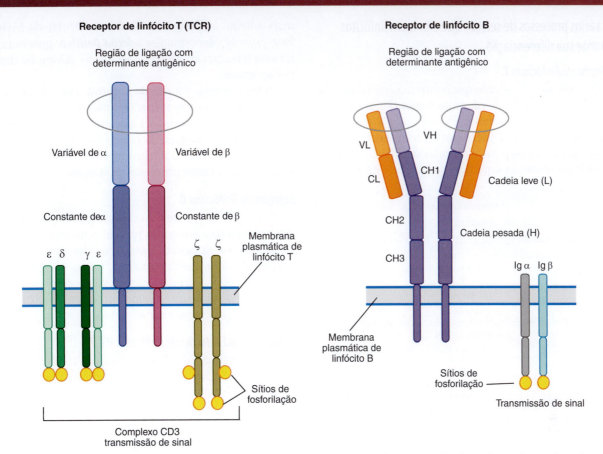

Figura 14.3 Estrutura básica do receptor de linfócitos T (TCR) e do receptor de linfócitos B (BCR). O TCR é formado por duas cadeias distintas, alfa e beta, sendo o sítio combinatório formado por regiões variáveis de ambas as cadeias. O complexo de moléculas CD3 associado ao TCR apresenta sítios de fosforilação que transmitem para o citoplasma o sinal dado pela ligação do antígeno com o sítio combinatório. O BCR é uma molécula de anticorpo inserida na membrana plasmática do linfócito B. As moléculas Ig alfa e Ig beta são as transmissoras para o meio intracelular do sinal dado pela ligação do antígeno com o BCR.

A diferenciação dos linfócitos B e T depende de rearranjos gênicos

Os genes que codificam as cadeias proteicas dos receptores B e T nos linfócitos pró-B e pró-T estão quiescentes e dispostos em um arranjo molecular chamado configuração germinativa, que é semelhante ao existente nas outras células do organismo (p. ex., um fibroblasto ou um hepatócito).

Durante sua diferenciação no timo e na medula óssea, os linfócitos passam por rearranjos nas regiões gênicas

Os inúmeros linfócitos pró-B e pró-T passam por vários ciclos de mitoses. Durante os ciclos ocorrem rearranjos gênicos nos trechos de DNA que codificam as cadeias de receptores de moléculas de antígeno. Tais rearranjos são diferentes em cada clone de células.

Quando em um determinado ciclo de um clone os rearranjos dos genes resultarem em moléculas que podem ser transcritas e traduzidas (processo chamado *rearranjo produtivo*), o rearranjo é inibido nas células deste clone em que houve o rearranjo produtivo.

Os linfócitos que cessaram o rearranjo passam a sintetizar várias cópias do receptor, as quais são então expressas em suas superfícies. Cada linfócito ou clone de linfócitos expressa inúmeras cópias de *um mesmo tipo de receptor antigênico* em sua superfície.

Esse receptor tem um sítio combinatório capaz de interagir com um determinante antigênico específico, propriedade que se torna característica desse linfócito e de seus descendentes, isto é, desse clone específico de linfócitos.

Após expressarem receptores específicos na superfície, os linfócitos passam por processos de seleção

Resumindo o que foi apresentado anteriormente, todas as células de cada clone de linfócitos expressam seus receptores específicos na superfície. Nos órgãos linfoides primários os linfócitos passam a interagir com as células do estroma, hormônios, fatores de crescimento (citocinas) e com determinantes antigênicos autólogos presentes nos locais de diferenciação.

Há vários processos de seleção que eliminam linfócitos durante sua diferenciação

Seleção de linfócitos T

Os processos de seleção que ocorrem no timo são chamados, em conjunto, de *educação tímica* (Figura 14.4).

No timo, são eliminados os linfócitos T dotados de *receptores de células T* incapazes de reconhecer polipeptídios apresentados pelas moléculas de MHC classe I ou classe II presentes na superfície das células estromais (ver mais adiante as propriedades das moléculas de MHC). Esse processo denomina-se *seleção positiva*, pois as células sobreviventes recebem sinais que as salvam de morte por apoptose.

Outro processo é a *seleção negativa*. Por este processo são eliminados por apoptose os linfócitos cujos receptores reagem com muita avidez a determinantes antigênicos próprios (*self*) presentes nas células estromais.

Cerca de 95% dos linfócitos morrem no timo em consequência dos vários processos de seleção.

Seleção de linfócitos B

No caso de linfócitos B, as células que reagem com avidez em relação a antígenos presentes no microambiente da medula óssea podem passar por dois processos: ser estimuladas a novamente rearranjar os genes das cadeias leves de modo a gerarem um novo receptor (processo denominado *edição do receptor*) ou podem receber sinais indutores de apoptose e ser eliminadas.

Relevância da seleção de linfócitos B e T

Uma consequência da diferenciação e seleção de linfócitos nos órgãos linfoides primários é a seguinte: os processos de seleção negativa que ocorrem durante a diferenciação asseguram que os linfócitos sobreviventes não sejam capazes de reconhecer no organismo os antígenos próprios (antígenos *self*) presentes nos órgãos primários.

A seleção é um dos mecanismos que asseguram um fenômeno muito importante: a *tolerância* (ou não reatividade) do sistema imunológico aos antígenos próprios (*self*).

A diferenciação dos timócitos resulta na formação de várias subpopulações de linfócitos T

Ao longo dos processos de educação tímica, os linfócitos T proliferam, formando inúmeros pequenos clones, e passam a sintetizar e expressar:

▶ As cadeias do TCR, que, em conjunto, formam a unidade de reconhecimento de antígeno
▶ Um grupo de moléculas associadas ao TCR, chamadas, em conjunto, de CD3, que transmitem a sinalização do TCR para o interior da célula
▶ As moléculas CD4 e CD8, assim como outras moléculas de superfície coestimuladoras, características dos linfócitos T.

Ao final dos processos de seleção, cada linfócito (único ou o clone derivado deste) é portador de um único tipo de receptor específico para um determinante antigênico.

Durante ou após os processos de seleção, as células podem deixar de apresentar simultaneamente as moléculas de CD4 e CD8, originando linfócitos T com diferentes funcionalidades, como, por exemplo, *linfócitos T citotóxicos* e *linfócitos T auxiliares*.

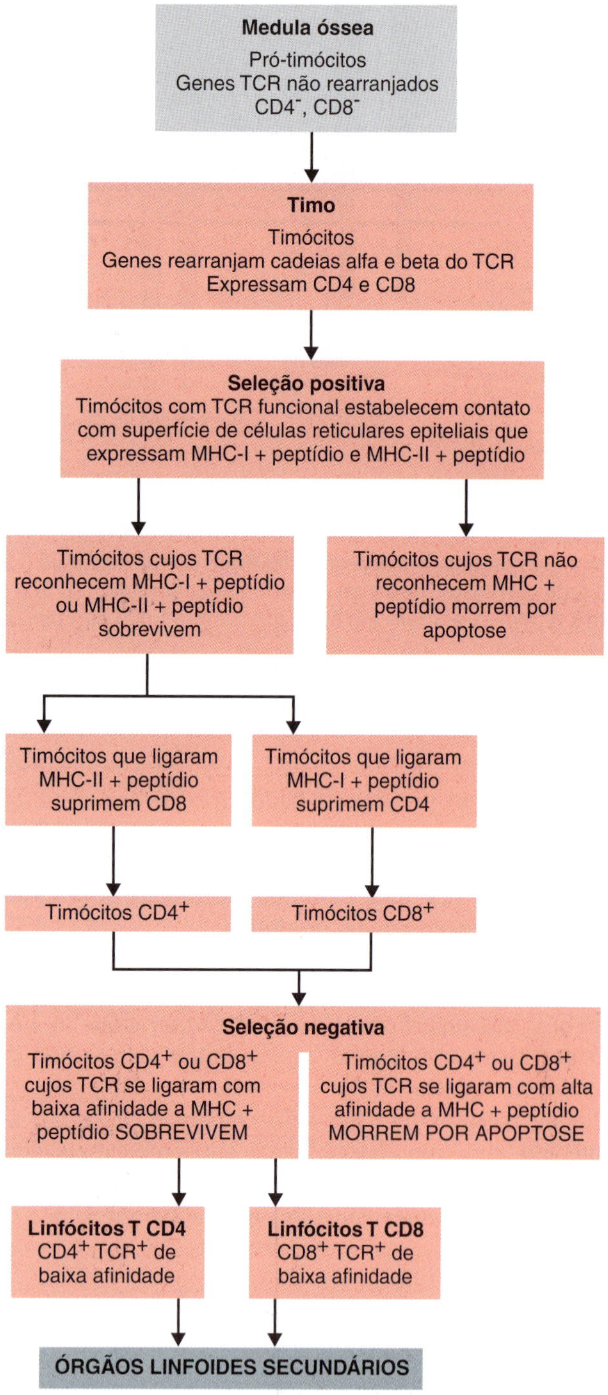

Figura 14.4 Processos de maturação e seleção no timo durante a diferenciação de pró-timócitos em linfócitos T.

Após a sua diferenciação nos órgãos linfoides primários, os linfócitos B e T migram pela circulação sanguínea

Essa migração ocorre para que as células se estabeleçam nos *órgãos linfoides secundários*. Estes formam um grupo constituído por: *linfonodos*, *baço* e *tecido linfoide associado às mucosas ou glândulas* (*MALT*, de *mucosa-associated lymphoid tissue*).

Nesses órgãos, os antígenos são captados por células e ocorre o *encontro dos antígenos com linfócitos B e T*.

Estima-se que existam nos órgãos linfoides secundários cerca de 10^8 ou mais diferentes clones de células T e células B reativos a diferentes determinantes antigênicos. Essa grande diversidade de receptores é chamada *repertório clonal* e, em tese, deve ser apta a reconhecer os mais variados determinantes antigênicos que possam entrar no organismo.

Suponhamos que uma pessoa nunca tenha tido contato com o vírus da *influenza*. Uma das principais moléculas do vírus é a hemaglutinina (HA), uma glicoproteína presente na superfície viral importante para a sobrevivência do vírus, responsável pela adesão a moléculas da superfície das células hospedeiras e subsequente invasão do vírus nessas células.

Quase todas as pessoas já têm, em seu repertório de clones de linfócitos T e B, alguns clones de células cujos receptores são capazes de reconhecer e se ligar aos determinantes antigênicos presentes na HA.

Apenas esses, entre os 10^8 ou mais clones de linfócitos T e de B existentes no corpo, entrarão em um processo de *ativação* e *proliferação*. A proliferação tem uma consequência importante, que é o *aumento do número de células que compõem os clones de linfócitos que foram ativados* pelo encontro de antígenos.

O último estágio desse processo é a *diferenciação* final dos linfócitos, cujas características dependem se os linfócitos são B ou T e que será analisado no próximo item. Após o estímulo antigênico ter cessado, a maioria dos linfócitos que foram ativados pelo encontro com antígenos terá morrido após exercerem suas funções. Deste episódio de reconhecimento antigênico restarão no organismo apenas os clones de *linfócitos de memória* específicos ao antígeno que foi reconhecido.

 O reconhecimento de determinantes antigênicos é feito por receptores de linfócitos nos órgãos linfoides secundários

O reconhecimento de antígenos pelos linfócitos é uma etapa essencial para que ocorra uma resposta por estas células. O modo de reconhecimento se dá por mecanismos diferentes nos linfócitos T e B.

Os linfócitos T reconhecem sequências de aminoácidos na superfície de células apresentadoras de antígenos

Os sítios combinatórios dos receptores TCR reconhecem especificamente apenas polipeptídios expostos na superfície de outras células. Os polipeptídios devem estar inseridos em fendas moleculares existentes em moléculas carreadoras dos polipeptídios. Essas moléculas carreadoras são codificadas em uma região gênica denominada *complexo principal de histocompatibilidade* (*MHC*, *major histocompatibility complex*).

Os dois tipos principais de moléculas codificadas no MHC

Essas glicoproteínas são codificadas em regiões diferentes do MHC. São glicoproteínas transmembrana denominadas *MHC de classe I* e *MHC de classe II*, que estão expostas na superfície celular sempre em associação com polipeptídios (Figura 14.5).

As moléculas *MHC de classe I* estão presentes na superfície de todas as células nucleadas do organismo. Todos os vertebrados superiores têm esse tipo de moléculas na superfície de suas células nucleadas.

Por outro lado, a síntese de *MHC de classe II* é restrita a alguns tipos celulares. O conjunto das células que expressam MHC de classe II compõe as *células apresentadoras de antígeno* (*APC*, de *antigen presenting cells*). As principais APCs são as *células dendríticas*, *linfócitos B* e *macrófagos*.

Células dendríticas são células do sistema mononuclear fagocitário de origem hematopoética encontradas em todo o organismo, e em concentração maior nos órgãos linfoides. A síntese de moléculas MHC de classe II também ocorre na maioria das outras células do sistema mononuclear fagocitário (macrófagos, células da micróglia, células de Kupffer), dependendo do seu estado de ativação celular. As células endoteliais e as células epiteliais reticulares do timo também expressam moléculas MHC de classe II.

Tanto as moléculas MHC de classe I como as de classe II têm regiões cujos aminoácidos formam uma *fenda tridimensional* (ver Figura 14.5), na qual estão encaixados os polipeptídios a serem apresentados aos linfócitos T. Os polipeptídios são inseridos nas fendas durante a síntese das moléculas MHC de classe I e de classe II.

Os TCRs e o reconhecimento do conjunto formado por polipeptídio e molécula MHC

Os receptores TCR dos linfócitos T reconhecem como determinantes antigênicos apenas sequências lineares polipeptídicas de 7 a 18 aminoácidos que estejam na superfície de outras células.

O TCR não reconhece os polipeptídios isoladamente, mas um complexo formado por aminoácidos do polipeptídio antigênico associados a alguns aminoácidos da própria molécula MHC à qual o polipeptídio está ligado.

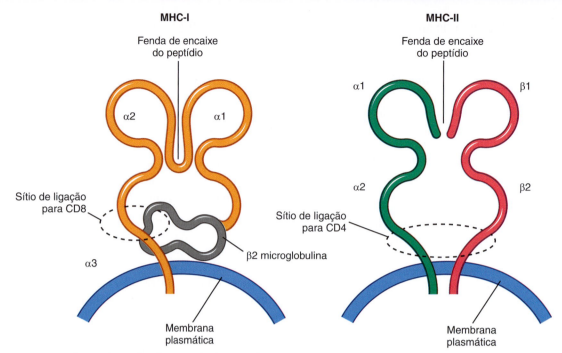

Figura 14.5 Estrutura básica das moléculas MHC de classe I e classe II. Nas moléculas de classe I a fenda de encaixe do peptídio é formada entre os domínios alfa 1 e alfa 2 da mesma cadeia alfa, região em que se concentram os polimorfismos na sequência de aminoácidos. A molécula de betaglobulina é estabilizadora da cadeia alfa. Ambas formam um sítio para ligação da molécula CD8. Nas moléculas de classe II a fenda de encaixe do peptídio é formada entre os domínios alfa 1 e beta 1 de duas cadeias distintas. O sítio de ligação para CD4 é formado por aminoácidos das regiões não polimórficas das cadeias alfa e beta.

O reconhecimento ocorre de maneira diferente em linfócitos B e T. Tomando-se como exemplo uma molécula de glicoproteína da superfície de um vírus, seus determinantes antigênicos podem ser reconhecidos diretamente pelo receptor de linfócitos B.

No entanto, para que essa mesma glicoproteína viral seja reconhecida pelo TCR e possa ativar o linfócito T, é necessário que a glicoproteína seja internalizada por uma célula apresentadora de antígenos digerida, e em seguida seus polipeptídios serão transportados e expressos na superfície celular em associação com moléculas MHC.

As proteínas MHC da espécie humana recebem a denominação específica **HLA** (*human leukocyte antigens*).

Expressão diferencial de polipeptídios em moléculas MHC-I ou MHC-II

MHC de classe I

Moléculas presentes em suspensão no citosol originárias de microrganismos intracelulares ou do próprio metabolismo celular são ubiquinadas, digeridas e processadas nos proteassomos. Os polipeptídios antigênicos são transportados para o interior das cisternas do RE, onde se unem a cadeias nascentes de *moléculas MHC de classe I*, e estas, então já portando o polipeptídio antigênico, são transportadas e inseridas na membrana plasmática (Figura 14.6).

MHC de classe II

Microrganismos ou moléculas presentes no meio extracelular são internalizados por fagocitose ou endocitose e são digeridos por enzimas lisossômicas, originando polipeptídios. Polipeptídios gerados dessa maneira (*i. e.*, contidos em vesículas, portanto não estão livres no citosol) serão inseridos preferencialmente em *moléculas MHC de classe II*.

Vesículas de transporte vindas do Golgi, contendo moléculas MHC de classe II recém-sintetizadas, se fundem com as vesículas contendo os polipeptídios antigênicos. Após a fusão, os polipeptídios se inserem na fenda da molécula MHC de classe II. As vesículas são transportadas até a membrana plasmática com a qual se fundem, e assim expõem o conjunto formado pelas moléculas MHC II e polipeptídio na superfície da célula apresentadora de antígeno (Figura 14.7).

Os receptores de linfócitos B reconhecem determinantes antigênicos

Devido às diferenças estruturais entre o receptor de linfócitos T (TCR) e os receptores de linfócitos B (moléculas de Ac ancoradas na membrana celular), os determinantes antigênicos reconhecidos por essas populações de linfócitos são distintos.

Diferentemente dos linfócitos T, os receptores de linfócitos B não reconhecem determinantes antigênicos em forma de sequências lineares de aminoácidos. Os linfócitos B reconhecem *conformações moleculares tridimensionais* de proteínas, polissacarídeos ou lipídios.

Moléculas complexas (p. ex., uma proteína) podem ter vários determinantes antigênicos distintos; cada um

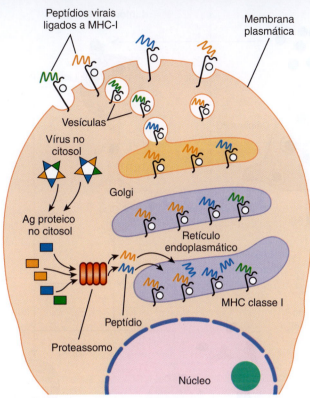

Figura 14.6 Processamento de patógenos ou antígenos presentes no citosol para sua apresentação pelas moléculas MHC de classe I. Proteínas presentes no citosol (p. ex., de vírus ou do metabolismo celular) são ubiquinadas e digeridas em proteassomos. Os polipeptídios resultantes da digestão são transportados para o interior das cisternas do retículo endoplasmático. Neste sítio, ligam-se às fendas das cadeias de MHC de classe I recém-sintetizadas que estão inseridas na membrana da cisterna. O conjunto formado por MHC I e polipeptídio é transportado para o complexo de Golgi. Vesículas que brotam da rede trans-Golgi fundem-se com a membrana plasmática, incorporando o conjunto MHC I-polipeptídio à membrana. A porção contendo a fenda e o polipeptídio é exposta para o exterior da célula.

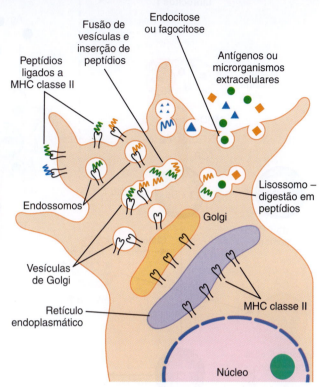

Figura 14.7 Processamento de patógenos ou antígenos presentes no meio extracelular para apresentação pelas moléculas MHC de classe II. Microrganismos ou antígenos proteicos presentes no meio extracelular são fagocitados ou endocitados e digeridos por enzimas lisossômicas. Moléculas MHC II sintetizadas no retículo endoplasmático são transportadas por vesículas liberadas pelo complexo de Golgi. Estas vesículas fundem-se com os fagolisossomos contendo os polipeptídios, os quais se inserem na fenda de ligação das moléculas MHC II. As vesículas com o conjunto formado por MHC II e polipeptídio fundem-se à membrana plasmática, expondo o conjunto ao meio extracelular.

desses determinantes será reconhecido por um (ou mais) clone de linfócitos B cujos receptores se encaixem naquele determinante específico.

Um exemplo é o da molécula da hemaglutinina (HA) do vírus da *influenza*. Apenas na porção aminoterminal de 315 aminoácidos da molécula de HA foram identificados cinco determinantes antigênicos importantes reconhecíveis por receptores de linfócitos B.

Mudanças na conformação de um determinante antigênico causadas por desnaturação da molécula ou por substituição de algum aminoácido crítico resultam em não reconhecimento pelo seu receptor específico.

Os linfócitos B que saem da medula óssea são imaturos, e seus receptores ainda não são funcionais

Esses linfócitos terminam a sua maturação principalmente no baço, onde se tornam linfócitos B maduros.

Os linfócitos B que nunca foram estimulados por antígenos são chamados *linfócitos naïve*, ou *linfócitos virgens*. Os receptores de linfócitos B maduros *naïve* são **moléculas monoméricas de anticorpo das classes IgM e IgD** inseridas na membrana plasmática das células B com o seu sítio combinatório voltado para o meio extracelular.

O reconhecimento de antígenos constitui uma sinalização para ativação dos linfócitos B, entrada no ciclo celular e proliferação. Este processo inclui a sua diferenciação em plasmablastos e plasmócitos (Figura 14.8).

Mudança de classe de anticorpos durante a ativação dos linfócitos B

Durante a ativação dos linfócitos B por antígenos nos órgãos linfoides secundários, estas células passam por um processo denominado **mudança de classe**.

No início da resposta imunitária a um antígeno, os anticorpos secretados pelas células de cada clone são moléculas de IgM idênticas entre si e idênticas ao receptor

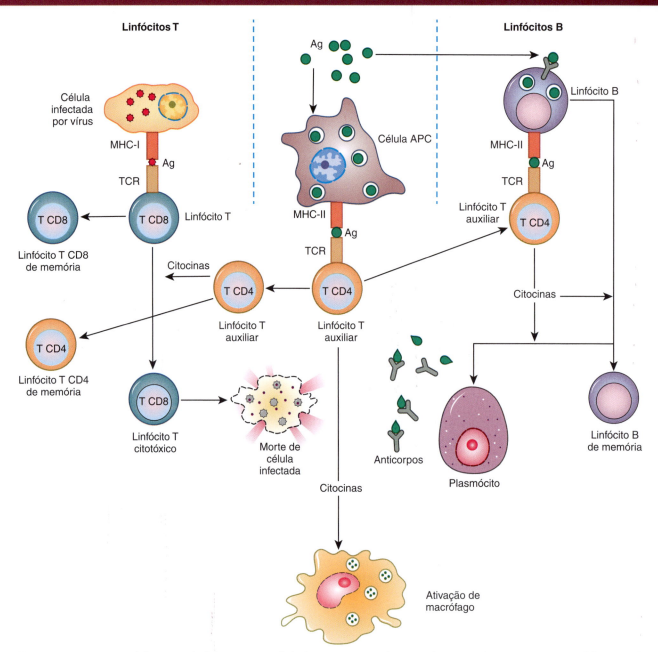

Figura 14.8 Interações celulares envolvidas na ativação de linfócitos T e B para funções efetoras. Linfócitos B requerem colaboração de linfócitos T CD4 (T auxiliares) para exercerem a maior parte de suas funções. O auxílio dos linfócitos T CD4 se faz por contato direto ou por citocinas secretadas pelos linfócitos. Linfócitos T CD8 também requerem ajuda de T CD4 e citocinas para proliferação e diferenciação em T CD8 ativadas com propriedades efetoras citotóxicas, ou seja, capazes de destruir outras células. Várias das citocinas atuam sobre outras células, tais como macrófagos, aumentando a sua capacidade microbicida.

existente na membrana do linfócito B. Falta, porém, às moléculas secretadas a sequência responsável por sua ancoragem na membrana plasmática.

À medida que a estimulação pelo antígeno continua, ocorrem mais ciclos de proliferação daquele clone de linfócitos ativados. Os descendentes do clone passam a sintetizar anticorpos de outras classes – IgG, IgA e IgE –, mantendo os sítios combinatórios, isto é, mantendo sua especificidade contra o antígeno que causou a ativação inicial do clone. A superfície dos linfócitos B, portanto, pode ter receptores constituídos por IgM monomérica, IgG, IgA monomérica ou IgE. Os plasmócitos derivados desses clones também sintetizam e secretam estes mesmos anticorpos.

O fenômeno da mudança de classe tem grande importância para a resposta imunológica, porque os anticorpos das classes IgG, IgA e IgE têm propriedades biológicas distintas daquelas da IgM (ver Tabela 14.1).

Por exemplo, a IgG tem a capacidade de atravessar a barreira placentária na espécie humana e a IgA é o principal anticorpo encontrado nas secreções digestivas e no leite materno. Desta maneira, a resposta imunitária torna-se mais abrangente.

Cooperação entre linfócitos B e T na resposta a antígenos

Para a resposta à grande maioria dos antígenos e para os processos de mudança de classe é necessária a cooperação dos linfócitos B com linfócitos T ativados (ver Figura 14.8).

No entanto, alguns tipos de antígeno que têm estruturas moleculares repetitivas (especialmente polissacarídeos) estimulam linfócitos B sem a necessidade de auxílio de linfócitos T, e os anticorpos produzidos são sempre IgM (é o caso de anticorpos contra antígenos dos grupos sanguíneos AB0).

Diferenciação de linfócitos B em plasmócitos

Após alguns ciclos de proliferação, os linfócitos B se diferenciam em *plasmablastos* e, em seguida, em *plasmócitos*.

Os *plasmablastos* são células que ainda têm o potencial de se dividir e produzir grande quantidade de anticorpos de alta afinidade, mas a maioria morre em poucos dias.

Os *plasmócitos* também produzem grande quantidade de anticorpos, mas são células terminais que não mais se dividem e têm vida mais longa. Uma subpopulação de plasmócitos – *plasmócitos de longa vida* – é encontrada principalmente na medula óssea, em nichos especiais (diferentes daqueles nos quais se processa a diferenciação de precursores hematopoéticos em linfócitos B *naïve*). Esses plasmócitos de longa vida são importantes para a manutenção de níveis basais de imunidade ao secretarem anticorpos de alta afinidade.

Os *anticorpos* que são secretados para o meio extracelular entram na circulação sanguínea. Os anticorpos poderão reconhecer e reagir a antígenos livres (solúveis) ou a antígenos presentes em microrganismos ou na superfície de células do próprio organismo infectadas ou ainda células tumorais.

Linfócitos B de memória

Os linfócitos B que persistem após o desaparecimento do antígeno serão derivados de células que se diferenciaram em clones com maior afinidade por antígenos e constituem populações de *linfócitos B de memória* de vida prolongada (ver Figura 14.8).

Em um contato posterior com o mesmo antígeno, a proliferação dos clones de linfócitos B de memória e a maior afinidade dos seus receptores com o antígeno são responsáveis pela *resposta de memória imunológica*, também chamada *resposta secundária*.

Na resposta secundária, o organismo reage de maneira mais eficiente a um antígeno ao qual já foi exposto previamente. O número de clones estimulados é maior, e a produção de anticorpos e das outras classes que não a IgM é muito mais rápida e de maior afinidade.

 Nos órgãos linfoides secundários, as subpopulações de linfócitos T vindas do timo interagem com os determinantes antigênicos por eles reconhecidos

Após o reconhecimento os linfócitos T proliferam e tornam-se *linfócitos T ativados*. Diferentemente dos linfócitos B, os linfócitos T ativados não alteram o seu TCR original após a ativação e proliferação.

Uma das subpopulações, chamada *T CD8$^+$* (por apresentar na superfície moléculas CD8), quando ativada passa a sintetizar moléculas especiais que são expressas na sua membrana plasmática e/ou secretadas de modo a se tornarem *citotóxicas* (*T CD8$^+$ citotóxicas – Tcit*). Estas células são capazes de destruir outras células, como, por exemplo, células infectadas por vírus (ver Figura 14.8).

Outra população de linfócitos T, chamada *T CD4$^+$ auxiliar* (ou *helper-Th*), quando ativada secreta moléculas chamadas *citocinas* ou *interleucinas* (ver Figura 14.8).

As células Th e algumas citocinas por elas secretadas promovem a *expansão e diferenciação de linfócitos B*, o que resulta na produção dos anticorpos das classes IgG, IgA e IgE (por essa razão, receberam inicialmente o nome de T auxiliares, ou *T helper*) (ver Figura 14.8). Algumas citocinas ativam outras células, como os macrófagos, neutrófilos e eosinófilos, capacitando-as a melhor eliminar agentes patogênicos.

Citocinas também promovem a proliferação e diferenciação de subpopulações de Th CD4$^+$ em células ainda mais especializadas na síntese de citocinas com ações específicas sobre linfócitos B e T e sobre outros leucócitos. Células da subpopulação Th1, por exemplo, sintetizam predominantemente interferona-gama e interleucina-2 (IL-2), células Th2 sintetizam predominantemente IL-4, IL-5 e IL-13, e células Th17 sintetizam interferona-gama e IL-17.

 O timo – um órgão linfoide secundário – é órgão bilobado e localiza-se na região superior do mediastino

Inicia seu desenvolvimento na 7ª à 8ª semana de vida intrauterina, a partir do *esboço* ou *rudimento tímico* formado por células de origem dupla – epitelial e mesenquimal.

As células epiteliais têm origem endodérmica e possivelmente também ectodérmica e derivam da terceira bolsa faríngea (talvez também da quarta bolsa) e da fenda branquial correspondente. Por outro lado, células provenientes do *mesênquima* originário da região da crista neural associada ao mesmo arco faríngeo contribuem para o *estroma* do esboço tímico. Sua interação com as células epiteliais é necessária para a formação do timo.

Os *linfócitos* do timo também são chamados *timócitos*. Ainda na fase embrionária, o esboço tímico é invadido por *pró-timócitos* originários inicialmente das ilhotas hematopoéticas do saco vitelino, depois do fígado fetal e da medula óssea.

Monócitos e *células precursoras de células dendríticas* também entram no esboço tímico, diferenciam-se em *macrófagos* e *células dendríticas* e tornam-se componentes do estroma tímico.

Em contato com as células do estroma tímico e sob a ação de fatores de crescimento e diferenciação produzidos por essas células, os pró-timócitos proliferam e são selecionados de modo a dar origem às populações de linfócitos T que depois sairão do timo e irão povoar os órgãos linfoides secundários.

Ao nascimento, o timo na espécie humana está desenvolvido e povoado por timócitos. Os órgãos linfoides secundários já estão estruturados e povoados por linfócitos T e B.

O timo continua a crescer até a puberdade e depois involui gradativamente, sendo o parênquima tímico substituído por células adiposas. A redução de tamanho do órgão deve-se principalmente à perda de timócitos. O estroma tímico permanece potencialmente capaz de permitir a proliferação e diferenciação de novos linfócitos T.

De fato, pessoas que recebem transplantes de medula óssea na idade adulta são capazes de reconstituir as populações de linfócitos T a partir de pró-timócitos da medula do doador, os quais colonizam o remanescente do timo e aí se desenvolvem e se diferenciam, de modo semelhante ao que acontece na vida intrauterina.

A diferenciação dos timócitos no interior do timo se dá em várias etapas

Os timócitos que adentram o timo passam por vários ciclos de proliferação e rearranjos gênicos que levam à expressão de receptores TCR. Além disso, passam a expressar também várias outras novas moléculas de superfície, entre as quais várias moléculas que são importantes na sua interação com outras células e que atuam na ativação ou na migração dos linfócitos.

Muitas dessas moléculas são denominadas CD seguidas por um número (p. ex., CD4 e CD8). O nome deriva de um sistema de identificação internacional de moléculas presentes em leucócitos denominado, em inglês, *Cluster of Differentiation*.

Há muitas interações do TCR e das CDs com ligantes presentes nas células epiteliais, células dendríticas e macrófagos do estroma tímico. Essas interações resultam em sinais ou de morte dos timócitos ou de sua sobrevivência e expansão celular.

Estrutura do timo e interações de suas células com os timócitos

O timo é envolvido por uma delicada cápsula de tecido conjuntivo que emite delgados septos para o interior do órgão, delimitando *lóbulos* (Figura 14.9).

Os septos não chegam a separar totalmente os lóbulos entre si, e por esta razão os lóbulos adjacentes são contínuos (ver Figura 14.9). Nos septos há vasos sanguíneos – arteríolas e vênulas – e vasos linfáticos eferentes, assim como fibras nervosas. O timo não recebe vasos linfáticos aferentes.

O tecido linfoide no timo é somente do *tipo não nodular*, ou seja, não há folículos linfoides.

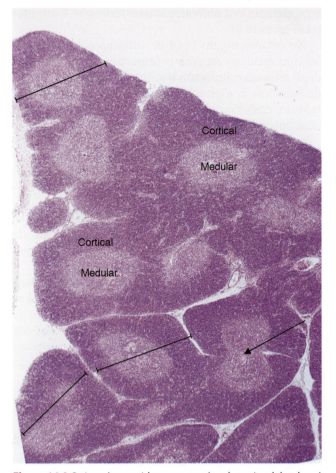

Figura 14.9 O timo é revestido por uma cápsula muito delgada e é formado por inúmeros lóbulos. Alguns lóbulos estão indicados por barras. Cada lóbulo apresenta uma região periférica chamada cortical e uma região interna chamada medular. As regiões medulares têm continuidade em lóbulos adjacentes (seta). (Microscopia óptica. H&E. Vista panorâmica.)

O timo é constituído por uma zona cortical e uma zona medular

A morfologia do timo descrita a seguir é aquela de um órgão de um indivíduo na infância ou adolescência. A partir dessa fase, a progressiva involução do timo deve-se principalmente à redução das populações de timócitos e linfócitos e sua substituição gradativa por células adiposas.

As células mais numerosas do timo são os *pró-timócitos* e os *timócitos*. Estas células se alojam nos espaços de um extenso arcabouço tridimensional formado pelas *células reticulares epiteliais* – derivadas da endoderme. Estas células fazem parte do *estroma* do timo juntamente com as *células dendríticas*, *macrófagos* e *fibroblastos*.

Células reticulares epiteliais expressam *queratina* e estabelecem entre si junções do tipo *desmossomo*, garantindo estabilidade à rede tridimensional no interior de cujas malhas se alojam as demais células: linfócitos, células dendríticas e macrófagos. Há diferentes subtipos de células reticulares epiteliais, alguns dos quais localizam-se preferencialmente na região cortical, ao passo que outros localizam-se na região medular dos lóbulos.

A região mais periférica de cada lóbulo tímico é denominada *zona cortical*, e sua região mais interna é a *zona medular* (Figuras 14.9 e 14.10). Devido ao predomínio de linfócitos – que são células com núcleos de cromatina densa e pouco citoplasma –, os cortes de timo são basófilos e a coloração geral do timo nos cortes corados por H&E é azul-arroxeada.

A *região cortical* apresenta maior concentração de linfócitos, e por esta razão cora-se mais intensamente nos preparados histológicos. Na região mais central de cada lóbulo – *região medular* – os linfócitos são mais esparsos e é possível observar mais facilmente as células do estroma tímico, principalmente as *células epiteliais reticulares* diagnosticadas pelos seus núcleos claros, com cromatina descondensada e de forma levemente alongada (Figura 14.11). Na região cortical há ainda fibroblastos e fibras colágenas para suporte estrutural.

Na região medular são encontrados os *corpúsculos de Hassal* ou *corpúsculos tímicos* (Figuras 14.11 e 14.12). São estruturas características do timo, existentes unicamente neste órgão. São formadas por uma subpopulação de células reticulares epiteliais (tipo VI) que têm no citoplasma abundantes grãos de queratina. Nos corpúsculos de Hassal estas células e as lâminas de queratina por elas sintetizadas se dispõem concentricamente, assemelhando-se a cebolas. Sua quantidade aumenta com a idade do indivíduo.

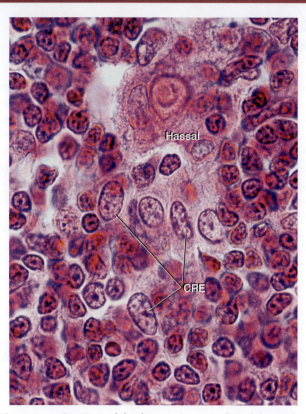

Figura 14.11 Região medular do timo. A maioria das células são linfócitos. As células reticulares epiteliais (*CRE*) podem ser reconhecidas pelos seus núcleos elípticos de cromatina frouxa. A medular apresenta corpúsculos de Hassal, componentes característicos do timo. (*Microscopia óptica. H&E. Aumento grande*.)

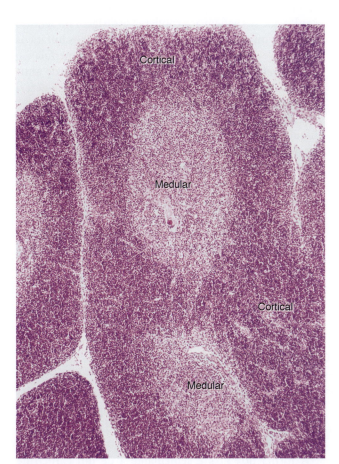

Figura 14.10 Lóbulo tímico e suas regiões. A concentração de células é maior na região cortical e menor na região medular. (*Microscopia óptica. H&E. Aumento pequeno*.)

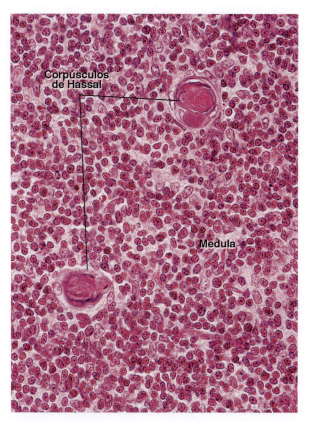

Figura 14.12 Região medular do timo. Os corpúsculos de Hassal têm formas e tamanhos muito variados. (*Microscopia óptica. H&E. Aumento médio*.)

Os timócitos se estabelecem inicialmente na região cortical do timo

Os pró-timócitos que chegam ao timo saem dos vasos sanguíneos nos limites entre córtex e medula dos lóbulos – *junção corticomedular*. Em seguida, migram e se instalam na região periférica da zona cortical de cada lóbulo, próximo à cápsula do órgão. Nesse local ocorrem proliferação dos timócitos e sua diferenciação inicial em linfócitos T. Devido a estes processos, há grande número de células em mitose e também de células e núcleos em processo de involução. Deve-se lembrar que 95% dos timócitos morrem nessa região.

Pela observação morfológica de cortes rotineiros não é possível distinguir as diferentes fases de diferenciação dos timócitos. Entretanto, a existência de anticorpos para moléculas que progressivamente aparecem nos timócitos ao longo da sua diferenciação para linfócitos T permite a identificação dessas células e o acompanhamento das fases do processo.

Na região cortical existem células reticulares epiteliais especializadas, denominadas *células nurse* ou *nurse cells* (células cuidadoras). Sua principal característica é apresentar vacúolos ou recessos nos quais se alojam timócitos (7 a 20 ou mais). Estes locais são microambientes especiais para a diferenciação dos timócitos.

A membrana dos vacúolos ou dos recessos das *nurse cells* é rica em moléculas MHC de classe I e de classe II. Essas células podem ser identificadas à microscopia eletrônica de transmissão, mas não são observáveis em preparados rotineiros examinados à microscopia óptica.

Existem evidências de que essas células são importantes para os processos de seleção dos timócitos. Muitos dos timócitos presentes no interior dos vacúolos das *nurse cells* estão em processo de apoptose. Outras populações de células reticulares epiteliais, macrófagos e células dendríticas presentes no timo também participam nos processos de diferenciação dos timócitos em linfócitos T. O conjunto desses processos recebe o nome de *educação tímica* (ver Figura 14.4).

As *nurse cells* sintetizam hormônios como ocitocina e vasopressina, além de neuropeptídios e fatores de crescimento celular. Os outros tipos de células reticulares epiteliais, macrófagos e células dendríticas também participam dos processos de diferenciação no timo.

A função de apresentação antigênica pelas células do estroma tímico é essencial para a seleção positiva dos clones e também para a seleção negativa que ocorre principalmente na região medular. Também é essencial para o surgimento de duas subpopulações de linfócitos T, as T CD4$^+$ e T CD8$^+$, e ainda para a transformação de algumas subpopulações de linfócitos emergentes do timo em *linfócitos T reguladores* (*T reg*). Esses T reg, após migrarem para os órgãos linfoides secundários, exercerão regulação negativa na ativação linfocitária.

Após sua migração para a zona medular, os linfócitos terminam sua diferenciação

A região medular do timo é rica em células reticulares epiteliais, macrófagos, células dendríticas e linfócitos T. Ainda na região medular podem ser encontrados, em pequeno número, linfócitos B, células NK, células de origem mieloide e mastócitos.

A maturação final dos linfócitos T e dos linfócitos T-reg acontece na região medular. Após a maturação final, os linfócitos T emigram da região medular para os órgãos linfoides secundários através de vasos sanguíneos e linfáticos situados na junção corticomedular.

Circulação sanguínea e barreira à passagem de antígenos do sangue para o timo | Barreira hematotímica

As arteríolas que nutrem o timo ramificam-se a partir da *junção corticomedular*. Seus ramos penetram na direção do córtex e da cápsula, formando alças, enquanto as vênulas que se seguem aos capilares se dirigem no sentido contrário, ou seja, na direção da medula. Vasos linfáticos eferentes se formam a partir da junção corticomedular.

A **barreira hematotímica** impede a passagem de antígenos do sangue para o timo na região cortical e é determinada pelas características dos vasos sanguíneos presentes nessa região e por estruturas vizinhas. Os capilares sanguíneos são do tipo contínuo e as células endoteliais têm junções oclusivas entre si. Esse endotélio repousa sobre uma membrana basal contínua, e no espaço perivascular, além dos pericitos, há inúmeros macrófagos que podem fagocitar ou endocitar moléculas. Além disto, entre o espaço perivascular e o estroma cortical existe uma camada de células reticulares epiteliais especializadas, também dotadas de junções impermeáveis e da sua respectiva membrana basal.

Os capilares da zona medular, por outro lado, permitem a passagem de moléculas entre o sangue e o interstício.

Os linfonodos são pequenos órgãos distribuídos pelo corpo, que filtram a linfa

Antigamente chamados de gânglios linfáticos, os *linfonodos* (LNs) são pequenos órgãos interpostos no trajeto dos vasos linfáticos.

Os linfonodos contêm predominantemente linfócitos

Situam-se em muitos locais do corpo, concentrando-se nas regiões cervical, axilar, inguinal, nas cavidades peritoneal, pleural e abdominal, geralmente em torno de vasos sanguíneos, ao longo de tubos do aparelho respiratório e de porções do trato digestivo e das vias urinárias (ver Figura 13.21).

A forma dos LNs é semelhante à de um caroço de feijão (Figura 14.13). Na região convexa do LN chegam vasos linfáticos aferentes.

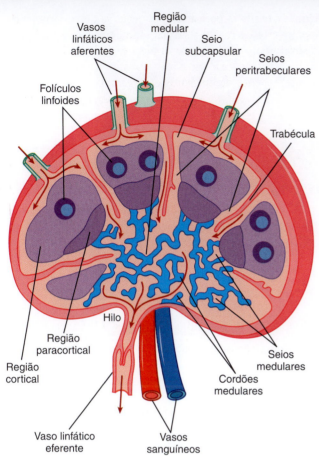

Figura 14.13 Estrutura dos linfonodos. A organização do tecido linfoide é bastante diferente nas regiões cortical e medular. Folículos linfoides situam-se na cortical, e na medular há seios e cordões medulares. As *setas vermelhas* indicam o trajeto principal da linfa no interior do linfonodo a partir de vasos linfáticos aferentes.

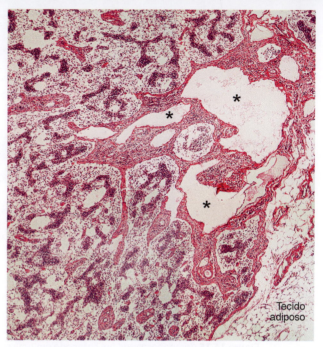

Figura 14.14 No hilo dos linfonodos os seios medulares convergem para grandes espaços (*) que se fundem e originam vasos linfáticos que conduzem a linfa após sua saída do linfonodo. (*Microscopia óptica. H&E. Vista panorâmica.*)

Na região côncava, há um hilo pelo qual entra uma artéria e saem veias. Na região do hilo se reúnem os espaços linfáticos existentes no interior do linfonodo (Figura 14.14). Esses espaços linfáticos dão origem a um vaso linfático eferente que emerge no hilo e contém a linfa que entrou pela superfície convexa e atravessou o LN. O vaso linfático eferente conduz a linfa até um outro linfonodo ou para grandes veias linfáticas.

Estrutura dos linfonodos

Os LNs são revestidos por uma cápsula de tecido conjuntivo denso modelado frequentemente envolvida por tecido adiposo (ver Figura 14.14). A cápsula emite para o interior do órgão prolongamentos denominados *trabéculas conjuntivas*.

Uma rede tridimensional de *fibras reticulares* produzidas por *células reticulares* é ancorada à cápsula e às trabéculas conjuntivas e sustenta as células do órgão, compostas em grande maioria por células livres migratórias e que não aderem umas às outras.

A cápsula, as trabéculas e as fibras reticulares constituem o *estroma* do LN, e as células linfoides, o seu *parênquima*.

Nas várias regiões há locais em que as células estão dispostas densamente. Por outro lado, há locais com baixa concentração de células fixas, que são espaços preferenciais para a passagem de linfa denominados *seios*. Os seios são revestidos descontinuamente por células endoteliais que permitem a livre passagem de linfa e de células através de sua parede.

Em cortes histológicos, observam-se duas grandes regiões – *região cortical* e *região medular* –, bem como uma região intermediária de limites pouco precisos denominada *região cortical profunda* ou *paracortical* (Figuras 14.13 e 14.15).

Região cortical

Está localizada na periferia do linfonodo abaixo de sua superfície convexa. É composta de *folículos linfoides* envolvidos por *tecido linfoide não nodular*.

Abaixo da cápsula há um espaço achatado, delimitado por células endoteliais, denominado *seio subcapsular*, pelo qual flui linfa (Figuras 14.13 e 14.16). Em posição adjacente aos septos de tecido conjuntivo que se dirigem para o interior do órgão há espaços revestidos por células endoteliais, denominados *seios peritrabeculares*, que são prolongamentos do seio subcapsular (ver Figuras 14.13 e 14.16).

Nos folículos linfoides da região cortical há grande concentração de linfócitos B. No tecido linfoide não nodular em torno dos folículos há linfócitos T e B, células apresentadoras de antígenos – macrófagos e células dendríticas – e redes de células reticulares fibroblásticas.

Os folículos que estão respondendo a estimulação por antígenos, tais como nos linfonodos-satélites de regiões com invasão de bactérias, apresentam um *centro germinativo* e são chamados *folículos secundários*. O centro

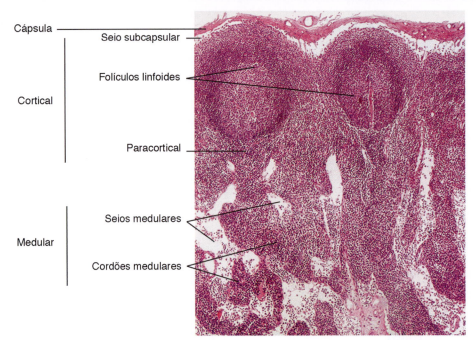

Figura 14.15 Componentes de um linfonodo em um corte histológico. (*Microscopia óptica. H&E. Vista panorâmica.*)

germinativo apresenta, além de linfócitos B, muitas *células dendríticas* que retêm antígenos em sua superfície para apresentá-los aos linfócitos e estimulá-los. Linfócitos T (principalmente *T helper*, auxiliares) estão presentes nos folículos e são importantes para estimular os linfócitos B a serem ativados e se transformarem em plasmócitos.

Região paracortical dos linfonodos

Está situada na região mais profunda da cortical e é contínua com a região medular, situada mais internamente (ver Figuras 14.13 e 14.15). É local de grande concentração de linfócitos T e não tem folículos linfoides. O limite da região paracortical com a cortical não é bem definido.

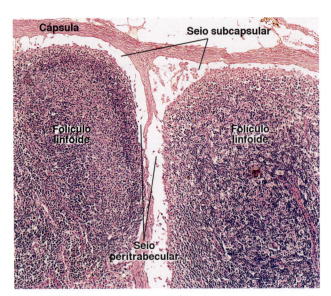

Figura 14.16 Região cortical do linfonodo em que se situam seus folículos linfoides. O seio subcapsular, que recebe a linfa de vasos linfáticos aferentes, conduz a linfa pelos seios peritrabeculares. (*Microscopia óptica. H&E. Vista panorâmica.*)

Região medular dos linfonodos

Inicia-se no limite interno da paracortical e ocupa o restante do órgão até a sua superfície côncava. Não contém folículos linfoides, mas apenas tecido linfoide denso não nodular. Tem dois componentes: cordões medulares e seios medulares.

▶ **Cordões medulares.** São cordões irregulares e ramificados formados por grande concentração de células muito próximas entre si (Figuras 14.13, 14.14 e 14.17). Devido à alta concentração de células, coram-se intensamente quando observados à microscopia óptica. Os cordões medulares são formados principalmente por linfócitos, plasmócitos, células dendríticas, macrófagos e células reticulares (Figura 14.18).

▶ **Seios medulares.** Entre os cordões medulares há espaços irregulares, com menor concentração de células e menos corados nos cortes histológicos, denominados *seios medulares* (Figuras 14.13, 14.15 e 14.19). São espaços preferenciais para a circulação de linfa e são contínuos com os seios peritrabeculares da cortical.

Trajeto da linfa no interior dos linfonodos

Linfa entra nos LNs pela sua superfície convexa, por vasos *linfáticos aferentes* que chegam à cápsula. Através de perfurações da cápsula a linfa é conduzida para o *seio subcapsular* situado na região cortical abaixo da cápsula (ver Figura 14.13).

Em seguida, a linfa percorre preferencialmente os espaços situados em torno de septos conjuntivos derivados da cápsula. Esses espaços são os *seios peritrabeculares*.

Na sequência, a linfa percorre o interior dos *seios medulares* da região medular. Durante todo o seu trajeto, a linfa e o material nela diluído ou em suspensão podem permear para fora dos seios e banhar e percorrer o restante do parênquima do linfonodo.

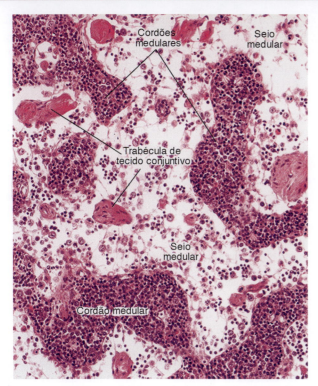

Figura 14.17 Região medular de um linfonodo. Há cordões celulares que constituem os cordões medulares, entre os quais há espaços com menor concentração de células chamados seios medulares e que são locais preferenciais de passagem de linfa. (*Microscopia óptica. H&E. Aumento pequeno.*)

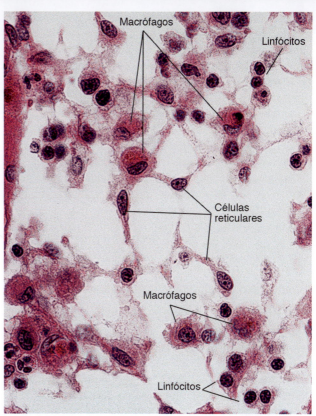

Figura 14.19 Os seios medulares são espaços que permitem a migração de células e a passagem facilitada de linfa. No interior dos seios observam-se células reticulares dispostas em redes além de linfócitos e macrófagos. (*Microscopia óptica. H&E. Aumento médio.*)

Finalmente, a linfa retorna aos grandes espaços situados próximos ao hilo e sai do linfonodo por um vaso linfático eferente.

Concentração de antígenos nos linfonodos

Cada linfonodo recebe vasos linfáticos de uma determinada região do corpo – são os *linfonodos-satélites* ou *linfonodos regionais*. Como os linfonodos se dispõem em cadeias, os linfonodos mais centrais recebem vasos linfáticos originários de outros linfonodos e, desta maneira, coletam linfa de várias regiões.

Muitos tipos de substâncias são levados aos linfonodos pela linfa – produtos do metabolismo celular, substâncias absorvidas pelas mucosas ou pela pele e microrganismos (patogênicos ou não) e seus respectivos produtos, além de células – linfócitos, leucócitos polimorfonucleares, macrófagos, células dendríticas. Outras células, tais como células tumorais causadoras de metástases, também podem ser transportadas pela linfa.

Os linfonodos estão, portanto, em posição estratégica para atuar como armadilhas para captar antígenos originários dos tecidos ou órgãos. Neles ocorre grande parte das respostas imunitárias aos antígenos que entram no organismo pelas superfícies revestidas por mucosas ou pela pele.

As células dendríticas, macrófagos e também linfócitos B atuam como APCs (células apresentadoras de Ag) para linfócitos T. As APCs captam e processam moléculas e expressam os determinantes antigênicos dessas moléculas na sua superfície, associados a moléculas MHC de classe II.

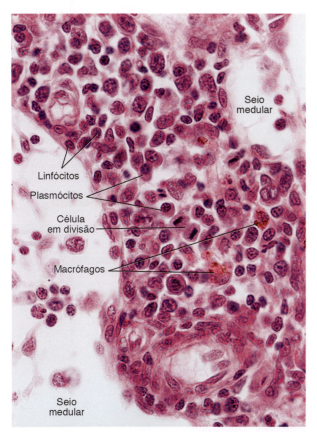

Figura 14.18 Os cordões medulares dos linfonodos são constituídos por uma grande variedade de células, predominando linfócitos. Os cordões medulares são delimitados por seios medulares (à esquerda e à direita do cordão medular). (*Microscopia óptica. H&E. Aumento médio.*)

Os linfócitos, principalmente linfócitos T, percorrem o interior do LN e estabelecem contatos, por meio de moléculas de adesão (contatos liga-desliga – *on & off*), com a superfície das células apresentadoras de antígeno (APC) cujas moléculas MHC de superfície estão carreando peptídios antigênicos.

Se o receptor na superfície do linfócito reconhecer o determinante antigênico específico apresentado por uma APC, o contato é estabilizado e o linfócito é estimulado a proliferar e se diferenciar.

Ao reconhecerem o seu Ag específico e interagirem com as APCs, os linfócitos T também interagem com outros linfócitos em cooperações T-B ou T-T.

A ativação resulta em proliferação e diferenciação em linfócitos T efetores ou, no caso de linfócitos B, diferenciação para plasmablastos e plasmócitos produtores de anticorpos.

Os vários tipos de linfócitos exibem localização preferencial no interior dos LNs

Linfócitos B não ativados formam os *folículos linfoides primários* (folículos sem centro germinativo) localizados na região cortical.

Os linfócitos B ativados por antígenos, com abundante citoplasma e em atividade de divisão celular, concentram-se nos *centros germinativos* dos folículos, que se coram menos que a sua periferia (chamada *coroa*) pelos corantes de uso rotineiro. Os folículos dotados de centros germinativos são chamados *folículos linfoides secundários* (Figura 14.1 B).

Nos *folículos linfoides* (situados na cortical) especialmente no seu centro germinativo, existe uma subpopulação especial de células dendríticas chamadas *células dendríticas foliculares*. Estas retêm por longo tempo antígenos na sua superfície sem internalizá-los nem processá-los, e são aptas a estimular linfócitos B. Embora nos folículos predominem linfócitos B, neles são também encontrados linfócitos T. De fato, os linfócitos B necessitam do auxílio dos linfócitos T (*T helper* ou T auxiliares) para que ocorra a sua eficiente ativação para produção de anticorpos à grande maioria dos antígenos.

Entre os folículos linfoides da cortical e na região paracortical predominam linfócitos T e grande número de células dendríticas com longos prolongamentos, chamadas *células dendríticas interdigitantes*. Os linfócitos T estabelecem contatos celulares com essas células apresentadoras de antígeno ao migrarem pelo linfonodo.

É importante ressaltar que nenhuma das estruturas ou regiões dos linfonodos contém exclusivamente linfócitos B ou T. Linfócitos B transitam por áreas paracorticais e também se encontram na região medular.

As células reticulares do linfonodo são alongadas, com núcleos elípticos, citoplasma pouco corado e prolongamentos

Também chamadas *células reticulares fibroblásticas* (FRCs, *fibroblastic reticular cells*), elas produzem colágeno tipo III que forma as fibras reticulares do órgão e geralmente se apoiam nas fibras reticulares, estabelecendo contato com outras células reticulares e formando redes tridimensionais. As FRCs se compõem de subpopulações cujo fenótipo varia conforme a sua localização no LN.

As redes formadas pelas FRCs são mais facilmente observadas no interior dos seios linfáticos do LN (ver Figura 14.19). Essas FRCs estão em posição privilegiada, pois em volta delas flui linfa com antígenos. As FRCs são polarizadas e têm um sistema de canalículos intracelulares que captam macromoléculas da linfa e as transportam para o seu polo oposto. Por meio desse polo as FRC estabelecem contato celular com linfócitos, macrófagos e células dendríticas locais. As FRCs também sintetizam citocinas, quimiocinas e fatores de crescimento.

Grande parte dos linfócitos recircula pelo organismo

Os linfócitos B e T dos linfonodos, do baço e de outros órgãos linfoides secundários não são estáticos, ou seja, não ficam parados nos órgãos, como acontece, por exemplo, com uma célula hepática ou muscular.

Linfócitos T recirculam muito mais que os linfócitos B, os quais tendem a permanecer localizados em folículos linfoides. Para o organismo, é importante que os linfócitos T encontrem o determinante antigênico específico que é reconhecível pelo seu receptor TCR.

Para aumentar a possibilidade de que esse encontro ocorra, é necessário que os linfócitos T circulem continua- e rapidamente no organismo e percorram os linfonodos que potencialmente captam os antígenos oriundos dos órgãos drenados por vasos linfáticos (Figura 14.20).

O "patrulhamento" rápido dos linfócitos pelos LNs é favorecido porque os linfócitos podem passar facilmente do sangue para os LNs e destes para a circulação linfática e, em seguida, novamente para a circulação sanguínea.

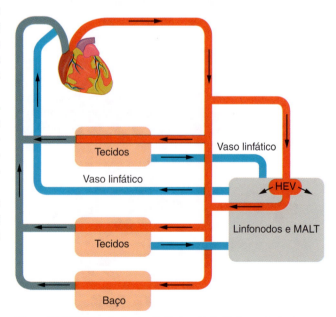

Figura 14.20 Recirculação dos linfócitos. Os linfócitos, principalmente linfócitos T, estão constantemente mudando sua localização através de passagem pelo sangue e pela linfa por diversos compartimentos do organismo, o que facilita seu encontro com antígenos. *HEV*, vênulas de endotélio alto; *MALT*, tecido linfoide associado à mucosa.

A estrutura que facilita o patrulhamento é um tipo de vênula especializada do linfonodo. Linfócitos que chegam ao LN pela circulação sanguínea passam pelos capilares e, em seguida, por vênulas que têm células endoteliais cúbicas, em vez de achatadas. São chamadas *vênulas de endotélio alto* (*high endothelial venules*, ou HEV) (Figura 14.21). Nos LNs, as HEVs estão concentradas na região paracortical, e este tipo de vênula existe também nos órgãos linfoides associados às mucosas (MALT).

A superfície interna em contato com o sangue das células endoteliais altas expressa moléculas chamadas *adressinas*. Essas interagem com moléculas chamadas *selectinas* expressas na superfície de linfócitos. A interação promove a adesão dos linfócitos à superfície interna da vênula, seguida de sua migração entre as células endoteliais para o interior do linfonodo.

Quando os linfócitos não encontram o seu determinante antigênico específico, deixam o LN pelo linfático eferente e são carreados pela linfa até o próximo LN da cadeia linfática em que o linfático deságua como linfático aferente.

A linfa é finalmente transferida para o *ducto torácico* ou para o *ducto linfático direito*. Estes ductos juntam-se, respectivamente, à veia subclávia esquerda e à junção da veia subclávia direita com a jugular interna direita, de modo que a linfa é conduzida à circulação sanguínea (ver Figura 13.21).

Desta maneira, os linfócitos atingem novamente a circulação sanguínea arterial e podem chegar aos linfonodos pelas artérias que os irrigam e sair pelas vênulas de epitélio alto. Pela circulação sanguínea podem também alcançar o baço pela artéria esplênica. No interior do baço, os linfócitos estabelecem contato com as APCs esplênicas. Se não forem ativados, deixam o baço pela veia esplênica e são carreados pela circulação sanguínea.

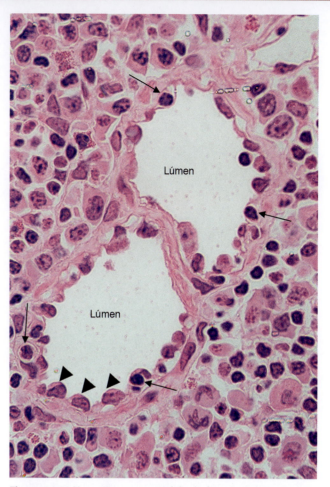

Figura 14.21 Na região paracortical dos linfonodos há vênulas cujo endotélio é cúbico ou cuboide (*pontas de setas*) – as vênulas de endotélio alto. Linfócitos circulantes aderem à superfície desse epitélio e, em seguida, dirigem-se ao parênquima do linfonodo. Vários linfócitos parecem estar atravessando as paredes desses vasos (*setas*). (*Microscopia óptica, tecido embebido em resina plástica. H&E. Aumento médio.*)

O baço é um órgão linfoide interposto na circulação sanguínea

O baço situa-se na cavidade abdominal e é envolvido por uma cápsula de tecido conjuntivo denso revestida por peritônio (Figuras 14.22, 14.23 e 14.24). Da cápsula partem muitas trabéculas de tecido conjuntivo que penetram no órgão e formam um arcabouço para seu parênquima (ver Figura 14.22). Um arcabouço mais delicado feito de uma rede tridimensional é formado por *fibras reticulares* ancoradas na cápsula e nos septos e que sustentam as células livres do órgão e também fazem parte do estroma do órgão.

As células predominantes do parênquima do baço são os linfócitos, além de macrófagos, células dendríticas e células do sangue que circulam no órgão. O parênquima é constituído por *tecido linfoide*, que pode estar organizado em folículos linfoides ou em cordões celulares (ver Figura 14.22).

Em cortes a fresco ou em secções histológicas de baço podem-se notar dois componentes, denominados *polpa branca* e *polpa vermelha*. Ao contrário dos linfonodos, os

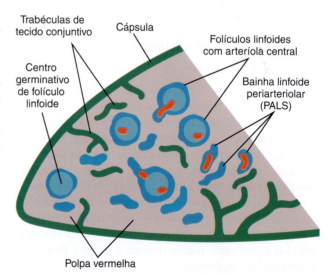

Figura 14.22 Principais componentes do baço. Uma característica histológica importante do baço é o acúmulo de linfócitos em torno de artérias formando bainhas alongadas (PALS) ou folículos linfoides.

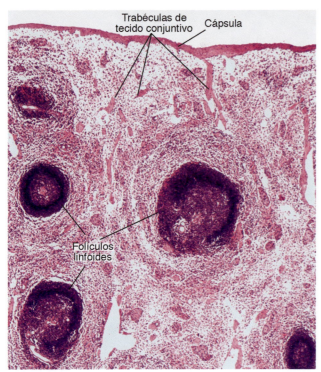

Figura 14.23 Os componentes do parênquima do baço estão distribuídos por todo o órgão, não constituindo camadas nem regiões, como em outros órgãos linfoides. (*Microscopia óptica. H&E. Vista panorâmica.*)

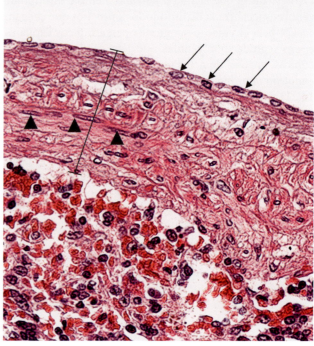

Figura 14.24 A cápsula do baço (*barra*) é relativamente espessa e revestida por epitélio simples pavimentoso (*setas*) de um folheto peritoneal. Em várias espécies, a cápsula e as trabéculas do baço têm fibras musculares lisas (*pontas de seta*). (*Microscopia óptica. H&E. Aumento pequeno.*)

componentes do baço não se concentram em setores definidos do órgão, mas encontram-se dispersos por todo o órgão (ver Figuras 14.22 e 14.24).

A *polpa branca* é composta principalmente de linfócitos que estão organizados ou em folículos linfoides ou em bainhas em torno de vasos. Devido ao predomínio de linfócitos, a polpa branca se cora em azul-arroxeado por H&E.

Na *polpa vermelha* há grande número de vasos sanguíneos dilatados, e por esta razão se cora mais pela eosina após coloração por H&E. Na interface entre a polpa branca e a polpa vermelha há uma faixa ou um conjunto de duas faixas de células – a *zona marginal*.

A estrutura do baço pode ser acompanhada pela sequência de sua circulação sanguínea

As diversas funções do baço dependem inteiramente do arranjo da sua circulação sanguínea. Do ponto de vista de defesa imunológica, o baço pode ser considerado um filtro para antígenos presentes na corrente sanguínea.

O baço tem um hilo pelo qual penetra uma artéria esplênica (ramo da artéria celíaca), nervos, e sai a veia esplênica. Não há vasos linfáticos no interior do baço.

A artéria esplênica se ramifica muito no interior de trabéculas de tecido conjuntivo – são as *artérias trabeculares* (Figura 14.25). Seus ramos tornam-se cada vez mais delgados e, em certo ponto, deixam o septo e penetram no parênquima esplênico.

Esses ramos são denominados *artérias centrais*, apesar de frequentemente apresentarem estrutura de arteríolas. A partir do local de sua saída dos septos, cada artéria é revestida por uma camada de linfócitos de espessura e trajeto irregulares. Essa camada, formada principalmente por linfócitos T, é denominada *bainha linfoide periarteriolar* (*PALS, periarteriolar lymphoid sheath*) e *é um dos componentes da polpa branca* (Figuras 14.25 e 14.26).

Ao longo do trajeto das artérias centrais podem se organizar grandes acúmulos de linfócitos em torno da artéria ou de seus ramos e constituir *folículos linfoides* (Figuras 14.25 e 14.27). Nos folículos predominam linfócitos B.

No entanto, diferentemente dos folículos linfoides existentes no restante do corpo, os folículos do baço se caracterizam por conter uma ou duas *artérias centrais* (ver Figura 14.27). Apesar de sua denominação, essas artérias geralmente estão situadas fora do centro do folículo. *Os folículos linfoides com artéria central são o segundo componente da polpa branca.*

Em seguida, as artérias continuam seu trajeto, deixam de ser envolvidas pela bainha linfoide periarterial e ramificam-se em vasos bastante delgados, denominados *artérias peniciladas* (ver Figura 14.25). Em algumas espécies, mas não na espécie humana, essas artérias dão origem a vasos denominados *elipsoides*, caracterizados por serem envolvidos por uma camada bastante espessa de linfócitos e macrófagos. As artérias peniciladas conduzem o sangue para a polpa vermelha.

A *polpa vermelha* tem dois componentes: *cordões esplênicos* e *capilares sinusoides*.

Cordões celulares chamados *cordões esplênicos* (ou cordões de Billroth) são formados por células de vários tipos, em que predominam linfócitos e macrófagos (Figuras

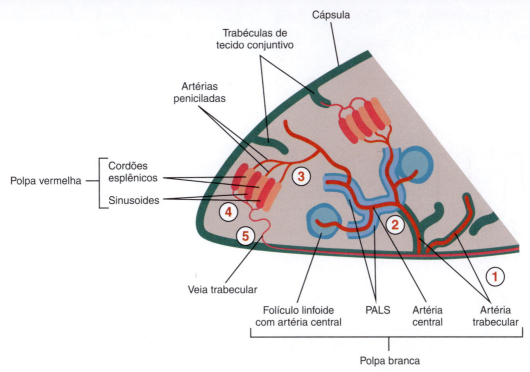

Figura 14.25 Circulação sanguínea no baço. **1.** Artérias percorrem inicialmente o interior de trabéculas de tecido conjuntivo. **2.** Após abandonarem as trabéculas, são envolvidas por uma bainha de linfócitos (PALS) e são chamadas de artérias ou arteríolas centrais. Ao longo do seu trajeto, linfócitos se organizam em folículos linfoides em torno das arteríolas. **3.** As arteríolas dão origem a pequenos vasos paralelos chamados artérias peniciladas, cujos capilares transferem o sangue para cordões celulares chamados cordões esplênicos. **4.** Nos cordões esplênicos, a porção líquida e as células do sangue passam para os sinusoides esplênicos. **5.** Os sinusoides originam vênulas, que se reúnem em veias no parênquima, e veias trabeculares que percorrem o interior de trabéculas e, em seguida, se agrupam em veias esplênicas que conduzem o sangue para a circulação venosa.

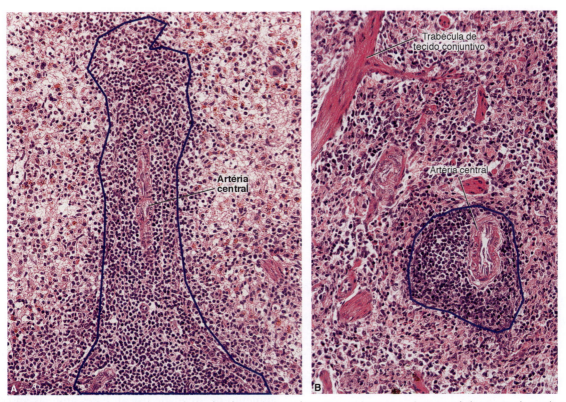

Figura 14.26 Polpa branca do baço. Os ramos derivados das artérias esplênicas, presentes no parênquima do baço, são chamados artérias centrais. Um dos componentes da polpa branca, ressaltados nas imagens, é constituída por uma bainha de linfócitos (PALS) que envolve essas artérias. A bainha tem coloração mais escura devido à concentração de linfócitos. **A.** Secção longitudinal de trecho da bainha. **B.** Secção transversal da bainha. (*Microscopia óptica. H&E. Aumento pequeno.*)

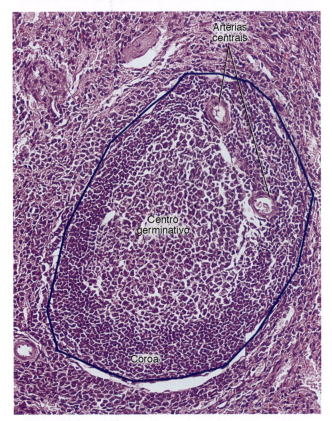

Figura 14.27 Polpa branca do baço. A imagem exibe um folículo linfoide do baço cuja característica marcante é a presença de uma ou mais artérias centrais no seu interior. (*Microscopia óptica. H&E. Aumento pequeno.*)

14.25 e 14.28). Os *sinusoides esplênicos* situam-se entre os cordões esplênicos. São capilares com lúmen amplo e irregular e revestidos por células endoteliais (Figuras 14.25 e 14.28). Esse revestimento não é contínuo, pois as células endoteliais deixam pequenos espaços entre si. O tamanho desses espaços parece ser regulado por feixes de actina-miosina dispostos longitudinalmente nas células endoteliais, ou seja, paralelos ao eixo das células.

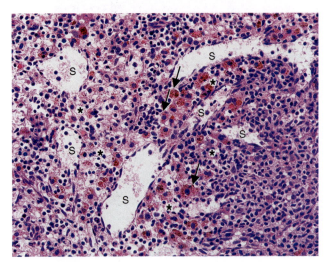

Figura 14.28 Polpa vermelha do baço. A polpa vermelha tem dois componentes: sinusoides esplênicos (*S*) e cordões esplênicos (***). As *setas* apontam macrófagos no interior dos cordões. (*Microscopia óptica. H&E. Aumento pequeno.*)

Acredita-se que os curtos capilares originados das artérias peniciladas se dirijam à polpa vermelha e terminem no interior dos cordões esplênicos. Desta maneira, o plasma e as células sanguíneas seriam conduzidos para o interior dos cordões esplênicos. Nos cordões entram em contato direto com as células dos cordões (linfócitos, macrófagos, células dendríticas). O plasma e as células, em seguida, atravessam gradativamente as paredes dos capilares sinusoides adjacentes aos cordões e passam para o interior dos sinusoides.

Dos sinusoides da polpa vermelha o sangue é recolhido por pequenos vasos que penetram nas trabéculas de tecido conjuntivo, formando veias coletoras. Estas se reúnem em veias de calibre cada vez mais grosso ainda no interior das trabéculas até formarem a veia esplênica, que sai do baço pelo seu hilo.

Atividade funcional do baço

Resposta imunitária

Estando o baço interposto na circulação sanguínea, suas células têm uma possibilidade ímpar de *entrar em contato, captar e reconhecer antígenos presentes no sangue*. Estes podem ser antígenos solúveis, antígenos de microrganismos, ou células infectadas por vírus ou parasitos e células tumorais. Os linfócitos do órgão podem então iniciar uma resposta imunitária a antígenos que são reconhecidos de maneira semelhante ao que ocorre nos linfonodos e outros órgãos linfoides secundários.

Destruição de hemácias e metabolismo de ferro

As hemácias presentes no interior dos cordões esplênicos passam pelos espaços existentes entre as células endoteliais dos sinusoides para voltar à circulação sanguínea.

Acredita-se que hemácias antigas se tornem mais rígidas e percam sua elasticidade, de tal modo que nessa passagem podem se romper. Restos das hemácias são fagocitados e digeridos por macrófagos. Após a digestão, o ferro dos grupos heme da hemoglobina é liberado para a circulação sanguínea, na qual circula ligado a carreadores (p. ex., transferrina) e pode ser novamente usado pelo organismo.

Este processo fisiológico de destruição de hemácias é denominado **hemocaterese** e ocorre também no fígado, por meio dos macrófagos deste órgão, denominados células de Kupffer.

Armazenamento de sangue

Em várias espécies (equinos, felinos), mas talvez não na espécie humana, o baço constitui um local de armazenamento de grande volume de sangue, que pode ser transferido rapidamente à circulação quando solicitado (p. ex., aumento de atividade física). Esses animais apresentam na cápsula esplênica e nas trabéculas, células musculares lisas que, quando são contraídas, ajudam a expelir parte do sangue armazenado.

Hematopoese

Em vários grupos animais (p. ex., roedores), o baço apresenta megacariócitos e produz plaquetas.

Apesar de todas essas atividades relevantes, o baço não é um órgão essencial à vida e pode ser removido (p. ex., em caso de ruptura por choque mecânico e em certas doenças em que há grande destruição de plaquetas). Após a remoção do baço algumas funções são assumidas por outros órgãos (p. ex., aumento de hemocaterese pelo fígado), mas a resposta imunitária a infecções que se disseminam por via sanguínea fica prejudicada.

O MALT é constituído de tecido linfoide associado às mucosas

Existe uma enorme população de linfócitos localizados nas mucosas, ou imediatamente abaixo das mucosas, e também na derme, todos próximos do ambiente externo e, portanto, próximos a possíveis locais de entrada no corpo de agentes infecciosos e antígenos.

Esses linfócitos estão dispostos no tecido conjuntivo de duas formas: *folículos linfoides* e conjuntos não organizados de *tecido linfoide difuso*, de formas e tamanhos variados. Alguns desses acúmulos são estruturas permanentes (tonsilas, apêndice vermiforme), enquanto outros se formam e depois desaparecem (possivelmente após desaparecerem os antígenos que provocaram a formação do acúmulo).

São especialmente frequentes nos órgãos do sistema digestivo, respiratório e geniturinário e também associados a glândulas, como as glândulas mamárias e salivares.

Na derme da pele aparentemente sadia, são encontrados infiltrados de linfócitos (tecido linfoide difuso) formados por linfócitos T e B e plasmócitos distribuídos sem organização especial.

Esparsas entre os queratinócitos da epiderme, assim como na derme, existem células dendríticas chamadas *células de Langerhans*, que são eficientes em captar antígenos e transportá-los até o linfonodo mais próximo, no qual poderão ocorrer reconhecimento de antígenos e ativação de linfócitos.

Como vimos anteriormente, o conjunto de tecido linfoide associado às mucosas é conhecido pela sigla MALT (*mucosa-associated lymphoid tissue*).

No caso específico do tecido linfoide associado ao intestino, é também dado o nome *GALT* (*gut-associated lymphoid tissue*), assim como há denominações especiais para MALTs de outros locais – BALT para *bronchus-associated lymphoid tissue*, NALT para *nasal-associated lymphoid tissue* e assim por diante. Para a pele existe a denominação SALT – *skin-associated lymphoid tissue*.

Componentes e funcionamento do MALT

O MALT contém principalmente linfócitos e também macrófagos, células dendríticas, plasmablastos e plasmócitos. Pode haver infiltrados de neutrófilos e eosinófilos associados ao tecido linfoide.

Da mesma forma como nos linfonodos, os MALTs têm vênulas de endotélio alto (HEVs), dotadas de ligantes para linfócitos que atravessam a parede da vênula e penetram no tecido conjuntivo em que se situa o MALT.

Antígenos solúveis ou microrganismos atingem o MALT por lesões nos epitélios que o recobrem. No caso da mucosa intestinal, mesmo que o epitélio esteja íntegro, antígenos são transportados para a lâmina própria por células especializadas, as *células M* (ver Figuras 17.27 e 17.28) (ver Capítulo 17, *Trato Digestivo*).

Componentes constantes do MALT

Algumas estruturas que pertencem ao MALT existem de maneira constante no corpo: placas de Peyer, tonsilas palatinas, tonsilas faríngeas, tonsilas linguais, apêndice vermiforme.

Na parede do intestino delgado, ao longo do íleo, existem acúmulos de folículos linfoides e tecido linfoide não nodular conhecidos como *placas de Peyer* (Figura 14.29). Estão localizadas na lâmina própria da mucosa e na submucosa e fazem saliência na superfície externa do trato intestinal, abaixo do folheto visceral da membrana peritoneal.

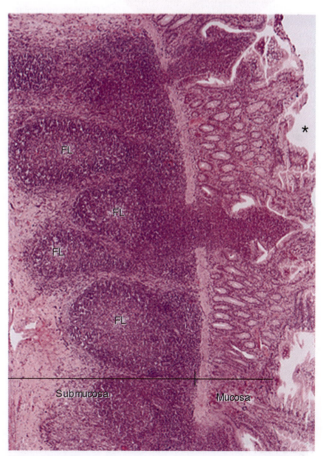

Figura 14.29 Placa de Peyer. Caracteriza-se pelo acúmulo de folículos linfoides (*FL*) na camada submucosa de segmentos do íleo. O asterisco indica o lúmen intestinal. (*Microscopia óptica. H&E. Vista panorâmica.*)

O *apêndice vermiforme*, localizado no ceco, primeira porção do intestino grosso, é uma curta e delgada extensão do trato digestivo com grande quantidade de tecido linfoide frouxo e folículos linfoides (Figuras 14.30 e 14.31).

As *tonsilas* são acúmulos de tecido linfoide nodular e não nodular na faringe e nasofaringe.

As duas *tonsilas palatinas* (antigamente denominadas amígdalas palatinas) localizam-se nas fossas tonsilares situadas nas paredes laterais da orofaringe (ver Figura 17.4). São revestidas pelo *epitélio pavimentoso estratificado não cornificado*, que se continua com o epitélio da cavidade oral.

O tecido linfoide localiza-se, caracteristicamente, ao redor de 10 a 20 canais profundos chamados *criptas tonsilares*, revestidos pelo epitélio oral e que se abrem na cavidade oral (Figuras 14.32 e 14.33). O epitélio das criptas frequentemente apresenta-se infiltrado por células inflamatórias, e às vezes torna-se difícil reconhecê-lo (Figura 14.34). A porção profunda da tonsila é revestida por uma espessa camada de tecido conjuntivo denso, semelhante a uma cápsula, que separa a tonsila dos tecidos adjacentes.

As *tonsilas faríngeas* (antigamente denominada adenoides) são pequenas, situadas na nasofaringe, não apresentam criptas e são revestidas por *epitélio pseudoestratificado colunar ciliado*.

As *tonsilas linguais* são pequenas, situadas na superfície dorsal da língua (ver Figura 17.4). São revestidas por *epitélio estratificado pavimentoso não cornificado* e não têm criptas.

O conjunto de tonsilas constitui o *anel linfático de Waldeyer*.

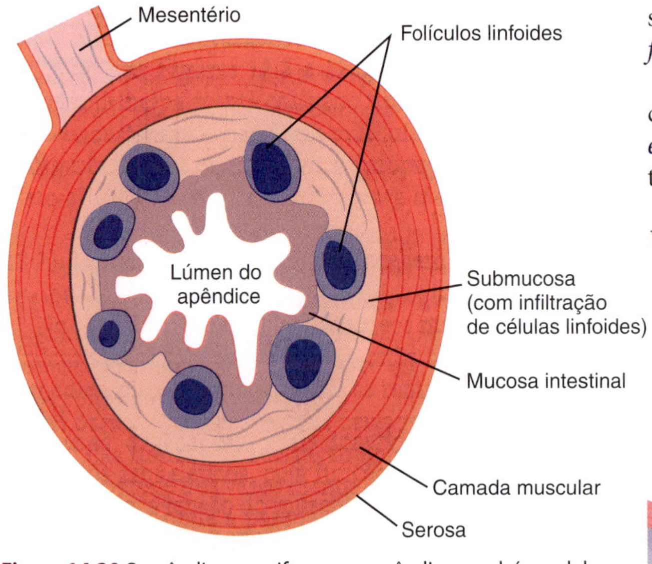

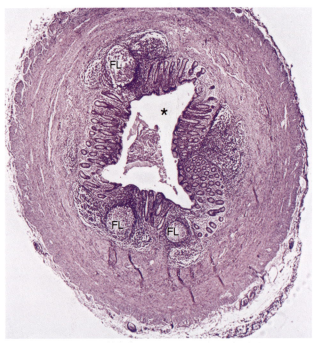

Figura 14.30 O apêndice vermiforme, ou apêndice cecal, é um delgado prolongamento do ceco em cuja camada submucosa há grande quantidade de folículos linfoides.

Figura 14.31 O apêndice apresenta acúmulo de folículos linfoides (*FL*) em sua parede, além de infiltrado linfocitário ou infiltrado inflamatório. O asterico indica o lúmen do apêndice. (*Microscopia óptica. H&E. Vista panorâmica.*)

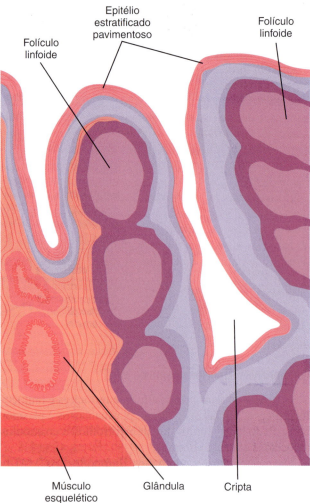

Figura 14.32 A tonsila palatina é revestida por epitélio oral na sua superfície e em suas criptas. Em torno das criptas há inúmeros folículos linfoides.

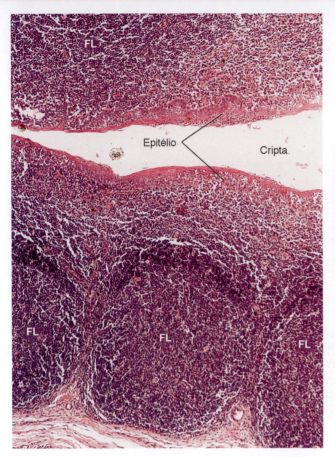

Figura 14.33 Cripta de uma tonsila palatina. Esta cripta comunica-se com a cavidade da orofaringe e é revestida por epitélio estratificado pavimentoso. As criptas são envolvidas por folículos linfoides (*FL*). (*Microscopia óptica. H&E. Aumento pequeno.*)

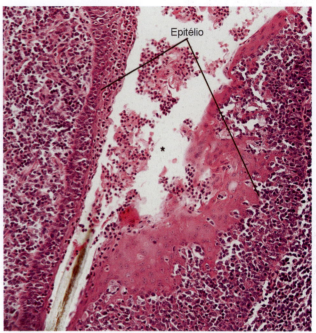

Figura 14.34 Detalhe de uma cripta palatina. O epitélio que reveste a cripta, assim como seu lúmen (*), frequentemente está infiltrado por linfócitos e polimorfonucleares. (*Microscopia óptica. H&E. Aumento médio.*)

Diagnóstico diferencial de órgãos linfoides

Os cortes histológicos dos diversos órgãos linfoides têm várias semelhanças entre si e podem confundir os estudantes. A Tabela 14.2 apresenta as principais diferenças entre os componentes desse sistema.

Tabela 14.2 Diferenças histológicas entre os órgãos linfoides.

Órgão	Cápsula	Presença de folículos linfoides	Presença de cortical e medular	Outras características
Timo	Sim	Não	Sim	Corpúsculos de Hassall
Linfonodo	Sim	Sim	Sim	Cordões e seios medulares
Baço	Sim	Sim, com artéria central	Não	Polpas branca e vermelha
Tonsila palatina	Sim, em parte	Sim	Não	Criptas revestidas por epitélio estratificado pavimentoso

CAPÍTULO 15

Sistema Endócrino

Principais tópicos abordados neste capítulo

- Conceituação, receptores e células-alvo, 216
- Sinalização endócrina, 216
- Natureza química dos hormônios, 216
- Hipófise, 217
- Desenvolvimento embrionário da hipófise, 217
- Vascularização da hipófise, 218
- Adeno-hipófise, 218
- Neuro-hipófise, 222
- Suprarrenais, 223
- Tireoide, 226
- Ilhotas de Langerhans, 229
- Paratireoides, 230
- Glândula pineal, 232
- Células endócrinas não pertencentes a órgãos endócrinos, 233

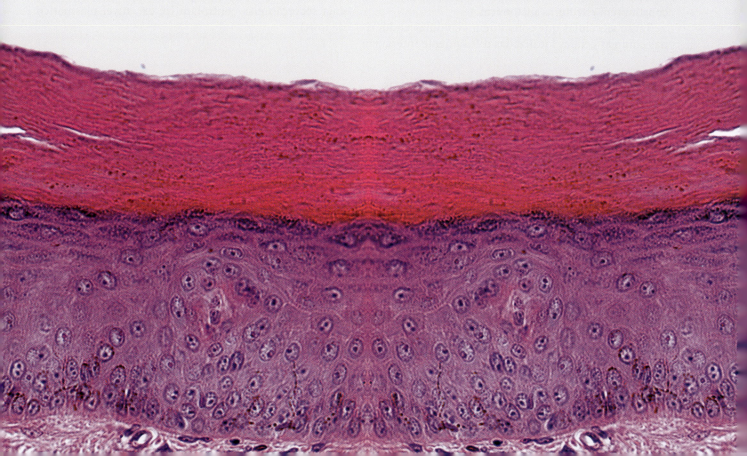

Introdução

O sistema endócrino é responsável pela integração e pelo controle de funções do organismo. Assim como o tecido nervoso, ele atua por meio de mensageiros químicos – neurotransmissores no sistema nervoso e *hormônios* no sistema endócrino. Diferentemente do sistema nervoso, o sistema endócrino transmite os mensageiros através do sistema vascular e/ou por difusão dos mensageiros pela matriz extracelular.

Para difundir os mensageiros, o sistema endócrino frequentemente se utiliza de arranjos especiais do sistema vascular arterial e venoso, tais como capilares fenestrados e sistemas porta. Estes facilitam o transporte e a destinação dos hormônios.

Os hormônios atuam somente após serem reconhecidos por *receptores* presentes em células designadas para serem influenciadas de maneira específica pelos hormônios, chamadas *células-alvo*.

Os receptores das células-alvo podem estar localizados na superfície celular ou no citoplasma e no núcleo. O reconhecimento de um hormônio pelo seu receptor desencadeia diferentes mecanismos e reações no interior da célula-alvo, os quais resultam em uma resposta específica pela célula.

Há pelo menos três tipos de sinalização endócrina

Na *sinalização endócrina* propriamente dita, os hormônios são lançados inicialmente pela célula no espaço extracelular, e depois se difundem para vasos sanguíneos e são distribuídos pelo sangue para que possam atingir as células-alvo.

Há dois outros importantes tipos de sinalização por hormônios. Na sinalização *parácrina*, os hormônios são secretados para o espaço extracelular e difundem-se pelo líquido extracelular ou por curtas alças vasculares para chegar às suas células-alvo. Na sinalização *autócrina*, a secreção também se difunde pelo líquido extracelular por distâncias curtas e suas células-alvo são do mesmo tipo da célula que produziu a sinalização.

Há diferentes níveis de estruturação das células endócrinas

Muitas células endócrinas estão organizadas de modo a formar *glândulas endócrinas* individualizadas. Muitas outras células endócrinas, no entanto, estão dispersas isoladamente no interior de outros órgãos (p. ex., na mucosa do aparelho digestivo e do aparelho respiratório) sem constituírem estruturas anatômicas.

Tanto as células que constituem glândulas endócrinas como as células localizadas difusamente interagem entre si e exercem influência sobre suas atividades por meio de seus hormônios. O funcionamento de várias glândulas endócrinas é controlado por retroalimentação, seja pelos hormônios que elas produzem, seja diretamente pelos níveis plasmáticos de substâncias cuja secreção elas controlam (p. ex., nível plasmático de íons).

Os hormônios têm diversas naturezas químicas

Levando-se em consideração sua natureza química, os hormônios classificam-se como:

- *Peptídicos*, constituídos por polipeptídios relativamente curtos e de cadeia simples – por exemplo, ocitocina e hormônio liberador de tirotropina
- *Proteicos*, que são proteínas ou, mais comumente, glicoproteínas de cadeias mais longas que, em alguns casos, podem ser múltiplas ou conter subunidades – por exemplo, prolactina e hormônio do crescimento
- *De baixo peso molecular derivados de aminoácidos*, cuja derivação de aminoácidos ocorre por modificações em suas moléculas – por exemplo, epinefrina e tiroxina
- *Esteroides* (p. ex., a progesterona e a testosterona), os quais são produzidos pela modificação da molécula de colesterol e diferenciam-se das outras categorias por sua natureza lipídica, por serem solúveis em lipídios e atravessarem com facilidade as membranas celulares.

Seus receptores são intracitoplasmáticos e não se localizam na superfície celular.

O *colesterol* usado para síntese de esteroides pode ser obtido pela dieta ou sintetizado pelas células a partir de acetato. O colesterol absorvido no intestino circula no sangue ligado a transportadores de natureza proteica e é endocitado pelas células que apresentam receptores para este complexo lipoproteico. Independentemente de sua origem, pode ser acumulado no citoplasma em pequenas gotas para ser utilizado pela célula.

Modificações da molécula de colesterol ocorrem por ação enzimática no citosol, nas mitocôndrias e no interior das cisternas de retículo endoplasmático agranular. As modificações da molécula resultam em diversos hormônios esteroides. Estes não são armazenados em grânulos de secreção, mas difundem-se através da membrana plasmática para o exterior da célula. São produzidos na camada cortical da suprarrenal e em outros órgãos (ovários, testículos).

Os hormônios esteroides são classificados, de acordo com sua atividade principal, como: *mineralocorticoides* (que atuam na regulação do equilíbrio iônico e do volume de água); *glicocorticoides* (os quais exibem ações variadas e, basicamente, controlam o metabolismo proteico e de carboidratos do organismo); e *hormônios sexuais* (que controlam várias funções do aparelho reprodutor).

Hormônios de uma categoria podem ter secundariamente atividade cruzada em relação a outro hormônio.

A hipófise controla outras glândulas endócrinas e diversas funções do corpo

A *hipófise* (também chamada *pituitária*) é uma pequena glândula endócrina que pesa 0,5 a 1,5 g e situa-se na sela turca (ou túrcica), uma depressão do osso esfenoide, na base do crânio. É muito importante no sistema endócrino, por duas razões principais:

- Exerce controle sobre a função de outras glândulas endócrinas e sobre funções gerais do organismo
- Uma de suas partes está em contato direto com o sistema nervoso central, através do *hipotálamo*, uma região que recebe inúmeras informações internas e externas.

A hipófise é composta de duas porções – a *adeno-hipófise* e a *neuro-hipófise* (Figura 15.1) –, ambas com funções distintas, porém com associação funcional entre elas.

- **Adeno-hipófise.** Essa é a porção mais volumosa da hipófise, que exibe características epiteliais e é constituída da *pars distalis* (a maior parte da adeno-hipófise), da *pars tuberalis* (que envolve o infundíbulo) e da *pars intermedia* (uma delgada faixa de tecido próxima à neuro-hipófise e pouco desenvolvida na espécie humana).
- **Neuro-hipófise.** Formada por tecido nervoso, essa porção da hipófise consiste em duas porções: uma haste denominada *infundíbulo* (contínua com a eminência média pertencente ao hipotálamo) e *pars nervosa*, uma porção dilatada da neuro-hipófise que se continua com o infundíbulo.

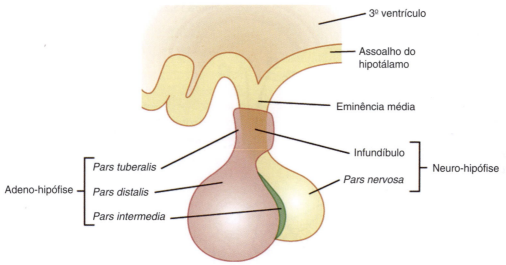

Figura 15.1 Estrutura e componentes da hipófise.

A adeno-hipófise e a neuro-hipófise têm origens embriológicas distintas

Por volta da terceira semana do desenvolvimento embrionário, há um crescimento (por evaginação) do assoalho do terceiro ventrículo cerebral na região do hipotálamo em direção da boca primitiva (Figura 15.2). Quase simultaneamente, ocorre um crescimento (também por evaginação) do ectoderma de uma região do teto da cavidade bucal primitiva. Esse crescimento forma um pequeno divertículo oco denominado **bolsa de Rathke**.

O divertículo de origem nervosa dá origem à neuro-hipófise, que permanece ligada ao hipotálamo pelo infundíbulo. A extremidade do infundíbulo se desenvolve e forma a *pars nervosa* da neuro-hipófise.

O divertículo de origem ectodérmica cresce em direção à porção nervosa, e sua extremidade abraça o infundíbulo, formando a *pars tuberalis*. Ao mesmo tempo, esse divertículo perde a conexão original com o teto da cavidade bucal. Uma das paredes da bolsa de Rathke se espessa e dá origem à adeno-hipófise. Esta fica aderida à neuro-hipófise pela *pars tuberalis*. A parede mais estreita da bolsa de Rathke dá origem à *pars intermedia*. Restos da cavidade da bolsa podem persistir após o nascimento.

A hipófise, portanto, resulta da união anatômica de duas porções distintas, tanto em sua origem como em sua estrutura histológica.

A organização característica da vascularização da hipófise é essencial para o funcionamento da glândula

A *pars nervosa* e a adeno-hipófise são supridas por ramos arteriais diferentes. A *pars nervosa* é irrigada principalmente pelas *artérias hipofisárias inferiores* (Figura 15.3). As *artérias hipofisárias superiores* irrigam a *pars tuberalis*, a eminência média e o infundíbulo. Há pequenas comunicações entre os ramos dessas duas artérias no interior da hipófise.

As artérias hipofisárias superiores originam uma rede capilar na eminência média e no infundíbulo. Os capilares originam vênulas e pequenas veias que se dirigem à *pars distalis*. Nessa região, esses vasos dão origem a um segundo sistema de capilares dispostos em redes que envolvem os cordões de células secretoras da *pars distalis*. Esses capilares, em seguida, se reúnem em vênulas e pequenas veias que drenam para as veias hipofisárias.

Há, portanto, dois conjuntos sequenciais de capilares e veias – o primeiro na eminência média e infundíbulo e o segundo na *pars distalis*. Isto caracteriza um sistema porta, neste caso denominado *sistema porta-hipofisário*. A *pars distalis* é nutrida principalmente pela segunda alça deste sistema e, em consequência, recebe sangue que já transitou pelo infundíbulo e pela eminência média, fato de grande importância funcional.

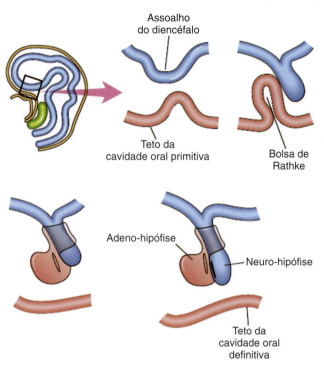

Figura 15.2 Desenvolvimento embriológico da hipófise.

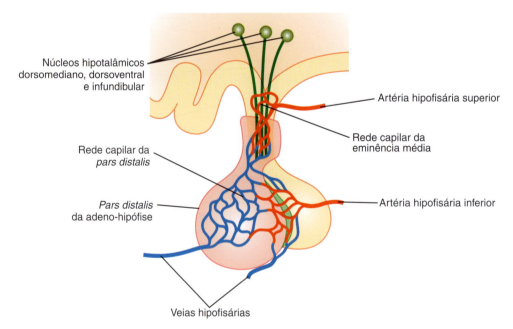

Figura 15.3 Ramos da artéria hipofisária superior formam uma rede capilar na eminência média. Em seguida, os capilares se reúnem em veias, que se capilarizam novamente na *pars distalis* da adeno-hipófise. Esse conjunto constitui o sistema porta-hipofisário. Axônios de núcleos hipotalâmicos terminam na eminência média e no infundíbulo, onde liberam hormônios liberadores hipotalâmicos. Esses hormônios são transportados para a adeno-hipófise pelo sistema porta-hipofisário e controlam a secreção de hormônios da *pars distalis* da adeno-hipófise.

A *pars distalis* da adeno-hipófise é uma glândula endócrina cordonal constituída de vários tipos de células

Na *pars distalis* as células se organizam em cordões, entre os quais há capilares sanguíneos de calibres variados (Figura 15.4). Os cordões celulares são sustentados por fibras reticulares do tecido conjuntivo.

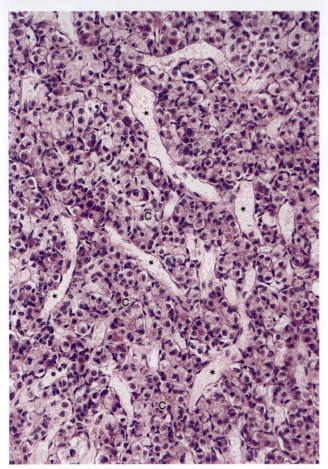

Figura 15.4 *Pars distalis* da adeno-hipófise. Trata-se de uma glândula endócrina cordonal – suas células estão arranjadas em cordões (C), separados por capilares sanguíneos (*). (*Microscopia óptica. H&E. Aumento pequeno.*)

Após coloração por corantes de uso rotineiro e por corantes tricrômicos, é possível reconhecer duas populações de células, de acordo com a coloração dos grãos de secreção de seu citoplasma:

- Células bem coradas, denominadas células *cromófilas*, subdivididas em dois subgrupos:
  - Células *acidófilas*, coradas por corantes ácidos (p. ex., em vermelho pela eosina, em amarelo por orange G)
  - Células *basófilas*, coradas por corantes básicos ou que se comportam como tal (p. ex., hematoxilina, azul de anilina) (Figuras 15.5 e 15.6)
- O citoplasma do segundo tipo de célula se cora pouco ou não se cora, sendo denominado *célula cromófoba*.

A proporção de cada tipo celular e a sua localização na glândula variam com a espécie e com a idade do indivíduo.

A correlação de tumores de células da adeno-hipófise com os sinais e sintomas exibidos por pacientes portadores desses tumores possibilitou a associação de algumas das células com seus hormônios. Um exemplo é o tumor de células acidófilas presente em pacientes que sofrem de um distúrbio denominado *acromegalia*, caracterizado por crescimento excessivo de extremidades em adultos.

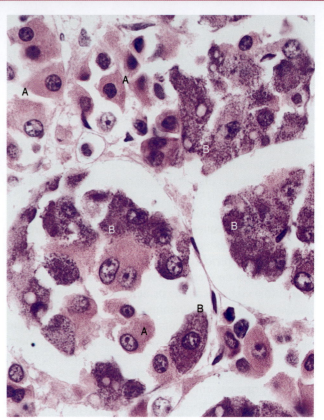

Figura 15.5 *Pars distalis* da adeno-hipófise. Nos cordões celulares observam-se células acidófilas (*A*) e células basófilas (*B*). (*Microscopia óptica. Hematoxilina crômica-eosina. Aumento médio.*)

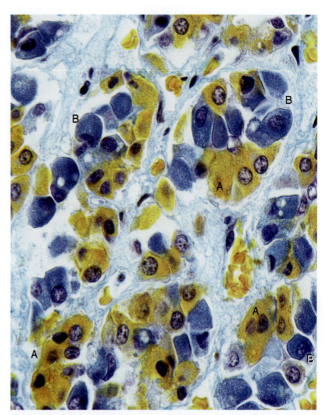

Figura 15.6 *Pars distalis* da adeno-hipófise. Células acidófilas (*A*) coradas em amarelo e células basófilas (*B*) coradas em azul. (*Microscopia óptica. Tricromo de Mallory. Aumento médio.*)

Da mesma forma, tumores de células acidófilas foram relacionados com produção aumentada de prolactina.

Sabe-se que a adeno-hipófise produz pelo menos seis hormônios. No entanto, somente por meio de técnicas especializadas, principalmente por imunocitoquímica, foi possível identificar as células que produzem os diversos hormônios. Desta maneira, hoje são reconhecidos cinco tipos de células, um dos quais produz dois hormônios (Tabela 15.1).

Os hormônios secretados pela *pars distalis* exercem inúmeras funções importantes para o funcionamento do organismo (Tabela 15.2).

A secreção de vários desses hormônios não é contínua, mas ocorre em pequenos surtos sequenciais. Sua produção frequentemente obedece a um ritmo de 24 h, denominado **ritmo** ou **ciclo circadiano**. O ACTH, por exemplo, exibe um pico de secreção por volta de 6:00 da manhã, enquanto o GH é secretado principalmente à noite.

Além das células secretoras, há na *pars distalis* uma população de células denominadas **foliculoestelares**, que formam redes ao redor dos cordões de células. Embora constituam cerca de 10% das células da *pars distalis*, sua função é desconhecida. As células foliculoestelares têm algumas proteínas em comum com as células da neuróglia do tecido nervoso.

O sistema porta-hipofisário possibilita que substâncias secretadas na eminência média atinjam rapidamente a *pars distalis*

Há dois mecanismos principais de controle de secreção dos hormônios da *pars distalis*. O primeiro se dá por ação de **hormônios liberadores hipotalâmicos**, antigamente denominados **fatores hipotalâmicos de liberação**. São produzidos por neurônios cujos corpos celulares se situam em núcleos nervosos no hipotálamo. A secreção é transportada ao longo dos seus axônios, os quais terminam principalmente na eminência média, situada na região inferior do hipotálamo. Nos locais em que terminam esses axônios localiza-se o plexo capilar primário do **sistema porta-hipofisário**. A secreção produzida pelos neurônios dos núcleos hipotalâmicos é liberada nesse local e passa para os capilares (em geral, do tipo fenestrado) e é conduzida para o plexo capilar da *pars distalis* (ver Figura 15.3).

Os hormônios liberadores hipotalâmicos que chegam às células da *pars distalis* por meio dos capilares do plexo secundário atuam sobre essas células endócrinas situadas nos cordões que circundam esses capilares. Quase todos os hormônios hipotalâmicos estimulam a secreção de hormônios pelas células da adeno-hipófise, com exceção da prolactina, cuja secreção é inibida pelo respectivo hormônio hipotalâmico (Tabela 15.3).

Devido ao controle feito pelo hipotálamo sobre a hipófise e à estreita associação tanto anatômica como funcional entre esses dois órgãos, esse conjunto recebe o nome de **eixo** ou **sistema hipotálamo-hipofisário**.

Hormônios produzidos pelas glândulas endócrinas reguladas pela *pars distalis* controlam sua própria secreção

O segundo mecanismo de controle da secreção dos hormônios da *pars distalis* consiste no processo de **retroalimentação** negativa que inibe as células endócrinas da adeno-hipófise. Essa inibição é efetuada por hormônios produzidos pelas glândulas endócrinas controladas pela hipófise e também por outras substâncias dependentes dos hormônios.

Os hormônios produzidos por glândulas endócrinas (p. ex., hormônio da tireoide), assim como substâncias controladas pelas glândulas, circulam no sangue e atingem as células da adeno-hipófise diretamente pelos vasos sanguíneos que irrigam a hipófise. Essa retroalimentação geralmente é negativa. Quando se eleva no sangue a concentração de um hormônio produzido por

Tabela 15.2 Hormônios secretados pela *pars distalis* da adeno-hipófise.

Hormônio	Exemplos de atividade fisiológica
Prolactina (PRL)	Promove crescimento e desenvolvimento da glândula mamária durante a gestação e durante a amamentação
Hormônio do crescimento (GH)	Ações metabólicas e de crescimento em vários locais por ação direta em células-alvo, ou indireta, estimulando a produção de fator de crescimento semelhante à insulina tipo I (IGF-I) no fígado. Atua na cartilagem epifisária promovendo o crescimento de ossos longos
Adrenocorticotrófico ou corticotrofina (ACTH)	Estimula a produção de hormônios esteroides pelo córtex da glândula suprarrenal
Hormônio foliculoestimulante (FSH)	No sexo feminino: estimula o crescimento de folículos ovarianos e síntese de estrógenos no ovário. No sexo masculino: estimula a produção de espermatozoides
Hormônio luteinizante (LH)	No sexo feminino: induz a ovulação e o desenvolvimento e a manutenção de corpos lúteos no ovário. No sexo masculino: estimula a produção de andrógenos no testículo
Hormônio tireotrófico ou tireotrofina (TSH)	Estimula a produção e secreção de hormônios tireoidianos

Tabela 15.1 Células secretoras da *pars distalis* e seus hormônios.

Célula	Proporção aproximada entre as células secretoras da *pars distalis* (%)	Hormônio produzido
Mamotrófica	18 a 22	Prolactina (PRL)
Somatotrófica	30 a 40	Hormônio do crescimento ou somatotrofina (GH)
Corticotrófica	18 a 20	Hormônio adrenocorticotrófico ou corticotrofina (ACTH)
Gonadotrófica	8 a 12	Hormônio foliculoestimulante (FSH) Hormônio luteinizante (LH)
Tireotrófica	4 a 6	Hormônio tireotrófico ou tireotrofina (TSH)

Tabela 15.3 Controle de secreção de hormônios pelas células da *pars distalis*.			
Hormônio	Hormônio regulador hipotalâmico	Modo de controle hipotalâmico	Exemplos de outros fatores reguladores
Prolactina (PRL)	Dopamina	Inibição	Hormônio liberador de prolactina?
Hormônio do crescimento (GH)	Hormônio liberador de GH (GHRH)	Estímulo	Inibição de secreção por somatostatina hipotalâmica e por grelina
Adrenocorticotrófico ou corticotrofina (ACTH)	Hormônio liberador de corticotrofina (CRH)	Estímulo	Inibição por cortisol circulante Estimulação por estresse e outros fatores
Hormônio foliculoestimulante (FSH) Hormônio luteinizante (LH)	Hormônio liberador de gonadotrofina (GnRH)	Estímulo	Inibição por testosterona, estrógeno em concentrações reduzidas, progesterona, inibina
Hormônio tireotrófico ou tireotrofina (TSH)	Hormônio liberador de TSH (TRH)	Estímulo	Inibição por hormônio da tireoide – tri-iodotironina – e por estresse

uma glândula endócrina, esse hormônio inibe a secreção do hormônio hipofisário que iria estimular aquela glândula endócrina.

Um exemplo é apresentado na Figura 15.7. A secreção da tireoide é regulada pelos dois mecanismos citados. Um dos controles é feito pelo TRH produzido em neurônios hipotalâmicos e conduzido por axônios até a *pars tuberalis*. Neste local, é liberado e conduzido pelo sistema porta-hipofisário à *pars distalis*, onde estimula as células tireotróficas a produzir TSH. Este hormônio entra na circulação geral e estimula a tireoide a produzir hormônios tireoidianos. Os hormônios da tireoide, por sua vez, circulam pelo sangue e, caso seus níveis estejam muito altos, inibem a produção de TRH e de TSH, diminuindo a atividade secretora da tireoide.

Na espécie humana, as funções da *pars tuberalis* e da *pars intermedia* da adeno-hipófise ainda não são muito conhecidas

A *pars tuberalis* forma uma estreita camada de tecido disposta em torno do infundíbulo. Consiste em células secretoras organizadas em cordões separados por capilares sanguíneos. Algumas dessas células produzem TSH. Evidências recentes indicam que essa região pode estar relacionada com controle de sazonalidade de reprodução em animais (ver *Glândula pineal*, adiante).

A *pars intermedia* é uma estreita camada de tecido situada entre a *pars distalis* e a *pars nervosa* (Figura 15.8). Pode estar separada da *pars distalis* por um espaço, remanescente da bolsa de Rathke. É pouco desenvolvida em humanos, sendo constituída par células basófilas e por folículos ocos com conteúdo homogêneo e revestidos por epitélio cúbico simples. Em anfíbios e peixes, essa região é mais desenvolvida e é responsável pela secreção de hormônio melanotrófico (alfa-MSH), que atua sobre células pigmentadas principalmente da pele, promovendo escurecimento da pele, o que pode também ocorrer na espécie humana no decorrer de algumas doenças.

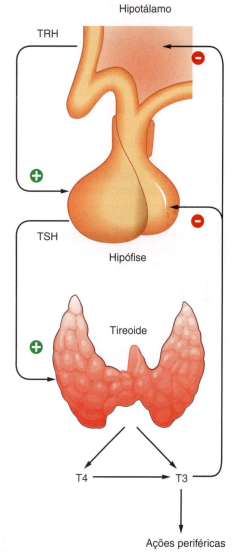

Figura 15.7 O controle de glândulas endócrinas pelo hipotálamo e pela hipófise está exemplificado pela regulação da secreção da tireoide. Por retroalimentação negativa, a taxa de hormônios tireoidianos circulantes impede o hipotálamo e a hipófise de estimular a secreção de hormônios pela tireoide.

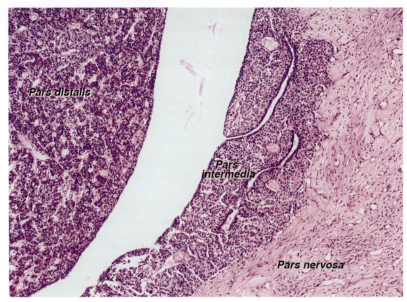

Figura 15.8 A *pars intermedia* é uma delgada faixa de tecido situada entre a *pars distalis* e a *pars nervosa* da neuro-hipófise. (*Microscopia óptica. H&E. Vista panorâmica.*)

 A *pars nervosa* da neuro-hipófise é local de armazenamento de hormônios produzidos no hipotálamo

A *pars nervosa* é um prolongamento do infundíbulo, sendo ambos constituídos por tecido nervoso, pois se continuam com o hipotálamo. Na *pars nervosa* não há produção de hormônios. Essa região é constituída de axônios de neurônios cujos corpos celulares se localizam nos núcleos supraópticos e paraventriculares do hipotálamo.

Esses neurônios produzem dois hormônios: a *oxitocina* (ou *ocitocina*) e a *arginina-vasopressina*, este também denominado *hormônio antidiurético* (ADH) (Tabela 15.4). Esses hormônios são pequenas moléculas (peptídios) que são transportadas ao longo de axônios que atravessam o infundíbulo e terminam na *pars nervosa* (Figura 15.9). Nessa região, acumu-

Tabela 15.4 Hormônios hipotalâmicos liberados na *pars* nervosa.

Hormônio	Ações principais	Estímulo de liberação
Oxitocina (ocitocina)	Contração de células mioepiteliais de ductos da glândula mamária resultando em ejeção de leite Contração de músculo liso do útero durante o parto?	Nervoso, por reflexo causado pela sucção na amamentação e por estímulos visuais e auditivos
Arginina-vasopressina ou hormônio antidiurético	Aumenta a reabsorção de H_2O em túbulos contorcidos distais e ductos coletores dos rins, produzindo urina mais concentrada	Aumento da pressão osmótica do plasma detectada por osmorreceptores

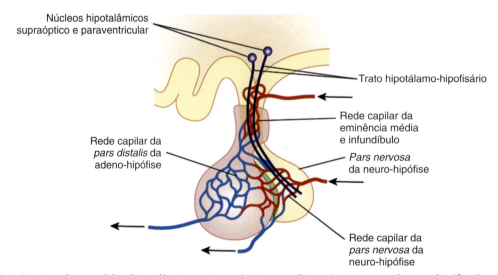

Figura 15.9 Pericários situados em núcleos hipotalâmicos emitem axônios que se dirigem à *pars nervosa* da neuro-hipófise. Em suas extremidades, os axônios liberam hormônios produzidos nos pericários. Esses hormônios entram na circulação sanguínea pelo plexo capilar da *pars nervosa*.

lam-se em dilatações existentes na extremidade dos axônios, que podem ser vistas ao microscópio óptico e recebem o nome de *corpos de Herring*. Após estímulo apropriado, esses hormônios são liberados e entram nos capilares sanguíneos do plexo capilar existente na *pars nervosa* e são distribuídos pela circulação sanguínea.

Em cortes histológicos, a *pars nervosa* tem aspecto de tecido nervoso em que predominam axônios acompanhados de células de natureza glial denominadas *pituícitos*, das quais em preparações rotineiras só se observam os núcleos (Figura 15.10). Corpos de Herring podem ser vistos em cortes submetidos a colorações especiais (p. ex., alguns corantes tricrômicos).

As glândulas suprarrenais são compostas de duas camadas

As *glândulas suprarrenais* (também denominadas *adrenais*) são glândulas endócrinas que, na espécie humana, situam-se sobre os rins. São revestidas por uma cápsula de tecido conjuntivo denso modelado, em torno da qual quase sempre há um acúmulo de tecido adiposo.

As glândulas apresentam duas camadas: a camada externa, denominada *camada cortical* ou *córtex da suprarrenal*, compreende cerca de 90% da glândula. A camada interna é denominada *camada medular* ou *medula da suprarrenal* (Figura 15.11). Ambas as camadas são glândulas endócrinas, formadas por células organizadas em cordões e sustentadas por fibras reticulares. Entre os cordões celulares há capilares sanguíneos.

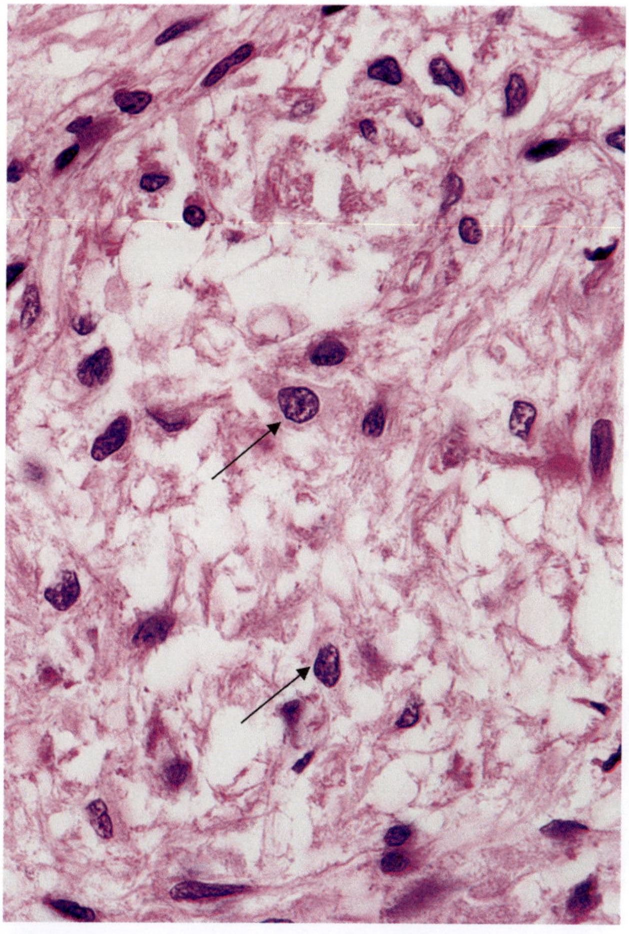

Durante a vida fetal há mais uma camada na suprarrenal, denominada *córtex fetal*, que ocupa a maior parte da glândula e situa-se entre a camada cortical e a medular. Desaparece logo após o nascimento, e gradativamente se desenvolve a camada cortical definitiva. As duas camadas da suprarrenal só adquirem sua conformação final no período anterior à puberdade. Uma das atividades do córtex fetal é produzir andrógenos que são modificados na placenta. Outra função do córtex fetal é produzir o hormônio cortisol, que, segundo se acredita, impede a diferenciação de dendritos e axônios nos neurônios da camada medular.

As duas camadas da suprarrenal têm origens embrionárias diferentes

Além de apresentarem características histológicas próprias e funções separadas mas inter-relacionadas, as camadas cortical e medular têm origens embriológicas distintas.

A *camada cortical* origina-se de células do epitélio do mesoderma intermediário da futura região lombar do embrião no início do segundo mês de desenvolvimento. Essas células se destacam do seu local de origem, migram para o mesoderma vizinho e constituem o córtex fetal.

Uma segunda onda de migração ocorre no terceiro mês, e esse segundo grupo de células envolverá o córtex fetal e formará a maior parte da camada cortical definitiva após o nascimento.

A *camada medular* se forma a partir de células originárias da crista neural. Essas células migram em direção à adrenal, que nessa etapa é constituída apenas de camada cortical. As células penetram na adrenal, são envolvidas pelo córtex e colonizam o interior da glândula, constituindo a camada medular.

A maior parte do sangue que irriga a camada cortical dirige-se em seguida para a camada medular

As artérias que irrigam a adrenal formam um plexo vascular na cápsula da glândula e na região subcapsular (Figura 15.12). Capilares fenestrados derivados desse plexo penetram na glândula e irrigam o córtex passando entre os cordões de células glandulares. Em seguida, dirigem-se à medula, onde circundam os cordões celulares da medula.

Figura 15.10 A *pars nervosa* da neuro-hipófise é formada por axônios, vasos sanguíneos e pituícitos (setas). (*Microscopia óptica. H&E. Aumento médio.*)

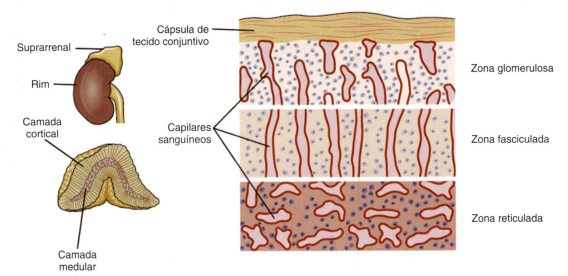

Figura 15.11 Glândula suprarrenal e as regiões de sua camada cortical.

Dessa maneira, a maior parte do sangue que irriga a medula contém substâncias liberadas perlas células corticais. Uma pequena parte de sangue que irriga a medula provém de *artérias medulares* que se originam do plexo superficial e dirigem-se diretamente para a medula (ver Figura 15.12).

O plexo capilar da medula dá origem a veias medulares, que se reúnem em uma *veia central* que apresenta em sua parede muitos feixes longitudinais de músculo liso. Em caso de estímulo nervoso apropriado (emergências, susto, medo), esse músculo pode contrair-se e impelir para a circulação sangue da medula contendo hormônios.

A camada cortical é formada por cordões celulares distribuídos em três zonas

Estas três zonas da camada cortical, cujos limites não são precisos, distribuem-se de maneira concêntrica em torno da camada medular (ver Figuras 15.11 e 15.13).

A região mais externa é a *zona glomerulosa*, situada abaixo da cápsula do órgão. Os cordões de células nessa zona têm disposição esférica ou formam arcos, cercados por capilares sanguíneos (ver Figuras 15.11 a 15.14).

A região seguinte é a *zona fasciculada*, que ocupa a maior parte da camada cortical. É formada por células organizadas em cordões longos e paralelos, dirigidos para o centro da glândula (ver Figuras 15.11 a 15.13). Os cordões são cercados por capilares dispostos paralelamente aos cordões (ver Figura 15.12).

O citoplasma das células da zona fasciculada costuma ser menos corado e tem aspecto rendilhado, e por esta razão essas células são chamadas *espongiócitos* (ver Figura 15.14). A aparência das células deve-se à presença de inúmeras gotículas de lipídios no seu citoplasma.

Os espongiócitos apresentam características típicas de células produtoras de hormônios esteroides, tais como:

▶ Grande quantidade de cisternas de retículo endoplasmático agranular no citoplasma

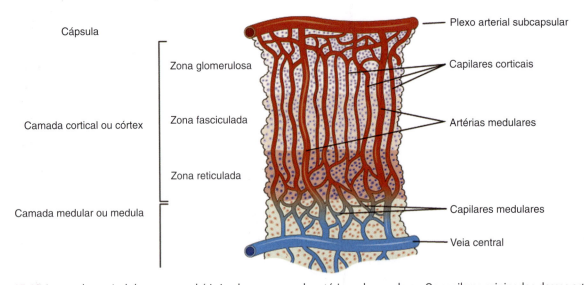

Figura 15.12 A camada cortical da suprarrenal é irrigada por ramos de artérias subcapsulares. Os capilares originados dessas artérias percorrem a camada cortical e, em seguida, irrigam as células da camada medular. Alguns ramos das artérias subcapsulares, chamados artérias medulares, atingem diretamente a camada medular.

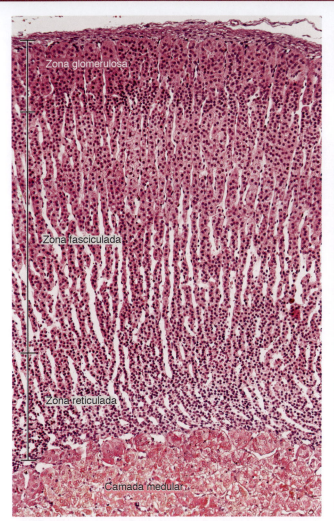

Figura 15.13 Zonas da camada cortical da suprarrenal. (*Microscopia óptica. H&E. Vista panorâmica.*)

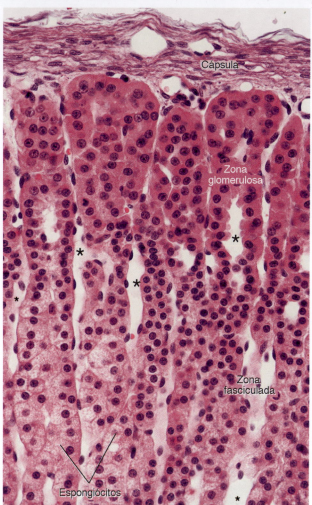

Figura 15.14 A zona glomerulosa da camada cortical da suprarrenal é formada por cordões celulares em forma de arcos. Os cordões da zona fasciculada são retos e paralelos. Suas células, de aspecto claro e vacuolizado, são os espongiócitos. Inúmeros capilares sanguíneos (*) situam-se entre os cordões celulares. (*Microscopia óptica. H&E. Aumento pequeno.*)

▸ Mitocôndrias cujas cristas têm o formato de pequenos túbulos, em vez de formarem prateleiras.

A região mais interna do córtex é a *zona reticulada*, formada por células menores, bem coradas e que formam cordões dispostos em redes irregulares (ver Figuras 15.11 a 15.13 e 15.15). A zona reticulada se limita com a camada medular da suprarrenal.

As células da camada cortical da suprarrenal produzem hormônios esteroides importantes para a fisiologia do organismo (Tabela 15.5). A secreção desses hormônios é controlada por vários fatores, tanto hormônios hipofisários como condições internas do organismo (Tabela 15.6).

Os hormônios esteroides circulantes difundem-se através da membrana plasmática das células-alvo e se ligam a *receptores* específicos intracelulares. O complexo hormônio-receptor é transportado para o núcleo, onde estimula a transcrição de mRNA em genes específicos. Disso resulta a produção de várias proteínas com diversas funções.

A camada medular da suprarrenal secreta principalmente epinefrina e norepinefrina

As células da camada medular são originárias da crista neural e comportam-se como neurônios secretores. São células poliédricas organizadas em cordões ou conjuntos esferoidais, envoltos por uma ampla rede de capilares e vênulas (ver Figura 15.15). As células apresentam núcleos esféricos, e ao microscópio eletrônico de transmissão podem ser observados inúmeros grânulos de secreção no citoplasma. Células e vasos são sustentados por uma rede de fibras reticulares.

As células da camada medular são inervadas por fibras nervosas pré-ganglionares do sistema nervoso simpático e, portanto, podem ser consideradas equivalentes ao segundo neurônio de uma cadeia simpática (neurônios pós-ganglionares). No entanto, em vez de eliminarem os neurotransmissores em sinapses, secretam os neurotransmissores para a circulação sanguínea.

Além de ser controlada pela inervação simpática, a camada medular tem seu funcionamento e sua estrutura influenciados por hormônios da camada cortical, que têm acesso à camada medular pelos capilares sanguíneos originários da camada cortical.

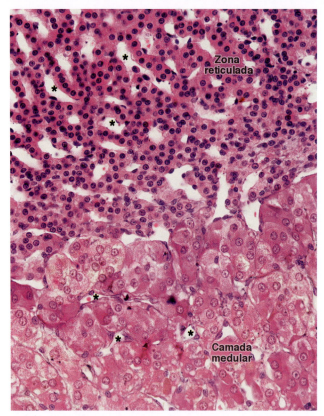

Figura 15.15 Na zona reticulada da glândula suprarrenal os cordões celulares têm aspecto de redes e são separados por capilares sanguíneos (*). (*Microscopia óptica. H&E. Aumento pequeno.*)

Tabela 15.6 Controle de secreção de hormônios produzidos no córtex adrenal.

Hormônio	Estímulo de secreção
Aldosterona	Muitos fatores (p. ex., angiotensina II, volume de sangue, concentração de potássio circulante)
Cortisol	ACTH
DHEAS	ACTH

ACTH: hormônio adrenocorticotrófico; DHEAS: sulfato de desidroepiandrosterona.

Sistema cromafim

As células da medula fazem parte do conjunto de *células cromafins* do organismo, porque assumem uma coloração pardo-amarronzada quando tratadas por sais de bicromato. Essa reação resulta de seu conteúdo de *epinefrina* e *norepinefrina*, sendo que a grande maioria das células da camada medular secreta epinefrina e uma proporção menor produz norepinefrina. Estes hormônios, juntamente com a *dopamina*, fazem parte do grupo das *catecolaminas*.

Epinefrina e norepinefrina são hormônios fabricados no citosol a partir do aminoácido tirosina e, quando prontos, são transportados para vesículas secretoras para serem armazenados em grânulos de secreção no citoplasma até o momento da exocitose.

Dopamina é secretada pela camada medular em menor quantidade. Outras substâncias presentes nos grânulos de secreção são: nucleotídios como o ATP, pequenas moléculas (peptídios) biologicamente ativas e ácido ascórbico. Proteínas da família das *graninas* são proteínas com funções estruturais nos grânulos.

Os principais hormônios da camada medular apresentam funções muito amplas e variadas, que dependem do tipo de receptor (alfa ou beta) presente em células-alvo em diferentes locais do organismo.

Algumas de suas funções: atuam na musculatura lisa (resultando em contração ou relaxamento), estimulam o músculo cardíaco, atuações metabólicas (atuam no fígado aumentando a glicemia) e no metabolismo de água e eletrólitos. A secreção hormonal súbita e em quantidade elevada das catecolaminas ocorre tipicamente em respostas a emergências (susto, medo, "reação de luta ou fuga") e exercício.

Tabela 15.5 Produção de hormônios esteroides pela camada cortical da suprarrenal.

Local de produção	Hormônio	Ações principais
Zona glomerulosa	Aldosterona (mineralocorticoide)	Retenção de sódio e água nos túbulos distais e ductos coletores dos rins e nas glândulas sudoríparas e salivares. Controle da pressão arterial
Zona fasciculada	Cortisol (glicocorticoide)	Ações amplas no organismo: controle de glicemia, de metabolismo proteico, anti-inflamatório e imunossupressor
Zona reticulada	Sulfato de desidroepiandrosterona (DHEAS), androstenediona (andrógenos)	Precursores que são convertidos em andrógenos e estrógenos

 A tireoide é a única glândula endócrina que armazena grande quantidade de secreção

A tireoide tem dois lobos unidos por tecido tireoidiano (chamado istmo), e situa-se abaixo da laringe em frente à traqueia (Figura 15.16).

A *tireoide* é formada por milhões de pequenas esferas denominadas *folículos tireoidianos*, que constituem as unidades funcionais da glândula (Figura 15.17). É, portanto, uma glândula endócrina do tipo *folicular*, ao contrário das outras glândulas endócrinas, que são cordonais.

Os folículos são delimitados por uma camada de células epiteliais que constituem o *epitélio folicular* (Figura 15.18). A forma das células geralmente é cúbica, mas pode variar de plana até cilíndrica, dependendo do nível de atividade secretora do folículo. O núcleo das células foliculares varia com a forma da célula, sendo geralmente esférico. Cada folículo é envolvido por uma lâmina basal.

Capítulo 15 | Sistema Endócrino 227

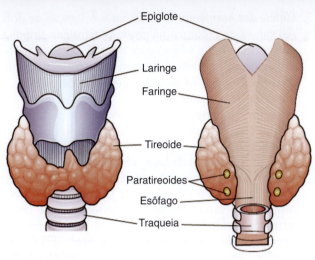

Figura 15.16 Situação anatômica da tireoide em vista frontal (à esquerda) e em vista dorsal (à direita), observando-se a localização das paratireoides.

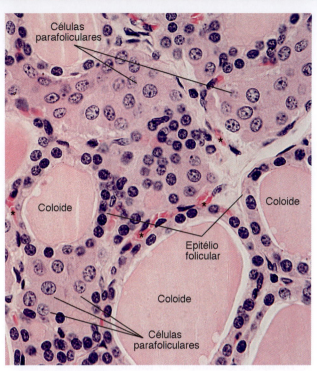

Figura 15.18 Folículos tireoidianos revestidos por um epitélio simples, cúbico ou colunar, o epitélio folicular. O lúmen dos folículos contém um material gelatinoso denominado coloide. As células parafoliculares situam-se nos espaços entre folículos. (*Microscopia óptica. H&E. Aumento médio.*)

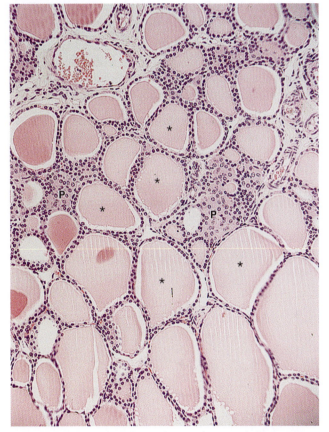

Figura 15.17 Secção histológica da tireoide. As unidades secretoras desta glândula são pequenas esferas, os folículos tireoidianos (*). As células parafoliculares (P), ou células C, situam-se entre os folículos. (*Microscopia óptica. H&E. Vista panorâmica.*)

Os folículos têm em seu interior um material de aspecto homogêneo denominado *coloide*, a secreção da tireoide que contém os hormônios tireoidianos (ver Figura 15.18). Grande quantidade de *capilares sanguíneos* fenestrados forma plexos em torno dos folículos.

Além das células foliculares há uma outra população de células na glândula – as *células parafoliculares*, ou *células C* (ver Figuras 15.17 e 15.18). Essas células não revestem a cavidade do folículo, mas organizam-se em agrupamentos externos ao epitélio folicular. Apresentam núcleos esféricos, de cromatina frouxa, e tamanho maior que o das células foliculares.

As células dos folículos sintetizam o coloide, que contém os hormônios da glândula

As células foliculares são polarizadas em direção à cavidade do folículo. Seu retículo endoplasmático granular situa-se na base da célula (próximo à lâmina basal), e o núcleo e o complexo de Golgi situam-se aproximadamente no meio da célula. Sua superfície apical apresenta microvilosidades que estão em contato com o coloide.

O *coloide* existente no interior dos folículos é composto de várias proteínas e glicoproteínas. A glicoproteína mais importante é a *tireoglobulina*, uma molécula de alto peso molecular que contém muitos radicais do aminoácido *tirosina*. A estes resíduos se liga *iodo*, para formar os hormônios tireoidianos. Estes hormônios apresentam três ou quatro átomos de iodo associados a moléculas de tirosina e são denominados *tri-iodotironina* e *tetraiodotironina* (ou *tiroxina*). Embora esta última seja secretada em proporção bem maior, a tri-iodotironina é a forma ativa do hormônio. O coloide juntamente com os hormônios nele contidos é reabsorvido pelas células foliculares para haver a secreção dos hormônios.

A síntese e a secreção do coloide e dos hormônios tireoidianos são processos complexos que compreendem várias etapas

Os processos de síntese e secreção, descritos a seguir, são apresentados na Figura 15.19:

1. *Síntese e secreção de tireoglobulina* – A síntese se dá nas cisternas do retículo endoplasmático granular situadas na região basal da célula. As moléculas são transportadas para o complexo de Golgi, onde são glicosiladas, envoltas em grânulos de secreção e transferidas para a região apical da célula, e daí, por exocitose, são transferidas para a cavidade do folículo (ver Figura 15.19, setas vermelhas).
2. *Captação de iodeto circulante no plasma* – As células foliculares captam iodeto por transporte ativo por meio de uma proteína transmembrana, um cotransportador de Na^+ e I^- denominado *NIS* (Na^+ I^- *symporter*), situado na membrana plasmática basolateral da célula folicular.
3. *Transporte e oxidação do iodeto* – O iodeto é transportado através da célula para a sua membrana apical, e daí para o lúmen do folículo. Desse transporte participa um transportador denominado *pendrina*. No interior do folículo o iodeto é oxidado a iodo por meio da *peroxidase tireoidiana* (TPO) e H_2O_2.
4. *Iodo é incorporado à tireoglobulina* – No coloide, o iodo é incorporado a radicais tirosina que fazem parte da molécula de tireoglobulina, formando *monoiodotirosina* (*MIT*) e *di-iodotirosina (DIT)*.
5. *Síntese dos hormônios tireoidianos* – A ligação de dois radicais de di-iodotirosina produz a *tetraiodo-tironina* ou *tiroxina* (*T4*), e a ligação de um radical de di-iodotirosina com um radical de monoiodotirosina produz a *tri-iodotironina* (*T3*); todos permanecem ligados à molécula de tireoglobulina.
6. *Endocitose da tireoglobulina* – Pequenas porções de coloide são endocitadas na membrana apical das células foliculares.
7. *Digestão lisossômica da tireoglobulina* – No citoplasma, as vesículas de endocitose fundem-se com lisossomos e a tireoglobulina é hidrolisada pelas enzimas lisossômicas, liberando mono- e di-iodotirosina e tri- e tetraiodotironina.
8. *Transporte dos hormônios para o exterior* – Estes dois últimos são transferidos da célula para o meio extracelular através da membrana plasmática basolateral. Após se difundirem até o interior dos capilares que circundam os folículos tireoidianos, os hormônios são transportados pelo sangue (ligados a transportadores proteicos) e distribuídos pelo organismo.

A mono- e a di-iodotirosina que foram liberadas no citoplasma pela digestão lisossômica perdem seus átomos de iodo, que são reciclados para síntese de novo hormônio, e também são reaproveitados os radicais tirosina.

Atuações dos hormônios e seu controle de secreção

Parte da tetraiodotironina secretada é transformada nos tecidos em tri-iodotironina (T3), o hormônio mais ativo da tireoide. T3 circulante é transportado para o interior das células por um transportador ainda não bem conhecido. No citoplasma, liga-se a um *receptor intranuclear* presente

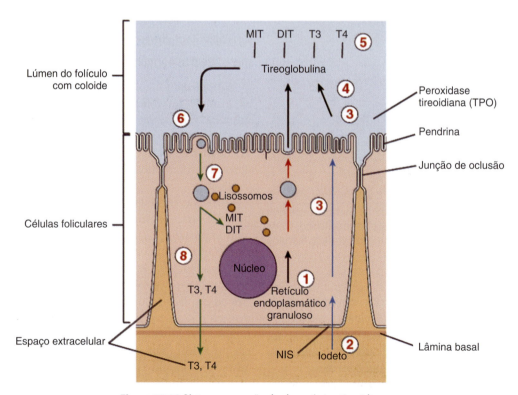

Figura 15.19 Síntese e secreção dos hormônios tireoidianos.

em muitos tipos celulares. O hormônio e seu receptor ativam trechos de DNA, o que resulta em síntese de mRNAs e produção de várias proteínas, com atividade enzimática ou não, que atuam em funções celulares.

As funções desse hormônio no organismo são bastante amplas, e abrangem, por exemplo, a regulação do metabolismo e produção de calor, o crescimento, a diferenciação celular e o desenvolvimento embrionário.

O controle principal da atividade da glândula é feito pelo TSH secretado pela adeno-hipófise, o qual estimula tanto a síntese como a secreção dos hormônios. As células foliculares ativadas pelo TSH são colunares, enquanto folículos pouco ativos ou inativos apresentam células cúbicas ou achatadas. Tanto a adeno-hipófise como o hipotálamo são retroalimentados negativamente por T3 e T4.

As células parafoliculares da tireoide produzem o hormônio calcitonina

As *células parafoliculares*, ou *células C* da tireoide, secretam um hormônio denominado *calcitonina* ou *tirocalcitonina*. Níveis altos deste hormônio inibem a atividade de osteoclastos, o que provoca diminuição da reabsorção óssea e resulta em queda dos níveis de cálcio e fosfato circulantes. O papel desse hormônio em níveis fisiológicos, no entanto, não é totalmente conhecido.

As ilhotas de Langerhans são glândulas endócrinas inseridas no interior do pâncreas

As *ilhotas de Langerhans*, ou *ilhotas pancreáticas*, são agrupamentos de células endócrinas presentes no interior de uma grande glândula exócrina, o pâncreas (Figura 15.20). São um conjunto de mais de 1 milhão de pequenas glândulas endócrinas cordonais, e na espécie humana estão presentes em maior concentração na cauda do pâncreas.

As ilhotas são formadas por pequenos grupos de células epiteliais secretoras e são revestidas por uma delgada *cápsula* de tecido conjuntivo. As células se organizam em cordões separados por capilares sanguíneos do tipo fenestrado (Figura 15.21).

Pelo menos cinco tipos de células secretoras constituem as ilhotas. Com base em coloração por corantes habituais, suas células podem ser classificadas apenas como acidófilas e basófilas. Para identificação precisa de cada um dos tipos celulares são necessárias técnicas especializadas (p. ex., a imunocitoquímica). A célula mais abundante é a *célula beta*, produtora de *insulina* e pertencente ao grupo de células basófilas. A segunda célula mais frequente é a

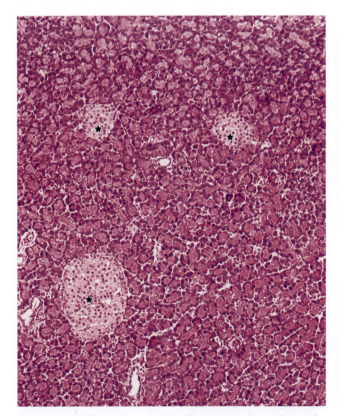

Figura 15.20 As ilhotas de Langerhans (ilhotas pancreáticas) destacadas por *asteriscos* são conjuntos de células endócrinas situadas no interior do pâncreas. Destacam-se do tecido pancreático exócrino graças a sua coloração menos intensa. (*Microscopia óptica. H&E. Vista panorâmica.*)

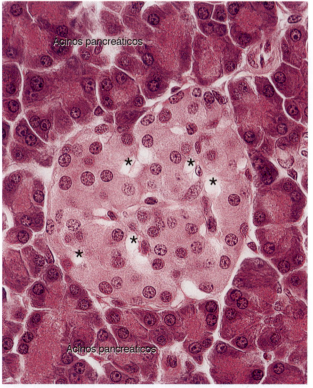

Figura 15.21 As ilhotas de Langerhans são pequenas glândulas endócrinas cordonais. Seus cordões celulares estão envolvidos por capilares sanguíneos (*). (*Microscopia óptica. H&E. Aumento médio.*)

Tabela 15.7 Principais células das ilhotas de Langerhans.			
Células	Proporção aproximada (%)	Hormônios secretados	Principais ações
A (alfa)	15 a 20	Glucagon	Glicorregulação – hiperglicemia por estímulo da quebra de glicogênio em glicose no fígado. Ações em outros locais: lipólise
B (beta)	70 a 80	Insulina	Glicorregulação – hipoglicemia. Nas células de vários tecidos promove entrada de glicose nas células e acúmulo de carboidratos, lipídios e proteínas
		Amilina	Faz baixar a taxa de esvaziamento gástrico – diminui a sensação de fome
D (delta)	5 a 10	Somatostatina	Inibe a secreção de insulina, glucagon e PP na ilhota (por sinalização parácrina) Diminui a secreção de enzimas digestivas
PP ou F	Menos que 5	Polipeptídio pancreático	Diminui a absorção de nutrientes no intestino e taxa de esvaziamento gástrico Diminui a sensação de fome
Épsilon	1	Grelina	Provoca sensação de fome

célula alfa, produtora de glucagon. Veja na Tabela 15.7 as células das ilhotas e seus produtos de secreção.

A somatostatina, produzida pelas células delta, é o mesmo composto que inibe a secreção de hormônio do crescimento pela adeno-hipófise. A célula épsilon, descoberta mais recentemente, é mais numerosa durante a gestação, e sua secreção pode ser menos relevante no adulto. Sua secreção é produzida também por outras células secretoras endócrinas presentes no aparelho digestivo.

A localização das células nas ilhotas é relativamente constante nas várias espécies. As células alfa e beta ocupam preferencialmente a região central, enquanto as outras se alojam na periferia de cada ilhota.

Vários hormônios da ilhota são sintetizados inicialmente em forma de pré-pró-hormônios

A insulina, por exemplo, é sintetizada nos ribossomos em forma de pré-proinsulina. Ao ser transportada para o interior das cisternas do retículo endoplasmático granuloso, perde um peptídio e passa a proinsulina. Esta é submetida a modificações pós-translacionais (principalmente quebra da molécula por ação de enzimas) e dá origem a insulina, formada por duas cadeias peptídicas unidas por pontes de dissulfeto. Após passagem no complexo de Golgi, a insulina é armazenada em grânulos de secreção. Da mesma forma, o glucagon deriva do pré-proglucagon. Observadas ao microscópio eletrônico de transmissão, as diversas células das ilhotas apresentam grânulos de secreção com morfologia característica.

A secreção final dos hormônios é realizada por exocitose do conteúdo dos grânulos de secreção e difusão dos hormônios até o lúmen de capilares sanguíneos.

O principal estímulo de secreção da insulina resulta da entrada de glicose nas células beta das ilhotas. Quanto mais glicose entra na célula devido à elevação da taxa de glicose sanguínea, maior o estímulo para a secreção de insulina. O glucagon, por sua vez, é estimulado pela redução da taxa de glicemia.

 ## Por vários mecanismos, o hormônio das paratireoides controla a concentração plasmática de cálcio

Os íons Ca^{2+} têm importância fundamental para o funcionamento de muitas reações químicas e para o controle de inúmeras funções celulares, como, por exemplo, adesão celular, exocitose, contração muscular, transmissão sináptica de impulsos nervosos. Para que todos esses processos ocorram adequadamente, é necessário que o nível de cálcio no plasma – e, por conseguinte, no meio extracelular – seja mantido dentro de limites muito precisos.

A totalidade de cálcio no organismo resulta de um balanço entre a quantidade ingerida e absorvida no intestino, a quantidade excretada nos rins e o cálcio localizado no tecido ósseo, que representa cerca de 99% do total. O hormônio das paratireoides, denominado *hormônio da paratireoide* ou *paratormônio* (PTH), é responsável, juntamente com a *vitamina D*, por manter o equilíbrio desse sistema.

As paratireoides são pequenas glândulas inseridas na tireoide

As paratireoides, geralmente em número de quatro, que, em conjunto, pesam cerca de 200 mg, estão incrustadas na face posterior da tireoide (ver Figura 15.16). Cada qual é envolvida por delicada cápsula de tecido conjuntivo – portanto, elas são separadas do tecido tireoidiano (Figura 15.22). Apesar da sua proximidade, o funcionamento dessas duas glândulas endócrinas é totalmente independente.

As paratireoides são formadas por cordões de células (Figura 15.23). Os cordões são separados uns dos outros por capilares fenestrados.

A maioria das células é constituída pelas *células principais*, que produzem e secretam o paratormônio. Este é sintetizado no retículo endoplasmático granuloso em forma de pré-pró-hormônio e, depois de modificado, é

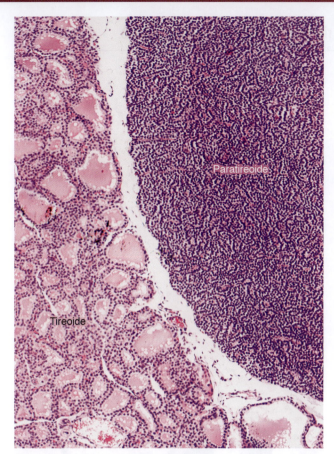

Figura 15.22 Cada glândula paratireoide se situa muito próxima da tireoide. O espaço entre ambas observado na imagem é artefatual. (*Microscopia óptica. H&E. Vista panorâmica.*)

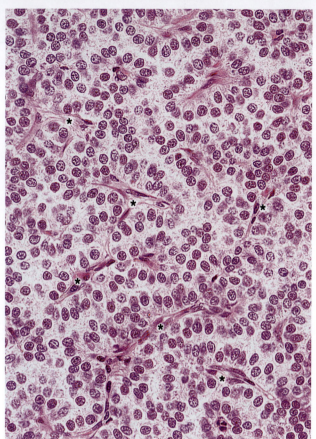

Figura 15.23 Cordões celulares da glândula paratireoide limitados por capilares sanguíneos (*). (*Microscopia óptica. H&E. Aumento médio.*)

armazenado em grânulos de secreção após passagem pelo complexo de Golgi.

Há uma segunda população de células, denominadas *oxínticas*, cujo citoplasma é acidófilo e contém muitas mitocôndrias. São células cujo reconhecimento em cortes nem sempre é fácil, e cuja função ainda é desconhecida.

As ações do PTH ocorrem em diferentes locais do corpo

Nos ossos, o PTH estimula indiretamente a fusão de precursores de osteoclastos e sua transformação em osteoclastos funcionantes. Estes entram em atividade aumentando a reabsorção óssea e, em consequência, elevam o nível de cálcio no plasma. Os osteoclastos não têm receptores para PTH, mas são estimulados por fatores secretados pelos osteoblastos e osteócitos, células que têm receptores para PTH. Esse efeito sobre os osteoclastos depende da presença da forma ativa da vitamina D. Acredita-se que o PTH estimule também o crescimento e a remodelação dos ossos.

Nos rins, o PTH estimula a reabsorção, pelos túbulos renais, de íons de cálcio filtrados nos glomérulos, evitando perda de cálcio na urina, e, por outro lado, diminui a reabsorção de fosfato, provocando aumento de sua excreção.

As células principais da paratireoide apresentam em sua superfície um receptor denominado *receptor-sensor de cálcio* (CaR). Desta maneira, a secreção de PTH é regulada por retroalimentação negativa pelo nível de cálcio plasmático – níveis altos de cálcio inibem a secreção de PTH. Excesso da forma ativa de vitamina D também inibe a secreção do hormônio. Taxas aumentadas de fosfato no plasma, por outro lado, induzem a secreção de PTH.

As ações do PTH necessitam da colaboração da forma ativa da vitamina D

A vitamina D, membro de uma família de moléculas, é produzida na pele a partir de um derivado de colesterol sob efeito de radiação ultravioleta. É transportada pela circulação sanguínea e absorvida pelo fígado, onde é transformada e acumulada. É liberada lentamente no sangue e convertida nos túbulos distais dos rins em sua forma ativa, o *1,25 di-hidroxicolecalciferol* [$1,25\text{-}(OH)_2\text{-}D_3$] (*vitamina D_3*); esse processo é estimulado pelo PTH.

A forma ativa da vitamina D (atualmente considerada um hormônio) induz mineralização dos ossos, absorção de cálcio e fosfato pelos intestinos, e diminuição da excreção de cálcio e fosfato nos rins.

A secreção da glândula pineal é relacionada com os ritmos diários e sazonais do organismo

A pineal é uma estrutura pequena (pesa cerca de 180 mg), de forma cônica (semelhante à pinha das árvores coníferas), situada no epitálamo, originada como um brotamento dorsal do teto do terceiro ventrículo. A glândula é proporcionalmente maior na infância e seu tamanho diminui após a puberdade.

A pineal é constituída por células denominadas *pinealócitos* e por células da glia, além de fibras nervosas simpáticas que chegam através do diencéfalo. Seu aspecto histológico é de tecido nervoso (Figura 15.24). Durante a vida adulta, há na pineal progressiva calcificação, que resulta em depósitos de cálcio em grânulos de tamanho diverso cujo conjunto é denominado *areia cerebral* (ver Figura 15.24).

A *melatonina* é o hormônio produzido pelos pinealócitos a partir do aminoácido triptofano, via serotonina. A produção de melatonina se dá de maneira rítmica, sendo um dos mais característicos *ritmos circadianos* (com duração de aproximadamente 24 h). Além disso, esse ritmo está perfeitamente sincronizado ao claro-escuro do ambiente de modo que a produção de melatonina coincida com a fase de escuro. Esta sincronização depende de uma via neural, chamada via retino-hipotalâmica, que tem origem em fotorreceptores especiais que são as chamadas células ganglionares intrinsecamente fotossensíveis (e que, portanto, não são nem cones nem bastonetes). Deve-se ressaltar que essas células fotorreceptoras especiais contêm um fotopigmento chamado melanopsina, decomposto especificamente pela luz azul, cujo comprimento de onda é de 480 nm. Essa via retino-hipotalâmica transmite sinais da luminosidade do ambiente para os núcleos supraquiasmáticos do hipotálamo, nos quais se localiza o chamado "relógio biológico circadiano" do corpo. Os sinais atingem a pineal depois de passarem pelo gânglio cervical superior, um gânglio do sistema nervoso simpático.

A produção e a secreção de melatonina ocorrem, como mencionamos, sempre durante a fase de escuridão; por esta razão, no ser humano, geralmente estão relacionadas com o ciclo de sono e vigília. Sua secreção afeta várias funções biológicas que seguem ritmos circadianos e prepara o organismo para funcionar de maneira específica em diferentes horas do dia ou da noite. As células da maioria dos órgãos do organismo apresentam receptores de membrana para melatonina, os chamados MT1 e MT2, indicando o importante papel fisiológico deste hormônio.

Além disso, a pineal assume papel importante nos animais que exibem comportamento sazonal. Sua fisiologia e seus hábitos comportamentais variam de acordo com as estações do ano (p. ex., desencadeamento das épocas de acasalamento, migração, entrada em hibernação).

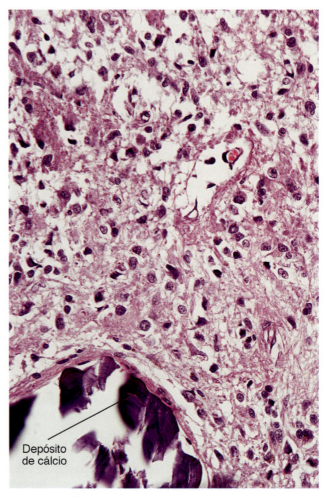

Figura 15.24 Glândula pineal. Sua aparência é de um tecido nervoso. Depósitos de cálcio são encontrados regularmente e sua quantidade aumenta nas faixas etárias mais avançadas. (*Microscopia óptica. H&E. Aumento pequeno.*)

O estímulo para estes eventos é dado pela alteração da duração do episódio diário de produção de melatonina, determinada pela duração dos dias e das noites típicas das diversas estações do ano. Ultimamente têm surgido evidências da existência de receptores para melatonina em células da *pars tuberalis* da hipófise. Este fato é interpretado como fazendo parte de um mecanismo de controle de processos reprodutivos sazonais e que envolveria ação da melatonina sobre as células tireotróficas da *pars tuberalis*; e, em última instância, como responsável pela maior ou menor disponibilidade de T3 (hormônio tireoidiano ativo) no hipotálamo, regulando, assim, a variação sazonal de sistemas neurais responsáveis pelo controle do comportamento reprodutivo, do comportamento alimentar, do metabolismo energético e outros.

Muitas células endócrinas não estão alojadas em órgãos endócrinos

Já foi mencionado no início deste capítulo que há muitas células endócrinas no corpo que não se reúnem para constituir glândulas. Formam um grupo heterogêneo cujas células secretam hormônios diversos. Podem ser classificadas em duas categorias:

- Células regulares de tecidos, como, por exemplo, as células do tecido adiposo (secretam: leptina, estrógeno, resistina, TNFα), células musculares cardíacas (secretam fator natriurético atrial) e células renais (secretam renina, eritropoetina)
- Células especializadas em secreção endócrina, dispersas entre as células que constituem vários órgãos, especialmente no aparelho digestivo e no aparelho respiratório.

Esta última categoria constitui o *sistema neuroendócrino difuso* (DNES, de *diffuse neuroendocrine system*), formado por células endócrinas originárias, em parte, de células da crista neural. São células pertencentes ao tubo neural e que, por ocasião do seu fechamento, "escapam" das bordas do tubo no momento da fusão. Dão origem a várias estruturas importantes, como, por exemplo, as células nervosas residentes nos gânglios nervosos e as células secretoras da medula da suprarrenal. Originam também uma população de células endócrinas que eram agrupadas no sistema denominado APUD e que, mais tarde, se expandiu para o DNES.

Outra população do DNES, não originária da crista neural, é derivada principalmente das células endodérmicas que constituem o aparelho respiratório e o sistema digestivo. A maior concentração dessas células endócrinas se dá no aparelho digestivo, que pode ser considerado o maior órgão endócrino do corpo. Esse conjunto de células é denominado *sistema endócrino gastroenteropancreático* (GEP, de *gastroenteropancreatic endocrine system*). Suas células também são denominadas *enterocromafins* (por sua afinidade por sais de cromato) ou *enteroargentafins* (afinidade por sais de prata). Nos pulmões há também uma grande quantidade de células endócrinas, denominadas *células neuroendócrinas pulmonares*.

CAPÍTULO 16

Pele e Seus Anexos

Principais tópicos abordados neste capítulo

- Conceito e funções, 236
- Epiderme e derme | Constituição e inter-relações, 237
- Epiderme, 238
- Camadas celulares de queratinócitos, 238
- Não queratinócitos, 240
- Anexos da pele, 241
- Receptores sensoriais da pele, 246
- Diferenças entre pele fina e pele espessa, 246

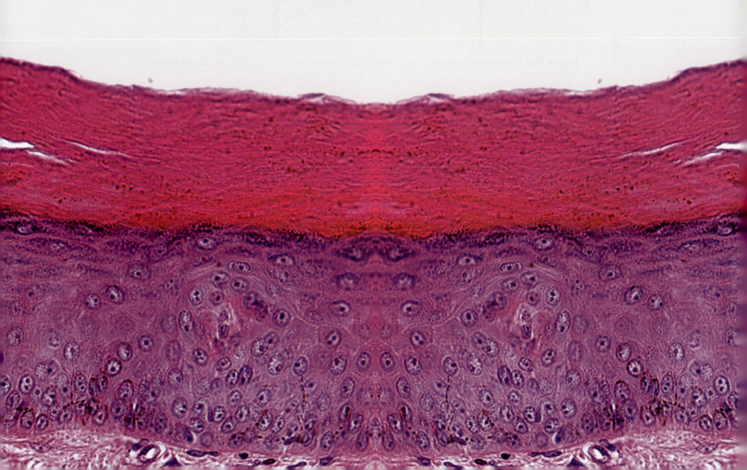

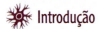

Introdução

A *pele* ou *tegumento*, juntamente com seus anexos, é considerada o maior órgão do corpo, sendo constituída por duas camadas de estrutura e origens embriológicas diferentes:

- *Epiderme*, originária quase integralmente do ectoderma e constituída por epitélio simples pavimentoso queratinizado
- *Derme*, de origem mesodérmica e formada a partir de mesênquima, é constituída em sua maior parte de tecido conjuntivo denso não modelado (Figuras 16.1 e 16.2).

Abaixo da pele há uma camada de tecido conjuntivo frouxo, rico em células adiposas: o *tecido subcutâneo* ou *hipoderme*.

A pele contém várias estruturas, denominadas *anexos da pele*. Na espécie humana, compreendem os *pelos*, as *unhas*, as *glândulas sudoríparas* e as *glândulas sebáceas*. As *glândulas mamárias* – embora sejam, a rigor, anexos tegumentares – serão analisadas no Capítulo 21, *Aparelho Reprodutor Feminino*.

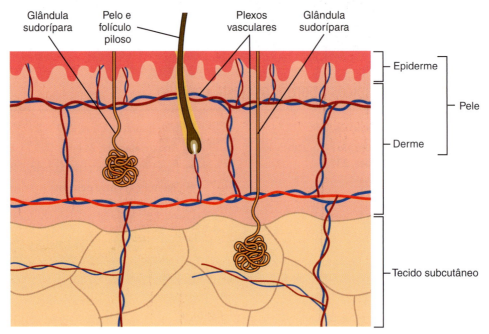

Figura 16.1 Esquema apresentando os principais componentes da pele e do tecido subcutâneo.

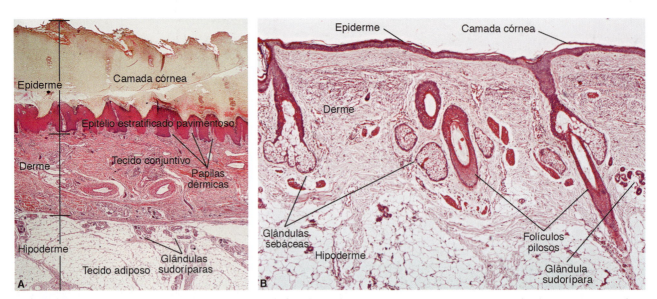

Figura 16.2 Secções transversais de pele espessa e de pele fina. **A.** A pele espessa apresenta uma grossa camada córnea na sua superfície. **B.** Pele fina. Observe sua epiderme bastante delgada e a presença de folículos pilosos, ausentes da pele espessa. (*H&E. Microscopia óptica. Vista panorâmica.*)

As principais funções da pele são o revestimento da superfície externa do corpo e a proteção contra dessecamento, atritos e choques mecânicos e regulação da temperatura corpórea. Sua estrutura é especialmente adaptada para exercer essas atividades. Além disso, apresenta muitos receptores que respondem a tato, pressão e temperatura. Exerce ainda atividades secretoras exócrinas e endócrinas.

Há dois tipos de pele: *fina* e *espessa*. Ambas se diferenciam quanto a sua espessura total e quanto à espessura e à organização da epiderme e da derme (ver Figura 16.2).

O epitélio pavimentoso estratificado e queratinizado da epiderme e o tecido conjuntivo da derme são separados por uma lâmina basal

A superfície inferior da epiderme é irregular e emite prolongamentos da epiderme que se interdigitam e se inserem em depressões da superfície da derme. A quantidade de interdigitações e o seu comprimento diferem nas várias regiões do corpo.

Os prolongamentos existentes na superfície profunda da epiderme constituem as *cristas epidérmicas*, enquanto os prolongamentos de derme que se projetam no interior da epiderme são as *papilas dérmicas* (ver Figuras 16.2 e 16.3).

A existência das papilas dérmicas é muito vantajosa, pois:

▶ A interdigitação entre epiderme e derme aumenta a adesão entre ambas estruturas, diminuindo assim a possibilidade de que se desprendam por choques e atrito mecânico
▶ Capilares sanguíneos penetram nas papilas dérmicas, e dessa maneira se aproximam das células epiteliais e lhes oferecem melhor nutrição e oxigenação. Terminações nervosas também penetram nas papilas dérmicas. Um tipo de receptor frequentemente encontrado nas extremidades das papilas é o *corpúsculo de Meissner*, receptor de tato.

A porção mais superficial da derme, que inclui as papilas dérmicas, é denominada *camada papilar* (ver Figura 16.3). É constituída de *tecido conjuntivo frouxo*, cujas células predominantes são fibroblastos, além de outras células residentes e transitórias. Suas fibras colágenas são delgadas. É muito vascularizada: capilares sanguíneos e vênulas se aproximam da superfície profunda do epitélio (Figura 16.4 A).

A porção mais profunda e mais espessa da derme, denominada *camada reticular*, é formada por *tecido conjuntivo denso não modelado*, que, além de fibroblastos e outras células, apresenta muitas fibras colágenas espessas em várias direções e também muitas fibras elásticas.

Na derme localizam-se os diversos anexos da pele, mas em alguns locais do corpo esses anexos podem se dispor na hipoderme (ver Figura 16.2 A).

A pele é irrigada a partir de um plexo vascular situado na hipoderme (tecido subcutâneo) (ver Figura 16.1). Esse plexo emite ramos para a derme, e aí se forma um plexo vascular próximo à interface da derme com a hipoderme. Desse plexo saem ramos em direção à derme papilar, na qual se estabelece um segundo plexo que nutre a superfície da derme e que emite capilares que penetram nas papilas dérmicas.

A epiderme não é vascularizada, e recebe nutrientes por difusão a partir da camada papilar da derme. Juntamente com o pigmento melanina, o sangue do plexo superficial é responsável por proporcionar cor à pele.

O fluxo de sangue da pele é regulado por metarteríolas e por anastomoses arteriovenosas que permitem a chegada de maior ou menor quantidade de sangue à sua superfície (ver Capítulo 13, *Sistema Circulatório*).

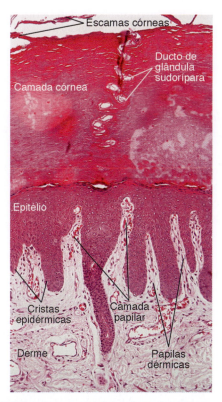

Figura 16.3 Secção transversal de pele espessa. Observe a epiderme apoiada sobre a derme, esta última constituída de tecido conjuntivo. Vê-se um ducto espiralado de uma glândula sudorípara atravessando a camada córnea. A superfície profunda da epiderme é irregular e tem projeções denominadas cristas epidérmicas. Prolongamentos da derme chamados papilas dérmicas se interpõem entre cristas epidérmicas. A extremidade das papilas dérmicas é formada por tecido conjuntivo frouxo bastante vascularizado, a camada papilar da derme. (H&E. Microscopia óptica. Aumento pequeno.)

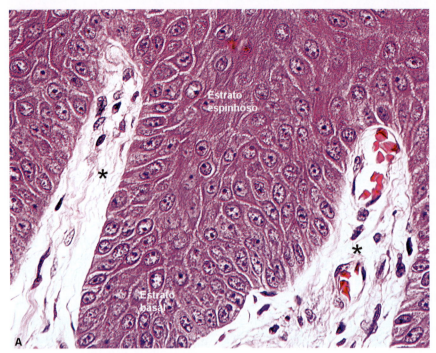 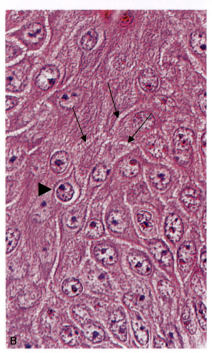

Figura 16.4 Estrato basal ou germinativo e estrato espinhoso da epiderme. **A.** O estrato basal é a região mais profunda da epiderme e é formado por uma ou duas camadas de células poliédricas. Suas células migram em direção à superfície e constituem o estrato espinhoso. Os asteriscos indicam duas papilas dérmicas formadas por tecido conjuntivo frouxo contendo capilares sanguíneos. **B.** Detalhe das células do estrato espinhoso. Curtos prolongamentos dessas células lhes fornecem o característico aspecto de "espinhos" (setas). Um não queratinócito (ponta de seta), provavelmente uma célula de Langerhans, está presente entre as células epiteliais. (H&E. Microscopia óptica. A, Aumento médio. B, Aumento grande.)

A epiderme é constituída por diversas populações celulares

Há quatro tipos de células na epiderme. São eles:

- Os *queratinócitos*, que constituem a maioria das suas células e compõem o epitélio estratificado pavimentoso queratinizado
- Os *melanócitos*, que são células que sintetizam e secretam pigmentos
- As *células de Langerhans*, que são células apresentadoras de antígenos pertencentes ao sistema imunitário
- As *células de Merkel*, associadas a terminações nervosas sensoriais e que provavelmente são receptores tácteis.

Enquanto os queratinócitos estão organizados em camadas, os melanócitos situam-se na superfície profunda da epiderme, e os outros tipos de células estão intercalados entre os queratinócitos.

As camadas de queratinócitos são chamadas estratos da epiderme

A sua constituição é mais complexa na *pele espessa*, onde são encontrados cinco estratos. Na *pele fina*, apenas três estratos são bem definidos.

Compõem a epiderme da pele espessa os estratos basal, espinhoso, granuloso, lúcido e córneo

As populações de queratinócitos são bastante dinâmicas. Há uma constante migração de células do estrato basal (onde há intensa proliferação celular) em direção à superfície da epiderme. Durante essa migração as células perdem a capacidade de se dividirem, sofrem modificações estruturais, produzem várias moléculas novas e, em seguida, gradativamente perdem suas organelas, entram em morte celular e se transformam em escamas microscópicas.

Estrato basal

É constituído de uma ou duas camadas de células situadas na região mais profunda da epiderme, apoiadas na lâmina basal (ver Figuras 16.4 A, 16.5, 16.6 e 16.7). Trata-se de células poliédricas, ou seja, cuja forma tende a esférica. Apresentam mecanismos de adesão intercelular e grande quantidade de desmossomos e hemidesmossomos que prendem as células entre si e à lâmina basal e, por conseguinte, à derme subjacente.

Essas células se dividem constantemente, e por esta razão o estrato também é chamado *germinativo*. Suas células-filhas migram em direção à superfície da epiderme e irão constituir os outros estratos. As células basais, portanto, mantêm a população dessas células repondo as células perdidas por descamação na superfície.

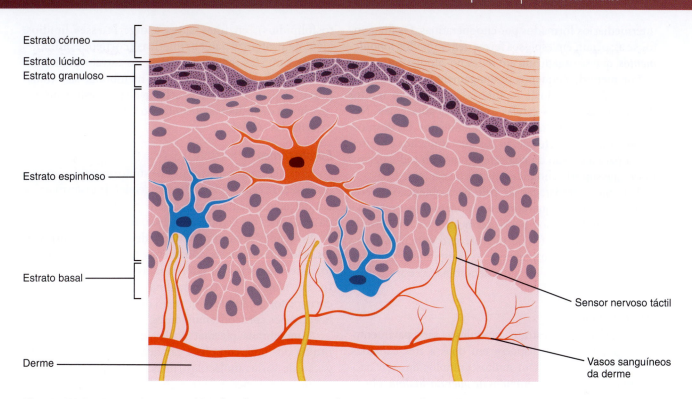

Figura 16.5 Representação esquemática da pele com os estratos de queratinócitos. Não queratinócitos representados por uma célula de Langerhans (*em vermelho*) e por dois melanócitos (*em azul*) intercalados entre os queratinócitos. Capilares da derme projetam-se pelas papilas dérmicas.

O estrato basal é o principal local da pele em que há produção de *colecalciferol* (*vitamina D_3*) a partir de 7-desidrocolesterol por ação fotoquímica de radiação UV.

Estrato espinhoso

Em geral, é a camada mais espessa da epiderme. As células que chegam a esse estrato a partir do estrato basal são poliédricas e gradativamente se tornam achatadas à medida que migram e se transformam no estrato seguinte (ver Figuras 16.4 a 16.7). Ao mesmo tempo, produzem grande quantidade de *filamentos de queratina*, filamentos

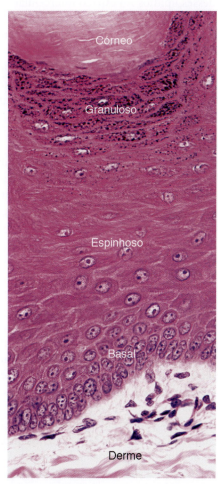

Figura 16.6 Estratos da epiderme de uma pele espessa. (*H&E. Microscopia óptica. Aumento grande.*)

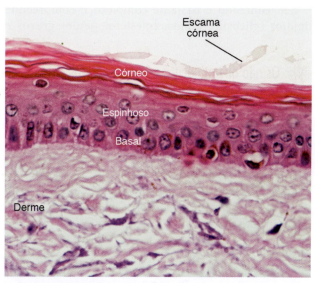

Figura 16.7 Estratos da epiderme de uma pele fina. (*H&E. Microscopia óptica. Aumento médio.*)

intermediários formados por citoqueratinas. Os filamentos se associam em espessos feixes denominados *tonofilamentos*, que se organizam em redes no citoplasma.

Por meio de pequenos prolongamentos (semelhantes a microvilos) as células espinhosas estabelecem muitos *desmossomos* com as células espinhosas adjacentes. Nos desmossomos se ancoram os tonofilamentos. Os desmossomos conferem forte adesão aos queratinócitos e contribuem para a coesão da epiderme como um todo, permitindo que suporte choques e atritos mecânicos.

Durante a preparação de pele para obtenção de cortes histológicos, os queratinócitos podem sofrer retração, permanecendo presos pelos desmossomos. Em consequência, quando vistos ao microscópio óptico os locais de adesão intercelular têm aspecto de espinhos ou pontes, o que conferiu a esse estrato a denominação estrato espinhoso (Figura 16.4 B).

Estrato granuloso

As células do estrato granuloso são pavimentosas e geralmente se dispõem em duas a três camadas. Caracteristicamente, têm muitos grânulos em seu citoplasma, denominados *grânulos de querato-hialina*, observados por microscopia óptica (ver Figura 16.6).

Os grânulos são produzidos pelas células espinhosas e células do estrato granuloso, e compõem-se de várias moléculas, principalmente a *filagrina* e a *trico-hialina*. Os grânulos são inclusões citoplasmáticas, não sendo envolvidos por membrana. Essas proteínas associam-se aos filamentos de queratina por meio de ligações cruzadas, agregando os filamentos e produzindo estruturas de grande resistência mecânica que conferem rigidez à célula.

As células desse estrato possuem outro tipo de grânulos, visíveis somente por microscopia eletrônica de transmissão, denominados *grânulos de revestimento de membrana* (grânulos lamelares, queratinossomos ou grânulos de Odland). São produzidos pelas células espinhosas mais superficiais e pelas células do estrato granuloso.

Seu conteúdo é bastante complexo e compreende lipídios (glicosilceramida, colesterol, ácidos graxos e fosfolipídios), enzimas aptas a digerir esses lipídios, além de proteínas não enzimáticas (corneodesmina).

Nas camadas mais superficiais do estrato granuloso, os grânulos de revestimento de membrana são transportados para a superfície celular e (possivelmente por exocitose) depositam seu conteúdo lipídico na superfície externa das células.

Estrato córneo

As células mais superficiais do estrato granuloso encontram-se em estágios finais de morte celular. Transformam-se em delgadas escamas que formam camadas na superfície da epiderme (ver Figuras 16.5, 16.6, 16.7).

As "células" do estrato córneo, denominadas *corneócitos*, não têm organelas. São apenas acúmulos de filamentos intermediários de queratina associados a proteínas (p. ex., filagrina e a trico-hialina) e lipídios, e unidos a corneócitos adjacentes por meio de desmossomos modificados – os corneodesmossomos.

A membrana plasmática dos queratinócitos é substituída por uma complexa camada resultante da interligação de várias moléculas (principalmente as proteínas involucrina, loricrina e trico-hialina), transformando-se em uma capa rígida denominada *envoltório cornificado*. Em torno desse envoltório depositam-se os lipídios originários dos grânulos de revestimento de membrana. O acúmulo desses lipídios no espaço intercelular age como barreira hidrofóbica à entrada e saída de substâncias pela pele, especialmente moléculas de água e, em consequência, substâncias solúveis em água.

Os corneócitos mais superficiais se desprendem continuamente da epiderme e são substituídos por novos corneócitos, originários das regiões mais profundas do estrato córneo (ver Figura 16.7).

Estrato lúcido

O *estrato lúcido* situa-se entre os estratos granuloso e córneo. Ao microscópio óptico, é observado como uma lâmina delgada homogênea e sem estrutura aparente, de coloração mais clara. É evidente apenas na pele grossa da palma das mãos e planta dos pés.

 Os não queratinócitos estão interpostos entre os queratinócitos

Os melanócitos, células de Langerhans e células de Merkel pertencem ao grupo de não queratinócitos

Esse grupo de não queratinócitos compõe as células da epiderme (Figura 16.5) e se intercalam nos queratinócitos. Não são derivados do folheto ectodérmico do embrião e não estabelecem junções intercelulares com os queratinócitos.

Melanócitos

Durante a vida intrauterina, precursores dos melanócitos denominados *melanoblastos* originam-se na crista neural e migram para a epiderme em formação. Os melanócitos são células grandes, esféricas e situadas abaixo do estrato basal (Figura 16.8). Emitem prolongamentos que se dispõem entre as células dos estratos basal e espinhoso, prolongamentos também denominados *dendritos*, embora nada tenham a ver com os dendritos de neurônios. Além da pele há melanócitos em mucosas, na coroide e retina do olho, e no cérebro.

Os melanócitos produzem o pigmento melanina a partir do aminoácido *tirosina*. Pela enzima *tirosinase*, a tirosina é inicialmente transformada em 3,4-di-hidroxifenilalanina (Dopa). Esta, em seguida, passa por outras modificações e dá origem às duas formas de melanina encontradas na pele, chamadas eumelanina e feomelanina.

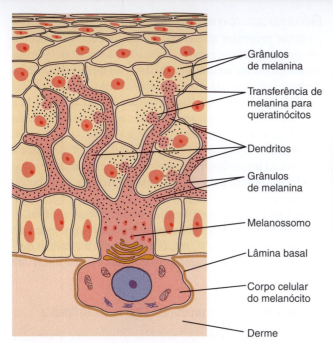

Figura 16.8 O corpo celular dos melanócitos da pele situa-se abaixo da superfície da epiderme. Seus prolongamentos se estendem entre os queratinócitos. A melanina é produzida no corpo celular e envolta em melanossomos que são transportados ao longo dos prolongamentos. Grânulos de melanina são transferidos dos prolongamentos para os queratinócitos.

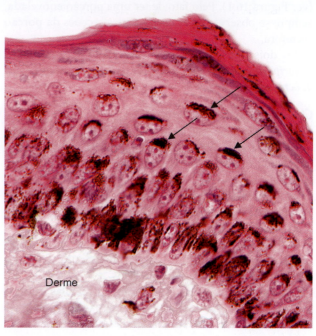

Figura 16.9 Grânulos de melanina (*setas*) acumulados em forma de capuz sobre o núcleo de queratinócitos da epiderme. (*H&E. Microscopia óptica. Aumento grande.*)

A primeira resulta em uma coloração mais escura da pele e dos pelos, e a segunda, em coloração mais clara e/ou avermelhada.

A produção de melanina ocorre em vesículas denominadas melanossomos (ver Figura 16.8). As vesículas são transportadas ao longo dos dendritos dos melanócitos. Nas suas extremidades, os melanossomos provavelmente se destacam e são de alguma maneira transferidos aos queratinócitos (é possível que estes fagocitem os melanossomos), os quais incorporam a seu citoplasma os melanossomos e a melanina neles contida. A localização mais comum dos grânulos de melanina nos queratinócitos é a região supranuclear das células (Figura 16.9).

O controle da produção de melanina na espécie humana parece ser estimulado por radiação ultravioleta e pelo hormônio estimulador de melanócitos (α-MSH), produzido por queratinócitos (trata-se de uma sinalização parácrina).

A importância da melanina é justificada pela absorção de radiação solar e proteção contra lesões de DNA, principalmente causadas pela radiação ultravioleta. A posição supranuclear da melanina favorece essa proteção.

Células de Langerhans

Estão inseridas entre os queratinócitos, principalmente no estrato espinhoso da epiderme. Apresentam delgados prolongamentos e não são facilmente observadas ao microscópio óptico em cortes de uso rotineiro (ver Figura 16.4 B). Essas células contêm grânulos de Bierbeck, com formato de raquete, observados por microscopia eletrônica de transmissão. Acredita-se que esses grânulos sejam vesículas que fazem parte do sistema endossômico da célula.

As células de Langerhans são consideradas células dendríticas apresentadoras de antígenos (APCs) do sistema imunitário e têm marcadores também encontrados em linfócitos T. Podem migrar da epiderme para a derme, onde podem interagir com linfócitos ou se encaminhar para linfonodos.

Células de Merkel

São concentradas no estrato basal e de difícil reconhecimento em preparações rotineiras utilizadas para microscopia óptica. Estão associadas a terminações nervosas e acredita-se que atuem como mecanorreceptores para tato.

 ## Os anexos da pele são as glândulas sudoríparas, as glândulas sebáceas, os pelos e as unhas

Esses anexos desenvolvem-se na vida intrauterina a partir de células da epiderme – são, portanto, de origem ectodérmica. Formam-se por crescimento de células epidérmicas e invaginação de um broto epitelial que cresce em direção ao tecido conjuntivo da derme (ver Figura 5.16).

Há dois tipos de glândulas sudoríparas

As glândulas sudoríparas são glândulas *simples tubulosas enoveladas*. São formadas por duas porções: uma *porção secretora* enovelada e uma *porção condutora* aproximadamente retilínea que se dirige à superfície do corpo através da derme e epiderme ou do infundíbulo do pelo (ver Figura 16.1). Pelo fato de ter uma porção enovelada, sempre se observam nos cortes várias secções da porção secretora.

Os dois tipos de glândula sudorípara são: *glândulas sudoríparas merócrinas* ou *écrinas* e *glândulas sudoríparas apócrinas*.

Glândulas sudoríparas merócrinas

É o tipo de glândula sudorípara predominante na pele, encontrada em maior concentração em alguns locais, como, por exemplo, palmas das mãos, sola dos pés, testa e axilas.

São observadas em cortes histológicos em forma de vários anéis que representam secções do tubo que forma a glândula (Figura 16.10 A). Sua porção secretora é formada por células cúbicas ou piramidais pouco coradas (Figura 16.10 B). São envoltas por uma camada descontínua de *células mioepiteliais* contráteis.

A porção condutora é formada por células cúbicas e bem coradas, dispostas em duas camadas (ver Figura 16.10 B). O ducto excretor caracteristicamente atravessa a epiderme em espiral (ver Figura 16.3).

Sua secreção é aquosa e contém íons e pequenas moléculas. As moléculas de água são transportadas por proteínas transmembrana da família das aquaporinas. A secreção forma, sobre a superfície da pele, uma película de água que, ao evaporar, diminui a temperatura local e do sangue dos abundantes vasos sanguíneos superficiais, assim favorecendo a manutenção da temperatura corpórea.

Glândulas sudoríparas apócrinas

Estão presentes na pele das axilas, na região perianal, no prepúcio e no meato auditivo externo. Sua porção secretora é mais volumosa e dilatada do que nas glândulas écrinas, e é formada por uma camada de células cúbicas ou cilíndricas cujo citoplasma é eosinófilo (Figura 16.11). Sua maneira de secreção é apócrina, pela qual parte do citoplasma apical é removida com a secreção. Sua porção condutora é semelhante à das glândulas écrinas; porém, abre-se no infundíbulo dos pelos, da mesma maneira que as glândulas sebáceas, e não na superfície da pele, como as écrinas.

Sua secreção contém lipídios e substâncias odoríferas. Em várias espécies animais, essas glândulas representam as "glândulas de cheiro", responsáveis por sinalização química (para indicar marcação de território e estação de acasalamento).

As glândulas sebáceas produzem uma secreção lipídica

São glândulas do tipo alveolar geralmente formadas por vários lóbulos, separados entre si por delgados septos de tecido conjuntivo da derme. As células secretoras se coram pouco devido à grande quantidade de grânulos de secreção lipídica em seu citoplasma, dissolvidos durante a preparação do corte.

Sua secreção é do tipo holócrino, pelo qual a célula morre e seu conteúdo se transforma no produto secretado (ver Figura 5.17). Na maior parte da pele, seu ducto excretor se abre no infundíbulo da bainha dos pelos (ver

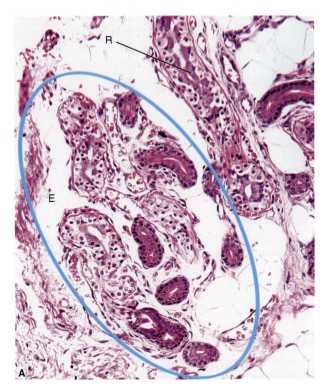
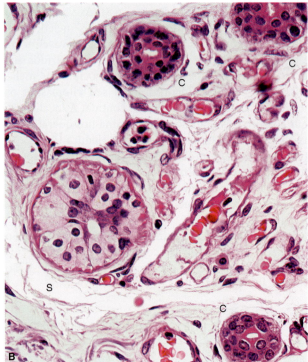

Figura 16.10 As glândulas sudoríparas merócrinas ou écrinas constituem a maioria das glândulas sudoríparas da pele. São glândulas tubulosas simples, formadas por uma porção secretora e uma porção condutora. **A.** Observam-se várias secções da porção enovelada (*E*) da glândula (*circunscrita por um traço azul*) e um trecho da porção retilínea da glândula (*R*). **B.** Detalhe da porção enovelada. Há uma secção da porção secretora (*S*), formada por células volumosas e pouco coradas. A porção condutora aparece em várias secções (*C*); esta apresenta lúmen bem definido e é formada por células muito coradas. (H&E. Microscopia óptica. A, Vista panorâmica. B, Aumento médio.)

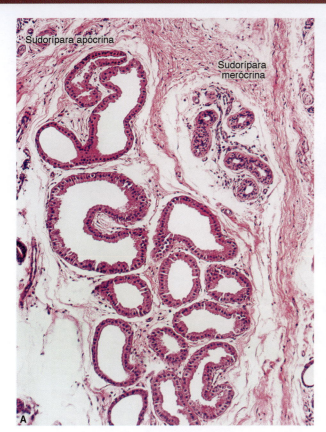 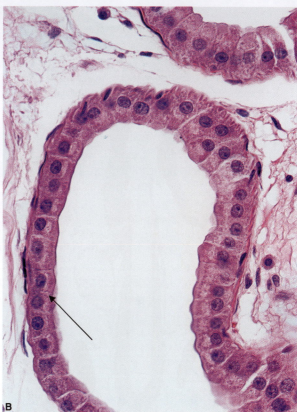

Figura 16.11 Glândula sudorípara apócrina. **A.** A maior parte da imagem é ocupada por uma glândula sudorípara apócrina. Sua porção secretora é formada por um ducto enovelado que é visto seccionado várias vezes e cujo lúmen é bastante amplo. Uma pequena glândula sudorípara merócrina ou écrina está presente no canto superior direito. **B.** Detalhe do túbulo da glândula sudorípara apócrina. As células do ducto (seta) formam um epitélio cúbico simples e são bem coradas por eosina. (H&E. Microscopia óptica. A, Vista panorâmica. B, Aumento médio.)

Figuras 16.2 e 16.12). Em locais do corpo sem pelos (p. ex., lábios, mamilos e aréolas mamárias), os ductos se abrem diretamente na superfície. As células mais afastadas da extremidade do ducto renovam-se constantemente para repor as células que se transformam em secreção.

Não se conhecem exatamente as razões da existência da secreção das glândulas sebáceas, sendo sugeridas: isolamento contra perda hídrica e lubrificação dos pelos e da superfície da epiderme.

Os pelos têm estrutura e mecanismo de formação complexos

Os pelos têm distribuição, morfologia e coloração variada na pele dos vários indivíduos, assim como distribuição dependente de vários fatores, entre os quais o dimorfismo sexual.

A estrutura da pele que produz e contém os pelos é o *folículo piloso*, uma complexa estrutura cilíndrica formada por: segmento superior e segmento inferior.

▶ **Segmento superior ou istmo.** Continua-se a partir do *infundíbulo*, um recesso da epiderme em forma de funil que recebe os ductos excretores de glândulas sebáceas e das glândulas sudoríparas apócrinas (ver Figura 16.12 A).

No istmo se insere um pequeno feixe de fibras musculares lisas que constitui o *músculo eretor do pelo* (ver Figura 16.12 A). A outra extremidade se insere na superfície inferior da epiderme, e sua contração ajuda a expelir a secreção das glândulas sebáceas e, eriçando o pelo, produz o aspecto de "pele arrepiada".

▶ **Segmento inferior.** Continua-se mais profundamente com o segmento superior, desde a inserção do *músculo eretor do pelo* até a extremidade inferior. Consiste em duas partes: uma porção cilíndrica e uma extremidade dilatada, denominada *bulbo piloso*, no qual ocorrem a formação e o crescimento do *pelo* ou *haste*.

O bulbo piloso tem uma estrutura celular responsável pela proliferação e diferenciação das células que se transformarão nos componentes do pelo.

Componentes do folículo piloso

A porção mais interna do folículo é a *haste* ou *eixo* do pelo. A haste já formada, ou seja, a região situada acima do bulbo piloso, é constituída de uma região central (a *medula*), ausente nos pelos mais delgados e que é envolta por duas camadas: o *córtex* – a porção predominante – e, mais externamente, a *cutícula*, a superfície do pelo. A porção do pelo situada no folículo é denominada *raiz do pelo*.

O folículo piloso é separado do tecido conjuntivo em que está imerso por uma membrana basal espessada, denominada *membrana vítrea*, que é o limite externo do folículo (Figuras 16.13 a 16.15).

Entre a membrana vítrea e o pelo (a estrutura mais interna do folículo) existem duas camadas concêntricas: a *bainha radicular externa* e a *bainha radicular interna*.

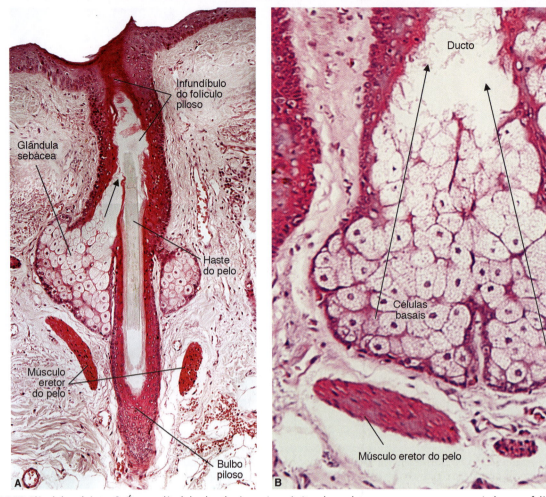

Figura 16.12 Glândula sebácea. **A.** É uma glândula alveolar (ou acinosa) situada na derme e quase sempre associada a um folículo piloso. Apresenta uma porção secretora volumosa e um curto ducto excretor (*seta*) que se abre na região do infundíbulo do folículo piloso. Observar a cada lado do folículo dois trechos de músculos elevadores do pelo. **B.** Detalhe da glândula. As células basais da glândula se dividem constantemente, e algumas das células-filhas migram em direção ao ducto (*na direção das setas*) e simultaneamente produzem secreção. As células mais afastadas das células basais podem ser vistas em processo de morte, com o rompimento de suas membranas, e se transformam em secreção. (*H&E. Microscopia óptica. A, Vista panorâmica. B, Aumento pequeno.*)

Esta, por sua vez, é composta de várias camadas celulares. A bainha radicular externa se continua com o epitélio da epiderme.

Na extremidade do bulbo piloso há uma reentrância preenchida por tecido conjuntivo da derme equivalente às *papilas dérmicas* presentes na interface do epitélio com a derme (ver Figuras 16.13 e 16.14). Essa papila contém alças capilares importantes para a nutrição das células da matriz do bulbo.

No bulbo, há uma população de células que constituem a *matriz do bulbo*. São células que se dividem continuamente na fase de crescimento do pelo e equivalem ao estrato germinativo da epiderme. Elas se diferenciam e originam as células da bainha radicular interna e as células que irão formar o pelo. Estas últimas são células corneificadas e ricas em queratina. Melanócitos fazem parte da matriz e produzem melanina, que é incorporada ao pelo.

Os diferentes estágios de crescimento dos pelos

A descrição feita sobre o folículo piloso refere-se a pelos que estejam em fase de crescimento, denominada *fase anágena*. Essa etapa tem duração muito variada, dependendo da região da pele. A maioria dos pelos costuma estar nessa fase. A *fase catágena* é uma fase transicional que dura 1 ou 2 semanas. Nesta fase cessam as mitoses das células da matriz e o pelo se destaca do bulbo piloso e torna-se mais curto no interior do folículo. A *fase telógena* equivale a uma etapa de repouso de duração variada (meses), em que as estruturas do bulbo sofrem atrofia e é a etapa em que os pelos podem se destacar do folículo. Na reentrada na fase anágena, o novo pelo que se forma pode empurrar para fora o pelo antigo que tiver ficado no interior do folículo.

As unhas são formadas por camadas de escamas de células epidérmicas corneificadas

A *placa ungueal* (a unha propriamente dita) adere à derme pelo *leito ungueal* (Figura 16.16). A epiderme do leito ungueal é bastante delgada e simplificada e a derme desse local adere ao periósteo da falange.

A placa ungueal é limitada lateralmente por prolongamentos epidermais, as *pregas ungueais laterais*. A epiderme

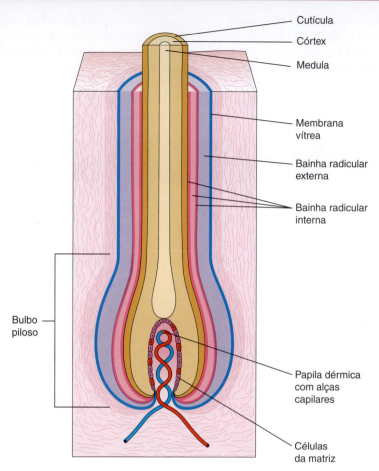

Figura 16.13 Esquema simplificado de um folículo piloso com seus principais componentes. A porção cilíndrica do pelo denomina-se haste.

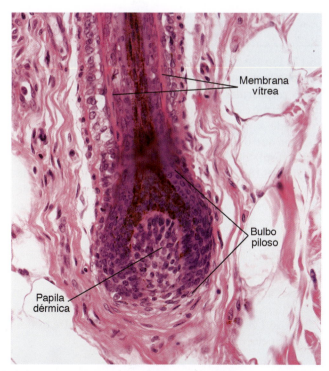

Figura 16.14 Secção longitudinal de um pequeno segmento de folículo piloso. O bulbo piloso é a sua porção inicial, mais profunda e esférica. O bulbo tem em sua extremidade uma reentrância que é preenchida por tecido conjuntivo, uma papila dérmica contínua com o tecido conjuntivo da derme. Partindo do bulbo, observa-se a haste do pelo. (H&E. Microscopia óptica. Aumento pequeno.)

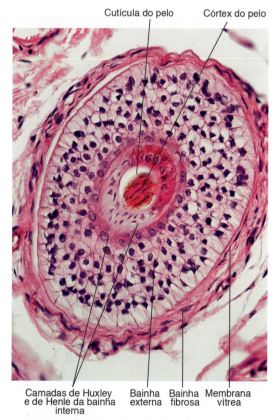

Figura 16.15 Secção transversal de um folículo piloso com algumas de suas camadas. (H&E. Microscopia óptica. Aumento médio.)

localizada sob a borda livre da unha é o *hiponíquio*, junção entre o leito ungueal e a epiderme da falange.

Na base da unha há também uma prega epidermal chamada *prega ungueal proximal*. Esta emite uma lâmina delgada de células, o *eponíquio* (cutícula), antes de se curvar em direção proximal da falange. A prega ungueal proximal recobre a *raiz da unha*.

A continuação da prega ungueal proximal após o ângulo interno desta prega se continua distalmente, constituindo a *matriz ungueal*. A porção mais proximal da matriz é responsável pela formação da maior parte da unha por corneificação do seu epitélio, e o restante da unha é produzido nas porções mais distais da matriz.

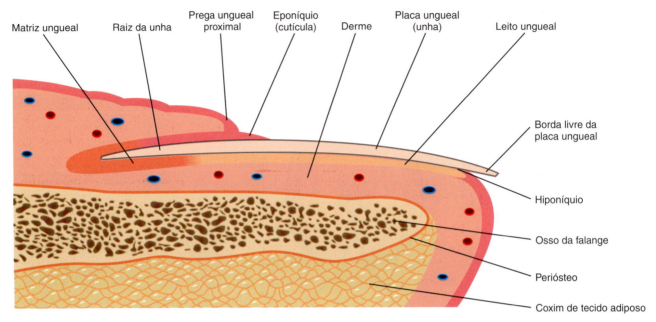

Figura 16.16 Representação esquemática de uma unha seccionada longitudinalmente.

 A pele abriga diversos tipos de receptores sensoriais

A pele, estando na interface entre o corpo e o meio ambiente, é dotada de receptores que captam parâmetros físicos do exterior. Alguns desses receptores são simples terminações nervosas livres existentes na epiderme, enquanto outros têm estruturas complexas.

As *células de Merkel*, já mencionadas, são de localização intraepidérmica, e a elas estão associadas terminações nervosas, possivelmente mecanorreceptores.

Os *corpúsculos de Meissner* situam-se nas papilas dérmicas e são receptores de sensações de tato, delicadas (Figura 16.17). Em seu interior existe uma terminação nervosa que é recoberta por uma bainha de células achatadas.

Os *corpúsculos de Vater-Pacini* são receptores presentes na derme e encontrados também no tecido conjuntivo associado a vísceras, ossos e articulações. Seu tamanho é maior que o dos outros receptores. São revestidos por uma cápsula que envolve inúmeras lamelas concêntricas (Figura 16.18). No centro da estrutura há uma terminação nervosa que, ao entrar, é mielinizada e termina amielínica. Esses receptores respondem a pressão.

 Há várias diferenças estruturais entre a pele fina e a pele espessa

A pele espessa (grossa) é a da palma das mãos e da planta dos pés. Suas características histológicas são bastante constantes. A pele fina é encontrada no restante do corpo e apresenta maior variação estrutural que a pele espessa, a depender do local em que se encontra. Um exemplo extremo de pele fina é a pele das pálpebras. A Tabela 16.1 resume as principais diferenças entre os dois tipos de pele.

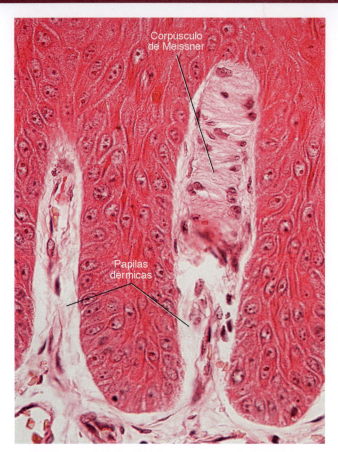

Figura 16.17 Corpúsculo de Meissner. Esses receptores situam-se nas papilas dérmicas – portanto, na interface entre derme e epiderme. É uma estrutura cilíndrica formada por células dispostas transversalmente ao cilindro. Essas células envolvem uma terminação nervosa que não é vista na imagem. (*H&E. Microscopia óptica. Aumento médio.*)

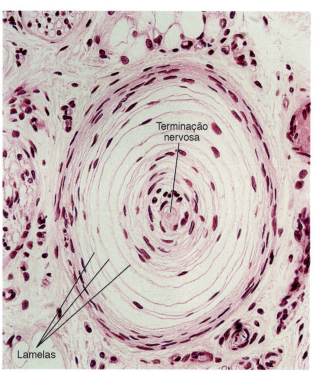

Figura 16.18 Secção de derme contendo um corpúsculo de Vater-Paccini. Este receptor de pressão é formado por várias lamelas concêntricas dispostas em torno de uma terminação nervosa. (*H&E. Microscopia óptica. Aumento médio.*)

Tabela 16.1 Principais diferenças entre pele espessa e pele fina.

Característica	Pele espessa	Pele fina
Estratos	Apresenta todos os estratos. O estrato córneo predomina em espessura	O estrato granuloso é muito delgado e não há estrato lúcido
Espessura da epiderme	Muito espessa	Menos espessa
Espessura da derme	Menos espessa	Mais espessa
Papilas dérmicas	Mais pronunciadas	Menos pronunciadas
Anexos	Apresenta glândulas sudoríparas. Não tem pelos nem glândulas sebáceas	Todos os anexos presentes

CAPÍTULO 17

Tubo Digestivo

Principais tópicos abordados neste capítulo

- Conceito e funções, 250
- Cavidade oral, 250
- Língua, 251
- Papilas gustativas, 253
- Dentes, 254
- Faringe, 255
- Organização geral do tubo digestivo, 255
- Esôfago, 256
- Estômago, 257
- Intestino delgado, 262
- Intestino grosso, 266

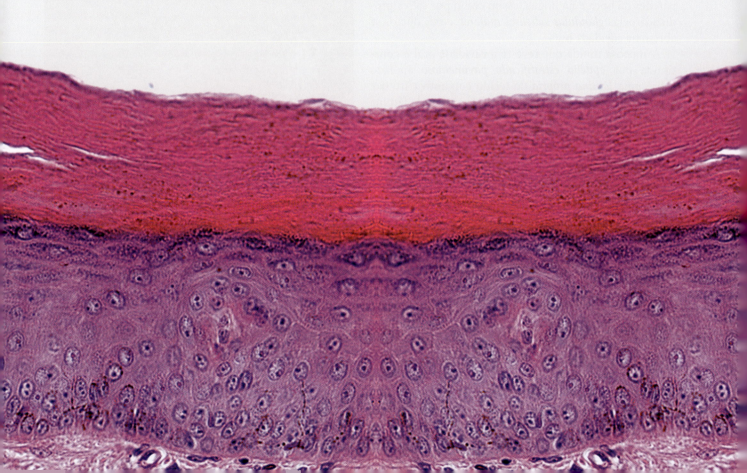

Introdução

O tubo digestivo é uma longa estrutura tubular pertencente ao aparelho digestivo e que se inicia na boca e termina no canal anal.

O tubo digestivo tem como funções preparação inicial do alimento ingerido pela boca, desintegração enzimática desse alimento em pequenas moléculas, absorção dessas moléculas e excreção de substâncias não absorvidas ou excretadas no tubo.

Estas atividades dependem, em grande parte, de secreções exócrinas efetuadas por glândulas situadas na parede do próprio tubo, assim como de secreções de grandes glândulas situadas externamente ao tubo, denominadas *glândulas anexas do tubo digestivo* – glândulas salivares, pâncreas e fígado. Essas estruturas serão examinadas no Capítulo 18.

Além disso, há no tubo digestivo inúmeras *células secretoras endócrinas* cuja sinalização endócrina ou parácrina controla várias atividades do aparelho digestivo (p. ex., motilidade, secreção) ou mesmo de funções externas ao aparelho digestivo (p. ex., sensação de fome).

Os órgãos do tubo digestivo são revestidos internamente por uma camada mucosa. O lúmen do tubo digestivo é revestido por uma *camada epitelial* cuja constituição depende dos diversos segmentos do tubo. Nas regiões do tubo em que a função do epitélio é principalmente de revestimento e proteção, o epitélio é *estratificado pavimentoso*. Nas regiões em que há secreção e absorção, o epitélio é do tipo *simples colunar*.

O *tecido conjuntivo frouxo* associado ao epitélio luminal dos órgãos ocos do tubo digestivo e dos sistemas respiratório e urogenital é chamado *lâmina própria*.

Em grande parte dos segmentos do tubo digestivo o conjunto de epitélio e lâmina própria – a camada mucosa – é limitado por uma ou duas camadas de músculo liso, a *camada muscular da mucosa*.

A cavidade oral é uma região altamente especializada para o processamento inicial dos alimentos

A cavidade oral contém órgãos especializados na mastigação, umidificação, digestão inicial de algumas classes de moléculas e formação do bolo alimentar que será conduzido em pequenas porções para a faringe e, em seguida, para o esôfago.

É constantemente umedecida por saliva produzida por centenas de pequenas glândulas serosas ou mucosas que compõem as *glândulas salivares menores*, situadas nas paredes da boca e na língua, assim como por saliva produzida pelas *glândulas salivares maiores*, cujos ductos se abrem na cavidade oral.

A mucosa úmida que reveste a cavidade oral é constituída por *epitélio estratificado pavimentoso* apoiado sobre uma *lâmina própria* de tecido conjuntivo frouxo. Em algumas regiões da cavidade existe abaixo da lâmina própria uma camada de tecido conjuntivo denso denominada *camada submucosa*.

Nos locais em que está sujeito a mais atrito (mucosa mastigatória), o epitélio oral exibe muitas interdigitações com o tecido conjuntivo subjacente, por meio de papilas de tecido conjuntivo semelhantes às papilas dérmicas, aumentando a adesão entre os dois tecidos (Figura 17.1).

Há três categorias de mucosa oral, denominadas *mucosa de revestimento*, *mucosa mastigatória* e *mucosa especializada*.

A *mucosa de revestimento* reveste os lábios e bochechas internamente, o palato mole, o assoalho da cavidade oral e a porção ventral (inferior) da língua. Seu epitélio é *estratificado pavimentoso não queratinizado* apoiado sobre uma *lâmina própria* de tecido conjuntivo frouxo.

A *mucosa mastigatória* reveste as regiões sujeitas a muito atrito – palato duro e gengiva. Seu epitélio é estratificado pavimentoso com queratinização incompleta, sendo por esta razão denominado *paraqueratinizado*. Neste tipo, as células mais superficiais podem manter seus núcleos, ao contrário do epitélio queratinizado, mas são núcleos de cromatina densa.

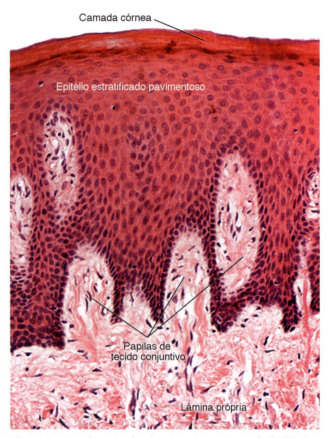

Figura 17.1 Epitélio estratificado pavimentoso da cavidade oral. Este exemplo de epitélio apresenta delgada camada córnea. Tal como na epiderme, é comum a presença de papilas de tecido conjuntivo que interdigitam com expansões epiteliais na superfície profunda da camada epitelial. (*Microscopia óptica. H&E. Aumento pequeno.*)

No palato duro e na gengiva, a mucosa repousa sobre tecido ósseo com interposição de camada de tecido conjuntivo relativamente delgada. Por isso, essa mucosa tem pouca mobilidade, ao contrário da mucosa de revestimento.

A *mucosa especializada* reveste a superfície dorsal da língua, caracterizada pelas *papilas linguais* e *papilas gustativas*. Parte das papilas linguais pode ser revestida por epitélio estratificado paraqueratinizado.

O *palato mole* apresenta em seu interior tecido conjuntivo e músculo esquelético. As *bochechas* e os *lábios* têm em seu interior pequenas glândulas exócrinas, serosas ou mucosas, que fazem parte do conjunto das *glândulas salivares menores*. Apresentam também tecido conjuntivo e músculo esquelético em sua parede.

Tanto as bochechas como os lábios são revestidos internamente por mucosa oral e, externamente, por pele. Nos lábios, a região denominada vermelhão situa-se entre a mucosa oral e o epitélio queratinizado da pele. Essa região é revestida por um delgado epitélio estratificado pavimentoso queratinizado cuja lâmina própria é muito vascularizada e resulta na coloração característica do lábio (Figura 17.2).

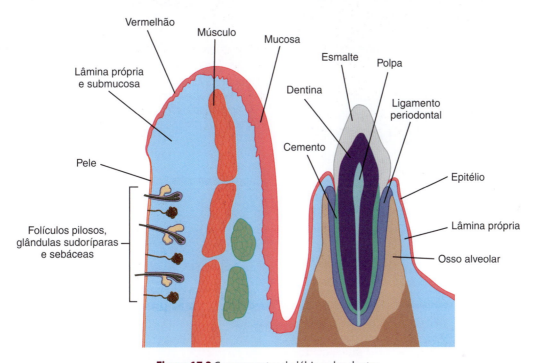

Figura 17.2 Componentes do lábio e dos dentes.

 A maior parte da língua é constituída por tecido muscular esquelético

A região interna da língua é formada por músculo esquelético em forma de espessos feixes dispostos em várias direções. Em secções histológicas da língua observam-se, caracteristicamente, feixes de músculo estriado em pelo menos três tipos de secções transversais e longitudinais. No interior e em volta dos feixes musculares há tecido conjuntivo do tipo frouxo ou denso, dependendo da sua localização, no qual há grande quantidade de vasos sanguíneos e nervos. Além de músculo e tecido conjuntivo, a língua apresenta muitas pequenas glândulas exócrinas salivares, serosas ou mucosas.

A superfície ventral (inferior) da língua é relativamente lisa, enquanto a porção dorsal (superior) exibe protuberâncias características que a tornam irregular – as *papilas linguais*.

O atrito dos alimentos com esta superfície, associado ao movimento muito preciso da língua, resultante da disposição dos seus feixes musculares e de um controle nervoso otimizado, permite que a língua misture os alimentos entre si e com saliva e forme o bolo alimentar.

As papilas linguais são saliências formadas por epitélio e tecido conjuntivo

Na superfície dorsal da língua há três tipos de papilas linguais: *filiformes*, *fungiformes* e *circunvaladas*, além das *papilas foliadas*, situadas na borda lateral do órgão.

As *papilas filiformes* constituem a grande maioria das papilas linguais e são as que conferem à superfície dorsal da língua seu característico aspecto aveludado. São projeções cônicas cujas pontas são voltadas para a região dorsal da cavidade (Figuras 17.3, 17.4 e 17.5).

As *papilas fungiformes* são maiores e menos numerosas que as anteriores, podendo ser observadas macroscopicamente como pontos mais avermelhados na superfície dorsal da língua. São assim chamadas porque se assemelham a cogumelos e, ao contrário das papilas filiformes, apresentam superfície arredondada ou achatada (ver Figuras 17.3, 17.4 e 17.6). São sustentadas por um eixo volumoso de tecido conjuntivo que forma papilas em seu interior.

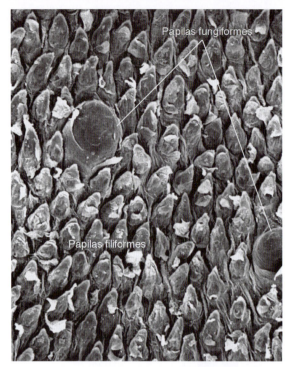

Figura 17.3 Superfície dorsal da língua. As pequenas saliências são as papilas linguais. A maioria das papilas é do tipo filiforme, pontiaguda. As papilas fungiformes têm sua superfície livre achatada ou arredondada. (*Microscopia eletrônica de varredura. Aumento médio. Imagem cedida pelo Prof. Dr. Ii-Sei Watanabe.*)

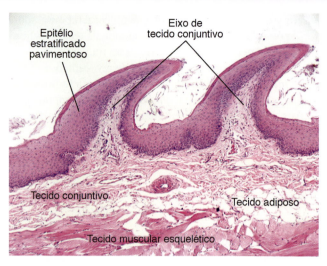

Figura 17.5 As papilas filiformes, formadas por epitélio estratificado pavimentoso, revestem a maior parte da superfície dorsal da língua. São pontiagudas e têm um eixo central de tecido conjuntivo. (*Microscopia óptica. H&E. Aumento pequeno.*)

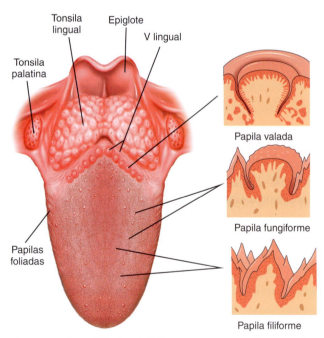

Figura 17.4 Superfície dorsal da língua e estruturas a ela associadas.

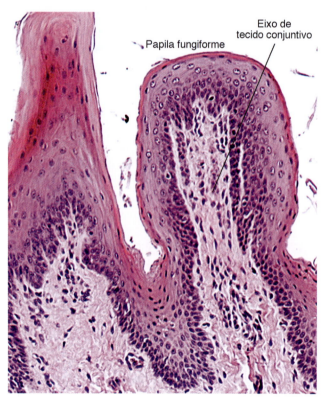

Figura 17.6 Secção de papila fungiforme da superfície dorsal da língua. Seu epitélio é estratificado pavimentoso, e neste exemplo apresenta delgada camada córnea. (*Microscopia óptica. H&E. Aumento pequeno.*)

As *papilas circunvaladas* ou *papilas valadas* são maiores que as demais e podem ser observadas macroscopicamente na região posterodorsal da língua, formando um conjunto denominado *V lingual*, o qual separa o corpo da língua (2/3 anteriores) da base da língua (1/3 posterior) (ver Figura 17.4).

Além de seu grande tamanho, as papilas circunvaladas apresentam as seguintes características que as distinguem das outras em cortes histológicos:

▶ Em torno de cada papila há um *sulco* profundo semelhante aos fossos existentes em torno de castelos medievais (daí o nome das papilas circunvaladas) (ver Figuras 17.4, 17.7 e 17.8)

▶ O sulco é revestido pelo epitélio da língua. No epitélio que reveste o sulco há grande quantidade de *papilas gustativas*

▶ No interior da língua, na porção profunda de cada papila circunvalada, há um acúmulo de glândulas constituídas por ácinos serosos, denominadas *glândulas de von Ebner* (ver Figura 17.8). A secreção dessas glândulas é conduzida por ductos excretores para a base dos sulcos, de modo que o interior do sulco é constantemente lavado por secreção, o que evita acúmulo de alimento no espaço do sulco. Essa lavagem permite que as papilas gustativas presentes no epitélio do sulco estejam sempre recebendo novas substâncias para reconhecimento.

Na superfície dorsal da língua, dorsalmente às papilas circunvaladas, situam-se as *tonsilas linguais* (ver Figura 17.4).

Um quarto tipo de papilas linguais são as *papilas foliadas*. Situam-se nas bordas laterais da região dorsal da língua e são pouco evidentes em adultos (ver Figura 17.4). São formadas por pregas em forma de folhas, transversais ao eixo longitudinal da língua.

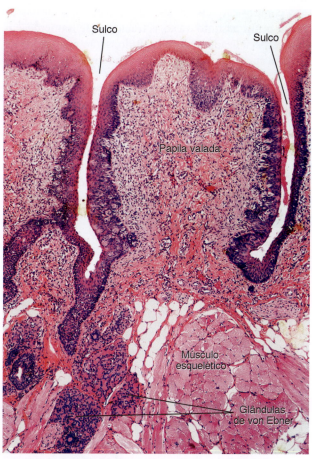

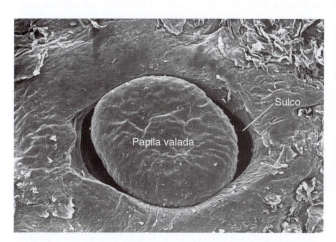

Figura 17.7 Papila circunvalada na superfície dorsal da língua. O tamanho desta papila é maior que das outras, e apresenta um sulco ao seu redor. (*Microscopia eletrônica de varredura. Aumento médio. Imagem cedida pelo Prof. Dr. Ii-Sei Watanabe.*)

Figura 17.8 Papila circunvalada com seu sulco. A base dessa papila está associada a glândulas de von Ebner, cujos ductos se abrem no sulco da papila. (*Microscopia óptica. H&E. Vista panorâmica.*)

As papilas gustativas estão inseridas no epitélio da mucosa oral

Em cortes histológicos, as *papilas gustativas* são observadas como pequenas estruturas menos coradas, inseridas no epitélio estratificado pavimentoso da mucosa oral (Figura 17.9).

Estão distribuídas pelo epitélio de toda a cavidade oral. Concentram-se no epitélio que recobre as papilas fungiformes e circunvaladas e existem também nos palatos, no arco faríngeo e na parede posterior da faringe e epiglote. Além disto, têm sido descritos receptores para sabores em células do epitélio da mucosa intestinal.

Contêm células com receptores químicos especializados em reconhecer os cinco sabores identificados pelos indivíduos da espécie humana: doce, salgado, amargo, ácido (azedo) e *umami* (o sabor exibido, p. ex., por glutamato de sódio).

As papilas gustativas são compostas de diferentes tipos celulares e apresentam um poro na superfície. Há *células sensoriais neuroepiteliais* que apresentam microvilosidades na superfície voltada para a cavidade oral e são inervadas em sua superfície basal por terminações nervosas. Substâncias químicas penetram pelo poro da papila e são reconhecidas por receptores das células sensoriais. A ligação ao receptor provoca despolarização da membrana das células sensoriais, gerando potenciais de ação que são transmitidos para os centros superiores ou, por outro lado, atuam por ativação de proteína G. As outras células da papila gustativa, menos numerosas, são *células de suporte* e *células basais*. As células sensoriais e as de suporte se renovam a cada 10 dias aproximadamente. As células basais proliferam e repõem continuamente os dois outros tipos celulares.

Os dentes, normalmente em número de 32 permanentes, são essenciais à mastigação

Estão alojados em cavidades da mandíbula e do osso maxilar denominadas *alvéolos dentários*. A porção do dente situada acima da gengiva é a *coroa*, e a porção inserida no alvéolo é a *raiz* (Figura 17.2).

A composição dos dentes e das estruturas a eles associadas é um assunto vasto e tratado extensamente em obras especializadas. Neste capítulo, serão analisados de maneira sucinta os seus aspectos fundamentais.

A maior parte dos dentes é formada por tecidos rígidos e mineralizados

Esses tecidos envolvem um espaço denominado *cavidade pulpar*, que contém a *polpa dental*. Esta é constituída por tecido conjuntivo frouxo rico em vasos sanguíneos, linfáticos e nervos. A porção mais estreitada da cavidade (*canal radicular*) se comunica com o tecido conjuntivo externo através de um orifício, o *forame apical*, através do qual os vasos e nervos penetram na polpa.

Principais componentes do dente

A porção mineralizada interna do dente é constituída por *dentina*. Na coroa, a dentina é recoberta pelo *esmalte* e, na região da raiz, é recoberta pelo *cemento* (ver Figura 17.2).

A dentina é produzida por células denominadas *odontoblastos*, dispostas em uma camada na periferia da polpa e responsáveis pela produção e secreção da matriz orgânica da dentina, composta principalmente por *colágeno tipo I*. Prolongamentos dos odontoblastos situam-se no interior da dentina dentro de túneis microscópicos, os *túbulos dentinários*. A dentina é mineralizada por *cristais de hidroxiapatita*, à semelhança do osso, mas é mais dura que este. A hidroxiapatita corresponde a cerca de 70% do peso da dentina.

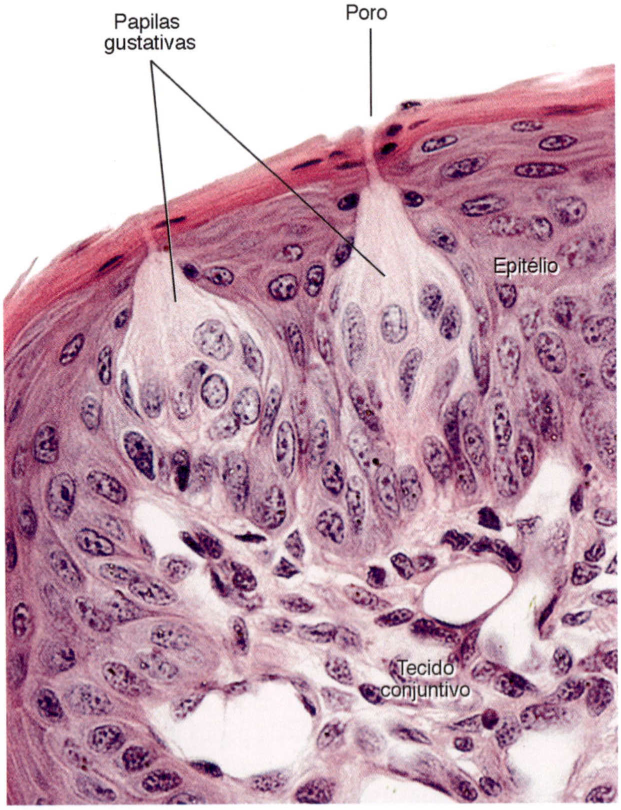

O esmalte é o tecido mais duro do corpo. É produzido por células denominadas *ameloblastos*, que produzem a matriz orgânica do esmalte. Esta matriz é formada por várias proteínas, entre as quais destacam-se as amelogeninas e as não amelogeninas.

Com exceção de uma faixa próxima aos ameloblastos, a maior porção do esmalte é mineralizada por cristais de hidroxiapatita e que representam mais de 90% do peso do esmalte. A disposição dos cristais em torno de prolongamentos dos ameloblastos, denominados *processos de Tomes*, é altamente ordenada e resulta na organização da matriz em pequenos bastões denominados prismas do esmalte.

O periodonto é um conjunto de estruturas que fixam o dente ao osso maxilar ou mandibular

Fazem parte do periodonto o cemento, o ligamento periodontal e o processo e osso alveolares. A gengiva, pelo fato de aderir ao dente por meio do chamado epitélio juncional, é considerada componente do periodonto.

Cemento

O cemento é uma camada de tecido conjuntivo modificado e mineralizado, formado principalmente por colágeno e proteoglicanas. A maior parte dessa matriz é secretada pelos cementoblastos e depositada sobre a dentina na região da raiz do dente. O cemento exibe várias semelhanças com o tecido ósseo, e os cementoblastos, quando envoltos pela matriz, passam a ser chamados cementócitos.

Na matriz do cemento estão inseridas fibras colágenas pertencentes ao ligamento periodontal, denominadas fibras de Sharpey, importantes para a ancoragem do ligamento periodontal ao dente.

Ligamento periodontal

Esse ligamento é composto de tecido conjuntivo frouxo que forma uma camada de cerca de 0,2 mm de espessura em torno da raiz dentária.

Contém células, principalmente fibroblastos, e matriz extracelular com grande quantidade de fibras colágenas. Estas se organizam de modo a formar grupos dispostos em diferentes direções espaciais nas várias regiões do ligamento. Essas fibras prendem o cemento e, em consequência, a raiz dentária ao osso alveolar.

É um tecido muito dinâmico e que está em constante renovação, respondendo a pressões e trações exercidas sobre o dente.

Figura 17.9 Duas papilas gustativas inseridas no epitélio estratificado pavimentoso de uma papila lingual. (*Microscopia óptica. H&E. Aumento grande.*)

Processos e ossos alveolares

Os processos alveolares são as porções da maxila ou mandíbula situadas em torno das raízes dentárias. O osso da porção mais interna dos processos é denominado osso alveolar.

O osso alveolar que envolve cada raiz é um dos poucos locais de tecido ósseo do organismo que persistem em forma de osso imaturo não lamelar. Este osso é alvo de muitas forças e tensões durante a mastigação e, por ser um tecido muito dinâmico, adapta-se rapidamente a essas forças por meio de reabsorção e reposição de tecido ósseo.

Fibras colágenas inseridas na matriz óssea atravessam o ligamento periodontal e se inserem no cemento, ancorando a raiz dentária no osso.

Gengiva

As regiões da gengiva que participam da fixação do dente são denominadas gengiva marginal ou gengiva livre; e gengiva papilar ou interdentária. Gengiva marginal é a borda da mucosa que circunda o colo dos dentes. A gengiva papilar situa-se nos espaços entre dentes adjacentes. Uma porção da gengiva, gengiva inserida, se prolonga com a gengiva marginal e é firmemente aderida ao periósteo do osso alveolar.

 ## A faringe é uma estrutura tubular oca que serve ao aparelho digestivo e ao aparelho respiratório

Sua parede é composta de uma *mucosa* constituída por *epitélio* que repousa sobre uma *lâmina própria* de tecido conjuntivo. Em torno da lâmina própria há *músculo estriado* e, externamente, *tecido conjuntivo* que se continua com o tecido conjuntivo das estruturas adjacentes.

A faringe se estende da região posterior da cavidade nasal até o esôfago e a laringe; por conseguinte, reconhecem-se nela três regiões: nasofaringe, orofaringe e laringofaringe. As várias porções são revestidas por diferentes tipos de epitélio: *epitélio pseudoestratificado colunar ciliado com células caliciformes* na nasofaringe e *epitélio estratificado pavimentoso* nas outras porções. A nasofaringe contém as *tonsilas faríngeas*, revestidas pelo epitélio dessa região.

 ## A parede da maior parte do tubo digestivo é composta de quatro camadas

A partir do esôfago, o tubo digestivo é composto de quatro camadas constantes: mucosa, submucosa, muscular e adventícia ou serosa (Figura 17.10).

▶ **Mucosa.** A camada mais interna do tubo digestivo é composta de *epitélio*, *lâmina própria* e *camada muscular da mucosa*. Entre as quatro camadas, a mucosa é que exibe maior variação na sua estrutura, refletida principalmente em seu epitélio e lâmina própria. A espessura do conjunto destes dois componentes, o tipo de epitélio e a presença de glândulas variam de acordo com o segmento do tubo. Isto se deve ao fato de ser esta a camada diretamente envolvida na digestão e absorção do conteúdo do tubo.

A *lâmina própria* é formada por *tecido conjuntivo frouxo* que, no estômago e nos intestinos, é sempre infiltrado por células transitórias do tecido conjuntivo – leucócitos, granulócitos, linfócitos e plasmócitos. A lâmina própria sustenta a porção epitelial da mucosa fornecendo nutrientes para suas células e abrigando vasos linfáticos, importantes para conduzir substâncias absorvidas do lúmen.

Além das células transitórias do tecido conjuntivo presentes na lâmina própria, este componente da mucosa contém *tecido linfoide* em forma de folículos linfoides e de células difusamente distribuídas, conjuntos que fazem

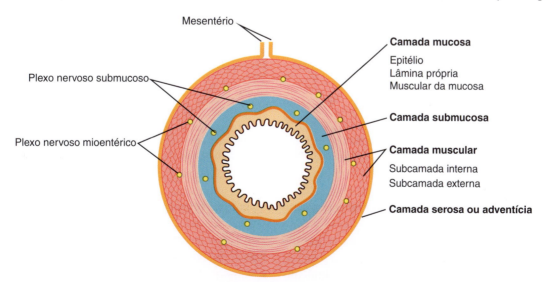

Figura 17.10 As quatro camadas que compõem a maior parte do tubo digestivo.

parte do *tecido linfoide associado às mucosas* (MALT, de *mucosa-associated lymphoid tissue*).

A *muscular da mucosa* é uma camada de *tecido muscular liso* que delimita a mucosa e está em contato com a camada seguinte, a submucosa. Dependendo do segmento do tubo digestivo, a muscular da mucosa é mais ou menos espessa e subdividida em duas subcamadas.

▶ **Submucosa**. É uma camada constituída por tecido conjuntivo denso não modelado. Apresenta muitos vasos sanguíneos e linfáticos e nervos do sistema nervoso autônomo que pertencem aos plexos nervosos do tubo digestivo. Estes estão representados nessa camada pelo extenso *plexo nervoso submucoso* (plexo de Meissner) (Figura 17.11 A), formado por nervos e gânglios nervosos do sistema nervoso autônomo. Esse plexo se interliga a outro semelhante existente na camada muscular externa.

A submucosa contém grande quantidade de componentes do MALT, em forma de infiltrados linfocitários difusos geralmente associados a folículos linfoides.

▶ **Muscular**. Situa-se externamente à submucosa e é composta de *tecido muscular liso* na maior parte do tubo e de *músculo esquelético* em parte do esôfago. Em quase todo tubo o músculo se dispõe em duas subcamadas. Na subcamada mais interna, também chamada de *circular interna*, as células musculares se dispõem circularmente ou em forma de hélices em torno do lúmen. Na camada externa, também chamada *longitudinal externa*, as fibras musculares se orientam de acordo com o maior eixo do tubo.

Entre as duas subcamadas há um extenso *plexo nervoso mioentérico* (plexo de Auerbach) formado por nervos e gânglios nervosos intramurais do sistema nervoso parassimpático (Figura 17.11 B).

▶ **Adventícia ou serosa**. A camada mais externa do tubo digestivo pode ser estruturada de duas maneiras, em forma de uma adventícia ou de uma serosa.

A *adventícia* é uma camada de tecido conjuntivo denso não modelado que envolve o tubo e que se continua com o tecido conjuntivo das estruturas adjacentes ao tubo. É encontrada no esôfago, no reto e no canal anal.

A *serosa* reveste externamente a maior parte do tubo digestivo. É uma *membrana serosa*, representada pelo *folheto visceral do peritônio*. É muito delgado e composto por uma camada de *tecido conjuntivo* aderido à camada muscular externa e por um *epitélio simples pavimentoso* – um *mesotélio* –, que reveste a superfície do tubo voltada para a cavidade abdominal. O folheto parietal do peritônio, por outro lado, reveste a superfície interna da parede da cavidade abdominal.

Os *mesos* (ver Figura 7.10) são regiões de serosas que prendem as vísceras à superfície interna da cavidade. Contêm vasos sanguíneos, vasos linfáticos e nervos e recebem denominações específicas de acordo com a víscera que envolvem (p. ex., mesentério, mesogástrio).

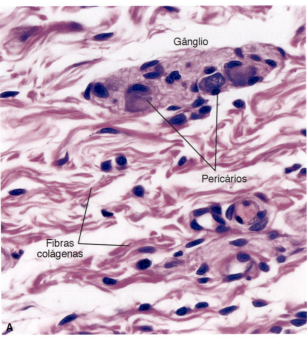 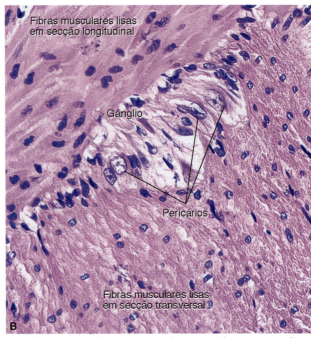

Figura 17.11 Componentes dos plexos nervosos do tubo digestivo. **A.** Gânglio do plexo submucoso envolto por tecido conjuntivo denso não modelado. **B.** Gânglio do plexo mioentérico localizado entre as duas subcamadas de músculo liso da camada muscular. (*Microscopia óptica. H&E. Aumento pequeno.*)

O esôfago é um órgão de condução do bolo alimentar gerado na boca

Quando vazio, o esôfago tem sua mucosa pregueada e o lúmen é reduzido (Figura 17.12). A mucosa torna-se lisa e o lúmen dilatado durante a passagem do bolo alimentar.

As características histológicas mais relevantes do esôfago consistem em:

▶ Superfície interna do esôfago revestida por *epitélio estratificado pavimentoso* (Figura 17.13)

- *Lâmina própria* contendo *glândulas esofágicas cardíacas* na região distal do órgão, próxima à região da cárdia do estômago (são glândulas formadas por túbulos mucosos e longos ductos excretores)
- *Muscular da mucosa* formada por fibras musculares lisas orientadas longitudinalmente, paralelas ao eixo do esôfago

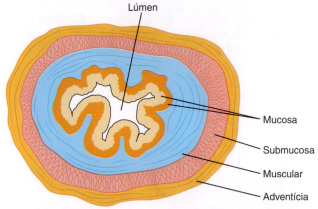

Figura 17.12 Camadas do esôfago vistas em secção transversal.

- *Submucosa* com *glândulas esofágicas*, também denominadas glândulas esofágicas propriamente ditas (ver Figura 17.13), semelhantes às glândulas da lâmina própria, mas concentradas na porção cranial do órgão (vale notar que, além do duodeno, o esôfago é o único segmento do tubo digestivo que contém glândulas na submucosa)
- *Muscular* composta de músculo estriado esquelético no terço superior, músculo liso no terço inferior e ambos os tipos no terço médio, separados em duas subcamadas diferentes
- *Adventícia* de tecido conjuntivo denso não modelado, que se continua com o tecido conjuntivo das estruturas vizinhas (um pequeno trecho distal do esôfago, situado na cavidade abdominal, é recoberto por *serosa* [peritônio]).

O esôfago é dotado de *peristaltismo* por meio da camada muscular, que impele o bolo alimentar em direção ao estômago. A motilidade do esôfago é importante também para misturar o seu conteúdo com o *muco* secretado pelas glândulas.

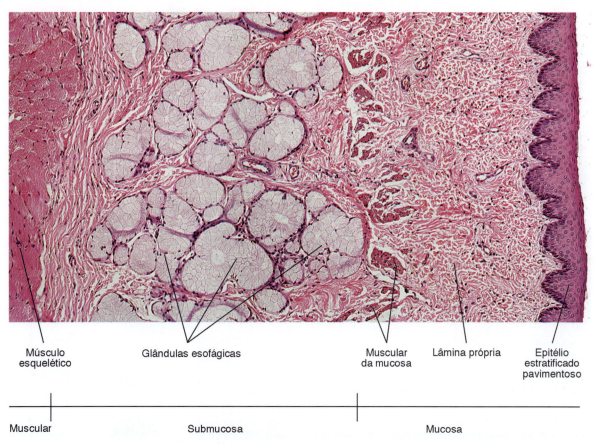

Figura 17.13 Secção de parte da parede do esôfago com seus principais componentes. (*Microscopia óptica. H&E. Vista panorâmica.*)

O estômago é local de digestão de alimentos

O estômago é um grande órgão oco no qual se identificam três regiões de limites não muito bem definidos: *cárdia*, *corpo* e *antro pilórico* (Figura 17.14). A função principal do órgão é secretar enzimas digestivas e ácido clorídrico e iniciar a quebra de moléculas do bolo alimentar, processo que terá continuação e finalização no intestino delgado. Além disto, há secreção de muco que, juntamente com o restante da secreção, forma o suco gástrico.

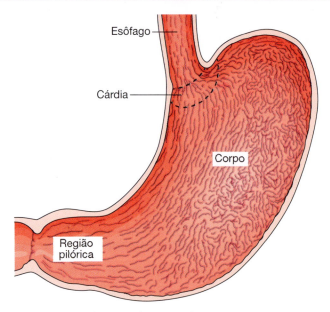

Figura 17.14 Regiões do estômago.

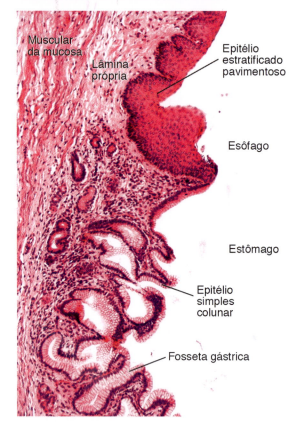

Figura 17.15 A transição entre esôfago e estômago é demarcada pela mudança do epitélio estratificado pavimentoso para uma mucosa revestida por epitélio simples colunar e que apresenta fossetas gástricas. (*Microscopia óptica. H&E. Vista panorâmica.*)

Tal como se observa no esôfago, a mucosa apresenta muitas pregas quando o órgão está vazio, as quais se desfazem quando o órgão se distende.

A lâmina própria, a muscular da mucosa e a submucosa acompanham o esquema geral de organização do tubo digestivo. A camada muscular formada por músculo liso é mais complexa, pois apresenta *camadas intermediárias* oblíquas, além da camada muscular interna e externa.

A camada mucosa, por meio do epitélio e das glândulas a ele associadas, é responsável pela secreção e absorção, e é a estrutura mais característica do estômago. A mucosa do estômago é bastante lisa e regular, *o que a diferencia da mucosa do intestino delgado*.

O *epitélio gástrico* se continua com o epitélio esofágico por meio de uma brusca transição (Figura 17.15). O epitélio de revestimento da superfície do estômago é um *epitélio simples colunar* que repousa sobre a lâmina própria (ver Figura 17.15). O epitélio é formado por células colunares de citoplasma claro e suas células são *secretoras de muco*. Além de apresentarem muitos grânulos de secreção no seu citoplasma, essas células participam de absorção de algumas moléculas.

A superfície da mucosa é interrompida por pequenos orifícios, devido à presença de reentrâncias da mucosa denominadas *fossetas gástricas* ou *fovéolas gástricas* (Figuras 17.16 e 17.17). O revestimento das fossetas é o mesmo do epitélio superficial, e ambas se continuam sem interrupção. A profundidade das fossetas é diversa: elas são relativamente curtas na região da cárdia e corpo e mais longas no antro pilórico.

As fossetas são estruturas típicas da mucosa gástrica e representam os *locais em que se abrem glândulas situadas mais profundamente na camada mucosa* (Figura 17.16). Essas glândulas estão sempre envolvidas pelo tecido conjuntivo frouxo da lâmina própria e ocupam toda a largura da mucosa até os limites da muscular da mucosa (Figura 17.18).

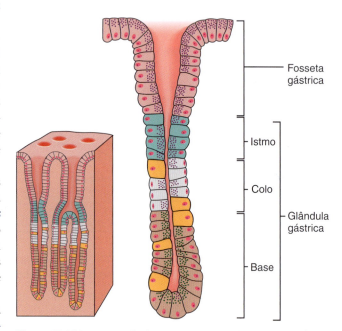

Figura 17.16 A mucosa gástrica apresenta curtas invaginações afuniladas de seu epitélio superficial chamadas fossetas ou fovéolas gástricas. Nas fossetas, abrem-se glândulas tubulosas chamadas glândulas gástricas. À direita está representada uma glândula gástrica da região do cárdia e corpo, onde as glândulas apresentam três regiões, formadas por vários tipos de células.

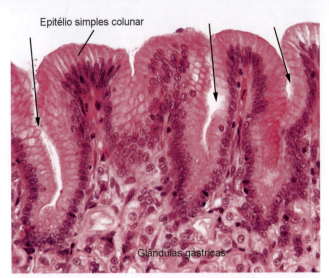

Figura 17.17 Superfície da mucosa gástrica, revestida por epitélio simples colunar e apresentando curtas invaginações chamadas fossetas ou fovéolas gástricas (*setas*). Uma pequena região das glândulas gástricas está presente na porção inferior da figura. Estas glândulas se abrem nas fossetas. (*Microscopia óptica. H&E. Aumento médio.*)

A mucosa do corpo do estômago é ocupada por grande quantidade de glândulas, de modo que a lâmina própria situada entre elas não é facilmente visualizável.

As glândulas da cárdia e do antro pilórico produzem uma secreção mucosa

A cárdia é uma região relativamente pequena do estômago, situada em torno da entrada do esôfago. As glândulas dessa região, assim como as do piloro, são tubulosas e suas células têm características de células mucosas: núcleo de cromatina densa próximo à membrana plasmática da região basal da célula; citoplasma de coloração azul-clara após coloração por H&E e de aspecto vacuolado devido à má preservação do muco presente em seus grânulos de secreção (Figura 17.19). Além de muco, há produção de *lisozima*, uma enzima que digere a parede bacteriana.

As glândulas do corpo produzem a maior parte do suco gástrico e secretam enzimas digestivas e ácido clorídrico

As glândulas do corpo do estômago são longas e complexas *glândulas tubulosas*, constituídas de vários segmentos com diferentes tipos de células, e denominam-se *glândulas gástricas* (ou glândulas fúndicas) (ver Figuras 17.16 e 17.18).

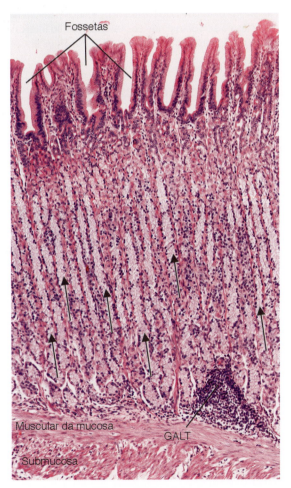

Figura 17.18 Secção da mucosa e parte da submucosa do estômago. Na superfície da mucosa encontram-se as fossetas gástricas. A maior parte espessura da mucosa é ocupada por longas glândulas tubulosas – as glândulas gástricas, várias indicadas por *setas*. O limite profundo da mucosa é marcado pela muscular da mucosa. Observe na mucosa um componente do GALT. (*Microscopia óptica. H&E. Vista panorâmica.*)

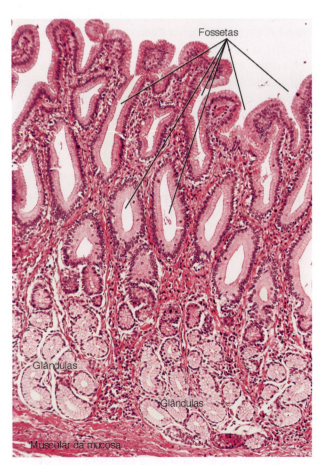

Figura 17.19 Secção da mucosa da região pilórica do estômago. As fossetas gástricas são muito longas e têm trajeto sinuoso. Glândulas situadas na região profunda da mucosa se abrem nas fossetas. (*Microscopia óptica. H&E. Vista panorâmica.*)

Os segmentos dessas glândulas, partindo da superfície em direção à muscular da mucosa, são: *istmo*, *colo* e *base*. Seus limites não são claramente definidos nas secções histológicas.

▶ **Istmo.** Região inicial e curta das glândulas fúndicas. As células que o compõem se continuam diretamente com as células que revestem as fossetas gástricas, com as quais se assemelham. O istmo contém células-tronco que se reproduzem e migram para repor as células epiteliais do estômago (ver adiante).

▶ **Colo.** Região das glândulas gástricas que contém principalmente células de secreção mucosa, denominadas *células mucosas do colo*. Além dessas, há *células-tronco* e células chamadas *parietais*, que estão intercaladas entre as mucosas do colo.

As células mucosas do colo têm citoplasma pouco corado após coloração por H&E e núcleo na região basal da célula (Figura 17.20). Secretam muco de composição diferente daquela das outras células secretoras de muco da mucosa gástrica.

▶ **Base.** Segmento mais longo da glândula gástrica, sua extremidade mais profunda pode ser ramificada. Há pelo menos três tipos de células na região da base: *células principais* (ou *zimogênicas*), *células parietais* (ou *oxínticas*) e *células enteroendócrinas*.

Em secções histológicas observam-se as glândulas em formato de túbulos constituídos por células principais, estando as células parietais e enteroendócrinas intercaladas entre as células principais (Figura 17.21).

Na região mais profunda da glândula fúndica predominam as células principais. Infelizmente, devido à grande proximidade entre glândulas adjacentes, nem sempre é fácil individualizar nos cortes uma única glândula com seus segmentos.

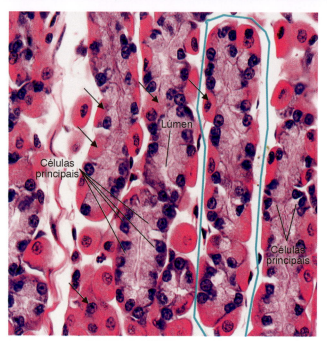

Figura 17.21 Região da base das glândulas gástricas. Um segmento de glândula está destacado. As células principais (ou zimogênicas) têm citoplasma basófilo e núcleos esféricos. Células parietais (setas), com citoplasma acidófilo e núcleos esféricos, estão intercaladas com as células principais. (*Microscopia óptica. H&E. Aumento médio.*)

As células principais são secretoras de enzimas

As células principais têm características de células serosas secretoras de proteínas: têm citoplasma basófilo na sua região basal devido à grande quantidade de retículo endoplasmático granular, núcleo esférico e grãos de secreção no citoplasma apical (ver Figuras 17.21 e 17.22).

A principal molécula produzida pelas células principais é o *pepsinogênio*, que, após ser secretado, é convertido em *pepsina*, uma enzima de ação proteolítica cuja ação consiste em quebrar proteínas em pequenos peptídios. Há vários tipos de moléculas de pepsina, todas atuando sob pH abaixo de 5. Há também pequena produção da enzima *lipase* por estas células.

As células parietais produzem ácido clorídrico e o fator intrínseco do estômago

As células parietais são arredondadas ou piramidais com a base mais larga. O núcleo é esférico e o citoplasma caracteriza-se nos cortes por intensa *coloração rosada ou alaranjada*, devido à sua afinidade pela eosina após coloração por H&E (ver Figura 17.21). Esta característica deve-se à grande quantidade de *mitocôndrias* presentes no seu citoplasma.

Além das mitocôndrias, as células parietais têm outra peculiaridade que é bem observada por microscopia eletrônica. São os *canalículos intracelulares*, delgadas reentrâncias cujo volume e cuja forma variam com o estado fisiológico de secreção das células (Figura 17.22). Por microscopia eletrônica de transmissão

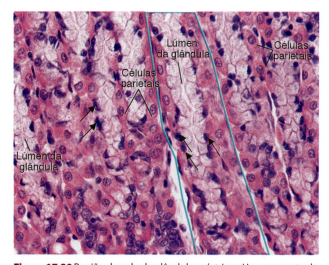

Figura 17.20 Região do colo de glândulas gástricas. Um segmento de glândula está destacado. As células mucosas do colo, presentes nessa região, têm citoplasma claro e núcleo alongado, de cromatina densa (setas). Muitas células parietais, com núcleo esférico e citoplasma acidófilo, estão intercaladas entre as células mucosas do colo. Pode-se observar o lúmen das glândulas gástricas. (*Microscopia óptica. H&E. Aumento médio.*)

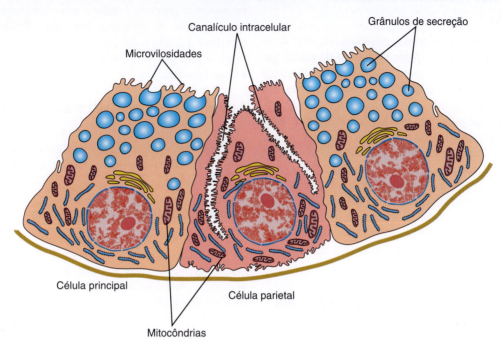

Figura 17.22 A estrutura das células principais das glândulas gástricas é de células secretoras de proteínas com retículo endoplasmático granular na sua base e grânulos de secreção no ápice. As células parietais apresentam muitas mitocôndrias e um canalículo intracelular.

pode-se observar ainda que seu citoplasma tem uma população de túbulos e vesículas (chamados de sistema tubulovesicular) próximos à superfície dos canalículos, cuja quantidade também depende do estado de secreção celular.

Quando as células estão em repouso, há muitos túbulos e vesículas no citoplasma. Durante a secreção de HCl, a membrana desses túbulos e vesículas se incorpora à membrana plasmática que reveste os canalículos, os quais aumentam de volume e passam a exibir muitas microvilosidades.

A produção de HCl depende da enzima anidrase carbônica

O íon H$^+$ é originado pela dissociação de H$_2$CO$_3$, uma molécula instável que resulta da ação da enzima *anidrase carbônica* sobre H$_2$O e CO$_2$ (Figura 17.23). Os íons H$^+$ e Cl$^-$ (assim como menor quantidade de potássio e sódio) são transportados para o canalículo intracelular por meio de proteínas transportadoras, por transporte facilitado ou por transporte ativo com consumo de ATP produzido pelas mitocôndrias. Do canalículo intracelular os íons são transferidos para o lúmen da glândula fúndica e, juntamente com o restante da secreção produzida pelas outras células da glândula, são encaminhados para o lúmen do estômago.

A secreção pelas células parietais é estimulada pelo *sistema nervoso parassimpático* e por moléculas como a *histamina* e a *gastrina*, um hormônio de ação parácrina produzido no antro pilórico e que atinge o fundo do estômago por uma alça curta de circulação sanguínea.

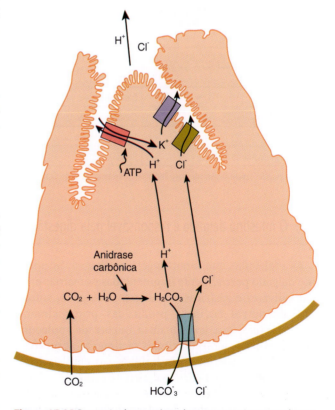

Figura 17.23 Por meio de proteínas de transporte intramembranosas, as células parietais das glândulas gástricas transportam íons H$^+$ e Cl$^-$ para o lúmen das glândulas. Cloro é trocado por HCO$_3^-$ resultante de reação catalisada por anidrase carbônica. Os íons H$^+$ são transportados para fora da célula por transporte ativo.

O fator intrínseco é essencial para a reabsorção de vitamina B$_{12}$

Na espécie humana, as células parietais secretam uma glicoproteína denominada *fator intrínseco do estômago*. Esta proteína é necessária para a absorção de vitamina B$_{12}$ (cobalamina) pelas células absortivas do intestino delgado.

A vitamina liga-se a uma proteína carreadora (transcobalamina) produzida nas glândulas salivares e que protege a vitamina no meio ácido do estômago. O lúmen do intestino delgado é alcalino, e a vitamina se separa da sua proteína carreadora e liga-se ao fator intrínseco para ser absorvida pelas células absortivas intestinais, principalmente na região do íleo. A deficiência desta vitamina no organismo, causada por diferentes fatores, resulta na doença *anemia perniciosa*, pois a vitamina é necessária para a maturação das hemácias.

As células enteroendócrinas controlam vários processos fisiológicos no aparelho digestivo e em outros locais do corpo

Essas células se dispõem isoladamente entre as células principais e parietais das glândulas fúndicas e fazem parte do sistema neuroendócrino difuso (DNES, de *diffuse neuroendocrine system*). Também estão presentes em outros componentes do aparelho digestivo: fígado, pâncreas, intestino delgado e intestino grosso. A Tabela 17.1 apresenta alguns dos hormônios produzidos por essas células e suas atuações.

A absorção de substâncias pela mucosa gástrica é restrita

A mucosa gástrica tem pequena capacidade de absorção, predominando pequena quantidade de água, etanol, ácido acetilsalicílico e outros fármacos anti-inflamatórios não esteroidais.

Renovação das células da mucosa gástrica

O epitélio da mucosa gástrica, assim como o da mucosa do restante do tubo alimentar, passa por contínua renovação celular. As células que se renovam com maior intensidade são as células epiteliais superficiais, o que é compreensível devido ao seu desgaste pelo atrito com alimentos em meio ácido.

Células-tronco presentes na região do istmo das glândulas fúndicas se dividem e suas células-filhas migram em direção à superfície para repor o epitélio superficial e, em menor grau, migram em direção à outra extremidade da glândula fúndica para repor células principais e parietais.

Tabela 17.1 Alguns hormônios produzidos por células enteroendócrinas no tubo digestivo e suas ações.*

Hormônio	Local	Ação
Gastrina	Estômago	Secreção de HCl no estômago
Grelina	Estômago	Aumento da sensação de apetite
Secretina	Duodeno	Secreção pancreática
Colecistoquinina	Duodeno e jejuno	Contração da vesícula biliar e secreção pancreática
Motilina	Duodeno e jejuno	Estímulo da motilidade gástrica e intestinal
Peptídio semelhante ao glucagon	Íleo	Liberação de insulina

*Não estão incluídos os hormônios produzidos pelas ilhotas pancreáticas (de Langerhans).

 O intestino delgado é responsável pela digestão final dos alimentos e pela maior parte de sua absorção

As moléculas que foram ingeridas chegam ao intestino delgado parcialmente fragmentadas por várias enzimas salivares e gástricas. No intestino delgado, sofrem ação de outras enzimas, produzidas principalmente pelo pâncreas, que continuam a quebra de moléculas até reduzi-las a moléculas mais facilmente absorvíveis pelas células intestinais. Os lipídios são emulsionados por secreções biliares originadas no fígado. A redução final do tamanho das moléculas ocorre junto à superfície das células absortivas do intestino delgado por meio de moléculas associadas à membrana plasmática dessas células.

O intestino delgado é um tubo com cerca de 6 m de comprimento, dividido em três porções: *duodeno*, *jejuno* e *íleo*.

A mucosa do intestino delgado apresenta importantes características histológicas

A transição entre a mucosa do estômago e a do duodeno é abrupta, e ao microscópio óptico observam-se várias características peculiares ao intestino delgado. Essas características estruturais dizem respeito principalmente à camada mucosa. As outras camadas desse segmento seguem o padrão geral do tubo digestivo descrito anteriormente (ver Figura 17.10).

Vilosidades intestinais

Há uma grande diferença na estrutura da mucosa do intestino delgado, em comparação com a mucosa gástrica e a mucosa do intestino grosso. A superfície das duas últimas é relativamente lisa, enquanto a mucosa do intestino delgado apresenta longos prolongamentos (Figura 17.24).

A mucosa do intestino delgado emite milhões de projeções em direção ao lúmen, chamadas *vilosidades intestinais* ou *vilos intestinais* (Figura 17.25). As projeções podem ter forma de dedos ou podem ser achatadas como folhas, ou então exibir outras formas. Abaixo da superfície, a mucosa do intestino delgado e do intestino grosso apresenta glândulas tubulosas denominadas *glândulas intestinais* ou *glândulas de Lieberkühn* (Figura 17.24).

As vilosidades têm um eixo central de *lâmina própria* e são revestidas pelo *epitélio superficial* do intestino delgado (ver Figuras 17.25 e 17.26). A lâmina própria das vilosidades é formada por tecido conjuntivo frouxo e tem *células musculares lisas* que se continuam com a camada de músculo liso da *muscular da mucosa*. Ainda na lâmina própria das vilosidades há capilares e vênulas, e um ou mais vasos linfáticos denominados *vasos quilíferos centrais* ou *lactíferos centrais,* que desempenham importante papel na condução de substâncias absorvidas do lúmen.

Epitélio superficial

O epitélio superficial do intestino delgado, que reveste a superfície da mucosa e suas vilosidades, é um *epitélio simples colunar*. É constituído principalmente por dois tipos de células intercaladas entre si: *células absortivas* (ou *enterócitos*) e *células caliciformes* (ver Figura 17.26).

As células absortivas são responsáveis pela quebra final de pequenas moléculas junto à sua superfície e por sua absorção. As células caliciformes são células secretoras de muco. Têm forma de cálice, em cuja haste situa-se um núcleo de cromatina densa. A porção apical dilatada da célula apresenta grânulos de secreção contendo muco e se cora em azul-claro após coloração por H&E.

Glândulas intestinais

As *glândulas intestinais* (*glândulas de Lieberkühn*) são milhões de *glândulas tubulosas simples* inseridas na mucosa do intestino delgado (ver Figura 17.25 B) e também no intestino grosso. São compostas de *células caliciformes* e menor proporção de *células absortivas*. Sua secreção é, portanto, rica em muco.

As glândulas são envoltas pelo tecido conjuntivo da lâmina própria, que nestes locais existe em quantidade muito pequena. A abertura das glândulas e a liberação da secreção se dão na superfície da mucosa, entre os locais em que se originam as vilosidades (ver Figura 17.24).

A superfície apical dos enterócitos sofre modificações que tornam essas células especializadas em absorção

Cada célula apresenta nessa superfície milhares de microvilosidades que se projetam no lúmen, aumentando a superfície de absorção destas células. O conjunto de microvilosidades pode ser observado por microscopia óptica em forma de uma delgada faixa mais escura na superfície apical das células, denominada *bordadura estriada* (ver Figura 17.26).

As células absortivas (e também as caliciformes) apresentam em sua superfície lateral extensas zônulas de oclusão, além de outros mecanismos de adesão, de modo que a passagem de moléculas entre as células é dificultada. A absorção, ou seja, a passagem de moléculas do lúmen para o tecido conjuntivo da lâmina própria e deste local para vasos sanguíneos e linfáticos, deve ocorrer *através das células*. Desta maneira, as células absortivas têm capacidade de selecionar o material que entrará no organismo.

As células absortivas absorvem moléculas pequenas: aminoácidos ou pequenos dipeptídios, açúcares, ácidos graxos, derivados respectivamente de proteínas, carboidratos e gorduras. Estas moléculas precisam ser reduzidas a pequenas moléculas no lúmen intestinal por processos enzimáticos. Enzimas pancreáticas são os principais agentes de quebra desses vários tipos de moléculas. A membrana plasmática da superfície apical tem enzimas nela ancoradas que procedem à digestão final de pequenas moléculas de carboidratos e de peptídios.

O transporte para o interior da célula através da membrana é feito por diferentes carreadores para aminoácidos, açúcares e íons (ver Capítulo 3, *Células*). O material é, em seguida, transportado através da membrana basolateral dos enterócitos para o espaço extracelular da lâmina própria.

Grande parte do material absorvido entra nos vasos linfáticos *quilíferos centrais* presentes nas vilosidades (ver Figura 17.26). Esses quilíferos se unem em vasos linfáticos mais calibrosos e o material neles contido chega à circulação sanguínea.

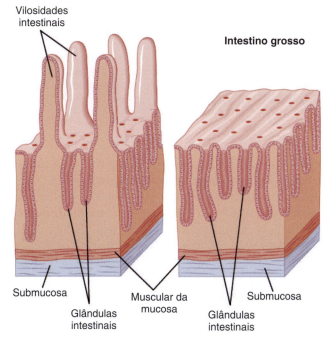

Figura 17.24 A superfície do intestino delgado apresenta saliências denominadas vilosidades intestinais, ao contrário das superfícies do intestino grosso (*à direita na figura*) e do estômago (ver Figura 17.16), que são relativamente lisas.

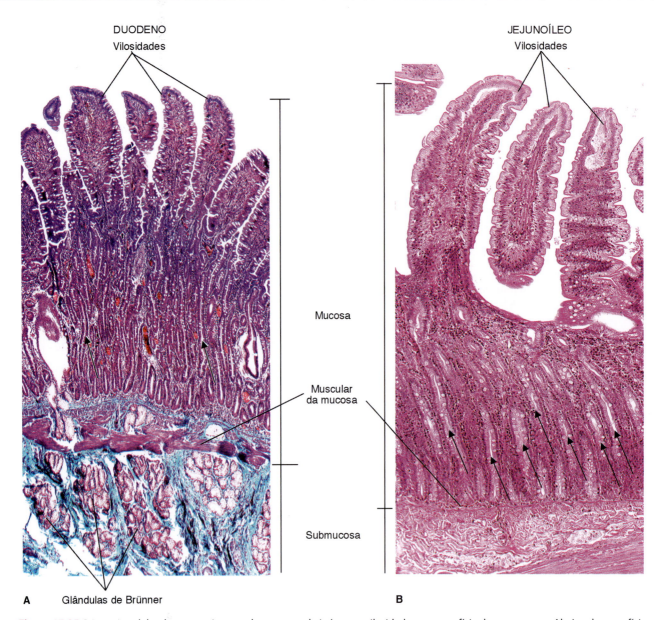

Figura 17.25 O intestino delgado caracteriza-se pela presença de inúmeras vilosidades na superfície de sua mucosa. Abaixo da superfície, a mucosa apresenta grande quantidade de glândulas intestinais ou glândulas de Lieberkühn, algumas apontadas por *setas*. Uma característica do duodeno é a presença de glândulas na submucosa, chamadas glândulas de Brünner, ausentes no restante do intestino delgado. (*Microscopia óptica. Vista panorâmica. A, Tricromo de Masson. B, H&E.*)

Por outro lado, as substâncias absorvidas por capilares e vênulas são conduzidas à veia porta e atravessam o fígado, onde podem ser absorvidas e processadas pelos hepatócitos.

As gorduras neutras (triacilgliceróis, TAGs), sob ação inicial de lipases produzidas em glândulas da língua e no intestino e por ação da lipase pancreática no lúmen do intestino delgado, são emulsionadas por sais biliares e lipase e, finalmente, hidrolisados em monoglicerídios e ácidos graxos, e desta forma são absorvidos pelas células absortivas.

Nas células absortivas, os TAGs são ressintetizados no retículo endoplasmático agranular. No complexo de Golgi, associam-se a colesterol e lipoproteínas, constituindo partículas denominadas *quilomícrons*. Esta associação dos TAGs com proteínas torna as partículas estáveis em meio aquoso. Os quilomícrons são exocitados através da membrana basolateral das células do epitélio intestinal, e daí são transportados preferencialmente pelos vasos quilíferos e, em seguida, por vasos linfáticos mais calibrosos, até serem conduzidos ao sangue.

Há algumas diferenças estruturais entre as três porções do intestino delgado

O jejuno e o íleo não exibem grandes diferenças entre si, a não ser pela forma das suas vilosidades e pelo acúmulo de tecido linfoide associado às mucosas (GALT, de *gut-associated lymphoid tissue*) em trechos do íleo.

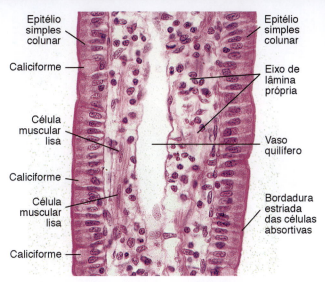

Figura 17.26 A imagem apresenta um trecho de uma secção longitudinal de uma vilosidade intestinal. O epitélio simples colunar é formado por uma maioria de células absortivas (enterócitos) e por células caliciformes intercaladas entre elas. A delgada faixa na região superfícial das células epiteliais é a bordadura estriada, formada por inúmeras microvilosidades. O eixo da vilosidade contém tecido conjuntivo da lâmina própria, células musculares lisas e vasos sanguíneos e linfáticos (quilíferos). (*Microscopia óptica. H&E. Aumento médio.*)

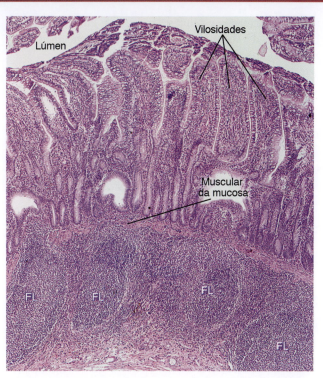

Figura 17.27 As placas de Peyer são acúmulos de tecido linfoide dispostos na parede do íleo. Esse tecido linfoide é composto de folículos linfoides (*FL*) presentes na submucosa e de um infiltrado celular difuso presente na mucosa e submucosa. (*Microscopia óptica. H&E. Vista panorâmica.*)

Há, no entanto, uma grande diferença que distingue o duodeno dos outros segmentos do intestino delgado. É a presença de glândulas na submucosa e, portanto, abaixo da muscular da mucosa (ver Figura 17.25 A). Além das glândulas esofágicas propriamente ditas, são as únicas glândulas do tubo digestivo situadas na camada submucosa. Essas glândulas submucosas, denominadas *glândulas de Brünner*, são uma *característica diagnóstica do duodeno*.

Sua secreção alcalina modifica o pH do bolo alimentar que penetra no intestino delgado juntamente com suco gástrico, permitindo a ação de enzimas que atuam preferencialmente em pH alcalino.

O GALT das placas de Peyer está associado a células especiais

No íleo, mais frequentemente na sua porção terminal, há cerca de 15 a 20 acúmulos de tecido linfoide associado à mucosa do tubo digestivo (MALT, ou, mais especificamente, GALT – *gut-associated lymphoid tissue*). Estão presentes na mucosa e na submucosa em forma de acúmulos celulares difusos (principalmente de linfócitos) e de folículos linfoides. No íleo formam, na parede do tubo, anéis espessos denominados *placas de Peyer* (Figura 17.27).

A região de epitélio que reveste as placas de Peyer contém células especializadas denominadas *células M* (Figura 17.28). As células M captam do lúmen antígenos solúveis ou em forma de partículas e os transportam, respectivamente, por endocitose ou fagocitose para o espaço formado pelo seu citoplasma abaixo da superfície da mucosa (Figura 17.29). A esse espaço têm acesso linfó-

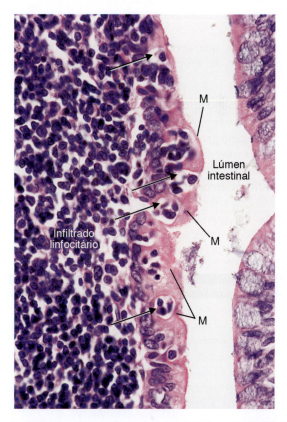

Figura 17.28 As células M fazem parte do epitélio que reveste o infiltrado linfocitário das placas de Peyer. Estas células formam espaços (*setas*) para os quais são transportadas moléculas e partículas a partir do lúmen intestinal. Nesse espaço penetram linfócitos e células apresentadoras de antígenos. (*Microscopia óptica. H&E. Aumento médio.*)

citos, macrófagos e células dendríticas, que têm a oportunidade de reconhecer antígenos e desencadear uma resposta imunitária.

Além das células absortivas e caliciformes, há outras populações de células nas glândulas intestinais

Há no intestino delgado uma grande população de células enteroendócrinas. Essas células podem transportar sua secreção em duas direções:

▶ Para o lúmen das glândulas intestinais e, em seguida, para o lúmen intestinal
▶ Em direção à lâmina própria, onde podem atuar como hormônios por via parácrina ou ser distribuídos pela circulação sanguínea.

Alguns desses hormônios estão relacionados na Tabela 17.1.

As *células de Paneth* constituem uma população de células situadas na parte mais profunda das glândulas intestinais. São células piramidais contendo grãos de coloração alaranjada (após H&E) no citoplasma apical, cujo conteúdo é exocitado no lúmen das glândulas intestinais. Secretam a enzima lisozima (atuante sobre a parede bacteriana) e outros produtos antibacterianos.

Renovação epitelial no intestino delgado

As células epiteliais do intestino delgado passam por uma intensa e rápida renovação. Calcula-se que a população epitelial do intestino delgado se renove inteiramente a cada 3 a 5 dias.

As células que revestem as vilosidades entram em um processo de apoptose e descamam, sendo repostas

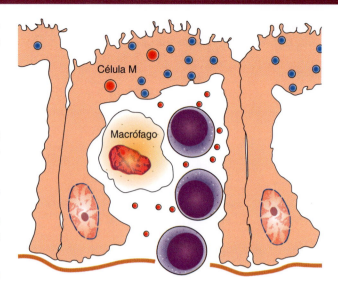

Figura 17.29 Representação esquemática das células M com os espaços por elas criados abaixo da superfície epitelial. Nesses espaços há moléculas e partículas que foram transportadas do lúmen intestinal. Macrófagos e linfócitos têm acesso a esses espaços, onde podem reconhecer antígenos e desencadear uma resposta imunitária.

por células que migram a partir do fundo das glândulas intestinais. Nessa região das glândulas, próxima à muscular da mucosa, há células-tronco que exibem intensa atividade mitótica (ver Figura 3.35). Suas células-filhas se diferenciam em células absortivas ou células caliciformes ao mesmo tempo em que migram para a superfície da mucosa ao longo da parede das glândulas intestinais e na superfície das vilosidades.

O intestino grosso é local de secreção mucosa e de absorção de água

O intestino grosso é formado pelo ceco, cólon (ascendente, transverso e descendente), reto e canal anal. Na transição do intestino delgado para o intestino grosso há uma *válvula ileocecal* que dificulta o refluxo do conteúdo do ceco e do cólon ascendente para o íleo.

Uma das grandes diferenças da estrutura histológica entre intestino delgado e intestino grosso reside na sua camada mucosa (ver Figura 17.24 e Tabela 17.2).

As outras camadas seguem o padrão geral do tubo digestivo, com exceção da *camada longitudinal externa da muscular* no colo ascendente, transverso e descendente. As fibras musculares desta camada, em vez de recobrirem toda a superfície do tubo, concentram-se em três fitas longitudinais que acompanham o eixo do tubo, constituindo as *tênias do cólon*. Sua contração provoca um "franzido" no tubo, que se segmenta em sequências de dilatações

Tabela 17.2 Características histológicas diferenciais entre segmentos do tubo digestivo.

Segmento do tubo	Mucosa	Submucosa	Muscular	Adventícia ou serosa
Esôfago	Epitélio estratificado pavimentoso	Com glândulas mucosas	Músculo esquelético e/ou liso	Adventícia
Estômago	Epitélio simples colunar Glândulas tubulosas	Sem glândulas	Músculo liso em duas a três camadas	Serosa
Intestino delgado	Epitélio simples colunar com células caliciformes Glândulas intestinais tubulosas Vilosidades intestinais	Glândulas no duodeno	Músculo liso em duas camadas	Serosa
Intestino grosso	Epitélio simples colunar com células caliciformes Glândulas intestinais tubulosas.	Sem glândulas	Músculo liso formando camada interna e a externa reunida nas tênias do colo	Serosa

denominadas *haustros*. É um movimento destinado a misturar o conteúdo do intestino. Além desse movimento há o movimento peristáltico destinado a impulsionar o material no lúmen.

Grande quantidade de GALT é encontrada na camada submucosa, frequentemente invadindo a mucosa.

Mucosa

A superfície da mucosa do intestino grosso é plana. Não apresenta nem fossetas nem vilosidades, apenas perfurações correspondentes às saídas das glândulas intestinais (glândulas de Lieberkühn) (ver Figuras 17.24, 17.30 e 17.31). Em comparação com o intestino delgado, o epitélio superficial e o epitélio das glândulas têm menos células absortivas (enterócitos) e mais células caliciformes.

O *apêndice vermiforme* é uma curta e delgada expansão tubular do ceco composta pelas camadas regulares do tubo digestivo. Apresenta grande quantidade de GALT em forma de tecido linfoide difuso e de folículos linfoides (ver Figuras 14.30 e 14.31).

O *reto* é um órgão retroperitoneal e revestido em sua maior parte por uma adventícia. Sua estrutura é semelhante à do restante do intestino grosso.

Após ultrapassar o diafragma da pelve (músculos levantadores do ânus), passa a ser denominado *canal anal*, que apresenta uma transição do epitélio simples colunar para o epitélio estratificado pavimentoso. Abaixo deste epitélio são vistos grandes acúmulos de *glândulas sudoríparas apócrinas*.

Funções do intestino grosso

As principais funções do intestino grosso estão relacionadas com absorção de água, íons e vitaminas e com a formação das fezes. Nos últimos anos, tem sido muito estudada a atuação da flora bacteriana local (microbioma) sobre o conteúdo do intestino grosso, bem como seus efeitos sobre o organismo.

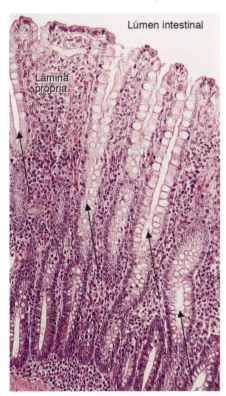

Figura 17.30 Secção da mucosa do intestino grosso. Observe a superfície relativamente lisa da mucosa na porção superior da imagem, interrompida apenas pela saída das glândulas intestinais (*setas*). As glândulas ocupam a maior parte da espessura da mucosa e são envolvidas por lâmina própria. (*Microscopia óptica. H&E. Aumento pequeno.*)

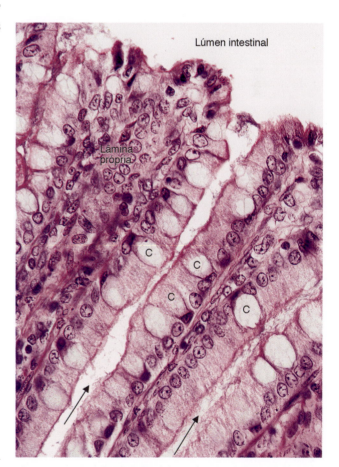

Figura 17.31 Epitélio das glândulas intestinais do intestino grosso, no qual há grande quantidade de células caliciformes (*C*). As *setas* indicam o lúmen de duas glândulas intestinais. (*Microscopia óptica. H&E. Aumento médio.*)

CAPÍTULO 18

Glândulas Anexas ao Tubo Digestivo

Principais tópicos abordados neste capítulo

- Conceito, 270
- Glândulas salivares, 270
- Pâncreas, 274
- Fígado, 275
- Vesícula biliar, 281

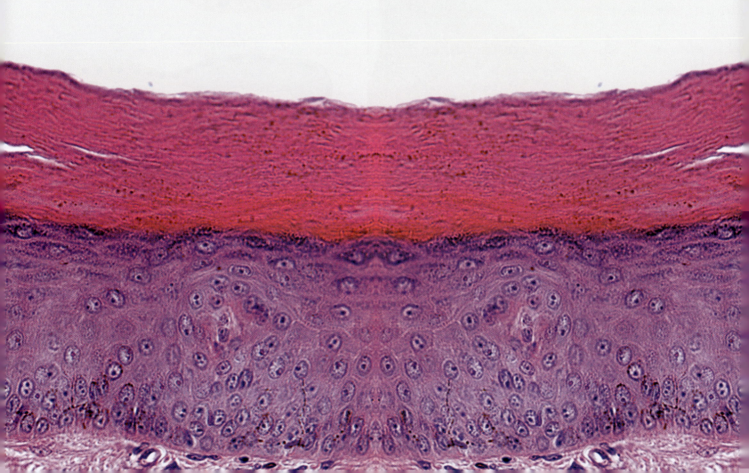

Introdução

Além da grande quantidade de pequenas glândulas exócrinas presentes no interior das paredes da cavidade oral e do restante do tubo digestivo, há *glândulas anexas ao tubo digestivo* situadas externamente ao tubo. Essas grandes glândulas são estruturas anatômicas que contribuem com importantes secreções para a fisiologia da digestão.

Assim como as pequenas glândulas situadas na parede do tubo, originaram-se durante a vida intrauterina a partir de pequenos brotos epiteliais do epitélio do tubo digestivo (ver Figura 5.16). No entanto, devido ao seu grande crescimento, as glândulas ultrapassaram a parede do tubo e se tornaram anatomicamente independentes.

São as *glândulas salivares principais* ou *maiores*, o *pâncreas* e o *fígado*. Todas são glândulas exócrinas, porém o pâncreas produz também secreção endócrina por meio das ilhotas de Langerhans, e no fígado os hepatócitos, as células predominantes no órgão, produzem secreção tanto exócrina como endócrina.

As glândulas salivares principais produzem a maior parte da saliva

As glândulas salivares principais consistem em três pares de glândulas: *parótidas*, *submandibulares* e *sublinguais*, situadas na cabeça, em torno da cavidade oral.

A porção parenquimatosa das glândulas (a sua porção funcional) é envolvida e sustentada por um estroma de tecido conjuntivo. Cada glândula salivar é dividida em grandes porções – os *lobos* – que, por sua vez, são subdivididos em porções menores – os *lóbulos* (Figura 18.1). Os lobos são demarcados por septos relativamente espessos de tecido conjuntivo denso e não modelado, enquanto os lóbulos são separados por septos mais delicados de tecido conjuntivo com poucas fibras de matriz extracelular. Os septos e o tecido conjuntivo que envolve os lobos constituem o estroma da glândula.

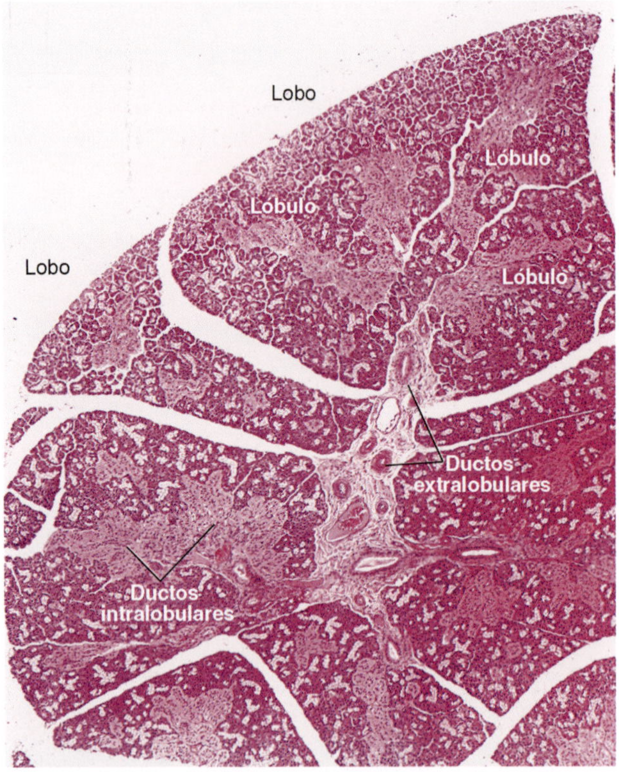

O parênquima das glândulas é composto por milhares de *unidades secretoras* constituídas por células epiteliais. A estrutura das unidades secretoras difere nas diversas glândulas salivares.

Cada unidade secretora dá origem a um curto ducto excretor denominado *ducto intercalar* (Figura 18.2), o qual se junta a ductos intercalares de outras unidades secretoras para formar os ductos intralobulares, que nas glândulas salivares são denominados *ductos estriados*.

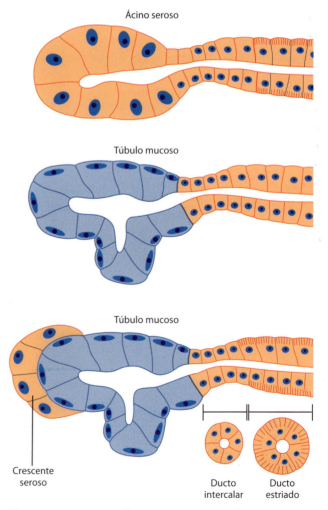

Figura 18.1 Glândula salivar submandibular. Esse tecido passou por retração durante seu processamento, o que tornou possível a observação da divisão da glândula em lobos e lóbulos. Observe a distribuição dos ductos excretores intra- e extralobulares. (*Microscopia óptica. H&E. Vista panorâmica.*)

Figura 18.2 Organização das porções secretoras e das porções iniciais dos ductos excretores das glândulas salivares.

Os ductos intralobulares se agrupam em ductos mais calibrosos que se dirigem para o tecido conjuntivo situado entre os lobos e que, nessa localização, são chamados *ductos extralobulares* ou *interlobulares*. Esses ductos se unem e formam um ou dois *ductos excretores principais* que se abrem na cavidade oral.

As porções secretoras e os ductos intercalares das glândulas salivares têm *células mioepiteliais* ao seu redor. São células contráteis que se situam entre a lâmina basal e a membrana plasmática das células secretoras ou ductais, e apresentam vários prolongamentos que abraçam as células. A contração de seus prolongamentos contribui para expulsar a secreção das porções secretoras e conduzi-la pelo ducto intercalado.

Os diversos componentes do sistema de ductos excretores têm características histológicas distintas

Os *ductos intercalares*, o primeiro componente dos ductos intralobulares, têm pequeno diâmetro e são formados por um *epitélio cúbico simples*, envolvido por células mioepiteliais e lâmina basal (ver Figuras 18.2 e 18.3 A). Os núcleos esféricos das células epiteliais situam-se na região basal da célula e têm escassa quantidade de tecido conjuntivo ao seu redor.

Os *ductos estriados* são mais calibrosos que os intercalares e estão envolvidos por pequena quantidade de tecido conjuntivo (Figuras 18.2 e 18.3 B). Suas principais características histológicas são:

▶ Células mais largas e mais altas que as dos ductos intercalares
▶ Citoplasma corado em rosa após H&E
▶ Núcleos esféricos situados na região central da célula
▶ Estriação na região basal da célula, observada por microscopia óptica. Quando essa região é observada por microscopia eletrônica de transmissão, percebe-se que a estriação resulta da presença de inúmeras mitocôndrias alongadas, dispostas perpendicularmente à membrana plasmática. A membrana é muito pregueada e as pregas formam prateleiras em que se alojam as mitocôndrias.

Os *ductos extralobulares* ou *interlobulares* situam-se nos septos que delimitam os lobos e são envolvidos por maior quantidade de tecido conjuntivo.

Os ductos extralobulares iniciais são formados por *epitélio simples colunar* e, à medida que se reúnem em ductos mais calibrosos, o epitélio torna-se *pseudoestratificado colunar* (Figura 18.4), e finalmente torna-se *estratificado cúbico*, geralmente com duas camadas celulares (ver Figura 5.14), tipo de epitélio também encontrado nos *ductos excretores terminais*.

Glândulas parótidas

A parótida é uma glândula serosa composta exclusivamente por *ácinos serosos* (ver Figuras 5.19, 18.2 e 18.5). Esses ácinos são formados por células com as seguintes características:

▶ Forma piramidal
▶ Núcleo esférico situado na região basal da célula
▶ Citoplasma corado preferencialmente em rosa após H&E

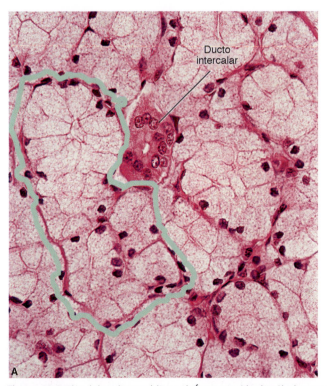
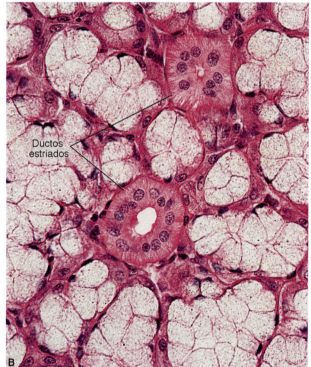

Figura 18.3 Glândula salivar sublingual. É constituída de túbulos mucosos, um dos quais está delimitado. O citoplasma de suas células é claro e granuloso. O núcleo tem cromatina densa e situa-se próximo à membrana da região basal da célula. **A.** Nesta imagem podem-se observar ducto intercalar de pequeno diâmetro e lúmen estreito. **B.** Dois ductos estriados. São mais calibrosos, com núcleos na região central das células e estriação visível na sua região periférica. (*Microscopia óptica. H&E. Aumento médio.*)

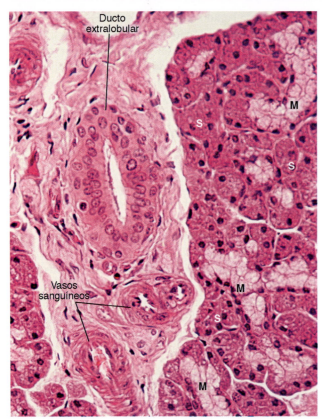

Figura 18.4 Glândula salivar submandibular. É formada por túbulos mucosos (*M*) e por ácinos serosos (*S*). Há uma região de tecido conjuntivo separando dois lobos da glândula envolvendo um ducto extralobular revestido por epitélio estratificado. (*Microscopia óptica. H&E. Aumento médio.*)

- Grânulos de secreção acumulados na porção apical da célula
- Lúmen dos ácinos muito estreito e de observação não muito frequente.

Ao microscópio eletrônico de transmissão as células serosas mostram grande quantidade de retículo endoplasmático granular na região basal, complexo de Golgi muito desenvolvido na região supranuclear e grânulos de secreção acumulados na região apical da célula.

Glândulas sublinguais

As glândulas sublinguais são glândulas mucosas constituídas por túbulos mucosos (ver Figuras 5.21, 18.2 e 18.6), com as seguintes características:

- Unidades secretoras compostas de túbulos de tamanho e forma irregulares e frequentemente ramificadas
- Limites celulares bem evidentes
- Células piramidais com citoplasma fracamente corado em azul-claro por H&E e de aspecto rendilhado
- Núcleos de cromatina densa achatados contra a superfície basal das células.

Ao microscópio eletrônico de transmissão as células mucosas exibem retículo endoplasmático granular e agranular, complexos de Golgi muito desenvolvidos e grânulos de secreção na região apical.

Glândulas submandibulares

As glândulas submandibulares exibem uma organização mais complexa que a das anteriores, porque são compostas de dois tipos de células epiteliais que se arranjam em diferentes tipos de unidades secretoras:

- *Células mucosas* constituem a maioria das células secretoras. Organizam-se em *túbulos mucosos* semelhantes aos descritos para a glândula sublingual

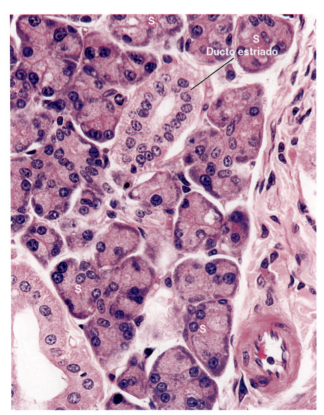

Figura 18.5 Glândula salivar parótida. É formada por ácinos serosos (*S*) cujos núcleos esféricos situam-se na região da base das células secretoras. (*Microscopia óptica. H&E. Aumento médio.*)

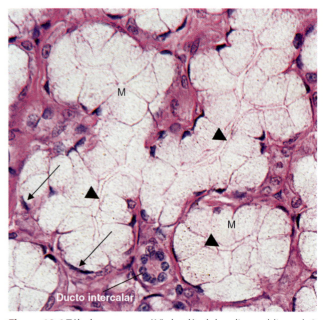

Figura 18.6 Túbulos mucosos (*M*) de glândula salivar sublingual. O núcleo das células secretoras (*setas*) situa-se na periferia da célula. No centro do tubo observa-se seu lúmen (*pontas de seta*). (*Microscopia óptica. H&E. Aumento médio.*)

▶ *Células serosas* dispostas de duas maneiras: formam ácinos serosos individualizados ou então pequenos conjuntos na extremidade de túbulos mucosos. Em cortes histológicos, esses conjuntos têm forma de capuz ou de meia-lua, e são denominados *crescentes serosos* ou *meias-luas serosas* (Figura 18.2).

Por essas razões, as glândulas submandibulares são consideradas glândulas mistas, seromucosas. A Figura 18.7 apresenta a disposição das células mucosas e serosas na glândula.

Composição da saliva e suas principais funções

As várias substâncias presentes na saliva são essenciais para:

▶ Manter a integridade e a saúde das várias estruturas presentes na cavidade oral, especialmente dos dentes
▶ Iniciar a preparação do bolo alimentar e sua digestão.

A saliva umedece os alimentos, facilitando sua mastigação; contém enzimas que atuam na hidrólise inicial de alguns tipos de moléculas dos alimentos; mistura os alimentos em um bolo alimentar com consistência adequada para ser transferido para o restante do tubo; promove a limpeza dos dentes. As *mucinas* da saliva, além de contribuírem para uma adequada consistência do bolo alimentar, têm atividade bacteriostática.

A secreção das parótidas é fluida, contém principalmente glicoproteínas e é considerada do tipo seroso. As sublinguais produzem secreção menos fluida, que contém mucinas, e as submandibulares produzem uma secreção mista.

Moléculas de água, que compõem a maior parte da secreção salivar, entram nas células secretoras por meio de canais de água formados por conjuntos de moléculas transportadoras de água, chamadas *aquaporinas*.

A maior parte da saliva é produzida pelas glândulas submandibulares (cerca de 60%), seguida pelas parótidas e pelas sublinguais. A saliva é composta em sua maior parte por água (cerca de 90%).

As macromoléculas da saliva são representadas principalmente por glicoproteínas de diversos tipos e funções: *α-amilase* é uma das proteínas predominantes e hidrolisa polissacarídeos, originando maltose e glicose. *Lisozima* é uma enzima que ataca paredes bacterianas, e *lactoferrina* é bactericida ao sequestrar ferro e inibir o metabolismo de bactérias. Essas moléculas são sintetizadas no retículo endoplasmático granular, transportadas para o complexo de Golgi em grânulos de secreção. A saliva é também solvente para vários tipos de moléculas que atingem as papilas gustativas.

A *imunoglobulina da classe A (IgA)* tem a importante função de proteger as mucosas do organismo; é excretada na saliva. A IgA é sintetizada por plasmócitos situados no tecido conjuntivo que envolve as unidades secretoras. Esse tipo de molécula de IgA é denominado *IgA secretora (sIgA)*. É composta de dois monômeros que se unem com uma molécula denominada *peça secretora*. Essa peça secretora facilita o transporte do conjunto através das células secretoras das glândulas para o lúmen e inibe sua degradação. O mesmo processo ocorre em várias mucosas do organismo.

As células dos *ductos estriados* têm uma grande atividade de transporte de íons e modificam a *composição iônica* da saliva a ser secretada. Essa função, que depende de transporte ativo e passivo, está associada à grande quantidade de mitocôndrias presentes na região basal das células desses ductos.

Durante a passagem da secreção por esses segmentos, há reabsorção de Na^+ e consequente retirada de parte desses íons da saliva. Ao mesmo tempo, as células dos ductos transportam para o lúmen do ducto bicarbonato e K^+, íons que são acrescentados à saliva.

A secreção das glândulas salivares é do tipo regulado, ou seja, grânulos de secreção são acumulados no citoplasma apical das células até ocorrer um estímulo à secreção. O controle da secreção é feito pelo sistema nervoso parassimpático e, em menor grau, pelo simpático.

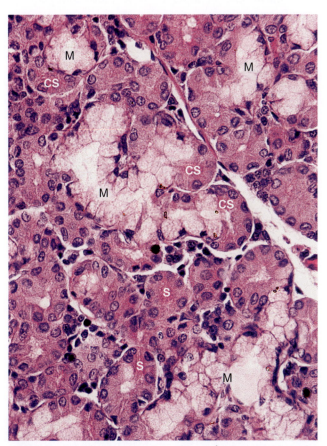

Figura 18.7 Glândula salivar submandibular. É composta de túbulos mucosos (*M*), ácinos serosos (*S*) e crescentes serosos (*CS*) aderidos a túbulos mucosos. (*Microscopia óptica. H&E. Aumento médio.*)

A secreção pancreática é essencial para a digestão das moléculas dos alimentos

O pâncreas é uma grande glândula situada na cavidade abdominal, revestida por uma delicada cápsula de tecido conjuntivo. Parte do pâncreas é intraperitoneal, enquanto sua cabeça e corpo ocupam posição retroperitoneal.

Esta glândula tem dois componentes: a porção predominante em volume é composta de ácinos serosos de secreção exócrina. Dispersos entre as unidades secretoras exócrinas há aglomerados de células endócrinas – as *ilhotas pancreáticas* ou *ilhotas de Langerhans* (Figura 18.8).

A organização do pâncreas é semelhante à das glândulas salivares

No pâncreas, há dois grandes lobos e inúmeros lóbulos. Seu sistema de ductos excretores tem arranjo semelhante ao das glândulas salivares. Há *ductos intercalados*, *ductos intralobulares* e *ductos extralobulares*. No entanto, os ductos intralobulares não têm mitocôndrias acumuladas na sua região basal (não são ductos estriados), ao contrário das glândulas salivares. Os septos de tecido conjuntivo do pâncreas são muito delgados e frequentemente não percebidos em cortes.

Características histológicas do pâncreas exócrino

O pâncreas exócrino é composto por ácinos serosos. Algumas de suas características os distinguem dos ácinos serosos da parótida:

▶ Os ácinos pancreáticos têm *forma mais irregular* e são frequentemente *alongados*, enquanto os da parótida tendem a ser esféricos (Figuras 18.9 e 18.10)

▶ As células acinosas do pâncreas são piramidais e apresentam uma *região basófila muito evidente na sua porção basal* devido ao grande acúmulo de retículo endoplasmático granular nesse local. Em consequência, observa-se na periferia de cada ácino pancreático um anel azul-arroxeado (após coloração por H&E), devido à região basófila do conjunto de células que constituem cada ácino (ver Figuras 5.20 e 18.9)

▶ Possuem *núcleos esféricos*, como geralmente ocorre em células serosas

▶ Na *região apical* das células acumulam-se muitos *grânulos de secreção* (também denominados *grânulos de zimogênio*). Essa região é acidófila e se cora em rosa após H&E (ver Figuras 2.4 A, 5.20 e 18.10)

▶ Na região central dos ácinos, frequentemente observam-se núcleos elípticos de cromatina frouxa pertencentes às *células centroacinosas*. Estas são as *primeiras células dos ductos intercalares* e são características do pâncreas, não sendo observadas em ácinos serosos de outros locais do corpo (ver Figuras 5.20 B, 18.9 e 18.10).

Os *ductos intercalares* são curtos e não são facilmente reconhecidos, ao contrário dos ductos da parótida, onde são frequentemente observados (ver Figura 18.10).

Os *ductos interlobulares* são observados com pequena frequência.

A secreção pancreática tem capacidade de hidrolisar diversos tipos de molécula

A secreção exócrina dos ácinos pancreáticos é alcalina e contém água, íons e grande quantidade de enzimas hidrolíticas. Os íons são adicionados pelas células acinosas

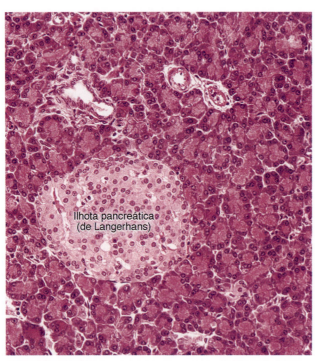

Figura 18.8 O pâncreas é composto por uma porção exócrina predominante, formada por ácinos serosos, e por uma porção endócrina representada pelas ilhotas de Langerhans, que se destacam por sua coloração menos intensa. (*Microscopia óptica. H&E. Aumento pequeno.*)

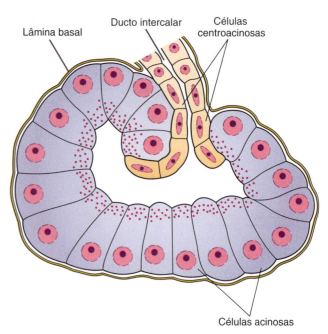

Figura 18.9 Uma das características dos ácinos serosos do pâncreas é a presença das primeiras células dos ductos intercalares no interior do ácino, que por esta razão são denominadas células centroacinosas.

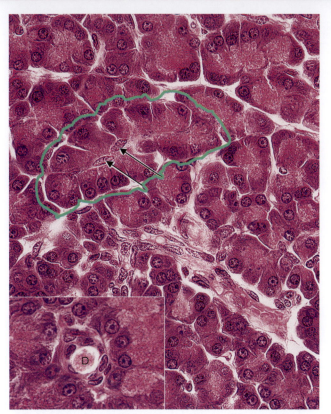

Figura 18.10 A figura exibe inúmeros ácinos serosos do pâncreas. No ácino indicado pela linha verde há duas células centroacinosas (*setas*). Na imagem inserida observa-se um ducto intercalar (*D*). (*Microscopia óptica. H&E. Aumento médio.*)

e por células de ductos, destacando-se: HCO_3^- (em concentração relativamente alta, resultante da atividade de anidrase carbônica), Cl^-, Na^+, K^+, Mg^{2+} e Ca^{2+}. O pH do suco pancreático é levemente alcalino (em torno de 8,0), e atua juntamente com as secreções da mucosa intestinal para neutralizar o pH baixo do suco gástrico. Água é transportada pelas células para o lúmen dos ductos através de moléculas de aquaporinas.

As enzimas pancreáticas são sintetizadas no retículo endoplasmático granuloso das células acinosas e seguem a via comum de secreção pelo complexo de Golgi e armazenamento em grânulos de secreção.

Muitas enzimas são secretadas em forma de precursores de enzimas – as *proenzimas*, que são modificadas no lúmen intestinal e então se tornam ativadas e plenamente funcionantes (Tabela 18.1). Desta maneira, não têm atividade ou têm atividade reduzida durante seu armazenamento nos grânulos de zimogênio.

O tripsinogênio é transformado em sua forma ativa – a *tripsina* – por uma enzima proteolítica, a *enteroquinase*, produzida na mucosa intestinal. A tripsina, por sua vez, ativa as outras proenzimas do suco pancreático.

A síntese e a secreção no pâncreas exócrino são reguladas principalmente por *via parácrina*, por meio dos hormônios *secretina* e *colecistoquinina* originários de células enteroendócrinas situadas na mucosa intestinal do duodeno e do jejuno.

Há também controle nervoso da secreção através de um reflexo nervoso que se inicia por estímulo de colecistoquinina produzida por células enteroendócrinas do intestino sobre terminais de ramos aferentes do nervo vago. Esse reflexo retorna por ramos eferentes do nervo vago que inervam as células secretoras do pâncreas. Recentemente têm sido estudados receptores para sabor, existentes na mucosa intestinal, que poderiam participar do controle da secreção na mucosa intestinal e no pâncreas.

Tabela 18.1 Principais enzimas da secreção pancreática.

Enzima	Substrato
Tripsina (tripsinogênio)*	Proteínas, polipeptídios
Quimiotripsina (quimiotripsinogênio)*	Proteínas, polipeptídios
Carboxipeptidases A e B (procarboxipeptidases A e B)	Proteínas, polipeptídios
Elastase (proelastase)*	Proteínas do material elástico (componentes das fibras elásticas do tecido conjuntivo)
Lipase pancreática	Triglicerídios
Fosfolipase A	Fosfolipídios
Amilase pancreática	Polissacarídeos
Desoxirribonuclease	DNA
Ribonuclease	RNA

*Entre parênteses, a respectiva proenzima.

 O fígado é uma complexa glândula cujas células sintetizam novas moléculas e modificam as do sangue

O fígado é a maior glândula do corpo. Situa-se na cavidade abdominal e divide-se em quatro lobos e milhões de lóbulos.

O fígado é revestido externamente por uma cápsula de tecido conjuntivo (antigamente denominada cápsula de Glisson), relativamente delgada se for considerado o grande volume do órgão. A cápsula é recoberta em sua maior parte por um folheto visceral de peritônio.

Anexa ao fígado, na sua face inferior, situa-se a *vesícula biliar*, reservatório de sua secreção exócrina.

Os hepatócitos são as células que predominam no fígado

As células mais comuns e funcionalmente mais importantes do fígado são os *hepatócitos*, os quais compõem a maior parte do parênquima hepático.

São células poliédricas com um ou dois núcleos esféricos (Figura 18.11). Apresentam nucléolos proeminentes e facilmente visualizáveis. É frequente o fenômeno de poliploidia nos núcleos dos hepatócitos.

Seu citoplasma é acidófilo e frequentemente exibe pequenas manchas azuis (após coloração por H&E) que repre-

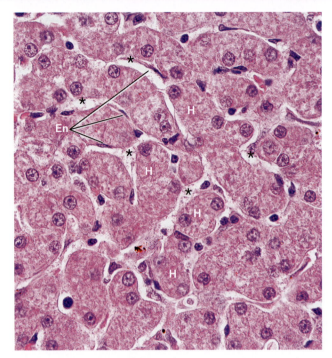

Figura 18.11 Fígado. As células predominantes no órgão são os hepatócitos (alguns indicados por *H*), organizados em placas separadas por capilares sinusoides (*). Esses vasos são revestidos por células endoteliais pavimentosas (*En*). (*Microscopia óptica. H&E. Aumento grande.*)

sentam grumos de retículo endoplasmático granular e ribossomos livres (ergastoplasma). Além de complexos de Golgi, os hepatócitos também apresentam muitas cisternas de retículo endoplasmático agranular. Peroxissomos são vistos frequentemente por microscopia eletrônica de transmissão (ver Figura 3.23).

Os hepatócitos são células que, entre as inúmeras funções que exercem, armazenam glicogênio e lipídios. Ambos são inclusões citoplasmáticas, e em preparações de uso rotineiro coradas por H&E são vistos como áreas mais claras no citoplasma.

Os hepatócitos são justapostos entre si, unidos por junções de oclusão e de adesão e apresentam muitas junções comunicantes. Organizam-se em *placas* formadas por uma ou, dependendo da espécie, duas células de espessura. As placas ramificam-se e se anastomosam com outras placas (ver Figura 18.11).

É importante mencionar que, em secções histológicas, as placas são vistas como *cordões celulares* de hepatócitos. O conceito da organização dos hepatócitos em placas derivou principalmente da reconstrução da estrutura do tecido hepático a partir de imagens obtidas pela análise de cortes seriados.

Os espaços entre as placas são ocupados por *capilares sinusoides* descontínuos, revestidos por dois tipos celulares: células endoteliais (ver Figura 18.11) e macrófagos denominados *células de Kupffer*.

O suporte do parênquima é feito por tecido conjuntivo representado por prolongamentos da cápsula em forma de dedos ou de tabiques, dependendo da espécie animal. A esses prolongamentos se prende uma rede tridimensional de *fibras reticulares* (compostas principalmente por colágeno tipo III) que abrange o órgão inteiro e cujas malhas contêm os hepatócitos.

Os hepatócitos apresentam basicamente dois tipos de superfície

Conforme já mencionamos, os hepatócitos são poliédricos, que se arranjam em placas, entre as quais há capilares sinusoides. Desta maneira, as várias superfícies de cada hepatócito se voltam ou para a superfície de hepatócitos adjacentes ou para os capilares sinusoides.

Superfície entre hepatócitos adjacentes

Entre hepatócitos adjacentes há junções intercelulares. Junções de oclusão localizadas na superfície de hepatócitos adjacentes delimitam um espaço no qual é lançada a *bile*, a secreção exócrina dos hepatócitos (Figura 18.12). Esses espaços se continuam com os espaços equivalentes de outras células das placas, formando um sistema de delgados canais para a condução da bile ao longo das placas. Os canais são denominados *canalículos biliares*. Não têm parede própria – sendo delimitados apenas pelas superfícies de hepatócitos adjacentes – e são observados por microscopia eletrônica de transmissão.

A rede de canalículos biliares termina em locais denominados *espaços porta*, nos quais os canalículos deságuam em curtos ductos, os *dúctulos biliares* ou *canais de Herring*, situados no limite entre os hepatócitos e o tecido conjuntivo dos espaços porta. Estes canais penetram nos espaços porta e deságuam em *ductos biliares* situados nesses espaços.

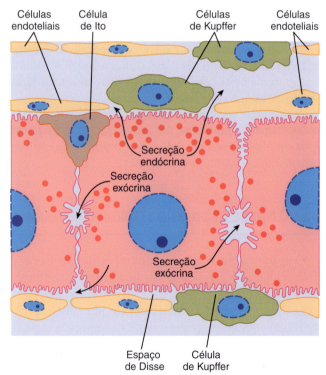

Figura 18.12 Observar a organização das placas de hepatócitos, células endoteliais e de Kupffer e as características de suas várias superfícies, como são analisadas por microscopia eletrônica de transmissão.

A bile flui pelo sistema de ductos biliares, que gradativamente se reúnem em ductos biliares intra-hepáticos interlobulares mais calibrosos até chegarem ao hilo do fígado em forma de *ducto hepático esquerdo* e *direito*. Estes se unem para formar o *ducto hepático comum*, que conduz a secreção biliar para o duodeno. O ducto hepático comum recebe em seu trajeto o *ducto cístico*, que tem origem na vesícula biliar.

Superfície dos hepatócitos voltada para os sinusoides

Na superfície dos hepatócitos voltada para os sinusoides há um delgado espaço entre os hepatócitos e as células endoteliais e de Kupffer que revestem os sinusoides (ver Figura 18.12). Esse espaço, denominado *espaço perissinusoidal* ou *espaço de Disse*, é ocupado, em parte, por microvilosidades emitidas pelos hepatócitos.

No espaço de Disse situam-se as *células de Ito*, ou *células estreladas do fígado*, que armazenam *vitamina A* e tornam o fígado um dos principais locais de acúmulo desta vitamina.

Como o revestimento celular dos sinusoides é descontínuo, o espaço de Disse está em contato direto com sangue e é preenchido com plasma. Acredita-se que a linfa existente nos *vasos linfáticos* presentes nos espaços porta seja originária dos espaços de Disse. A linfa flui nesses espaços até alcançar o tecido conjuntivo dos espaços porta e é recolhida pelos capilares e pelas pequenas veias linfáticas desses locais.

Os vasos linfáticos dos espaços porta se reúnem com vasos linfáticos de outros espaços porta e gradativamente formam vasos linfáticos calibrosos, que saem do fígado pelas suas superfícies inferior e superior em forma de veias linfáticas que deságuam no ducto torácico de modo a conduzir a linfa para a circulação sanguínea.

O conhecimento da vascularização do fígado é fundamental para entendermos a estrutura e a fisiologia do órgão

Na superfície inferior do fígado situa-se seu *hilo*. Neste local penetram a *veia porta*, a *artéria hepática* e *ramos nervosos*. Dele emergem os ductos excretores exócrinos do fígado – os *ductos hepáticos*.

A veia porta supre 70 a 80% do sangue circulante no fígado e a artéria hepática supre o restante. A veia porta é formada pela junção das veias esplênica e mesentérica superior, as quais drenam o sangue venoso de praticamente todo o tubo digestivo abdominal e de outras vísceras.

No hilo, a cápsula do fígado é mais espessa e seu tecido conjuntivo penetra no órgão e distribui-se por ele em forma de prolongamentos de tecido conjuntivo. A veia porta e a artéria hepática penetram no fígado pelo hilo e ramificam-se juntas no interior dos prolongamentos de tecido conjuntivo.

Os ductos que conduzem a secreção exócrina do fígado – *ductos biliares* – acompanham os pares formados pelos ramos da veia e da artéria. Ao contrário do fluxo de sangue nos ramos da artéria e da veia, a secreção biliar flui em sentido oposto, do interior do fígado para o hilo.

Frequentemente o ducto biliar é acompanhado de um vaso linfático que coleta linfa conduzida para o hilo.

Os prolongamentos de tecido conjuntivo existente no interior do fígado apresentam, portanto, pelo menos três componentes: um *ramo da veia porta*, um *ramo da artéria hepática*, um *ducto biliar*. Frequentemente existe ainda um vaso linfático e um ramo do nervo vago. Esses conjuntos observados nos cortes histológicos de fígado são chamados de *espaços porta* (Figura 18.13). A denominação *tríade portal* é também usada por alguns autores para designar o conjunto de ramo da veia porta, ramo da artéria hepática e ducto biliar.

A análise de secções histológicas de fígado suíno possibilitou a definição de um conceito de lobulação para o órgão

Na maioria das espécies, inclusive na espécie humana, os prolongamentos de tecido conjuntivo que partem da cápsula e penetram no parênquima hepático têm forma de dedos. O fígado suíno apresenta uma peculiaridade com relação ao seu estroma, qual seja, os prolongamentos da cápsula têm forma de septos ou tabiques.

Quando se observa uma secção histológica de um fígado de suíno, nota-se que os tabiques de tecido conjuntivo delimitam milhões de pequenas áreas. Estas têm formato aproximadamente hexagonal e contêm as placas de hepatócitos e os sinusoides (Figura 18.14).

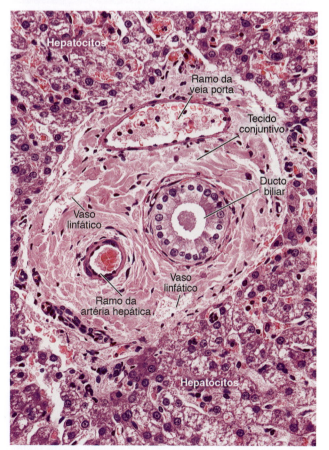

Figura 18.13 Espaço porta. É uma região de tecido conjuntivo envolvida por hepatócitos e que contém um ramo da veia porta, um ramo da artéria hepática, um ducto biliar e um vaso linfático. (*Microscopia óptica. H&E. Aumento pequeno.*)

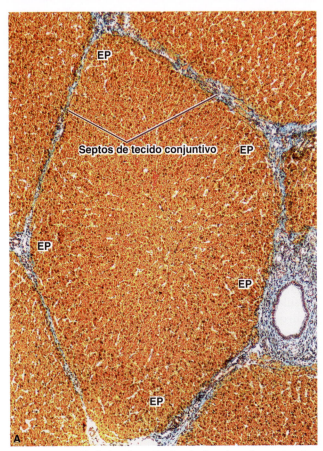
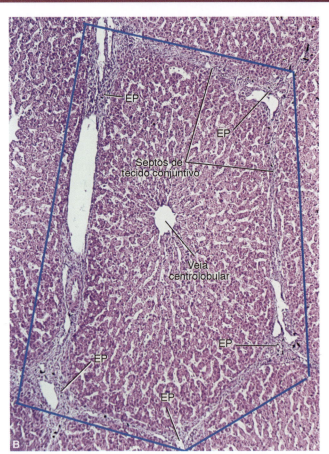

Figura 18.14 Lóbulo hepático. No fígado de suínos, áreas aproximadamente hexagonais de tecido hepático são consideradas lóbulos hepáticos. São delimitadas por septos de tecido conjuntivo. Nos vértices dos polígonos há espaços porta (*EP*), e no centro há uma veia centrolobular. (*Microscopia óptica. Vista panorâmica. A, Tricrômico de Mallory. B, H&E.*)

No tecido conjuntivo dos vértices de cada hexágono há um conjunto formado por ramo da veia porta, ramo da artéria hepática, ducto biliar e (geralmente) um vaso linfático. **Portanto, nos vértices dos hexágonos localizam-se os espaços porta desse fígado** (Figura 18.15).

Cada área hexagonal desse fígado, delimitada por septos de tecido conjuntivo, foi conceituada como sendo uma unidade funcional do fígado – um *lóbulo hepático*.

Regiões do lóbulo hepático

Em resumo: o fígado de suínos é formado por milhões de lóbulos hepáticos. Cada lóbulo hepático é um volume microscópico de tecido hepático com o formato aproximado de um prisma hexagonal (ver Figura 18.15). É composto de placas de hepatócitos e sinusoides e delimitado por tabiques de tecido conjuntivo em cujos vértices há espaços porta. Em geral, os lóbulos se dispõem em pilhas, de modo que os vasos sanguíneos e ductos biliares presentes no espaço porta de um lóbulo se continuam no lóbulo seguinte da pilha.

Os espaços porta situam-se, portanto, na periferia dos lóbulos, na chamada *região perilobular*. No centro dos lóbulos há uma veia denominada *veia central do lóbulo* ou *veia centrolobular* (ver Figura 18.14 B).

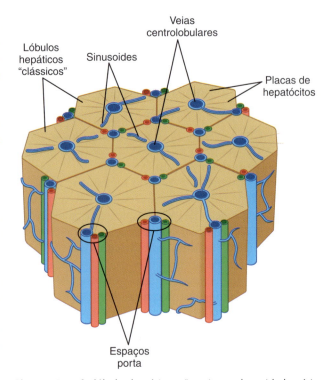

Figura 18.15 Os lóbulos hepáticos são prismas de tecido hepático aproximadamente hexagonais em cujos vértices correm os espaços porta com seus vasos e ducto biliar, e no seu centro há uma veia centrolobular.

Como se dá a circulação sanguínea nos lóbulos hepáticos?

O sangue de cada lóbulo chega pelos ramos da veia porta e da artéria hepática presentes nos espaços porta (ver Figura 18.15). O sangue é transferido para o interior dos sinusoides perilobulares (periféricos) e pelos outros sinusoides dirige-se para o centro do lóbulo, no qual se encontra a veia centrolobular.

As *veias centrolobulares não têm quase parede própria*; suas paredes são células endoteliais apoiadas sobre placas de hepatócitos. Sua lâmina basal é descontínua. Para estas veias convergem os capilares sinusoides daquele lóbulo. O sangue entra na veia centrolobular por sinusoides que passam por pequenas descontinuidades da parede da veia (Figura 18.16).

O sangue drenado pelas veias centrolobulares é conduzido para veias mais calibrosas e sai do fígado pelas veias hepáticas, tributárias da veia cava inferior.

Como é constituído o lóbulo hepático em outras espécies?

Na espécie humana e em outros mamíferos os lóbulos hepáticos *não são separados por tabiques* e, portanto, sua delimitação não é tão precisa. O acúmulo de tecido conjuntivo somente é observado nos espaços porta, situados nos vértices dos hexágonos. Além do mais, os lóbulos são irregulares, visto que em torno de cada veia centrolobular frequentemente se observam apenas quatro ou cinco espaços porta (Figura 18.17).

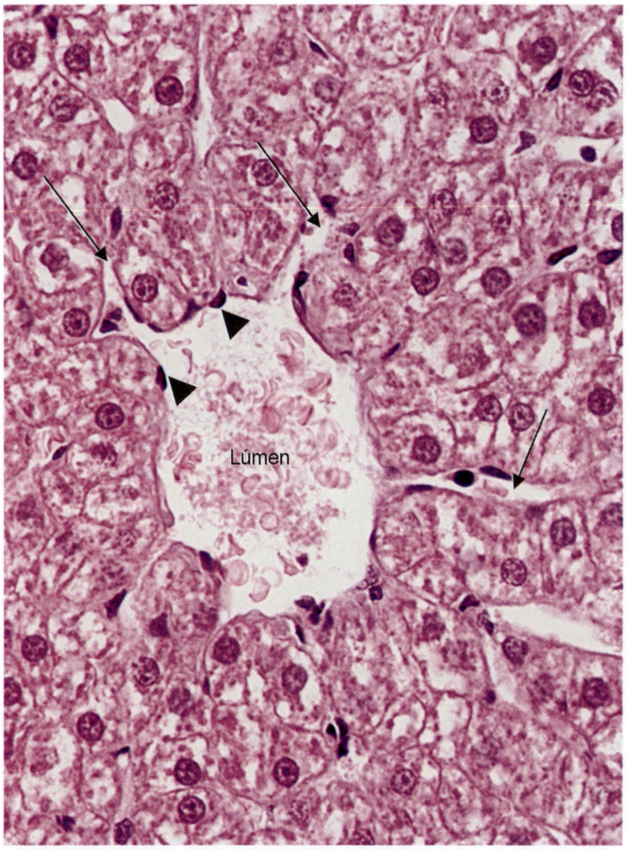

Mesmo assim, o conceito de lóbulo hepático se aplica ao fígado desses animais. Na espécie humana isto é muito importante, pois há situações patológicas que afetam preferencialmente o centro do lóbulo ou sua periferia, respectivamente, a região centrolobular ou a região perilobular.

No lóbulo hepático (também denominado *lóbulo hepático "clássico"*) o sangue circula da periferia do lóbulo para o centro do lóbulo, isto é, dos espaços porta para a veia centrolobular.

Considera-se que sangue presente nos sinusoides próximos aos espaços porta é mais oxigenado que o sangue da região centrolobular. A explicação para isto seria a contribuição de sangue por ramos de artérias hepáticas, mais oxigenado que o sangue dos ramos da veia porta. Os hepatócitos mais próximos dos espaços porta teriam um metabolismo mais ativo que o metabolismo dos hepatócitos situados centralmente.

Outros conceitos sobre lobulação no fígado

Vários pesquisadores, com base em dados de patologia e de secreção exócrina, propuseram outros modelos de organização de lóbulos no fígado.

Lóbulo porta

Este modelo de lóbulo valoriza a secreção exócrina e baseia-se no *fluxo desta secreção*, que se dirige dos hepatócitos em direção aos ductos biliares presentes nos espaços porta.

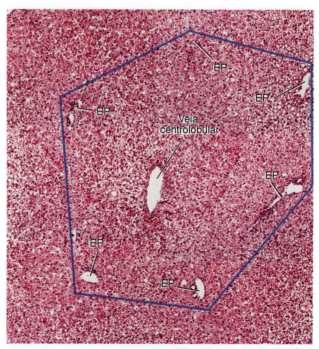

Figura 18.16 Veia centrolobular no centro de um lóbulo hepático. Esta veia é revestida por células endoteliais (*pontas de seta*) apoiadas em hepatócitos. Sinusoides se aproximam da veia e conduzem o sangue diretamente para o seu lúmen (*setas*). (Microscopia óptica. H&E. Aumento médio.)

Figura 18.17 Na maioria dos mamíferos, os lóbulos hepáticos não são precisamente delineados como nos suínos, pois não há septos conjuntivos que os envolvam totalmente. Nesta figura os limites de um lóbulo estão indicados por linhas que unem seis espaços porta (*EP*) situados em torno de uma veia centrolobular. (Microscopia óptica. H&E. Vista panorâmica.)

Esse lóbulo, denominado *lóbulo porta*, tem formato triangular nas secções histológicas e abrange os hepatócitos que secretam para um ducto biliar. O centro do triângulo é um espaço porta e seus vértices são ocupados por veias, as veias centrolobulares do lóbulo clássico (Figura 18.18).

Nesse lóbulo, o sangue se dirige da região do centro do lóbulo (espaços porta) para as veias que estão na periferia do lóbulo, nos vértices dos triângulos.

Ácino hepático

Este modelo de lóbulo leva em consideração a *circulação sanguínea*.

O ácino hepático tem uma forma elíptica ou oblonga que delimita uma região cujo sangue deságua para duas veias coletoras, as veias centrolobulares do lóbulo clássico (Figura 18.18).

O fígado exerce várias funções metabólicas, das quais resulta importante atividade secretora exócrina e endócrina

O fígado produz secreção exócrina lançada pelos hepatócitos nos canalículos biliares e secreção endócrina liberada nos sinusoides (ver Figura 18.12).

Na superfície dos hepatócitos há inúmeros receptores e, no seu citoplasma, as organelas apropriadas para síntese e secreção. Os hepatócitos armazenam vários compostos e, além disto, são células dotadas de uma grande diversidade de vias metabólicas, estando envolvidos no metabolismo de proteínas, carboidratos, lipídios. Esse conjunto de atividades torna o fígado um órgão indispensável à vida.

Entre as *proteínas* sintetizadas em maior quantidade e de maneira constante estão as proteínas plasmáticas albumina, alfa- e betaglobulinas (grande grupo de proteínas com variadas funções, entre elas transporte de moléculas e de íons no plasma e outras com função de inibidores de enzimas), fibrinogênio e protrombinas, e outras moléculas que participam no processo de coagulação sanguínea.

O fígado armazena muitas moléculas, entre as quais: glicogênio, aminoácidos, proteínas plasmáticas, vitamina A e lipídios. A glicose absorvida do sangue é armazenada em forma de glicogênio através da neoglicogênese. O fígado participa da manutenção da glicemia pela captação de glicose e pelo processo reverso de liberação gradual de glicose por quebra de glicogênio (glicogenólise) – por exemplo, no intervalo entre as refeições ou em caso de exercício físico.

Pelo fígado passa a cada momento um grande volume de sangue, que é "filtrado" neste órgão. Além de sangue arterial proveniente da artéria hepática, o fígado recebe grande quantidade de sangue diretamente do tubo digestivo, o qual contém matérias absorvidas no lúmen do tubo.

Várias moléculas são modificadas pelos hepatócitos para neutralizarem produtos endógenos ou recém-absorvidos, por um processo denominado *destoxicação*, que ocorre por quebra de moléculas e sua transformação enzimática através de oxidação, hidroxilação, glicosilação, entre outros. Grande parte destes processos ocorre no retículo endoplasmático agranular e nos peroxissomos.

A atividade de transformação permite que o organismo elimine muitos produtos, nocivos ou não. Entre as substâncias degradadas no fígado podem-se mencionar: etanol, antibióticos, fármacos, metabólitos, hormônios endógenos. A amônia, produto de catabolismo de proteínas, é eliminada do plasma após sua conversão em ureia, que é transferida para o sangue e eliminada pelos rins.

A *secreção exócrina* do fígado é a *bile*. Além de água, contém sais biliares, bilirrubina, colesterol, ácidos graxos, íons e outras moléculas. Parte da água e dos íons é reabsorvida pelo epitélio da vesícula biliar que, portanto, concentra a bile.

Os sais biliares são fabricados pelos hepatócitos por meio de várias modificações do colesterol e de seus metabólitos. As principais funções desses sais são:

▶ Funcionar como detergente no lúmen intestinal e emulsificar gotículas de gordura ao diminuir sua tensão superficial
▶ Ligar-se a lipídios no lúmen intestinal, facilitando sua absorção pelos enterócitos.

Parte dos sais biliares é reabsorvida no intestino, e volta ao fígado pela circulação porta-hepática para ser reutilizada.

A bilirrubina é um produto da degradação da hemoglobina após destruição de hemácias velhas ou defeituosas no fígado e no baço. O fígado participa da destruição de hemácias por meio das suas células de Kupffer.

A bilirrubina é um produto resultante da hemólise e do catabolismo do grupo heme da hemoglobina. Circula no sangue inicialmente em forma de bilirrubina chamada indireta. É absorvida pelos hepatócitos, que conjugam a bilirrubina com outras moléculas (ácido glicurônico, sulfato), formando bilirrubina conjugada ou direta, uma forma mais solúvel em meio aquoso. Esta é eliminada pela bile e, no lúmen intestinal, é metabolizada por bactérias e pelos metabólitos eliminados nas fezes. Certa quantidade desses metabólitos é reabsorvida no intestino e transferida para a circulação sanguínea. Parte é filtrada pelos rins e eliminada com a urina. Em caso de alteração funcional dos hepatócitos, obstrução do trajeto das vias biliares ou hemólise, a quantidade de bilirrubina circulante aumenta muito, resultando em icterícia.

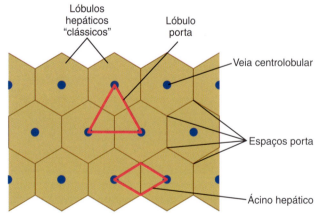

Figura 18.18 Três diferentes conceitos sobre lobulação no fígado. Compare o lóbulo hepático clássico com o lóbulo porta e o ácino hepático.

A vesícula biliar é o órgão de armazenamento e concentração da bile

A vesícula biliar é um pequeno órgão oco, situado na face inferior do fígado, e que armazena bile.

A parede da vesícula biliar é composta de três camadas: mucosa, muscular e serosa.

▸ **Camada mucosa.** Composta de *epitélio simples colunar* e *lâmina própria* (Figura 18.19). O epitélio da vesícula biliar transporta íons para a lâmina própria, criando um gradiente de concentração que promove o transporte de água na mesma direção. A bile pode se tornar até cinco vezes mais concentrada em volume no período entre as refeições.

A *lâmina própria* da mucosa é composta de tecido conjuntivo frouxo ou denso não modelado. A mucosa é pregueada quando a vesícula está vazia, dando a falsa impressão de projeções semelhantes a vilosidades. A base das pregas pode exibir porções convolutas de epitélio que imitam glândulas. Glândulas mucosas podem estar presentes em pequena quantidade na lâmina própria, mas restritas à região próxima à saída do *ducto cístico*.

▸ **Muscular.** Formada por camadas de células musculares lisas.

▸ **Serosa.** Presente na porção livre da vesícula voltada para a cavidade abdominal e *adventícia*, na porção da vesícula aderida ao fígado.

A vesícula passa por fases de contração muscular no intervalo entre as refeições. Um esvaziamento mais pronunciado da vesícula biliar que ocorre durante a fase de digestão de alimentos é provocado por *colecistoquinina*. Esta é produzida pelas células I da mucosa duodenal e do jejuno por estímulo de metabólitos de lipídios digeridos presentes no lúmen intestinal. Além disso, a vesícula recebe inervação simpática e parassimpática.

Cerca de 500 mℓ de bile podem ser produzidos por dia, e a capacidade de armazenamento da vesícula biliar é de 40 a 70 mℓ de bile.

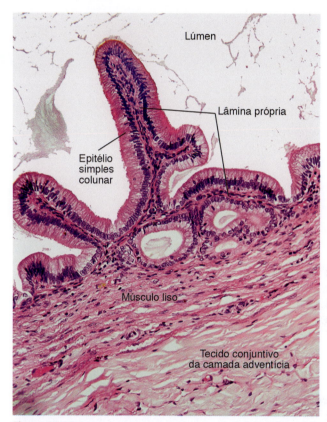

Figura 18.19 Componentes da parede da vesícula biliar observada em secção transversal. As pregas da mucosa são constituídas de epitélio e lâmina própria. (*Microscopia óptica. H&E. Aumento pequeno.*)

CAPÍTULO 19

Aparelho Respiratório

Principais tópicos abordados neste capítulo

- Conceitos, 284
- Epitélio respiratório da porção condutora, 284
- Fossas nasais e faringe, 284
- Laringe, 286
- Traqueia, 287
- Brônquios, 287
- Bronquíolos, 288
- Bronquíolos respiratórios, 290
- Ductos alveolares, sacos alveolares e alvéolos, 290
- Irrigação sanguínea e linfática, 290
- Lóbulos pulmonares, 292
- Parede alveolar e barreira pulmonar, 292
- Pleura, 294

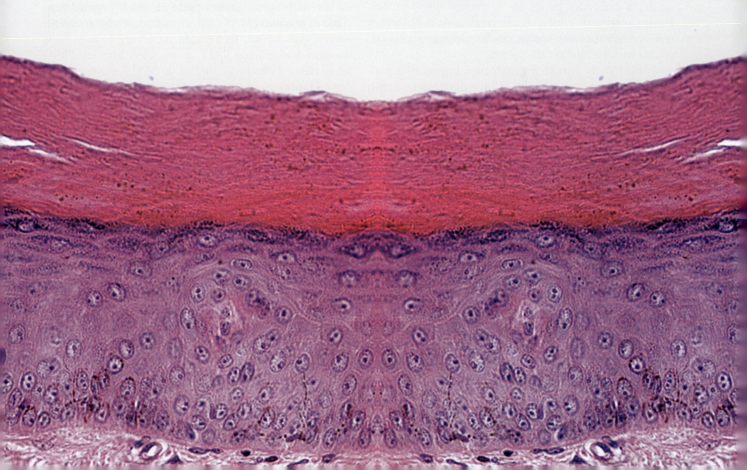

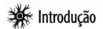 Introdução

O aparelho respiratório fornece uma superfície para trocas gasosas entre o organismo e a atmosfera. Para isso, o aparelho respiratório conta com dois grupos de componentes: uma *porção condutora* e uma *porção respiratória*.

A *porção condutora* compreende um sistema de cavidades e tubos extra- e intrapulmonares que se inicia nas narinas e termina ao nível dos bronquíolos respiratórios, no interior dos pulmões. Seus componentes são: fossas ou cavidades nasais, faringe, laringe, traqueia, brônquios e bronquíolos.

A *porção respiratória*, região em que existem as superfícies para troca de gases, se inicia nos bronquíolos respiratórios e continua nos ductos alveolares, sacos alveolares e alvéolos.

As paredes dos alvéolos são o local em que ocorrem as trocas gasosas entre o sangue e o ar, pois contêm capilares sanguíneos separados do ar por uma barreira celular muito delgada. No pulmão humano, a superfície total dos alvéolos mede 130 a 150 m^2 por pulmão.

A maior parte da porção condutora é revestida por epitélio respiratório

A porção condutora serve para condução do ar durante a inspiração e a expiração. Para possibilitar a passagem do ar, a parede das diversas partes da porção condutora é mantida aberta por estruturas rígidas – osso e, principalmente, cartilagens.

Grande parte da mucosa da porção condutora é revestida por um *epitélio pseudoestratificado cilíndrico ciliado com células caliciformes* (ver Figura 5.6). Esse epitélio é característico das porções condutoras, e por esta razão é também chamado *epitélio respiratório*, apesar de não ter relação com as trocas gasosas.

O epitélio respiratório é constituído por: células basais, células colunares com cílios, células caliciformes, células colunares com microvilos e células granulosas pertencentes ao sistema neuroendócrino. As células neuroendócrinas fazem parte de uma grande população que se estende desde as cavidades nasais até o interior dos pulmões. Desse conjunto de células, as que geralmente se observam nos cortes rotineiros são as células colunares ciliadas, células basais e células caliciformes.

A mucosa da porção respiratória é importante para umidificar o ar inspirado, para impedir dessecamento e lesão da superfície que reveste as paredes dos alvéolos, que são superfícies muito delicadas. A umidificação decorre da presença de uma delgada camada de *muco* na superfície da mucosa. O muco é secretado por inúmeras glândulas existentes na parede dos condutos, assim como por milhões de células caliciformes inseridas entre as células do revestimento epitelial da porção condutora.

Além de umidificar o ar, a porção condutora aquece o ar a uma temperatura próxima à do corpo, o que favorece a preservação das paredes alveolares.

O muco superficial funciona também como armadilha para partículas de poeira e microrganismos. Devido ao turbilhonamento do ar no interior da porção condutora (principalmente nas cavidades nasais), grande parte de partículas e microrganismos adere ao muco e é impedida de atingir os alvéolos. O batimento dos cílios da superfície apical do epitélio respiratório move a camada de muco e o material a ela aderido em direção à faringe.

A *lâmina própria* de tecido conjuntivo frouxo tem uma grande população de *linfócitos*, *plasmócitos* e *macrófagos*, pois a mucosa está em contato permanente com o meio externo.

Folículos linfoides não encapsulados são encontrados na lâmina própria e fazem parte do *tecido linfoide associado às mucosas* (MALT, de *mucosa-associated lymphoid tissue*), que, na sua localização na árvore brônquica, é também denominado *BALT*, de *bronchus-associated lymphoid tissue*. Grandes acúmulos de MALT são encontrados na faringe e constituem as tonsilas.

Uma característica relevante do tecido conjuntivo do aparelho respiratório é a presença de grande quantidade de *material elástico* em sua matriz extracelular. Esse material é formado em grande parte por fibras elásticas que são vistas em cortes histológicos após colorações especiais. O material elástico, principalmente as fibras elásticas, contribui para a expulsão do ar por promover o retorno do pulmão ao seu estado menos distendido após a inspiração.

Grande parte da umidificação, do aquecimento e da filtração do ar inspirado ocorre nas fossas nasais

Também denominadas cavidades nasais, as fossas nasais comunicam-se com a nasofaringe por meio de comunicações chamadas cóanas (Figura 19.1).

O vestíbulo – a porção inicial das fossas nasais – é revestido por epitélio estratificado pavimentoso semelhante ao da pele, com glândulas sudoríparas, sebáceas e pelos.

A mucosa da porção da cavidade nasal que se segue ao vestíbulo é revestida por *epitélio respiratório*, exceto na região da mucosa olfatória. A lâmina própria da mucosa se apoia sobre o pericôndrio de cartilagem na porção inicial das cavidades, ou sobre periósteo no restante das cavidades. Há, na lâmina própria, glândulas seromucosas que, juntamente com a secreção das células caliciformes, produzem o muco que reveste a superfície da mucosa.

Um fator importante para aquecer o ar durante a inspiração é a existência na lâmina própria de um rico

Capítulo 19 | Aparelho Respiratório 285

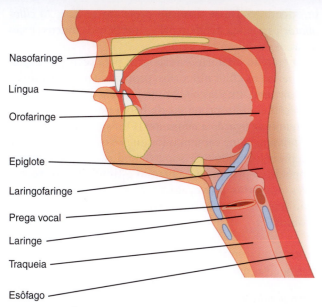

Figura 19.1 Órgãos da porção inicial do aparelho respiratório e do tubo digestivo.

plexo vascular subepitelial que inclui vasos de largo calibre semelhantes a sinusoides. A dilatação exagerada dos vasos desse plexo e as reações inflamatórias ou alérgicas podem resultar em acúmulo de plasma na lâmina própria devido à permeabilidade aumentada dos vasos do plexo.

Ambos os processos causam diminuição do diâmetro das cavidades e produzem a sensação de congestão nasal.

Parte das fossas nasais é incompletamente dividida em regiões pelas conchas (ou cornetos nasais), que são prateleiras curvas de tecido ósseo. Além de aumentarem a superfície da mucosa para filtração e aquecimento, produzem turbilhonamento do ar.

Uma região da mucosa das fossas nasais é ocupada pela mucosa olfatória

Em uma pequena região da mucosa das cavidades nasais, concentrada no teto das fossas nasais, o revestimento é feito por um neuroepitélio denominado *epitélio olfatório* (Figuras 19.2 e 19.3). Trata-se de um epitélio pseudoestratificado composto por três tipos de células:

▶ *Células basais*, que funcionam como células-tronco que se dividem e produzem novas células desse epitélio especializado
▶ *Células de sustentação* ou *sustentaculares*, que apresentam grânulos citoplasmáticos e microvilos na superfície apical
▶ Células olfatórias.

As *células olfatórias* apresentam receptores de substâncias odorantes e são responsáveis pela transdução de estímulos olfatórios em estímulos nervosos. Essas células são neurônios

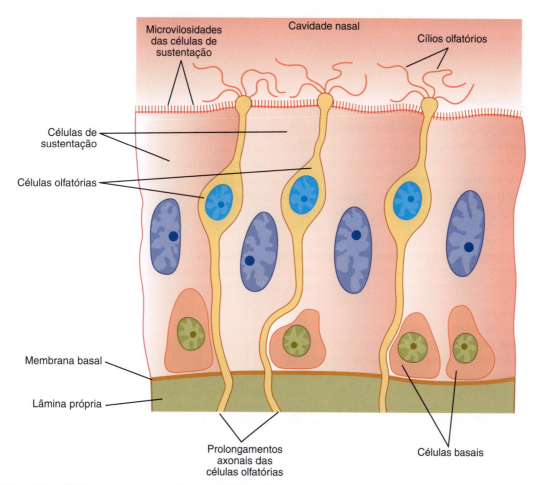

Figura 19.2 O epitélio olfatório é composto de três tipos celulares: células de sustentação, células basais e células olfatórias, que são neurônios bipolares. Os axônios das células olfatórias atravessam a lâmina basal do epitélio e dirigem-se ao sistema nervoso central.

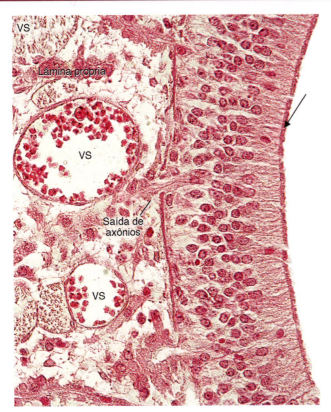

Figura 19.3 O epitélio olfatório está apoiado sobre uma lâmina própria que contém muitos vasos sanguíneos (*VS*). Na camada superficial do epitélio há uma faixa mais corada correspondente aos microvilos das células de sustentação e aos cílios das células olfatórias. Ao longo da superfície profunda do epitélio observam-se axônios das células olfatórias. (*Microscopia óptica. H&E. Aumento médio. Preparado cedido pela Profª Drª Sima Katz.*)

bipolares inseridos no epitélio. De sua extremidade basal sai um axônio que se reúne com axônios das outras células olfatórias e formam vários feixes que se dirigem para o cérebro, passando através de um conjunto de pequenos orifícios do osso etmoide denominado placa cribiforme.

Na extremidade apical de cada célula olfatória observa-se uma pequena dilatação que é equivalente a um dendrito. Desse dendrito projetam-se 12 a 20 *cílios olfatórios* que se estendem pela superfície da mucosa e são dotados de quimiorreceptores.

O epitélio olfatório é recoberto pela secreção serosa que banha os cílios olfatórios, produzida pelas *glândulas de Bowman*, situadas na lâmina própria da mucosa. Esta secreção contém proteínas de baixo peso molecular, as *proteínas de ligação a odorantes* (OBPs, de *odorant binding proteins*), que captam odorantes e os apresentam aos receptores situados na superfície dos cílios e que são acoplados a proteína G. Quando estimulados, os receptores olfatórios provocam a geração de potenciais de ação que são transmitidos para o cérebro ao longo dos axônios.

As células de sustentação desempenham um papel protetor ao secretarem enzimas que neutralizam substâncias nocivas que poderiam lesionar a mucosa.

Seios paranasais

Os seios paranasais são cavidades dos ossos da face que se comunicam com as cavidades nasais e que são preenchidas por ar. Sua mucosa é formada por epitélio respiratório e lâmina própria.

A faringe é composta de três regiões

A faringe é um órgão tubular situado atrás das cavidades nasais e da boca e que se dirige para a laringe. Atende ao aparelho respiratório e ao tubo digestivo e comunica as cavidades nasais e a boca com a laringe e com o esôfago (ver Figura 19.1).

A faringe é revestida por uma *mucosa* formada por um epitélio e espessa *lâmina própria* de tecido conjuntivo, em cuja região mais profunda há uma espessa faixa de fibras elásticas.

Sua porção superior, a *nasofaringe*, comunica-se com as cavidades nasais pelas cóanas e é revestida por *epitélio respiratório*, enquanto na *orofaringe* (a porção intermediária, que se comunica com a cavidade bucal) e na *laringofaringe* o epitélio é estratificado pavimentoso. Externamente à mucosa há *musculatura esquelética*.

A laringe comunica a faringe com a traqueia e é órgão de fonação

A laringe é uma estrutura tubular que é mantida aberta por um arcabouço de cartilagens hialinas e elásticas, algumas pares e outras ímpares. Há vários ligamentos que prendem as cartilagens entre si e com estruturas adjacentes. Essas cartilagens, assim como as da traqueia, podem sofrer calcificação durante o envelhecimento.

A maior parte da sua mucosa é revestida por *epitélio respiratório*. Existem dois grupos de *músculos estriados*: os *extrínsecos* e os *intrínsecos*. Os músculos extrínsecos, situados externamente às cartilagens, se inserem no osso hioide, e durante a deglutição a sua contração eleva a laringe, protegendo a sua entrada da possível passagem de sólidos e líquidos.

Os músculos intrínsecos, situados internamente, se inserem nas cartilagens cricoide, tireoide e aritenoide e sua contração modifica a forma da laringe e das pregas vocais, atuando na fonação.

Na porção superior (entrada) da laringe há um prolongamento, em forma de lâmina de cartilagem elástica, denominado *epiglote* (ver Figura 19.1). Sua superfície anterior é revestida por epitélio estratificado pavimentoso que se continua com o epitélio da porção dorsal da língua. Na região da ponta livre da epiglote há uma transição desse epitélio para um do tipo respiratório, que reveste a superfície dorsal da epiglote.

Durante a deglutição e elevação da laringe resultante da contração de sua musculatura esquelética extrínseca, a epiglote é fletida passivamente para trás e fecha a abertura superior da laringe quando da passagem do alimento. No estado em que a epiglote se encontra fletida, seu revestimento epitelial superior é formado por epitélio estratificado pavimentoso, e o epitélio voltado para o lúmen da laringe é o epitélio respiratório.

A superfície interna da laringe apresenta dois tipos de prega

As pregas diferem quanto a sua estrutura histológica.

As pregas mais cefálicas da mucosa são denominadas *pregas vestibulares* ou *falsas cordas vocais* (ver Figura 19.1). Sua mucosa é revestida por epitélio respiratório, e a lâmina própria contém glândulas e pode ter cartilagens.

Um pouco mais caudalmente, na região da glote, estão as *pregas vocais* (também chamadas *cordas vocais verdadeiras*), responsáveis pela fonação (ver Figuras 19.1 e 19.4). O epitélio que reveste a superfície dessas pregas é estratificado pavimentoso. A porção profunda da prega vocal consiste em lâmina própria de tecido conjuntivo e fibras do músculo esquelético tireoaritenoide.

A camada superficial da lâmina própria das pregas vocais (adjacente ao epitélio) é composta de um tecido conjuntivo bastante frouxo, com muita matriz extracelular fundamental, denominado espaço de Reinke. Acredita-se que esse tecido facilite o deslocamento do epitélio sobre a lâmina própria por ocasião das modificações da forma das pregas vocais durante a fonação.

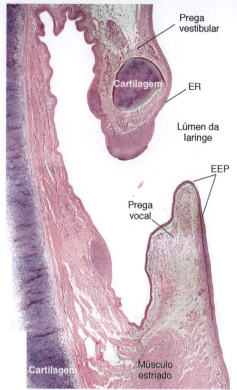

Figura 19.4 Secção longitudinal da laringe na região da prega vocal. A porção cranial do órgão está na porção superior da figura. A prega vocal é revestida por epitélio estratificado pavimentoso (*EEP*), enquanto o restante da mucosa é revestido por epitélio respiratório (*ER*). (*Microscopia óptica. H&E. Vista panorâmica.*)

 ## As cartilagens da traqueia têm o formato da letra C

A traqueia é um tubo que se continua com a laringe e termina em uma bifurcação representada pelo início dos brônquios extrapulmonares.

Assim como a maioria das outras partes da porção condutora do aparelho respiratório, a traqueia tem um arcabouço de *peças cartilaginosas do tipo hialino*. Estas, em número de 15 a 20, têm o formato de anéis incompletos em forma da letra C, cuja abertura é dorsal (Figura 19.5). *Tecido conjuntivo com muitas fibras elásticas* estabelece a ligação entre peças cartilaginosas adjacentes. A região dorsal da traqueia, na qual não existe cartilagem, é coberta por uma camada de *músculo liso* que se insere no pericôndrio das cartilagens (Figura 19.6).

Esse arranjo das peças cartilaginosas oferece flexibilidade e mobilidade à traqueia durante os movimentos respiratórios e movimentos da caixa torácica.

A mucosa da traqueia é revestida por *epitélio respiratório*, e em sua lâmina própria de tecido conjuntivo existem glândulas mucosas.

Uma característica do tecido conjuntivo da traqueia e de todo o restante da porção condutora, assim como da porção respiratória, é a presença de grande quantidade de *fibras elásticas*.

Externamente, a traqueia apresenta uma adventícia de tecido conjuntivo que se continua com o tecido conjuntivo das estruturas adjacentes.

 ## Os brônquios têm várias peças cartilaginosas em sua parede

A extremidade distal da traqueia se ramifica e dá origem a dois brônquios principais extrapulmonares. Estes, ao entrarem nos pulmões, ramificam-se em brônquios lobares, cada qual relacionado com um lobo pulmonar. A terceira divisão dá origem aos brônquios denominados segmentares.

A estrutura histológica dos brônquios principais extrapulmonares é semelhante à da traqueia. Após sua entrada nos pulmões, essa estrutura se altera em dois aspectos principais:

▶ A cartilagem em anel incompleto presente anteriormente dá lugar a pequenas peças de cartilagem hialina, de contornos variados, situadas na parede brônquica, cujo conjunto circunda completamente os brônquios (ver Figura 19.5)

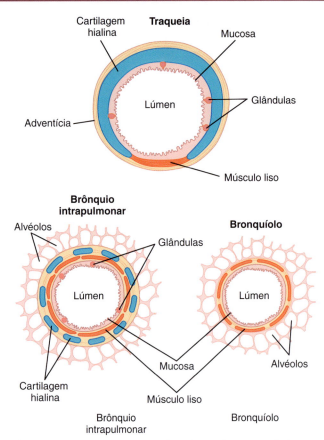

Figura 19.5 Compare a estrutura histológica da traqueia, brônquio e bronquíolo.

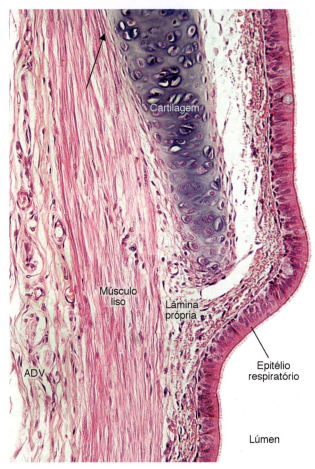

Figura 19.6 Secção transversal de pequena porção da parede da região dorsal da traqueia. Trata-se do local em que o músculo liso dorsal se insere na cartilagem (*seta*). Esta tem forma da letra C e é aberta dorsalmente. Externamente, a traqueia tem uma adventícia (*ADV*). (*Microscopia óptica. H&E. Vista panorâmica.*)

▶ A camada de músculo liso que na traqueia e nos brônquios primários situava-se dorsalmente forma agora uma camada contínua de músculo em torno da parede (ver Figura 19.5). Suas fibras apresentam disposição helicoidal em relação ao lúmen.

Dessa maneira, secções transversais de brônquios intrapulmonares exibem:

▶ Mucosa revestida por *epitélio respiratório* (pseudoestratificado colunar ciliado com células caliciformes)
▶ *Lâmina própria* com glândulas seromucosas envoltas por células mioepiteliais e muitas fibras elásticas

▶ Uma camada de *músculo liso* completa em torno do lúmen
▶ Várias peças irregulares de *cartilagem hialina*
▶ Parede externa formada por tecido conjuntivo.

As Figuras 19.7 e 19.8 apresentam as principais características histológicas dos brônquios.

Os bronquíolos não têm cartilagem em sua parede

Com sua progressiva ramificação, os brônquios, quando atingem um diâmetro de cerca de 1 mm, deixam de ter cartilagens em suas paredes e são denominados *bronquíolos*. Os bronquíolos se dividem algumas vezes e seu último segmento é chamado *bronquíolo terminal*.

As principais características histológicas dos bronquíolos são:

▶ A partir da transição entre brônquio e bronquíolo, o epitélio pseudoestratificado do tipo respiratório do brônquio é gradativamente substituído por *epitélio simples colunar e ciliado* e *epitélio simples colunar não ciliado*. Com a progressiva ramificação dos bronquíolos, o epitélio torna-se *simples cúbico não ciliado*
▶ As células caliciformes estão presentes somente nas porções iniciais do epitélio dos bronquíolos
▶ Há um tipo celular adicional no epitélio do bronquíolo, chamado *célula exócrina bronquiolar* (antes chamada célula de Clara), nem sempre facilmente distinguível. Essas células apresentam sua superfície apical em abóbada e têm grânulos citoplasmáticos. Suas funções ainda não são totalmente conhecidas. É possível que a sua secreção faça parte da camada superficial de muco e funcione como surfactante para manter a tensão superficial da superfície da mucosa

- A lâmina própria da mucosa dos bronquíolos é delgada, tem muitas *fibras elásticas* e *não apresenta glândulas*
- Há uma *camada de músculo liso* em torno de todo o lúmen
- Em torno do músculo há uma delgada faixa de tecido conjuntivo.

As Figuras 19.5, 19.9 e 19.10 apresentam as principais características histológicas dos bronquíolos.

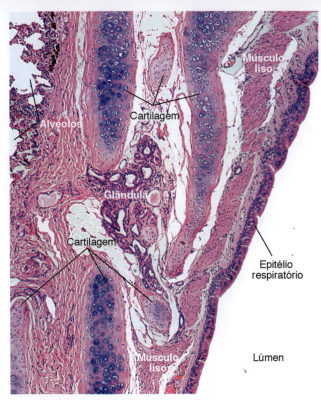

Figura 19.7 Componentes de um brônquio intrapulmonar em secção transversal de pequena porção da sua parede. No canto superior esquerdo da figura observam-se alvéolos pulmonares em torno do brônquio. Observar a camada contínua de músculo liso e a presença de várias peças de cartilagem hialina de diversas dimensões. (*Microscopia óptica. H&E. Vista panorâmica.*)

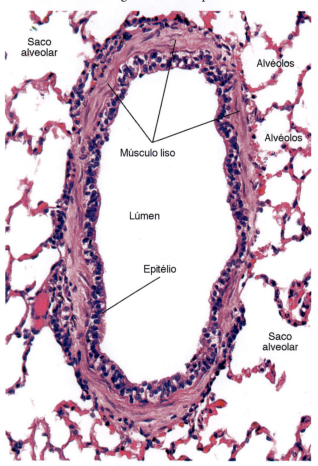

Figura 19.9 Secção transversal de um bronquíolo envolto por alvéolos e sacos alveolares. Sua parede apresenta uma camada contínua e relativamente espessa de músculo liso e não tem cartilagem. (*Microscopia óptica. H&E. Vista panorâmica.*)

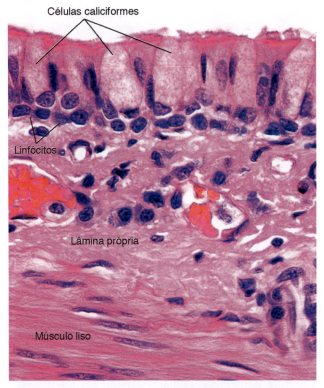

Figura 19.8 Secção transversal da parede de um brônquio evidenciando o epitélio respiratório do tipo pseudoestratificado colunar ciliado com células caliciformes. A lâmina própria da mucosa sempre apresenta muitos linfócitos e plasmócitos. (*Microscopia óptica. H&E. Aumento médio.*)

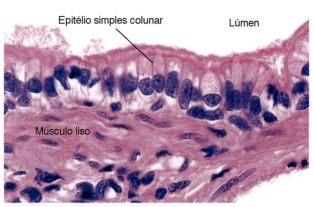

Figura 19.10 Parede de bronquíolo. Seu revestimento epitelial é mais simples do que nos segmentos anteriores do aparelho respiratório e sua parede é mais delgada. Compare com a Figura 19.8. (*Microscopia óptica. H&E. Aumento médio.*)

Os bronquíolos respiratórios são os primeiros componentes da porção respiratória

O bronquíolo terminal, o último segmento do bronquíolo, ramifica-se em 3 a 4 tubos chamados *bronquíolos respiratórios*.

A parede dos bronquíolos respiratórios é muito semelhante à dos bronquíolos terminais – epitélio simples e cúbico, sem cílios e sem células caliciformes, ausência de glândulas na lâmina própria e de cartilagem, presença de uma camada contínua de músculo liso.

Uma grande diferença com os bronquíolos é o fato de sua parede ser descontínua, apresentando pequenas *perfurações* nas quais se abrem alvéolos pulmonares (Figuras 19.11 e 19.12).

Cerca de três a oito ductos alveolares se originam de cada bronquíolo respiratório

A estrutura de sua parede é semelhante à dos bronquíolos respiratórios, porém, enquanto os bronquíolos respiratórios apresentam poucas perfurações, os ductos alveolares são amplamente perfurados. Em consequência, a parede dos ductos alveolares é muito descontínua, havendo apenas curtos trechos da parede semelhantes a botões (ver Figuras 19.12 a 19.14). As perfurações comunicam o lúmen do ducto alveolar com o lúmen dos alvéolos pulmonares.

Os ductos alveolares dão origem a vários *sacos alveolares* (ver Figuras 19.12 e 19.15). Os sacos alveolares são compartimentos divididos em compartimentos menores chamados *alvéolos*. Cada alvéolo é delimitado por delgadas paredes chamadas *paredes alveolares* ou *septos interalveolares* (ver também a Figura 19.12).

Calcula-se que os pulmões tenham 400 a 600 milhões de alvéolos. Os septos interalveolares apresentam pequenas descontinuidades chamadas *poros alveolares de Kohn*, que permitem a passagem de ar entre alvéolos adjacentes. Sua possível função é homogeneizar a distribuição do ar entre alvéolos adjacentes, a qual pode ser prejudicada pela presença de rolhas de muco em bronquíolos.

As paredes alveolares são o local em que ocorrem as *trocas gasosas* entre o plasma e o ar presente nos alvéolos, tópico que será abordado mais adiante.

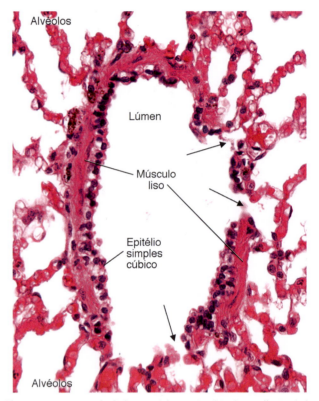

Figura 19.11 A parede do bronquíolo respiratório é semelhante à do bronquíolo terminal, mas é descontínua (*setas*). O lúmen do bronquíolo comunica-se diretamente com alvéolos pulmonares. Seu epitélio é simples e cúbico. Observe alvéolos em torno do bronquíolo. (*Microscopia óptica. H&E. Vista panorâmica.*)

Os pulmões são dotados de irrigação sanguínea dupla pelas artérias pulmonares e pelas artérias brônquicas

Ambas as artérias penetram nos pulmões pelos seus hilos.

A *artéria pulmonar* origina-se no ventrículo direito do coração e conduz sangue venoso para os pulmões, para ser oxigenado e reconduzido ao coração esquerdo. Esse circuito é denominado *circulação pulmonar*. As *artérias brônquicas* são ramos da aorta, e sua função é irrigar os tecidos pulmonares; esta circulação é parte da circulação sistêmica.

Os ramos das artérias brônquicas acompanham a ramificação brônquica e são artérias nutrientes. Seus ramos se capilarizam para irrigar os tecidos da parede dos componentes da árvore brônquica aproximadamente até a altura dos bronquíolos respiratórios (Figura 19.16).

Os capilares drenam para vênulas que se agrupam em veias mais calibrosas para formar as veias brônquicas.

Os ramos das artérias pulmonares acompanham a ramificação da árvore brônquica até os alvéolos

A partir dos bronquíolos respiratórios, e principalmente na altura dos alvéolos, suas arteríolas dão origem a grande número de capilares sanguíneos que passam pelo interior das paredes alveolares, formando plexos em torno dos alvéolos (ver Figura 19.16).

Durante seu trajeto nas paredes alveolares, ocorre a troca de CO_2 e O_2 entre o sangue e o ar alveolar. Após

Capítulo 19 | Aparelho Respiratório 291

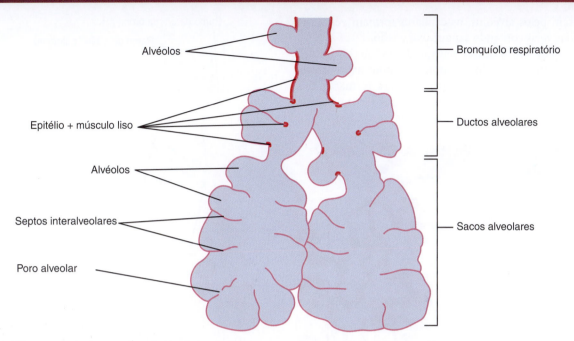

Figura 19.12 Porção respiratória do pulmão apresentando a transição entre um bronquíolo respiratório e suas segmentações – os ductos alveolares e sacos alveolares. Os bronquíolos respiratórios caracterizam-se por pequenas descontinuidades de suas paredes, nas quais se abrem alvéolos. Os sacos alveolares são compartimentos nos quais se abrem os alvéolos, divididos entre si por septos interalveolares.

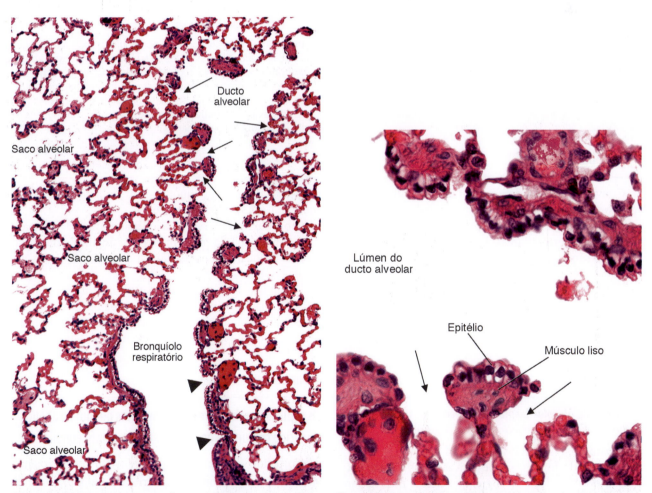

Figura 19.13 Transição entre um bronquíolo respiratório (na porção inferior da figura) com poucas descontinuidades em sua parede (*pontas de seta*) e um ducto alveolar com quantidade crescente de descontinuidades (*setas*). Esses ductos estão envoltos por sacos alveolares e alvéolos. (*Microscopia óptica. H&E. Vista panorâmica.*)

Figura 19.14 Detalhe da parede de um ducto alveolar. A parede apresenta muitas descontinuidades (*setas*) que comunicam seu lúmen com o interior de alvéolos. Entre as descontinuidades há "botões" formados por epitélio simples cúbico e células musculares lisas. (*Microscopia óptica. H&E. Aumento médio.*)

passarem pelos alvéolos, os capilares formam vênulas e delgadas veias contendo sangue oxigenado.

O trajeto inicial dessas veias se dá no interior de delgados septos de tecido conjuntivo denominados *septos interlobulares*. As veias se agrupam para formar a veia pulmonar, que conduz sangue oxigenado para o átrio esquerdo para distribuição pelo corpo.

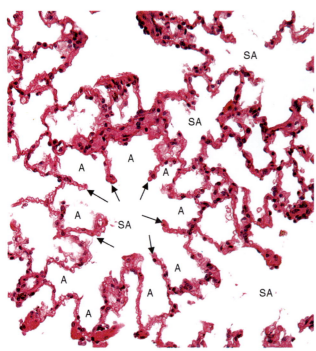

Figura 19.15 Os sacos alveolares (*SA*) são espaços em que se abrem os alvéolos (*A*), separados entre si pelos septos interalveolares (*setas*). (Microscopia óptica. H&E. Aumento pequeno.)

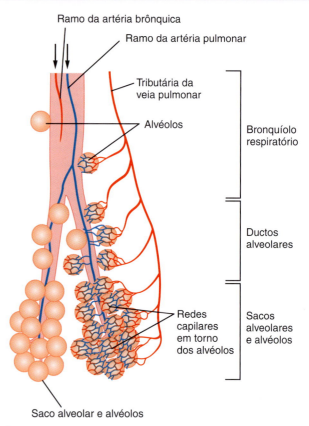

Figura 19.16 Circulação sanguínea nos lóbulos pulmonares. Sangue venoso chega através de um ramo da artéria pulmonar. Esse ramo se estende até os alvéolos, em torno dos quais capilares formam redes, que são locais de trocas gasosas. Em seguida, retornam como sangue oxigenado, formando vênulas e veias cujo trajeto se dá em delgados septos de tecido conjuntivo (não mostrados na figura) situados na periferia dos lóbulos pulmonares.

Lóbulo pulmonar

Convencionou-se denominar lóbulo pulmonar (ou lóbulo secundário) a menor porção de parênquima pulmonar delimitada por septos de tecido conjuntivo (os septos interlobulares). Esses septos, muito delicados, não são facilmente percebidos em secções de pulmões sadios, mas aumentam de espessura em condições patológicas.

Os lóbulos são considerados unidades funcionais do pulmão. Contêm um bronquíolo terminal e suas ramificações, assim como as ramificações de uma arteríola originária da artéria pulmonar. Têm formato poliédrico e medem 1 a 2,5 cm de diâmetro.

O bronquíolo e o ramo da artéria pulmonar penetram no centro do lóbulo (por um dos seus ângulos), enquanto as veias se localizam na periferia, no interior do septo que limita o lóbulo.

Há também uma extensa *drenagem linfática* nos pulmões. Existem duas redes de drenagem, uma da pleura e outra do parênquima pulmonar. Os vasos linfáticos de ambas as redes drenam para linfonodos situados nos hilos dos pulmões.

Nas paredes alveolares localiza-se a barreira alveolocapilar ou hematoaérea

A *parede alveolar* (*septo interalveolar*) é uma estrutura muito delgada, que desempenha as seguintes funções:

▶ Separação dos alvéolos adjacentes
▶ Provisão de uma superfície para as trocas gasosas entre o ar dos alvéolos e o sangue que circula nos capilares alveolares.

Devido à presença ou não de capilares ou de colágeno, sua espessura varia de acordo com o local em que é medida, podendo ser de 3 a 10 µm.

Os septos interalveolares são compostos por um arcabouço de tecido conjuntivo envolto por revestimento epitelial

No tecido conjuntivo aloja-se um plexo de capilares sanguíneos, ramos finais da artéria pulmonar.

O epitélio que recobre o septo é a interface entre o tecido pulmonar e o ar. Trata-se de um epitélio simples (não estratificado) que repousa sobre uma *lâmina basal* apoiada em tecido conjuntivo (Figura 19.17). A lâmina própria dos alvéolos (assim como o restante do pulmão) apresenta muitas fibras elásticas (Figura 19.18).

O epitélio alveolar é composto por dois tipos de células, os *pneumócitos tipo I* e os *pneumócitos tipo II*.

Os *pneumócitos tipo I* são células pavimentosas muito delgadas que formam uma camada que reveste cerca de 95% da superfície dos alvéolos (ver Figuras 19.17 e 19.19). Seus núcleos têm cromatina densa e são achatados. As células são unidas entre si por junções intercelulares, principalmente junções oclusivas, que, em condições fisiológicas, não permitem extravasamento de líquido intersticial do interior do septo para o lúmen dos alvéolos.

Os *pneumócitos tipo II* estão intercalados entre os pneumócitos tipo I e, apesar de constituírem cerca de 60% das células do revestimento, revestem apenas cerca de 6% da superfície alveolar. São células cuboides ou arredondadas e que fazem saliência no lúmen alveolar (ver Figuras 19.17 e 19.19). Seus núcleos têm cromatina menos densa que a dos pneumócitos tipo I e são esféricos. O citoplasma dos pneumócitos tipo II é pouco corado e tem aspecto espumoso, o que facilita a distinção com os macrófagos alveolares.

Os pneumócitos tipo II têm no citoplasma grânulos de secreção. Seu conteúdo é exocitado para o lúmen dos alvéolos e forma uma *película surfactante* na superfície dos alvéolos.

Os grânulos contêm proteínas associadas a um surfactante (cerca de 10% do seu conteúdo) e fosfolipídios. Entre as proteínas, a SP-A (de *surfactant-associated protein-A*) e a SP-D (de *surfactant-associated protein-D*) são hidrofílicas e atuam na regulação de respostas imunológicas inatas localmente nos pulmões, facilitando o controle e o combate a microrganismos.

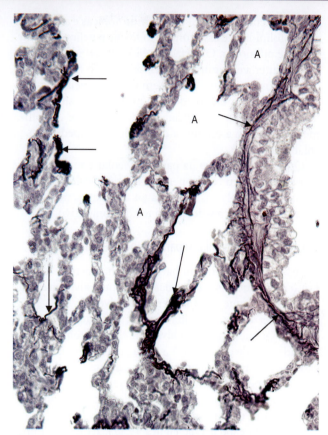

Figura 19.18 Secção do parênquima pulmonar evidenciando a grande quantidade de fibras elásticas no pulmão (*setas*). A, alvéolo. (*Microscopia óptica. Weigert. Aumento pequeno.*)

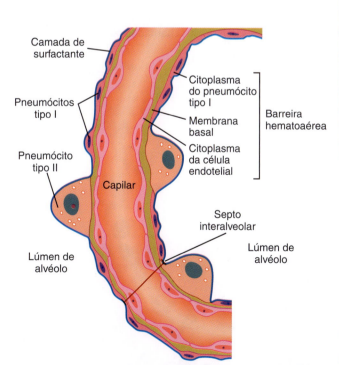

Figura 19.17 Ilustração de um pequeno segmento do septo interalveolar separando dois alvéolos adjacentes. Observar os componentes de sua parede e da barreira hematoaérea.

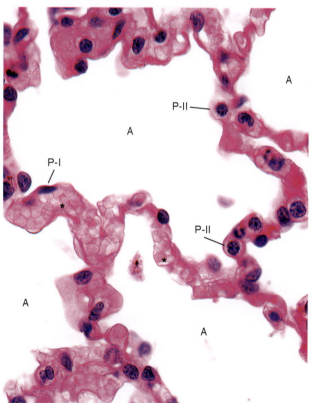

Figura 19.19 Os alvéolos (*A*) são delimitados pelos septos interalveolares, que são revestidos por pneumócitos tipo I (*P-I*) e tipo II (*P-II*). No interior do septo há redes capilares contendo hemácias (*). (*Microscopia óptica. H&E. Aumento médio.*)

As proteínas SP-B e SP-C são hidrofóbicas e associadas aos fosfolipídios, e esse complexo forma a película de surfactante pulmonar. O surfactante é considerado essencial para manter a estrutura da interface entre o revestimento celular dos alvéolos e o ar e, em consequência, é essencial para o funcionamento dos pulmões. O surfactante diminui a tensão superficial nessa interface e estabiliza mecanicamente a estrutura dos alvéolos, impedindo seu colabamento.

O *tecido conjuntivo* da parede alveolar contém matriz extracelular e seu componente celular consiste principalmente em fibroblastos, macrófagos alveolares, raros mastócitos e células transitórias do tecido conjuntivo.

A barreira alveolocapilar separa o sangue e o ar alveolar

A barreira alveolar ou barreira hematoaérea é o conjunto de estruturas localizadas nos septos alveolares que separam o sangue do ar presente nos alvéolos.

Para ser eficaz e facilitar a passagem de O_2 ou CO_2 entre o sangue e o lúmen alveolar, essa barreira é muito delgada e mede cerca de 0,3 a 1,8 μm de espessura, variação que depende dos componentes da parede.

Os componentes mínimos da barreira são: citoplasma do pneumócito tipo I, lâmina basal do epitélio alveolar, lâmina basal do capilar sanguíneo, citoplasma da célula endotelial do capilar (ver Figura 19.17). As duas lâminas basais podem se fundir, reduzindo a espessura da barreira.

Os macrófagos alveolares são habitantes constantes da parede alveolar

Os macrófagos alveolares pertencem ao sistema mononuclear fagocitário. São habitantes regulares da parede alveolar e, por diapedese através do revestimento epitelial, frequentemente se deslocam para o lúmen alveolar (Figura 19.20).

O pulmão é revestido externamente pela pleura

A superfície externa dos pulmões é revestida pelo folheto visceral da pleura. Esta membrana serosa é formada por uma delgada lâmina de *tecido conjuntivo* aderida ao parênquima pulmonar, contendo células, fibras colágenas e fibras elásticas. O tecido conjuntivo da pleura é revestido externamente por um *mesotélio* – o epitélio simples pavimentoso, que reveste as grandes cavidades derivadas do celoma embrionário (Figura 19.21).

A superfície do folheto visceral da pleura é lisa e úmida, e durante os movimentos respiratórios desliza em relação ao folheto parietal da pleura que reveste as cavidades que abrigam os pulmões. Esses folhetos se continuam na região dos hilos pulmonares. Entre ambos os folhetos da pleura há um delgado espaço preenchido por pequena quantidade de líquido.

Figura 19.21 Pleura composta de um epitélio simples pavimentoso (*setas*) e escassa quantidade de tecido conjuntivo. Legenda: *A*, alvéolos; *S*, septo alveolar. (*Microscopia óptica. H&E. Aumento médio.*)

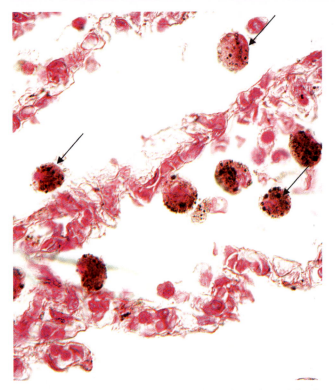

Figura 19.20 Macrófagos alveolares, também chamados "células da poeira" (*setas*), situados no lúmen de alvéolos e contendo partículas de material fagocitado. (*Microscopia óptica. H&E. Aumento médio.*)

Sua atividade principal é a fagocitose tanto no interior do septo interalveolar como no lúmen do alvéolo. No lúmen, fagocitam principalmente microrganismos e partículas inaladas. Muitas dessas partículas não podem ser digeridas (p. ex., cristais de sílica e partículas de carvão em pulmões de trabalhadores de minas). Essas partículas permanecem acumuladas no citoplasma dos macrófagos alveolares, que, por esta razão, são também chamados *células da poeira*.

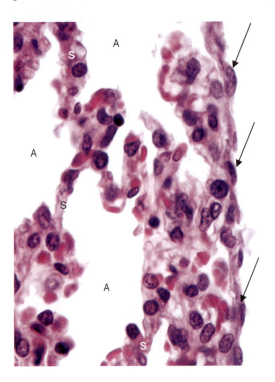

CAPÍTULO 20

Aparelho Urinário

Principais tópicos abordados neste capítulo

- Conceito e funções, 296
- Estrutura dos rins, 296
- Néfron | Unidade funcional do rim, 297
- Sistema de ductos coletores, 300
- Cálices renais, pelve renal e ureter, 301
- Características histológicas do córtex e medula, 302
- Lóbulos renais, 303
- Localização dos néfrons no córtex, 303
- Vascularização do rim, 303
- Barreira de filtração glomerular, 305
- Reabsorção tubular, 306
- Aparelho justaglomerular, 308
- Ações endócrinas dos rins, 308
- Capilares linfáticos, 308
- Nervos dos rins, 308
- Vias urinárias extrarrenais, 308

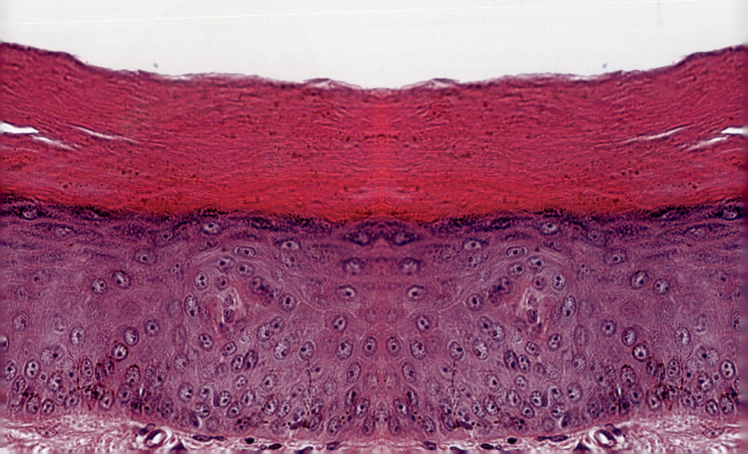

Introdução

O aparelho urinário é composto por dois rins, dois ureteres, uma bexiga e uma uretra.

O rim tem forma semelhante à de um feijão e apresenta em sua superfície côncava um hilo, local de entrada da artéria renal e saída da veia renal, vasos linfáticos e do ureter. A localização do rim é retroperitoneal, e o órgão é recoberto por um folheto de peritônio parietal na sua superfície anterior.

Revestindo diretamente o tecido renal há uma cápsula de tecido conjuntivo denso em torno da qual geralmente existe um depósito de tecido adiposo perirrenal.

A função mais relevante dos rins é a produção de urina. A urina resulta da excreção de água, íons, moléculas ingeridas ou produzidas por outros órgãos ou resultantes de transformação ocorrida em outros órgãos. Mais de 90% do volume da urina correspondem a água, e o restante é composto por íons e substâncias orgânicas.

A excreção de urina é realizada de duas maneiras pelos rins:

▶ *Filtração* de plasma através da parede de capilares sanguíneos glomerulares que formam novelos no interior dos *corpúsculos renais*

▶ *Modificação* do produto filtrado nos glomérulos por reabsorção e excreção seletiva de substâncias através da parede dos *túbulos renais*.

A função renal está relacionada com vários aspectos da fisiologia do organismo:

▶ Manutenção da composição adequada dos líquidos do corpo, o que compreende o volume de água e a concentração de eletrólitos no plasma e no líquido intersticial, que se reflete na osmolaridade e no equilíbrio acidobásico desses fluidos
▶ Regulação da pressão arterial pela excreção de líquido, pela manutenção da taxa de sódio no plasma e pela secreção de renina
▶ Excreção de metabólitos, produtos do metabolismo proteico e de ácidos nucleicos, e de transformações em moléculas realizadas principalmente pelo fígado e que resultam na formação de vários produtos, como, por exemplo, ureia, ácido úrico, creatinina, além de derivados de hormônios e de hemoglobina.

Além da formação de urina, os rins têm *ações endócrinas* na produção do hormônio eritropoetina, na produção de renina e na modificação da pré-vitamina D em vitamina D ativa.

Os rins são formados por um córtex e por uma medula

O tecido que constitui o rim pode ser classificado em *parênquima* e *estroma*. O parênquima é composto pelos néfrons e ductos coletores e é responsável pela atividade funcional do órgão. O parênquima predomina amplamente em volume sobre o estroma. Este é o tecido de sustentação do rim, representado pela sua cápsula, por uma rede de fibras reticulares que envolvem as células do parênquima e por tecido conjuntivo que suporta vasos e nervos.

A distribuição diferencial dos diversos componentes do parênquima no interior do rim tem como resultado a existência de duas regiões no órgão. Uma secção feita através do rim e observada macroscopicamente ou ao microscópio mostra duas regiões chamadas *região cortical* ou *córtex* e *região medular* ou *medula* (Figura 20.1).

Córtex e medula renal

O córtex renal é uma camada situada na periferia do rim, abaixo da sua superfície côncava. A medula se situa mais internamente e é dividida em 7 a 10 porções cônicas, colocadas internamente ao córtex. Os cones de tecido medular são denominados *pirâmides renais*.

Cada pirâmide renal se dispõe de modo que sua base está em contato com o córtex e seu ápice está voltado para a região central do rim. Delgadas faixas de tecido cortical denominadas *colunas renais* se projetam do córtex em

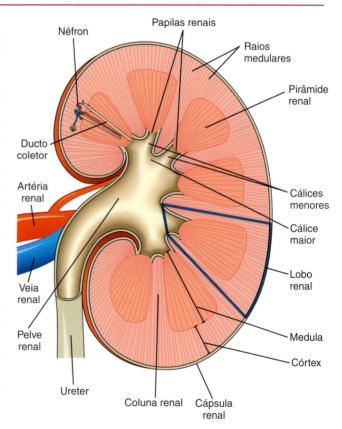

Figura 20.1 Estrutura macroscópica do rim.

direção à medula colocando-se entre pirâmides renais adjacentes (Figura 20.1).

No interior do rim há uma cavidade denominada *pelve renal*. Esta cavidade é formada pela fusão de espaços denominados *cálices maiores*, estes por sua vez formados pela reunião de espaços de menor dimensão denominados *cálices menores*. A pelve tem a forma de um funil de cuja porção estreitada emerge o *ureter*, que conduz a urina para a bexiga.

A superfície do ápice de cada pirâmide renal é a *papila renal*, que se situa interposta entre o parênquima renal e um cálice menor (Figuras 20.1 e 20.2). Há de 7 a 10 pirâmides renais em cada rim e, portanto, igual número de cálices menores, que se reúnem em 2 a 3 cálices maiores.

Lobulação do rim

O parênquima do rim é dividido em *lobos renais*. No entanto, diferente de outros órgãos (p. ex., glândulas salivares), os lobos não são delimitados por septos de tecido conjuntivo, o que dificulta sua visualização macroscópica e microscópica.

Convenciona-se definir um lobo renal como sendo a porção de parênquima formada por: (a) uma pirâmide renal; (b) a região de córtex associada à pirâmide; (c) as duas metades das colunas renais adjacentes à pirâmide (Figura 20.2).

Portanto, no rim humano existem tantos lobos quanto pirâmides (7 a 10 por rim). Nem todos os animais têm vários lobos renais. O rim de roedores, por exemplo, é unilobular, formado por uma única pirâmide e um lobo.

Pelve renal

A pelve é o local do rim para onde é conduzida a urina elaborada no córtex e na medula renal. A urina chega à última porção dos ductos chamados *ductos papilares*,

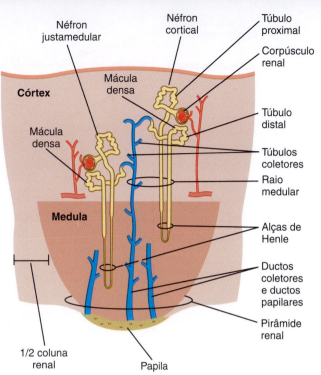

Figura 20.2 Lobo renal e seus componentes. Cada lobo renal é constituído por uma pirâmide renal, pela região cortical adjacente à base da pirâmide e pelas duas metades de cada coluna renal adjacentes à pirâmide. Os ductos coletores de cada lobo se dirigem para a respectiva papila renal e terminam em pequenas perfurações das papilas que formam a área crivosa. O espaço situado abaixo da papila é um cálice menor.

situados nos ápices das pirâmides renais (Figura 20.2). A superfície das papilas renais, denominada *área crivosa*, é perfurada e a cada perfuração corresponde a saída de um ducto papilar. Desta maneira a urina é conduzida para os cálices menores, de onde flui para os cálices maiores, pelve e ureter.

 Os néfrons são considerados as unidades funcionais do rim

Há cerca de 1 milhão de néfrons em cada rim humano. Os néfrons são constituídos por um conjunto de estruturas nas quais ocorre a maior parte do processo de formação da urina.

Os néfrons são constituídos pelo *corpúsculo renal* e por uma sequência de túbulos renais. Compõem essa sequência de túbulos: o *túbulo proximal*, formado por um segmento tortuoso e um segmento reto; a *porção delgada da alça de Henle*, composta de um ramo descendente e um ramo ascendente; e o *túbulo distal*, composto por um segmento reto e um segmento tortuoso (Figuras 20.2 e 20.3).

Corpúsculo renal

O *corpúsculo renal* (*corpúsculo de Malpighi*) é uma estrutura esférica oca, com cerca de 200 μm de diâmetro, delimitada por uma cápsula – a *cápsula de Bowman*

(Figura 20.4). O espaço interno do corpúsculo é o *espaço de Bowman*, e sua parede é revestida internamente por uma camada de células pavimentosas, o *folheto parietal do epitélio de Bowman* (Figuras 20.4 e 20.5). Esse epitélio se apoia sobre uma lâmina basal que é o limite externo do corpúsculo.

Por um dos polos do corpúsculo, denominado *polo vascular*, penetra uma *arteríola aferente*. Esta se ramifica em 2 a 5 capilares que, em seguida, se ramificam novamente (ver Figuras 20.4 e 20.5). Os capilares têm o formato de alças, cujas extremidades finais se juntam no polo vascular para formar uma *arteríola eferente* que recolhe o sangue que transitou pelo corpúsculo. As alças capilares constituem um novelo denominado *glomérulo* (ver Figuras 20.5 e 20.6). Após deixar o corpúsculo renal, a arteríola eferente dirige-se a outros locais do parênquima, nos quais passa por nova ramificação.

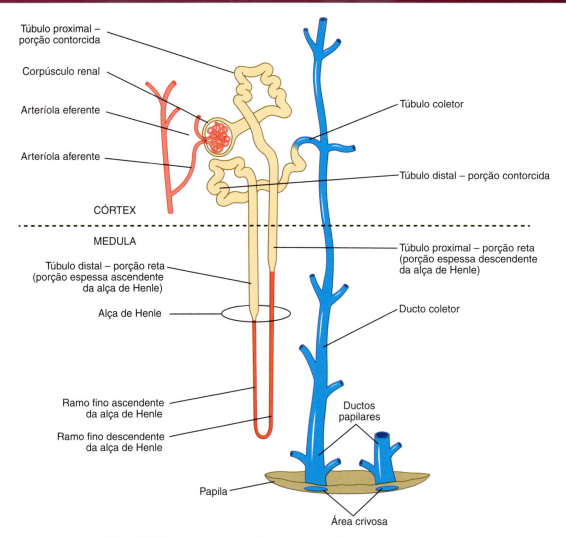

Figura 20.3 Componentes do néfron e do sistema de ductos coletores do rim.

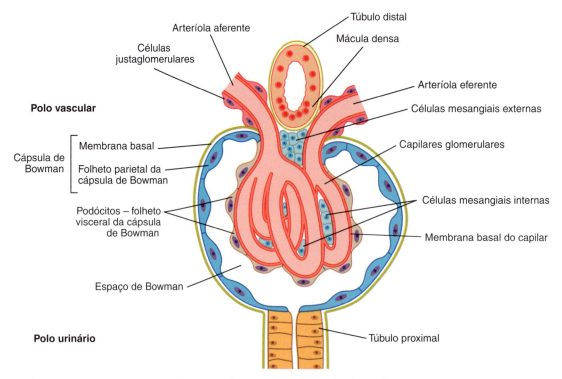

Figura 20.4 Componentes do corpúsculo renal.

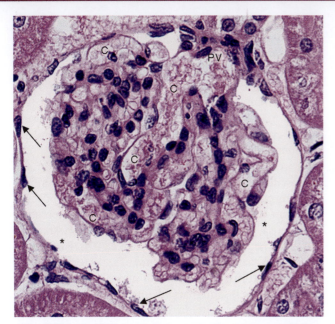

Figura 20.5 O corpúsculo renal é delimitado por uma membrana basal sobre a qual se apoia o folheto parietal do epitélio de Bowman formado por células pavimentosas (*setas*). A cavidade do corpúsculo é o espaço de Bowman (*). O polo vascular (*PV*) é o local de entrada e saída das arteríolas aferente e eferente. A arteríola aferente dá origem a um novelo de capilares (*C*) que em conjunto constituem o glomérulo renal. Os núcleos presentes no glomérulo são de células endoteliais, células mesangiais e podócitos. O glomérulo está cercado por túbulos renais. (*Microscopia óptica. H&E. Aumento médio.*)

Túbulo proximal

O polo do corpúsculo oposto ao polo vascular é chamado *polo urinário*. Neste local emerge o *túbulo proximal* do néfron, o primeiro segmento do sistema de túbulos, que no total mede cerca de 5 cm. O espaço interno do corpúsculo – espaço de Bowman – se continua com o lúmen do tubo proximal (ver Figura 20.4).

O início do túbulo distal tem um trajeto tortuoso e é denominado *túbulo contorcido proximal* (ver Figura 20.3). Suas células são altas e largas e o lúmen é relativamente estreito (ver Figuras 5.3, 20.6 e 20.7). Seus núcleos são esféricos e o citoplasma é acidófilo e se cora intensamente por eosina após coloração por H&E.

A superfície apical das células do túbulo proximal apresenta muitas microvilosidades e um glicocálice muito desenvolvido. Este conjunto pode ser observado ao microscópio óptico em forma de uma faixa na superfície celular denominada *orla em escova* (ver Figura 5.3). Através dessa superfície há intensa absorção de moléculas do filtrado glomerular, presentes no lúmen do túbulo.

A superfície basal das células do túbulo proximal, quando observada por microscopia eletrônica, mostra-se intensamente pregueada e o citoplasma situado entre as pregas contém grande número de mitocôndrias alongadas, visíveis também por microscopia óptica (Figura 3.29). Nesta superfície há bombas de sódio que utilizam ATP para transporte de íons para o espaço extracelular situado em torno dos túbulos.

Ao segmento contorcido segue-se um segmento retilíneo, a *parte reta do túbulo proximal*, cuja morfologia é semelhante à do túbulo proximal.

Alça de Henle

O segmento final da porção reta do túbulo proximal faz parte de um conjunto de túbulos com o formato de uma alça, denominado *alça de Henle* (ver Figuras 20.2 e 20.3).

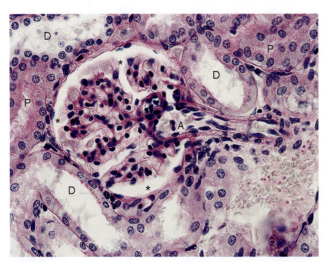

Figura 20.6 Corpúsculo renal em cujo polo vascular se observa uma arteríola (*A*). O corpúsculo é circundado por túbulos renais, proximais (*P*) e distais (*D*). O asterisco indica o espaço de Bowman. (*Microscopia óptica. H&E. Aumento médio.*)

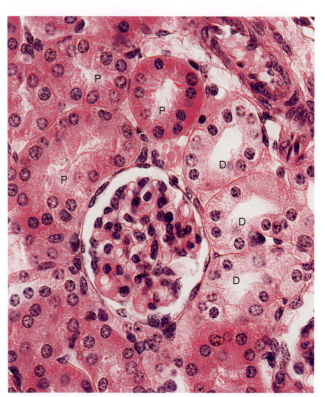

Figura 20.7 Corpúsculo renal circundado por túbulos proximais (*P*) e distais (*D*). Os túbulos proximais apresentam células bem coradas e lúmen estreito, ao contrário dos túbulos distais. (*Microscopia óptica. H&E. Aumento médio.*)

O segmento de túbulo proximal que faz parte da alça de Henle é denominado *porção espessa descendente da alça de Henle*. A porção central da alça é delgada e tem parede muito fina formada por células pavimentosas. É constituída de um *ramo fino descendente* e de um *ramo fino ascendente*. A este ramo se segue o *túbulo distal* cuja parte inicial reta é chamada *porção espessa ascendente da alça de Henle*.

A alça de Henle tem, portanto, quatro segmentos: porção espessa descendente, ramo fino descendente, ramo fino ascendente e porção espessa ascendente.

Túbulo distal

O túbulo distal apresenta uma *porção reta*, cujo início faz parte da alça de Henle. Este túbulo dirige-se para o corpúsculo renal de seu próprio néfron, ou seja, para o local em que se originou o néfron a que ele pertence (ver Figuras 20.2 e 20.3). Na proximidade do corpúsculo o túbulo se torna retorcido constituindo o *túbulo contorcido distal*.

As células do túbulo distal são mais baixas que as do túbulo proximal, seu citoplasma é menos corado e o diâmetro do lúmen é maior que o do túbulo proximal (ver Figuras 5.3, 20.6 e 20.7). Não se observa uma orla em escova evidente, nem grande acúmulo de mitocôndrias na superfície basal das células.

O trecho do túbulo distal que passa ao lado do seu corpúsculo de origem tem uma particularidade importante. As células do túbulo situadas ao lado do corpúsculo renal são mais estreitas. Seus núcleos, com cromatina mais densa, formam um aglomerado visível mesmo em aumentos pequenos (ver Figuras 20.4 e 20.8). Esse grupo de células é chamado *mácula densa* e faz parte de um conjunto de estruturas denominado *aparelho justaglomerular*, que será analisado mais adiante.

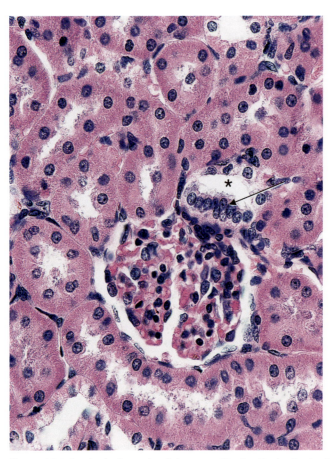 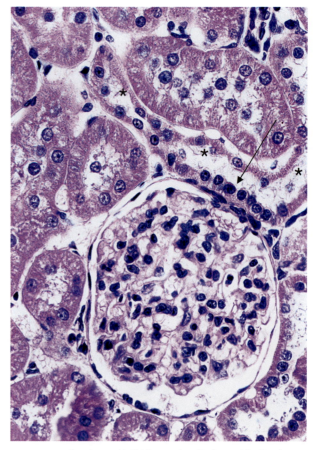

Figura 20.8 A mácula densa (*seta*) é uma região do túbulo distal adjacente ao corpúsculo renal. O lúmen do túbulo está indicado por *asteriscos*. Na mácula densa as células do ducto estão aglomeradas, seus núcleos estão mais próximos e apresentam cromatina mais densa. Na figura à direita podem-se observar locais mais afastados do corpúsculo em que as células do túbulo distal não estão aglomeradas. (*Microscopia óptica. H&E. Aumento médio.*)

 O néfron se continua pelo sistema de ductos coletores

Ductos coletores

A extremidade distal do néfron marca o início do sistema de *ductos coletores*. O final do túbulo contorcido distal se continua com um túbulo denominado *túbulo coletor* – ou *túbulo de conexão* – (ver Figura 20.3). Este, juntamente com os túbulos coletores de vários outros néfrons, termina em *ductos coletores* mais calibrosos e de trajeto retilíneo.

O conjunto de néfron e ducto coletor é também chamado *túbulo urinífero*.

Os *ductos coletores* são revestidos por um epitélio simples cúbico. A maioria de suas células são chamadas *células principais*. Apresentam citoplasma pouco corado, núcleos esféricos e limites intercelulares bem distintos. A superfície apical das células é frequentemente convexa (Figura 20.9).

As células principais atuam sob influência de *vasopressina* (hormônio antidiurético, ADH) liberada na neuro-hipófise, que promove a reabsorção de água do filtrado glomerular, isto é, passagem de água do lúmen do ducto coletor para o interstício renal. Na ausência de ADH os ductos coletores são impermeáveis à água. Este transporte é realizado por *aquaporinas*, proteínas transmembrana das células principais que seletivamente permitem a passagem de água, mas não de íons nem de outras moléculas.

O segundo tipo de célula dos ductos coletores são as *células intercaladas*. Estas são especializadas no transporte de prótons (H^+) e de bicarbonato do interstício para o lúmen do ducto e têm um papel importante na manutenção do equilíbrio acidobásico do organismo.

Os ductos papilares se dirigem para as papilas renais

Os ductos coletores se agrupam para formar os *ductos papilares* (ductos de Bellini) que são o último segmento do sistema de ductos coletores.

O trajeto dos ductos papilares termina nas papilas renais. A cada papila chegam cerca de 30 ductos papilares que conduzem a urina para o espaço dos cálices menores através de pequenas perfurações da superfície da papila cujo conjunto é denominado *área crivosa* (ver Figuras 20.2, 20.3 e 20.10).

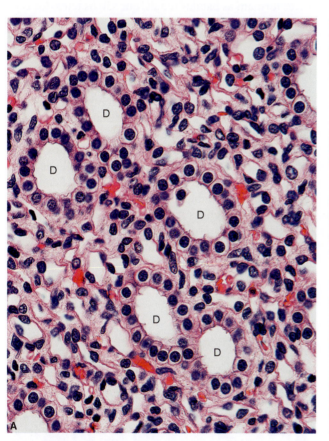 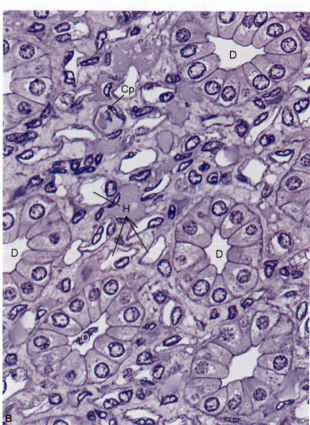

Figura 20.9 Ductos coletores (*D*) na região medular do rim. As células dos ductos coletores são pouco coradas, cúbicas, seus núcleos são esféricos e os limites celulares bem distintos. Na figura à direita se podem distinguir porções finas da alça de Henle (*H*) e capilares sanguíneos (*Cp*). (Microscopia óptica. Aumento médio. A, H&E. B, Secção de tecido embebido em plástico e corada por azul de toluidina, preparada e cedida por Cleusa Pellegrini.)

A superfície interna dos cálices renais, da pelve renal e do ureter é revestida por epitélio de transição

O *epitélio de transição* é o revestimento característico da mucosa das vias urinárias intra- e extrarrenais (Figura 20.10). Sua espessura diminui com o preenchimento da cavidade que reveste. Além disso suas células superficiais têm um sistema de vesículas que permitem aumento da superfície celular e adaptação aos diferentes estados de preenchimento das cavidades que transportam e/ou armazenam urina.

O epitélio de transição repousa sobre uma lâmina própria. Esta é envolvida por camadas de *músculo liso* (longitudinal interna e circular externa). Externamente ao ureter há uma *camada adventícia* de tecido conjuntivo.

As diferentes localizações dos componentes dos néfrons refletem a organização estrutural do rim

A distribuição diferencial dos componentes dos néfrons e dos ductos coletores produz zonas de diferente composição no parênquima renal, visíveis por exame macroscópico e microscópico.

 As zonas cortical e medular têm diferentes características histológicas

Zona cortical

A *zona cortical* ou *córtex renal* é a região do parênquima situada abaixo da cápsula. Em secções histológicas esta é facilmente reconhecida por conter os corpúsculos renais, visíveis mesmo em aumentos menores do microscópio (Figura 20.11).

Em adição aos corpúsculos, existem na cortical as regiões contorcidas dos túbulos proximais e dos túbulos distais, além de pequenos segmentos de suas porções retas (ver Figura 20.2). Os túbulos coletores (continuação dos túbulos distais) também se situam na zona cortical, assim como as porções iniciais dos ductos coletores (ver Figuras 20.3).

Zona medular

A *zona medular* situa-se internamente no rim, entre a cortical e a pelve renal. Conforme já mencionado anteriormente, essa zona é formada por porções de parênquima renal de forma cônica denominadas *pirâmides renais* (geralmente de 7 a 10 por rim) (ver Figuras 20.1 e 20.2). As bases de cada cone estão voltadas para a zona cortical, isto é, para a superfície convexa do rim, e seus ápices formam as papilas renais, que são os tetos dos cálices menores (ver Figura 20.10).

O delgado espaço entre pirâmides renais adjacentes é ocupado por projeções de tecido da zona cortical denominadas *colunas renais*.

A zona medular se caracteriza por não apresentar corpúsculos renais, somente ductos – é composta pelas porções retas dos túbulos proximais e distais, pelas porções delgadas das alças de Henle, por ductos coletores e pela porção final destes – os ductos papilares (Figura 20.12). Em secções histológicas, dependendo do ângulo de corte, as pirâmides têm aspecto estriado pelo fato de conterem grande número de túbulos paralelos.

Devido a diferenças na composição das regiões mais superficiais e mais profundas da medula, cada pirâmide pode ser dividida (sem delimitação evidente) em *zona medular externa* (adjacente à cortical, subdividida em faixa externa e faixa interna) e *zona medular interna* (no ápice da pirâmide).

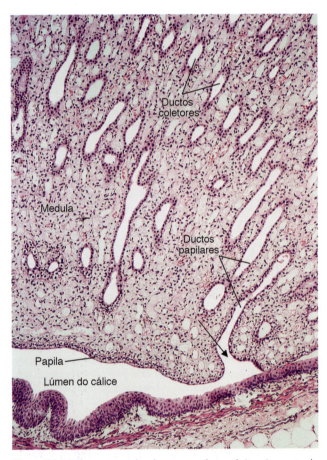

Figura 20.10 Pequeno trecho de uma papila renal. A maior parte da figura apresenta a medula renal de uma pequena porção de uma pirâmide renal. Nessa região há vários ductos papilares, formados pela junção de ductos coletores. Os ductos papilares se encaminham em direção à papila e através de perfurações da superfície da papila (*seta*) conduzem a urina para o espaço de um cálice renal. O lúmen do cálice é revestido por epitélio de transição (porção inferior da figura). (*Microscopia óptica. H&E. Vista panorâmica.*)

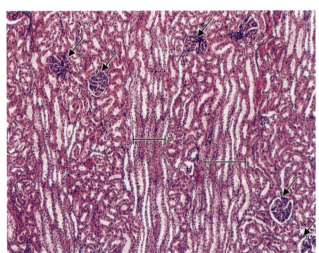

Figura 20.11 A região cortical do rim é caracterizada pela presença de corpúsculos renais (*setas*) e inúmeras secções de túbulos renais e de ductos coletores. Os raios medulares (*barras horizontais*) são conjuntos de feixes de túbulos que se dirigem para a região medular ou retornam dela. (*Microscopia óptica. H&E. Vista panorâmica.*)

Em cortes histológicos se observam delgados prolongamentos das bases das pirâmides da medula que se irradiam pelo córtex, prolongamentos denominados *raios medulares* (ver Figura 20.11). Estes são formados pelas porções retas dos túbulos proximal e distal e por ductos coletores (ver Figura 20.9). Ainda pertencendo à medula, para a região das papilas renais no ápice das pirâmides renais convergem os ductos coletores e ductos papilares (ductos de Bernini) que se abrem nos cálices menores pelas perfurações da área crivosa (ver Figura 20.10).

Os lóbulos renais são pequenas unidades funcionais do parênquima renal

Os lobos renais já foram conceituados anteriormente. Da mesma forma como os lobos, os *lóbulos renais*, subdivisões dos lobos, não podem ser claramente definidos em secções.

Considera-se um lóbulo como sendo a região do parênquima que contém: um ducto papilar, os ductos coletores que o formam, e todos os néfrons que deságuam nestes ductos coletores por meio dos seus túbulos coletores. Os lóbulos são, portanto, constituídos pelo conjunto de néfrons que produzem a urina conduzida por cada ducto papilar.

Como os ductos coletores e os ductos papilares estão contidos nos raios medulares, um lóbulo pode ser identificado em secções (embora de maneira pouco precisa) como sendo a região de parênquima renal formada por um raio medular e pelo tecido cortical situado ao seu redor.

A localização dos néfrons no córtex é relevante para sua função

Os corpúsculos renais dos diversos néfrons estão dispostos em diferentes alturas do córtex renal. Desta maneira, há corpúsculos situados na periferia do córtex que constituem os *néfrons corticais* (também chamados subcapsulares), corpúsculos situados na porção mediana da cortical – *néfrons intermediários* e corpúsculos situados próximo à medula – *néfrons justamedulares*.

A diferente localização dos néfrons tem grande importância para a fisiologia renal. Comparativamente com os néfrons corticais, os néfrons justamedulares têm alças de Henle mais longas e, por esta razão, um grande segmento das alças está mergulhado na camada medular (ver Figura 20.2). Em consequência, a reabsorção do conteúdo tubular é mais intensa nas alças de Henle dos néfrons justamedulares e nestes néfrons há maior regulação da composição da urina, principalmente sobre a sua composição iônica e consequente formação de urina mais concentrada.

Cada rim recebe uma artéria renal, ramo da aorta abdominal

Essa artéria renal penetra no tecido renal pelo hilo (Figura 20.13) e se ramifica em *artérias segmentares*, que se dirigem ao parênquima. As segmentares dão origem a *artérias interlobares* que se dirigem ao córtex entre as pirâmides renais, ao longo da superfície das pirâmides. Alcançadas as bases das pirâmides, no limite com o córtex, as artérias interlobares emitem ramos em forma de arcos ao longo das bases das pirâmides, no limite entre medula e córtex. São as *artérias arciformes* ou *arqueadas*.

As artérias arciformes emitem ramos com trajeto direcionado para córtex passando entre raios medulares adjacentes. São as *artérias radiais* e *artérias interlobulares*, muitas das quais chegam até a cápsula renal. No seu trajeto as artérias interlobulares emitem ramos que se dirigem aos corpúsculos renais – as *arteríolas aferentes dos glomérulos*.

Estas arteríolas originam as alças capilares dos glomérulos em número de 10 a 20, que depois se agrupam para formar as *arteríolas eferentes dos glomérulos*. As arteríolas eferentes dão origem a capilares sanguíneos, e esse conjunto de duas capilarizações constitui um padrão de vascularização do tipo *circulação porta* (ver Capítulo 13, *Sistema Circulatório*).

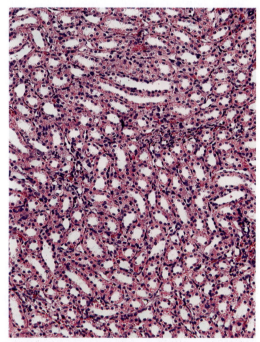

Figura 20.12 A região medular é caracterizada por secções de túbulos e ausência de corpúsculos renais. (*Microscopia óptica. H&E. Vista panorâmica.*)

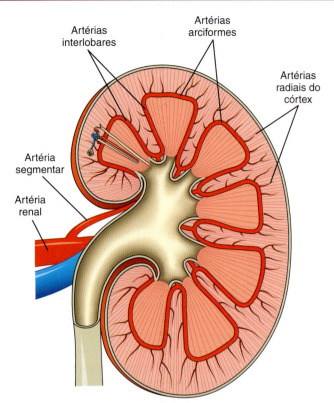

Figura 20.13 Circulação arterial no rim.

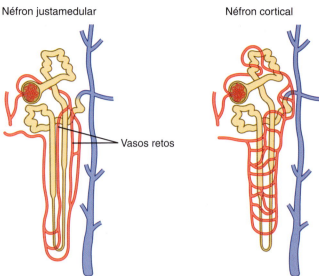

Figura 20.14 Nos néfrons corticais os capilares formam redes em torno da alça, enquanto a rede capilar que irriga os néfrons justaglomerulares é formada por vasos paralelos à alça de Henle chamados vasos retos.

Os capilares derivados das arteríolas eferentes dirigem-se para a proximidade dos túbulos e das alças de Henle. Seu arranjo difere conforme sejam originários de néfrons subcapsulares ou justamedulares.

Os capilares peritubulares dos néfrons corticais ou subcapsulares distribuem-se em torno dos túbulos situados no córtex formando plexos vasculares (Figura 20.14).

Por outro lado, os capilares que irrigam túbulos de néfrons justamedulares dão origem a capilares relativamente longos e retilíneos denominados *vasos retos*, que acompanham o trajeto da alça de Henle (ver Figura 20.14).

Em paralelo aos vasos retos há vasos que retornam em sentido contrário, isto é, da medula para a base das pirâmides, no limite com o córtex. Ambos os tipos de vasos têm um papel muito importante na função das alças de Henle, por que favorecem um mecanismo de concentração da urina chamado sistema contracorrente multiplicador.

O trajeto do retorno do sangue venoso acompanha o trajeto das artérias. As vênulas retas da medula drenam para veias arciformes, que também recebem vênulas interlobulares originárias do córtex. As várias veias arciformes se reúnem em veias interlobares que se juntam para formar a veia renal.

 O início da formação da urina consiste na filtração do plasma nas alças capilares glomerulares

Componentes dos corpúsculos renais

A cápsula de Bowman do corpúsculo renal é formada por uma membrana basal revestida internamente por um epitélio simples pavimentoso denominado *folheto parietal do epitélio de Bowman* (ver Figura 20.4).

No polo urinário este folheto de células se continua com o epitélio que forma os túbulos proximais e a forma de suas células se altera de pavimentosa para cúbica alta.

O tufo de capilares do glomérulo é formado pelas alças capilares originadas da arteríola aferente que penetra pelo polo vascular do glomérulo.

O *endotélio dos capilares* glomerulares é fenestrado, porém, diferente dos endotélios fenestrados de outras regiões do corpo, suas fenestras parecem não ser fechadas por delgadas membranas. As células endoteliais repousam sobre uma lâmina basal contínua, de constituição molecular complexa e relativamente espessa.

Na região do polo vascular – em torno da arteríola aferente – e no interior do corpúsculo – em torno das alças capilares – há células chamadas *células mesangiais* que formam dois conjuntos: células mesangiais externas e internas.

As *células mesangiais externas* envolvem segmentos das arteríolas aferentes e fazem parte do *aparelho justaglomerular*.

As *células mesangiais internas* formam pequenos conjuntos em torno dos capilares glomerulares. Acredita-se que tenham várias funções:

▶ Suporte, compondo um eixo estrutural para os capilares
▶ Secreção de matriz extracelular e de citocinas
▶ Controle da filtração glomerular por meio da regulação do fluxo de sangue nos capilares glomerulares.

A camada de células que reveste internamente a cápsula de Bowman – o folheto parietal de Bowman – se prolonga por meio de uma camada de células chamada *folheto visceral da cápsula de Bowman* e que reveste externamente cada alça capilar. Esse folheto está apoiado sobre as alças capilares.

As células do folheto visceral são chamadas *podócitos*. São pavimentosas, exceto na região nuclear, que faz saliência no espaço de Bowman. O corpo celular dos podócitos, assim como seus inúmeros prolongamentos primários e secundários (observados por microscopia eletrônica), recobrem completamente a lâmina basal dos capilares. Os prolongamentos secundários dos podócitos se interdigitam com prolongamentos de podócitos adjacentes (Figura 20.15).

Sabe-se que há interações por meio de sinalização química entre os podócitos, células endoteliais e células mesangiais.

Componentes da barreira de filtração glomerular

O fluxo sanguíneo nos rins é muito intenso. As artérias renais são vasos de grande diâmetro e se originam diretamente da aorta abdominal. Em função disso, os rins recebem cerca de 20% do volume bombeado pelo coração, correspondente a pouco menos de 1 ℓ/min.

O sangue que percorre os capilares glomerulares é submetido a uma filtração seletiva proporcionada pela *barreira de filtração glomerular* (Figura 20.16). A pressão da

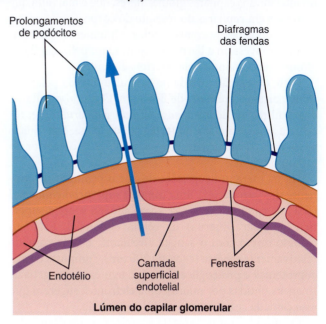

Figura 20.16 A barreira de filtração glomerular observada por microscopia eletrônica de transmissão é formada pelas células endoteliais dos capilares glomerulares, lâmina basal dos capilares e diafragmas das fendas existentes entre os prolongamentos de podócitos. Acredita-se que a camada superficial endotelial constituída de glicoproteínas e proteoglicanas participe da barreira. A *seta* indica o sentido da filtração.

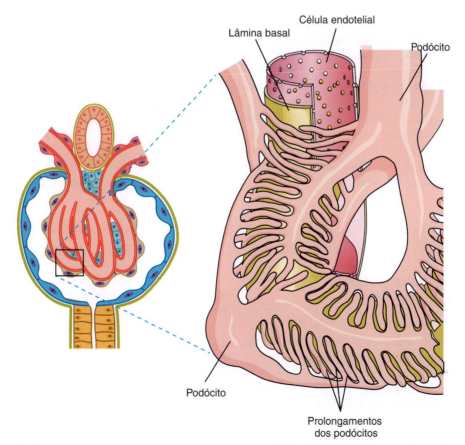

Figura 20.15 Os podócitos e seus inúmeros prolongamentos revestem a lâmina basal dos capilares glomerulares e se interdigitam com prolongamentos de podócitos adjacentes.

filtração decorre principalmente da pressão hidrostática no interior dos capilares glomerulares, que é mais alta que a pressão em capilares do restante do corpo.

Em condições normais, células e fragmentos de células não atravessam a barreira e continuam pelos capilares glomerulares, saindo pela arteríola eferente.

Parte da porção líquida do sangue é filtrada pela barreira e alcança o espaço de Bowman. O fluido resultante dessa filtração, denominado *filtrado glomerular*, representa a primeira etapa da formação da urina. Este fluido passa para o polo urinário e em seguida para o interior do túbulo proximal.

Há na literatura sugestões de que o primeiro componente da barreira seja uma *camada superficial endotelial* (ESL, de *endothelial surface layer*) situada sobre a superfície vascular (interna) da célula endotelial. Está em contato direto com o sangue circulante. É uma camada relativamente espessa (cerca de 200 nm), composta de glicoproteínas e proteoglicanas e que tem cargas negativas. Imagens obtidas por microscopia eletrônica sugerem que essa camada cubra as fenestras do endotélio.

O segundo componente da barreira é o citoplasma das *células endoteliais fenestradas*. A passagem de substâncias, especialmente de proteínas, através das células endoteliais é controlada.

Em seguida, o filtrado deve atravessar a *lâmina basal* sobre a qual as células endoteliais repousam, situada entre as células endoteliais e os podócitos. Essa lâmina é mais espessa que as lâminas basais de outros locais do corpo (tem 300 a 350 nm de espessura) e é constituída por um grande número de glicoproteínas (p. ex., colágeno tipo IV, laminina e entactina, além de proteoglicanas).

Acredita-se que uma das funções da lâmina basal seja repelir grandes moléculas aniônicas devido à carga negativa que a lâmina apresenta em decorrência da presença de proteoglicanas sulfatadas.

O último componente da barreira é representado pelas *fendas de filtração*. Estas fendas são espaços muito delgados (de 25 a 60 nm de largura) existentes entre os prolongamentos interdigitados de podócitos adjacentes apoiados sobre a lâmina basal glomerular.

As fendas de filtração são fechadas por um delicado diagrama composto por complexos multimoleculares. Entre os componentes do diafragma estão: *nefrina* e *nef1* (proteínas transmembrana), cujas porções exteriores fazem parte do diafragma; *podocina*, uma proteína possivelmente transmembrana; P-caderina e ZO-1, proteínas de adesão e da zona de oclusão. Outras proteínas contribuem para manutenção do diafragma (p. ex., CD2AP, localizada nos podócitos e capaz de se ligar à nefrina), promovendo estabilidade do diafragma.

Passagem de substâncias pela barreira glomerular e formação do filtrado glomerular

Os componentes da barreira atuam em conjunto para a elaboração do filtrado glomerular.

A barreira glomerular é permeável a água, íons e moléculas de tamanho pequeno e médio (sódio, glicose, ureia). A seleção de moléculas a serem retidas, ou não, depende em grande parte do raio das moléculas e de sua carga eletrostática.

Com relação às proteínas, moléculas com peso acima de 65 a 70 kDa não atravessam a barreira. A albumina (peso molecular de cerca de 70 kDa) e outras grandes moléculas proteicas do plasma são, em sua maior parte, impedidas de atravessar a barreira. Isto evita uma grande perda de proteínas do plasma que teria consequências muito prejudiciais para a manutenção da composição do sangue.

Em condições fisiológicas, as células sanguíneas não atravessam a barreira. Pequenas quantidades de proteínas são encontradas na urina. Parte é originária de células epiteliais descamadas dos túbulos. No entanto, uma pequena quantidade de albumina (cerca de 3 g/dia) atravessa a barreira glomerular. A albumina e outras proteínas são reabsorvidas do lúmen tubular, principalmente nos túbulos proximais, por meio de endocitose e, em seguida, digeridas por enzimas lisossômicas. Os aminoácidos resultantes da digestão retornaram para o interstício renal (o espaço extracelular do parênquima renal), e daí passam para a circulação sanguínea e linfática.

 A maior parte da água, dos íons e das pequenas moléculas presentes no filtrado glomerular é reabsorvida pelas células dos túbulos renais

Esse processo, chamado reabsorção tubular, é essencial ao organismo

A importância da reabsorção pelas células dos túbulos renais se deve ao fato de que perder grande parte dessas substâncias pela urina seria extremamente prejudicial à saúde do organismo.

As células dos túbulos realizam transporte do lúmen dos túbulos para o *interstício renal* por transporte ativo, transporte facilitado e difusão. Do interstício renal essas substâncias voltam para a circulação pelos capilares sanguíneos e vênulas renais.

O transporte nos túbulos proximais é realizado por meio de transportadores de membrana do tipo *simporter* e *antiporter*, assim como por meio de bombas de sódio e potássio ($Na^+K^+ATPase$). Cerca de 70% da água do filtrado, a maior parte dos íons, glicose e aminoácidos, são reabsorvidos do lúmen dos túbulos pelas suas células e transportados para o interstício renal através da sua membrana basolateral (Figura 20.17). Na extremidade final dos túbulos proximais o fluido presente em seu lúmen é isosmótico em relação ao plasma.

Movimento de substâncias através das paredes das alças de Henle e ductos coletores

A osmolaridade do interstício renal tem um papel importante na troca de água e íons entre o interstício e o lúmen das porções descendente e ascendente das alças de Henle e dos ductos coletores – mecanismo chamado *sistema contracorrente multiplicador*. Desse sistema faz parte também a rede capilar formada pelos vasos retos situada em torno dos túbulos. Água e solutos entram ou saem dos vasos retos, dependendo de sua localização na medula renal. Isto ocorre porque a osmolaridade do interstício medular varia em diferentes alturas da espessura da medula, ou seja, em locais mais ou menos afastados do limite da medula com a cortical. O sistema contracorrente é útil para o organismo, principalmente porque produz urina hipertônica sem consumo excessivo de energia utilizando a permeabilidade dos tubos e a osmolaridade do interstício.

Na alça de Henle, água e íons (principalmente NaCl) são transportados do lúmen para o interstício (Figura 20.17). No ramo fino ascendente, a saída de NaCl do seu lúmen aumenta a osmolaridade do interstício, cujo grau é maior na região das pontas das alças e menos intensa em direção à cortical. Contribui para esse aumento de osmolaridade a saída de ureia do lúmen de ductos coletores.

Por outro lado, o ramo fino descendente da alça de Henle é permeável a água graças à presença do transportador aquaporina-1 nas membranas apicais e basais de suas células. No entanto, o ramo fino ascendente da alça não é permeável a água.

Graças à permeabilidade do ramo descendente a água, esta molécula sai do ramo descendente acompanhando a maior osmolaridade do interstício próximo à ponta da alça. Em consequência, a urina no interior do túbulo torna-se hiperosmótica na ponta da alça. Na porção ascendente da alça, sódio, potássio e cloro são transportados do lúmen para o interstício; porém, como esta porção é impermeável a água, a urina se torna hipo-osmótica.

Nos *ductos coletores*, a saída de água do seu interior em direção ao interstício depende principalmente de dois fatores: *vasopressina* (hormônio antidiurético [ADH, de *antidiuretic hormone*]) e *osmolaridade do interstício medular*.

A vasopressina circulante torna a parede dos ductos coletores permeáveis a água. Como a osmolaridade do interstício é mais alta na região da ponta das alças, maior quantidade de água sai dos ductos coletores à medida que eles atravessam essa região em direção às papilas renais, fazendo com que a urina se torne hipertônica.

A liberação de ADH na neuro-hipófise ocorre em resposta a diferentes estímulos, tais como aumento de osmolaridade do sangue e diminuição de volume sanguíneo. Na ausência ou baixa secreção de ADH, menos água é reabsorvida, e a urina se torna mas diluída.

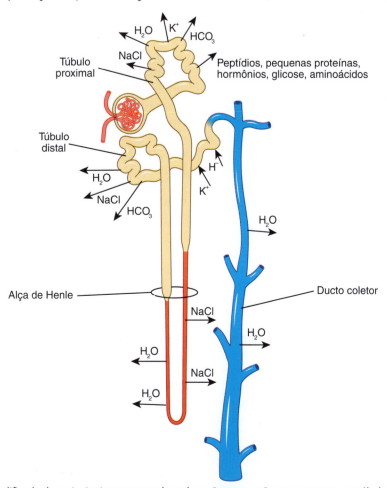

Figura 20.17 Esquema simplificado dos principais processos de reabsorção e excreção que ocorrem nos túbulos dos néfrons e nos ductos coletores, e o movimento de íons e moléculas entre o lúmen dos tubos e o interstício renal.

O aparelho justaglomerular participa da regulação da pressão arterial

O *aparelho justaglomerular* situa-se na região do polo vascular dos glomérulos, junto à entrada da arteríola aferente. É composto pela *mácula densa, células justaglomerulares* e *células mesangiais situadas fora do glomérulo*.

A *mácula densa* (já descrita anteriormente) situa-se no túbulo distal e caracteriza-se ao microscópio óptico pela maior proximidade de núcleos de células do túbulo distal quando este retorna ao seu corpúsculo.

As *células justaglomerulares* são células musculares lisas modificadas que fazem parte da parede da arteríola aferente. Estas células apresentam pequenos grânulos em seu citoplasma. As células justaglomerulares sintetizam, armazenam e secretam uma proteína denominada *pró-renina,* que em sua forma ativa – *renina* –, tem atividade de protease. É secretada no lúmen das respectivas arteríolas aferentes e transportada pela circulação geral.

A secreção de renina é controlada por vários fatores, tanto estimulatórios como inibitórios, tais como controle nervoso adrenérgico e concentração de Na^+ e Cl^- nas células da mácula densa.

Uma diminuição da concentração de sódio e cloro na mácula densa atua diretamente na arteríola aferente adjacente, aumentando o fluxo sanguíneo no glomérulo. Portanto, admite-se que o conteúdo do túbulo distal tem a capacidade de controlar a filtração glomerular de seu próprio néfron.

A renina circulante atua sobre uma proteína plasmática produzida pelo fígado – o *angiotensinogênio* –, clivando-o e dando origem à *angiotensina I*. A *enzima conversora de angiotensina* (ECA) existente em células endoteliais de capilares, especialmente nos pulmões, converte a angiotensina I em *angiotensina II*. Esta molécula é um vasoconstritor e sua ação resulta em aumento da pressão arterial.

Além disto, a angiotensina II atua na zona glomerulosa da adrenal, estimulando a síntese e a liberação de um mineralocorticoide, a *aldosterona*.

A aldosterona estimula a reabsorção de NaCl em ductos coletores renais, processo acompanhado pela reabsorção de água e excreção de K^+. Uma das consequências do aumento da reabsorção de água é o aumento do volume sanguíneo e aumento da pressão arterial.

A renina e a angiotensina pertencem ao *sistema renina-angiotensina* ou *sistema renina-angiotensina-aldosterona*.

Os rins produzem vários hormônios

Um dos hormônios é a eritropoetina

A principal função da eritropoetina é atuar sobre a eritropoese. O hormônio é necessário para esse processo e atua em vários pontos da sequência de diferenciação de hemácias na medula hematopoética. Sua produção é aumentada em vários tipos de situações de baixa oxigenação do sangue: anemia, hemorragia, exposição a ar rarefeito.

A eritropoetina (EPO) é produzida e secretada por células do interstício renal situadas em torno de túbulos proximais. Além disto, é também produzida no fígado.

Os rins estão envolvidos com o funcionamento da vitamina D

Os rins atuam na conversão da forma pouco ativa da *vitamina D* em sua forma ativa – 1,25-di-hidróxi-colecalciferol (ou 1,25-di-hidróxi-vitamina D), após passagem por uma forma intermediária no fígado. Nos rins, esse processo ocorre enzimaticamente em células de túbulos proximais, e em seguida a vitamina é secretada no interstício renal e daí alcança a circulação sanguínea. Esta vitamina diminui a excreção de Ca^{2+} pelo rim e aumenta a absorção deste íon na mucosa intestinal.

Capilares linfáticos estão presentes na camada cortical dos rins

Esses capilares estão principalmente próximos de túbulos e de vasos sanguíneos calibrosos (tais como artérias interlobares e arciformes), sendo raros na medular. A linfa recolhida deixa o órgão por veias linfáticas situadas no hilo do órgão que drenam para linfonodos da cavidade abdominal.

Os rins recebem inervação do sistema nervoso autônomo simpático

Os rins são inervados principalmente por nervos do sistema nervoso autônomo simpático e em menor grau pelo sistema parassimpático. Os ramos do sistema simpático inervam a musculatura lisa dos vasos sanguíneos, promovendo sua contração, diminuição do calibre dos vasos e, consequentemente, diminuição do fluxo sanguíneo renal. Ramos nervosos inervam também controlam as células do aparelho justaglomerular, produtoras de renina.

As vias urinárias extrarrenais conduzem a urina para o exterior

Os *ureteres* são dois órgãos tubulares ocos que conectam a pelve renal à bexiga. Sua mucosa apresenta curtas pregas longitudinais que permitem a distensão do lúmen durante a passagem de urina.

A mucosa é formada por *epitélio de transição* que repousa sobre uma *lâmina própria* de tecido conjuntivo, que varia de frouxo a denso não modelado (Figura 20.18). Em torno da mucosa há uma *camada muscular* formada por duas subcamadas: helicoidal ou longitudinal interna e circular externa, esta recoberta por uma *adventícia* de tecido conjuntivo rico em tecido adiposo.

A *bexiga* é um órgão oco no qual ocorre o armazenamento de urina. É revestida internamente por uma mucosa formada por *epitélio de transição* e *lâmina própria* (Figura 20.19). Veja as peculiaridades deste epitélio durante o estado de vaziez e de preenchimento no Capítulo 5, *Tecido Epitelial*. As camadas de músculo liso da bexiga não são dispostas de modo tão ordenado como nos ureteres. Um folheto de *peritônio* reveste a porção superior da bexiga, e o restante do órgão é envolto por uma *adventícia* de tecido conjuntivo.

A *uretra* feminina é um tubo curto, revestido na sua porção inicial por *epitélio de transição* apoiado sobre uma *lâmina própria*. Na proximidade de seu término, esse epitélio torna-se *pseudoestratificado colunar*, e, finalmente, há uma transição para *epitélio estratificado pavimentoso* junto ao meato urinário. Externamente à uretra há *músculo liso*, circundado por *músculo estriado esquelético*. O músculo liso forma o esfíncter interno da uretra, enquanto o esfíncter externo é formado por músculo esquelético.

A uretra masculina será analisada no Capítulo 22, *Aparelho Reprodutor Masculino*, devido às associações anatômicas e funcionais entre os dois sistemas.

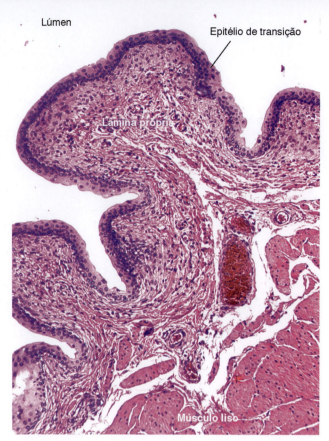

Figura 20.19 Secção transversal de parede da bexiga. (*Microscopia óptica. H&E. Vista panorâmica.*)

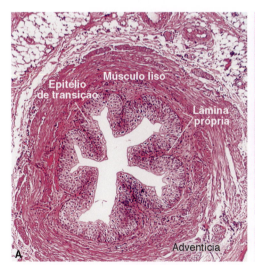 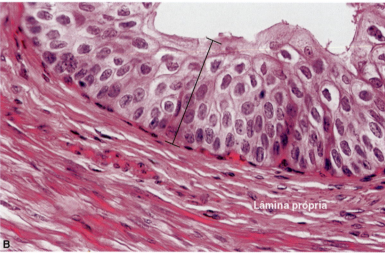

Figura 20.18 Secção transversal de ureter. A *barra* indica o epitélio de transição. (*Microscopia óptica. H&E. A, Vista panorâmica. B, Aumento médio.*)

CAPÍTULO 21

Aparelho Reprodutor Feminino

Principais tópicos abordados neste capítulo

- Conceito e funções, 312
- Ciclos sexuais, 312
- Ovário | Características principais, 312
- O ovário durante a vida intrauterina, 314
- Desenvolvimento dos folículos ovarianos durante a vida pós-natal, 315
- Ovulação, 319
- Corpo lúteo, 320
- Células intersticiais, 322
- O ovário no ciclo menstrual, 322
- Tubas uterinas, 323
- Útero, 324
- Útero | Modificações do endométrio durante o ciclo menstrual, 325
- Colo do útero | Cérvice, 327
- Vagina, 328
- Genitália externa, 328
- Glândulas mamárias, 328

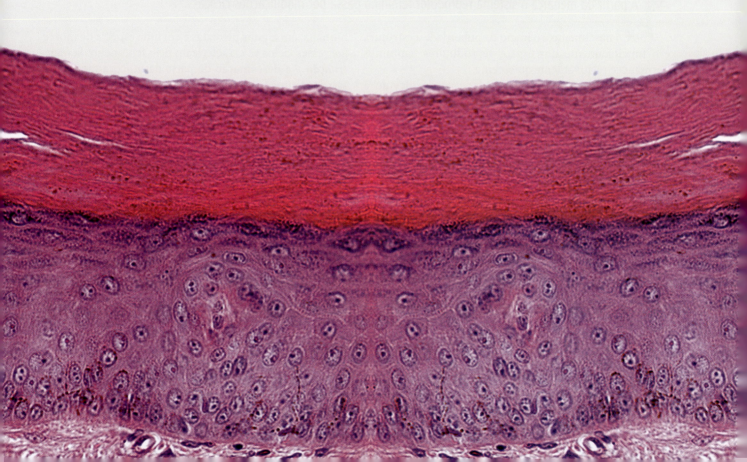

Introdução

O aparelho reprodutor feminino tem como funções produzir ovócitos, proporcionar locais e condições adequadas para receber espermatozoides assim como para o encontro dos gametas feminino e masculino e a consequente fertilização do ovócito e, finalmente, para abrigar o desenvolvimento do embrião e do feto. Além disto, secreta hormônios que atuam em vários órgãos para que essas funções sejam efetuadas adequadamente, além de influenciar o desenvolvimento embrionário.

O aparelho reprodutor feminino consiste em ovários, tubas uterinas, útero, vagina e genitália externa (Figura 21.1). As glândulas mamárias são estudadas juntamente com o aparelho reprodutor feminino.

Apesar de sua importância para a manutenção da espécie, esse sistema de órgãos não é essencial para a vida do indivíduo.

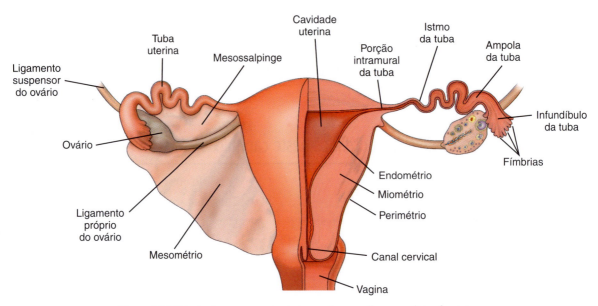

Figura 21.1 Principais componentes internos do aparelho reprodutor feminino.

A partir da menarca o sistema reprodutor feminino passa por modificações cíclicas

Entre o nascimento e o início da puberdade a estrutura e o funcionamento dos órgãos reprodutores femininos permanece relativamente quiescente.

O desencadeamento da puberdade ocorre devido à ativação de alguns genes que estimulam a secreção de hormônio liberador de gonadotrofinas (GnRH) pelo hipotálamo. Pelo sistema porta-hipofisário, esse hormônio chega às células gonadotróficas da adeno-hipófise, que iniciam a produção regulada de hormônio folículo-estimulante (FSH) e hormônio luteinizante (LH). Esses hormônios atuam no ovário, o qual passa a produzir hormônios sexuais femininos – estrógenos e progesterona.

Tais hormônios não são secretados continuamente, mas em ciclos caracterizados por secreção crescente dos hormônios, por um pico e por secreção decrescente. Esses hormônios promovem alterações estruturais e funcionais cíclicas nos órgãos do aparelho reprodutor, que constituem os *ciclos sexuais*. Especificamente na espécie humana, em alguns primatas e em uma espécie de morcegos, esses ciclos se caracterizam pelo fenômeno da *menstruação* – a descamação de parte da mucosa uterina – e são denominados *ciclos menstruais*.

As causas do desencadeamento da puberdade ainda não são muito bem conhecidas e consistem em fatores genéticos, ambientais e relativos ao peso do indivíduo. O início da puberdade no sexo feminino ocorre entre 8 e 12 anos e é marcado pela primeira menstruação, denominada *menarca*, embora várias alterações já ocorram no aparelho reprodutor antes deste evento.

Por ação dos hormônios FSH e LH se estabelecem a partir da menarca os ciclos menstruais regulares, com duração média de 28 a 30 dias. Os ciclos ocorrem durante o período fértil da mulher, até que as menstruações passam a ser irregulares em algum momento entre 45 e 55 anos e depois cessam completamente, evento denominado *menopausa*.

O ovário é um órgão de produção de gametas e de hormônios

O ovário é um pequeno órgão de cerca de três centímetros de comprimento e dois centímetros de diâmetro, situado no interior da cavidade abdominal, na região pélvica. Não é recoberto por peritônio, e por esta razão é considerado o único órgão verdadeiramente intraperitoneal.

A região externa do ovário é denominada *camada* ou *região cortical*. Nesta região situam-se os diversos tipos de folículos ovarianos (Figuras 21.2 e 21.3). A porção interna do ovário é a *região medular*, com função de sustentação, formada por tecido conjuntivo e na qual se situam os vasos sanguíneos mais calibrosos do órgão.

A superfície do ovário é revestida por um *epitélio simples cúbico* chamado *epitélio germinativo*, o qual se apoia sobre uma faixa de *tecido conjuntivo denso*, chamada *túnica albugínea* (Figura 21.4). Este tecido é formado por células do tecido conjuntivo, principalmente fibroblastos, e é rico em fibras colágenas, o que resulta no aspecto esbranquiçado do órgão.

A *camada cortical* é a camada funcional do ovário. Nela se localizam os *folículos ovarianos*, estruturas compostas por um ovócito e pelas células que o envolvem. Em cortes de ovários de mulheres que estão entre a puberdade e a menopausa, os folículos ovarianos são vistos em diferentes estágios de desenvolvimento.

O segundo componente da camada cortical é o tecido conjuntivo que envolve os folículos, denominado *estroma ovariano* (ver Figura 21.4). É composto de células do tecido conjuntivo, principalmente fibroblastos, e fibras colágenas. A disposição do estroma no ovário é bastante característica, pois seus componentes se arranjam em pequenas espirais ou redemoinhos.

Os fibroblastos do estroma da camada cortical (assim como fibroblastos da tuba uterina e do útero) têm propriedades diferentes daquelas dos fibroblastos de outras regiões do corpo. Apresentam receptores para hormônios ovarianos e podem sofrer grandes transformações durante o ciclo menstrual e, principalmente, durante a gestação. No ovário, estas células modificadas produzem hormônios que irão influenciar o próprio ovário e outros órgãos do aparelho genital e as glândulas mamárias.

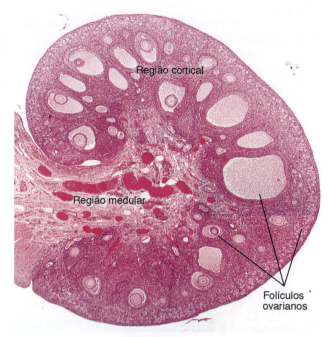

Figura 21.3 O ovário apresenta uma região medular composta de tecido conjuntivo e na qual se localizam os principais vasos sanguíneos. A região cortical é a porção funcional do órgão em que estão os folículos ovarianos. (*Microscopia óptica. H&E. Aumento Vista panorâmica.*)

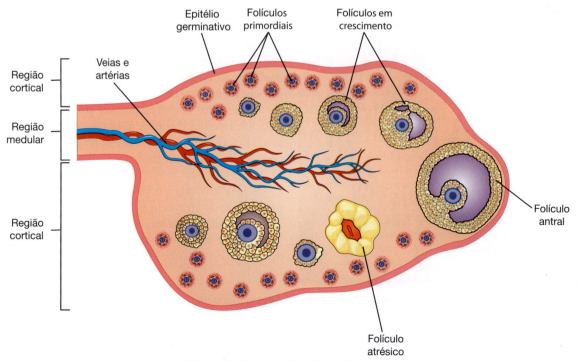

Figura 21.2 Estrutura histológica do ovário.

A produção de gametas no sexo feminino se inicia durante a vida intrauterina

Para compreendermos o processo de formação de gametas femininos, chamado *ovogênese*, assim como a funcionalidade do ovário na vida adulta, é necessário conhecer o desenvolvimento do ovário durante a vida intrauterina.

Os ovários (e testículos) iniciam sua formação pelas *cristas gonadais*, dois espessamentos mesodérmicos longitudinais e bilaterais existentes na parede da cavidade peritoneal do embrião.

As células germinativas produtoras de espermatozoides e ovócitos descendem de uma linhagem especial de células – as *células germinativas primordiais* –, que se diferenciam precocemente no endoderma do saco vitelino do embrião. Entre a 4ª e a 6ª semana de vida, estas células migram em direção das cristas gonadais. Durante a migração e após chegarem às cristas gonadais, dividem-se intensamente por mitose e colonizam essas cristas, constituindo uma linhagem germinativa.

As células germinativas primordiais que colonizaram os futuros ovários dão origem a células chamadas *ovogônias* ou *oogônias*, que são as células iniciais da linhagem germinativa no sexo feminino. Por volta do segundo mês de vida intrauterina, em consequência de grande atividade mitótica, há cerca de 700.000 ovogônias no ovário, e, no sétimo mês, cerca de 7 milhões.

Já a partir do terceiro mês de vida intrauterina, enquanto muitas ovogônias continuam suas divisões mitóticas, outras ovogônias cessam esta atividade e iniciam suas divisões meióticas. Esse processo se interrompe no estágio de prófase de sua *divisão meiótica*. As células que iniciaram a meiose recebem a denominação de *ovócitos primários*.

Para saber mais sobre as principais características da divisão meiótica, acesse o material suplementar *online*, conforme as instruções descritas nas páginas iniciais da obra.

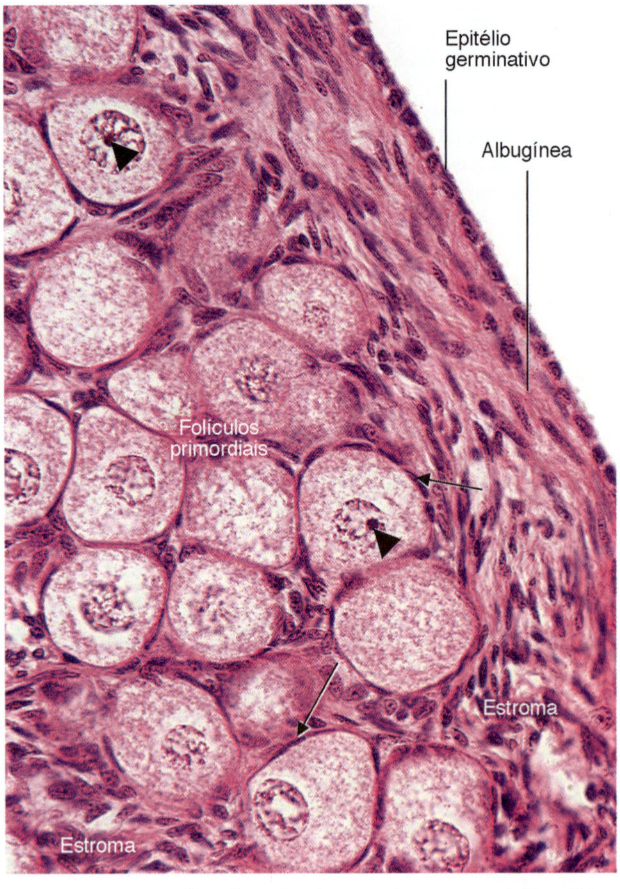

Os ovócitos primários são envolvidos por uma camada de células pavimentosas, chamadas células foliculares

Os ovócitos são células esféricas relativamente grandes (cerca de 30 μm de diâmetro) cujo núcleo tem cromatina dispersa e no qual frequentemente se observa um nucléolo (Figura 21.4).

As células foliculares envolvem os ovócitos e constituem inicialmente uma camada bastante delgada e após a puberdade podem se organizar em várias camadas de células cúbicas.

Folículos primordiais

O conjunto formado por um ovócito e pelas células foliculares que o envolvem constitui um *folículo ovariano*.

O primeiro tipo de folículo que se forma durante a vida intrauterina é denominado *folículo ovariano primordial*. As células foliculares que envolvem o ovócito têm núcleos alongados de cromatina densa e seu citoplasma, muito delgado, não é facilmente percebido. Durante a vida intrauterina e após o nascimento a grande maioria dos folículos primordiais situa-se na periferia da camada cortical, logo abaixo da túnica albugínea (ver Figuras 21.2, 21.4 e 21.5).

Os ovócitos que iniciaram a meiose interrompem o processo após entrarem na etapa de prófase. Os folículos primordiais entram em uma prolongada etapa de "repouso", e só depois da puberdade é retomado o seu desenvolvimento, que resulta na produção dos gametas femininos.

Atresia folicular

Simultaneamente à divisão mitótica das ovogônias, divisão meiótica dos ovócitos e formação dos folículos primordiais, inicia-se no ovário um processo de morte celular por apoptose das células dos folículos ovarianos, denominado *atresia folicular*.

Figura 21.4 A superfície do ovário é revestida por um epitélio cúbico simples, chamado epitélio germinativo, apoiado sobre uma camada de tecido conjuntivo, a albugínea. Na região periférica do ovário concentram-se grupos de folículos primordiais formados por um ovócito revestido por células foliculares achatadas (*setas*). Os núcleos dos ovócitos apresentam nucléolos proeminentes (*pontas de seta*). (*Microscopia óptica. H&E. Aumento pequeno.*)

Em consequência da atresia folicular, dos vários milhões de ovogônias que se formaram, restam, por ocasião do nascimento, 1 a 2 milhões de folículos primordiais contendo ovócitos primários estacionados em prófase I da meiose.

A partir da puberdade reinicia-se o desenvolvimento dos folículos ovarianos

Até a instalação da puberdade, o ovário só contém folículos primordiais. Na puberdade, por ação de hormônios hipofisários (FSH e LH), instalam-se os ciclos menstruais e se reinicia o desenvolvimento dos folículos ovarianos, processo chamado *foliculogênese*.

A cada dia após a puberdade e até o início da menopausa, um pequeno grupo de folículos primordiais é induzido a reiniciar o seu desenvolvimento

Esse processo é denominado *crescimento* ou *desenvolvimento folicular*. Não se sabe exatamente de que maneira os folículos primordiais são escolhidos para sair de seu estado de repouso e reiniciar suas atividades. Desta maneira, os folículos primordiais persistem tempos muito variados no ovário. Aqueles que, por exemplo, iniciam seu crescimento pouco antes da menopausa foram formados ainda durante a vida intrauterina.

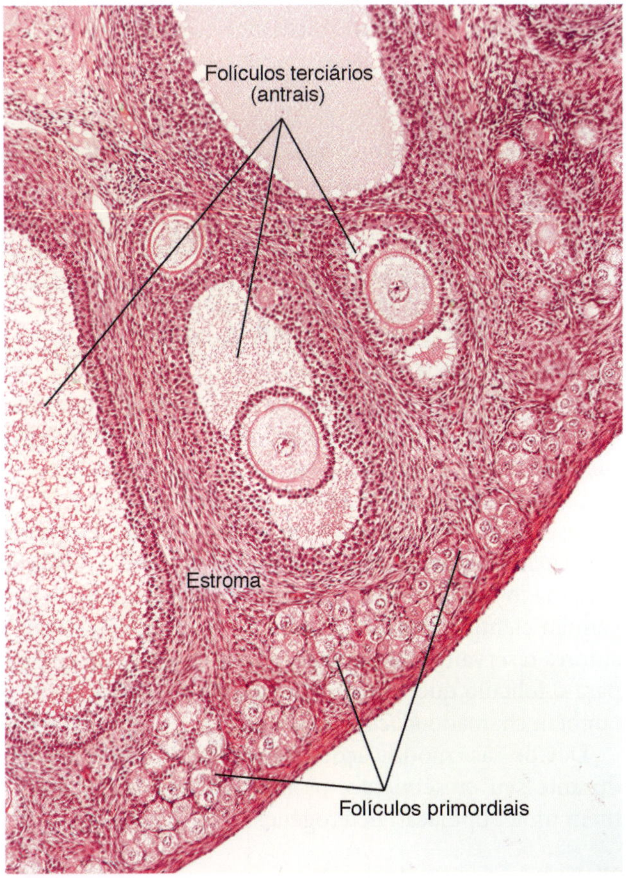

Folículo primário e folículo secundário

A primeira modificação que se observa em um folículo primordial durante o reinício de seu crescimento é a transformação da camada de células foliculares achatadas em uma camada de células cúbicas semelhantes a um epitélio simples cúbico, originando o *folículo primário*, também denominado *folículo unilaminar* (Figuras 21.6 e 21.7). A camada de células foliculares é também chamada *camada granulosa*, e suas células são chamadas *células granulosas* ou *células da granulosa*.

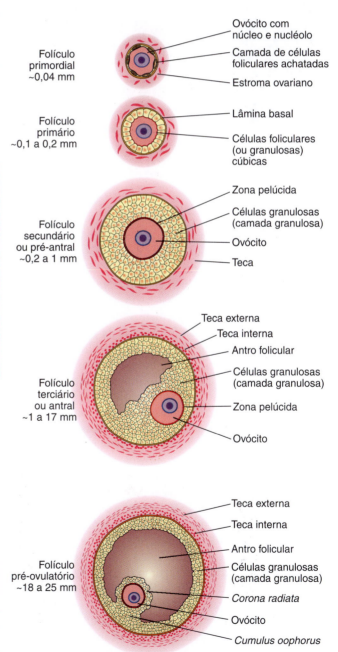

Figura 21.5 Os folículos primordiais localizam-se preferencialmente próximo à superfície do ovário. Após a puberdade, os folículos que estão no estágio de desenvolvimento e crescimento passam a se situar mais profundamente no órgão. (*Microscopia óptica. H&E. Vista panorâmica.*)

Figura 21.6 Estágios do crescimento dos folículos ovarianos.

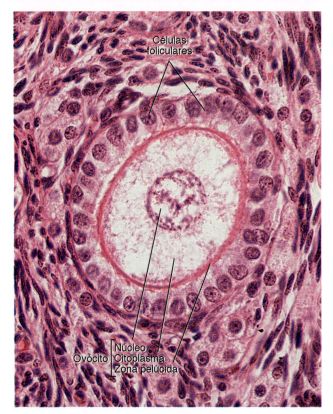

Figura 21.7 O folículo primário caracteriza-se pela presença de uma camada de células foliculares cúbicas em torno do ovócito. O folículo está envolvido por estroma ovariano. (*Microscopia óptica. H&E. Aumento grande.*)

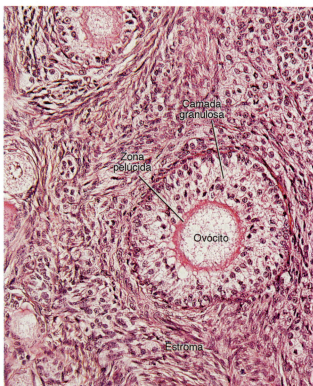

Figura 21.8 Folículo secundário com várias camadas de células granulosas em torno do ovócito (também denominado folículo multilaminar). Observe o típico estroma ovariano em turbilhões. (*Microscopia óptica. H&E. Aumento médio.*)

Entre a camada granulosa e o ovócito começa a se depositar uma película de macromoléculas denominada *zona pelúcida* (ver Figura 21.7). Genes do ovócito são ativados e produzem várias **glicoproteínas da zona pelúcida** (ZP-1, ZP-2, ZP-3). A ZP-3 é espécie-específica para promover a adesão de espermatozoides da mesma espécie durante a fertilização e participa da reação acrossômica. Além de ser importante para a fertilização, a zona pelúcida mantém unido o conjunto de células do embrião durante as primeiras fases da embriogênese até pouco antes da implantação do embrião no endométrio.

Prolongamentos das células da granulosa atravessam a zona pelúcida e estabelecem contato com a superfície do ovócito por meio de junções comunicantes. Acredita-se que haja influências mútuas entre os dois tipos de células durante o desenvolvimento dos folículos.

As células foliculares cúbicas do folículo primário proliferam por estímulo de FSH e, pouco a pouco, constituem várias camadas de células em torno do ovócito, formando uma espessa **camada granulosa**. Esta é a etapa de *folículo secundário*, também denominado *folículo multilaminar* ou *folículo pré-antral* (ver Figuras 21.6 e 21.8).

Durante esta fase, observam-se também o crescimento do ovócito, que alcança seu maior diâmetro (de 100 a 120 μm), e o crescimento do folículo. Durante seu crescimento, os folículos gradativamente se interiorizam para regiões mais profundas da camada cortical.

As células do estroma ovariano adjacente aos folículos, inicialmente desorganizadas, pouco a pouco se organizam em torno dos folículos, separadas deste por uma *lâmina basal*. Esta camada organizada de células do estroma adjacente ao folículo é denominada *teca* (ver Figura 21.6).

Folículo terciário | Desenvolvimento do antro folicular e das tecas

À medida que o folículo secundário cresce e se transforma em *folículo terciário*, ocorrem importantes modificações tanto na camada granulosa como na teca.

Uma das características principais do folículo terciário é a presença de uma cavidade em seu interior, denominada *antro folicular*. Por esta razão, esse tipo de folículo também é chamado *folículo antral* ou *folículo de Graaf*, em homenagem ao cientista que primeiramente o descreveu. Alguns autores reservam a denominação folículo de Graaf apenas para o folículo que atingiu seu máximo desenvolvimento, também chamado *folículo pré-ovulatório*.

Devido às modificações sequenciais que ocorrem durante seu crescimento, os folículos terciários constituem uma população heterogênea.

Modificações na camada granulosa

Na camada granulosa, progressivamente se acumula um fluido entre as células da granulosa. Esse fluido, chamado *líquido folicular*, contém várias substâncias, entre as quais hormônios secretados pelas células da granulosa e ácido hialurônico. Os pequenos espaços contendo líquido confluem para formar espaços maiores (Figura 21.9 A) e, finalmente, uma grande cavidade única denominada *antro folicular* (Figura 21.9 B).

As células da granulosa gradativamente se separam, formando dois conjuntos. Um conjunto de células granulosas forma uma camada que permanece presa à parede interna do folículo, revestindo o antro folicular.

O segundo conjunto de células granulosas continua revestindo o ovócito, formando uma camada chamada *corona radiata*. A *corona radiata* prende-se à parede interna do folículo por um pequeno grupo de células da granulosa denominado *cumulus oophorus* (ver Figuras 21.6, 21.9 e 21.10).

O *folículo terciário* ou *folículo antral* pode atingir um diâmetro de 10 a 25 mm, fazendo saliência na superfície do ovário. Seu tamanho deve-se principalmente ao volumoso antro, pois o ovócito não acompanha o crescimento. Quando totalmente desenvolvido e tendo atingido condições de ovular, é chamado *folículo pré-ovulatório*.

Modificações da teca interna

Concomitantemente às modificações da camada granulosa, ocorrem, nas etapas de folículo pré-antral e antral, modificações nas células mais internas da teca, as células do estroma apoiadas diretamente sobre a superfície do folículo.

Estas células, que têm características de fibroblastos, tornam-se epitelioides e formam pequenos conjuntos semelhantes a glândulas endócrinas – seu volume aumenta, organizam-se em pequenos cordões, tornam-se poliédricas e seus núcleos passam de alongados a esféricos (Figura 21.11). Capilares sanguíneos do estroma crescem e circundam os cordões celulares, como ocorre nas glândulas endócrinas cordonais. Os capilares não penetram, no entanto, no folículo, que é uma estrutura avascular. Essas células modificadas, chamadas *teca-intersticiais*, constituem a camada interna da teca adjacente ao folículo, denominada *teca interna*.

As células da teca interna produzem hormônios esteroides androgênicos – androstenediona e testosterona. Estes hormônios difundem-se para o interior do folículo e são modificados por uma enzima existente no citoplasma das células da granulosa chamada *aromatase*. Esta os converte em hormônios femininos – estrona e estradiol. Parte desses hormônios permanece no líquido folicular e parte difunde-se para fora do folículo e passa para a circulação sanguínea. As células da granulosa também produzem outros hormônios, alguns de ação parácrina no próprio ovário e outros de ação endócrina na hipófise – activina, inibina e folistatina.

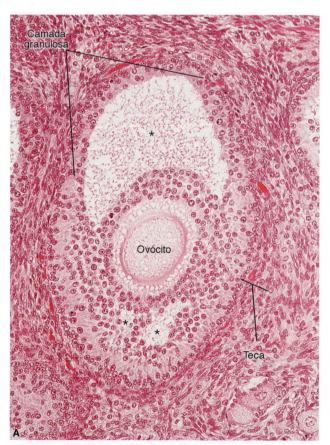
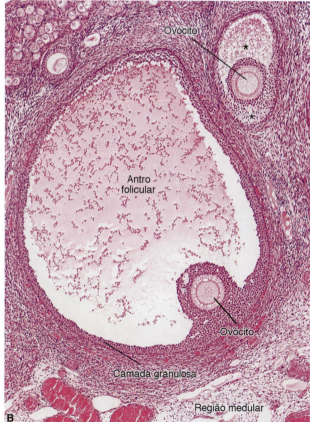

Figura 21.9 Folículos ovarianos terciários ou antrais. **A.** Folículo de pequenas dimensões cujo antro ainda está formado por três espaços (*) que deverão se fundir em um único. A camada granulosa está se separando em uma camada, revestindo o antro, e outra em torno do ovócito. Observe a formação da teca em torno do folículo. **B.** Pequeno folículo terciário na porção direita superior da figura e no centro da figura um folículo bastante desenvolvido com um grande antro. Neste folículo as células granulosas ocupam suas posições definitivas. Este folículo está situado adjacente à região medular central do ovário. (*Microscopia óptica. H&E. A, Aumento médio. B, Vista panorâmica.*)

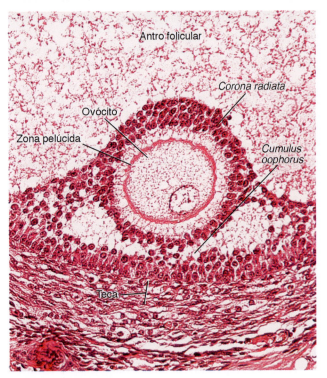

Figura 21.10 Detalhe de um folículo terciário ou antral. Observe a disposição das células granulosas da *corona radiata* em torno do ovócito e do *cumulus oophorus* apoiando o ovócito. A teca folicular está se organizando na superfície externa do folículo. (*Microscopia óptica. H&E. Aumento pequeno.*)

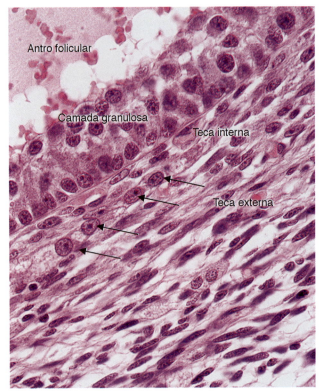

Figura 21.11 Teca de um folículo terciário. Em torno do folículo há uma camada de células poliédricas com núcleos esféricos (*setas*) que constituem a teca interna. Externamente a ela há uma camada de fibroblastos, organizados em torno do folículo, que constitui a teca externa. (*Microscopia óptica. H&E. Aumento médio.*)

Quando analisadas por microscopia eletrônica de transmissão, as células da granulosa e da teca interna exibem em seu citoplasma organelas características de células secretoras de esteroides: grande quantidade de gotículas lipídicas, cisternas de retículo endoplasmático agranular e mitocôndrias com cristas tubulares.

As células do estroma que envolvem a teca interna mantêm sua característica de fibroblastos, mas arranjam-se de maneira concêntrica em torno da teca interna, formando uma camada denominada ***teca externa***, adjacente ao restante do estroma ovariano (ver Figura 21.11).

Todo o processo do desenvolvimento do folículo primordial a folículo pré-ovulatório leva mais de 200 dias

Como a cada dia um pequeno grupo de folículos primordiais inicia seu crescimento, o desenvolvimento dos folículos no ovário é totalmente assincrônico. Por esta razão, quando se estuda uma secção histológica de ovário observa-se uma grande diversidade de folículos em diferentes estágios de crescimento (ver Figuras 21.3 e 21.5).

Entre os folículos que estão se desenvolvendo simultaneamente nos ovários, um (ou, mais raramente, dois ou mais) é selecionado para seguir até a etapa final de folículo pré-ovulatório. É o chamado ***folículo dominante***, que passa por um rápido crescimento e será ovulado no ciclo menstrual seguinte. Acredita-se que essa escolha seja feita dentre uma população de folículos antrais que mede 2 a 5 mm de diâmetro.

Atresia folicular

Já foi mencionado que durante a vida intrauterina muitos folículos degeneram, processo denominado ***atresia folicular***. Suas células morrem por meio de um processo de morte celular por apoptose. Logo após o nascimento e durante a puberdade, há novas ondas de atresia que resultam na involução de muitos folículos.

Entre a menarca e a menopausa, ou seja, durante a ocorrência dos ciclos menstruais, a atresia continua a afetar folículos nos mais diversos estágios de seu desenvolvimento. Os folículos em processo de atresia podem ser reconhecidos em secções histológicas por uma ou várias das seguintes ocorrências (Figura 21.12):

▶ Alterações do ovócito – núcleo fragmentado e/ou citoplasma granuloso. Pregueamento da zona pelúcida
▶ Camada granulosa – núcleos picnóticos típicos de morte celular, células separadas por grandes espaços, células granulosas que se desprenderam e estão soltas no antro folicular
▶ Macrófagos presentes no interior do folículo.

Destino dos folículos atrésicos

Durante sua involução, os folículos atrésicos são invadidos por macrófagos que migram a partir do estroma ovariano e fagocitam restos do ovócito e das células granulosas. Em seguida, há crescimento de vasos sanguíneos (angiogênese) para o interior do folículo atrésico acompanhado por migração de fibroblastos. Esse folículo

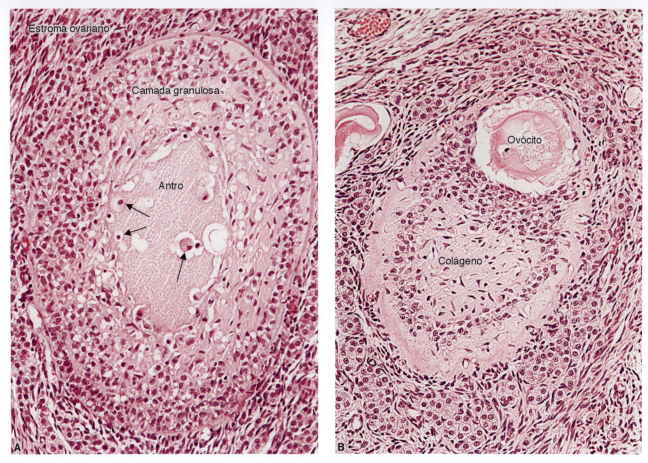

Figura 21.12 Atresia folicular. **A.** Folículo com camada granulosa desorganizada e células soltas no interior do folículo (*setas*). **B.** Estágio mais avançado de atresia em folículo com ovócito em involução e camada granulosa substituída, em parte, por deposição de colágeno. (*Microscopia óptica. H&E. Aumento pequeno.*)

passa, em seguida, por um processo de *cicatrização* caracterizado por secreção de colágeno pelos fibroblastos, formando uma cicatriz (ver Figura 21.12 B) que, em seguida, é lentamente reabsorvida.

Acredita-se que a atresia ocorra em folículos em qualquer fase de seu desenvolvimento. No que concerne ao processo do recrutamento do folículo dominante para ser mais tarde ovulado, folículos que em determinado ciclo menstrual estiverem em estágios mais desenvolvidos que o folículo recrutado obrigatoriamente involuem por atresia. A atresia atinge também muitos folículos que estiverem em estágios de desenvolvimento que antecedem o recrutamento.

Uma mulher ovula, em média, um ovócito por ciclo menstrual

Na maioria das vezes, apenas um ovócito é ovulado a cada ciclo menstrual, mais raramente, dois ou mais e às vezes nenhum (são os chamados *ciclos anovulatórios*).

Supondo-se que uma mulher passe por 12 ciclos anuais durante uma vida reprodutiva de cerca de 40 anos, ela poderá ovular, em média, um total de 480 ovócitos. O restante dos folículos que estavam presentes nos ovários por ocasião da puberdade degenera por atresia folicular durante a vida da mulher na sua fase reprodutiva. Um ovário de uma mulher em pós-menopausa não apresenta mais folículos viáveis.

A ovulação é um processo que ocorre em folículos pré-ovulatórios e que consiste na liberação do *ovócito* envolto pela *zona pelúcida* e acompanhado pelas células granulosas que compõem a *corona radiata*. Esses folículos podem medir até 2,5 cm de diâmetro, fazem saliência na superfície do ovário e são observados em exames de ultrassom.

Para que a ovulação ocorra, é necessário haver ruptura de um pequeno trecho da parede do folículo adjacente à superfície do ovário

Esse local de ruptura é denominado *estigma*. A ruptura permite a saída do ovócito e de uma pequena quantidade do líquido folicular. Acredita-se que a expulsão do ovócito seja facilitada pela ação de células contráteis existentes na teca externa do folículo.

O ovócito, com sua *corona radiata*, é recolhido por prolongamentos existentes na extremidade intra-abdominal da tuba uterina, chamados *fímbrias*, processo que geralmente ocorre em torno da metade do ciclo menstrual de 28 dias.

A ovulação é desencadeada por um *pico de secreção de LH* pela adeno-hipófise, que resulta na ovulação cerca de 30 a 40 h após. O pico de LH circulante tem outras consequências importantes para o processo reprodutivo: reativação da meiose e desenvolvimento do corpo lúteo.

Reativação do processo meiótico no ovócito

Previamente à expulsão do ovócito durante a ovulação, o ovócito, cuja meiose estava estacionada em uma das etapas da prófase I desde a vida intrauterina, retoma o processo de desenvolvimento. A meiose avança até a telófase I, inicia a segunda divisão da meiose e estaciona no estágio de metáfase II, condição em que é ovulado.

A primeira telófase resulta na formação de duas células: um *ovócito secundário*, cujo diâmetro é semelhante ao do ovócito primário; e uma pequena célula denominada *corpúsculo polar*. Este corpúsculo permanece em um estreito espaço entre o ovócito e a zona pelúcida, chamado espaço perivitelino.

A continuação da meiose e a produção de uma célula-ovo e de outros corpúsculos polares só ocorrem em caso de fertilização.

 Após a ovulação, forma-se no ovário uma glândula endócrina temporária, chamada corpo lúteo

O pico de secreção de hormônio luteinizante (LH) que desencadeou a ovulação atua sobre as células da granulosa e da teca interna que formavam a parede do folículo em que ocorreu a ovulação.

A parede do folículo torna-se pregueada e a cavidade vazia do antigo antro gradualmente se fecha. Frequentemente existe a presença de um pouco de sangue no interior da cavidade do folículo devido à ruptura de vasos em torno do local da ovulação (Figura 21.13).

Durante o fechamento do antigo antro as células da granulosa e da teca interna se organizam em cordões entre os quais crescem capilares provenientes de vasos do estroma ovariano adjacente, constituindo uma glândula endócrina temporária chamada *corpo lúteo*.

Em cortes histológicos, observam-se duas populações de células no corpo lúteo (Figuras 21.14 e 21.15). A população predominante é formada pelas *células granuloso-luteínicas*, derivadas das células da granulosa. A segunda população, composta de *células teca-luteínicas*, origina-se das células da teca interna.

As células granuloso-luteínicas são grandes e poligonais, têm núcleo esférico e citoplasma pouco corado. As células teca-luteínicas, menores e de coloração mais intensa, formam pequenos aglomerados na periferia do corpo lúteo e ao longo das suas pregas.

As células do corpo lúteo secretam principalmente progesterona

Esse hormônio sexual entra na circulação sanguínea pelos capilares da glândula. Apresentam organelas associadas à produção de hormônios esteroides.

Destino do corpo lúteo

O destino do corpo lúteo depende da ocorrência ou não de uma gestação.

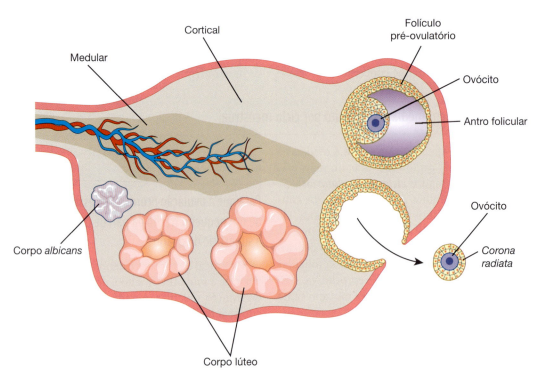

Figura 21.13 Esquema simplificado da formação do corpo lúteo (em sentido horário) e sua transformação em uma cicatriz denominada corpo *albicans*.

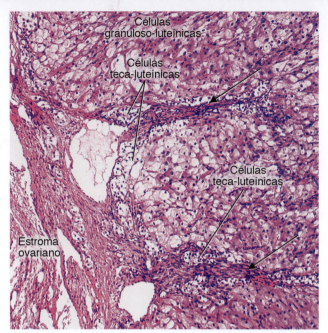

Figura 21.14 Após a ovulação, o folículo se retrai e suas paredes formam pregas (*setas*). O corpo lúteo assim formado é constituído predominantemente por células granuloso-luteínicas e por pequena quantidade de células teca-luteínicas. (*Microscopia óptica. H&E. Aumento pequeno.*)

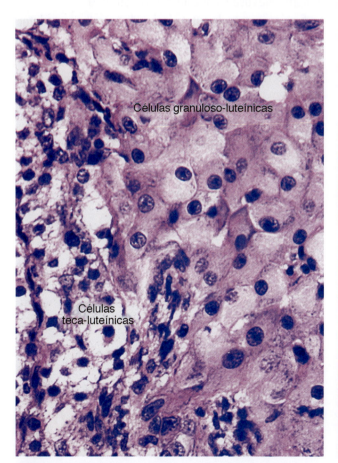

Figura 21.15 Células do corpo lúteo. As células granuloso-luteínicas são grandes, têm citoplasma claro e núcleos esféricos. As células teca-luteínicas são menores e seus núcleos têm cromatina densa. (*Microscopia óptica. H&E. Aumento médio.*)

Em caso de não haver gestação

Se não houver gestação o corpo lúteo involui 10 a 12 dias após formado. Sob influência do LH, as células do corpo lúteo funcionam somente durante cerca de 8 a 10 dias, pois os níveis da produção deste hormônio pela hipófise caem após a ovulação.

A progesterona produzida pelo corpo lúteo é um fator importante para o funcionamento e manutenção da mucosa uterina – o *endométrio* –, e sua secreção acompanha a diminuição de LH circulante. Não ocorrendo uma gestação, a diminuição de níveis circulantes de progesterona devido à involução do corpo lúteo desencadeia uma descamação parcial do endométrio juntamente com pequena quantidade de sangue – a *menstruação* –, após a qual se reinicia um novo ciclo menstrual.

Durante a involução do corpo lúteo, processo chamado *luteólise*, suas células morrem e a glândula passa por um processo de cicatrização, originando uma estrutura formada por fibroblastos e por depósito de colágeno alojada no estroma ovariano e denominada *corpo albicans menstrual* (Figura 21.16).

Em caso de haver gestação

Se houver fertilização do ovócito, desenvolve-se um embrião cuja camada mais externa, chamada *trofoblasto*, inicia precocemente a secreção de um hormônio que, na espécie humana, é denominado *gonadotrofina coriônica humana* (*HCG*).

A gonadotrofina coriônica tem ação semelhante à do hormônio hipofisário LH e, da mesma maneira, estimula as células do corpo lúteo a continuarem a produção de

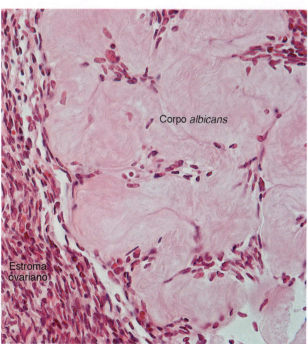

Figura 21.16 O corpo *albicans* é a cicatriz resultante da involução de um corpo lúteo. É constituído principalmente de colágeno e esparsos grupos de fibroblastos e capilares sanguíneos. (*Microscopia óptica. H&E. Aumento pequeno.*)

hormônios: estrógeno e, principalmente, progesterona. Além disso, a secreção contínua de HCG induz crescimento do corpo lúteo transformando-o em um *corpo lúteo gravídico*, maior e mais ativo que o corpo lúteo de um ciclo menstrual.

Desta maneira, em caso de gestação o embrião sinaliza o resgate do corpo lúteo, prevenindo sua involução e mantendo-o em funcionamento até cerca de metade da gestação.

A progesterona secretada pelo corpo lúteo gravídico tem um papel importantíssimo, que é a *manutenção do endométrio* estimulando o crescimento do endométrio e secreção de suas glândulas e, principalmente, impedindo sua descamação, fato que resultaria em abortamento.

Após cessar sua atividade (por volta da metade da gestação), o corpo lúteo gravídico involui por apoptose de suas células, dando origem a uma cicatriz no ovário, um *corpo albicans gravídico*.

 ## Células intersticiais do ovário

Há no estroma ovariano uma população de células isoladas ou reunidas em pequenos grupos arranjadas em cordões, chamadas *células teca-intersticiais secundárias* (Figura 21.17). São secretoras de androstenediona e acredita-se que sejam derivadas de células que participavam da teca interna de folículos que involuíram por atresia.

 ## Sob influência da hipófise, os hormônios ovarianos controlam o ciclo menstrual

Durante a fase reprodutiva, há no ovário folículos nos mais diversos estados de crescimento e de atresia, além de corpos *albicans*. Sendo assim, conforme já foi mencionado, o crescimento e a maturação dos folículos constituem um processo assíncrono.

O desenvolvimento dos folículos e, principalmente, a secreção de hormônios ovarianos são controlados pelos hormônios hipofisários: foliculoestimulante e luteinizante.

Os hormônios ovarianos controlam a estrutura e o funcionamento de outros órgãos do aparelho reprodutor

O ciclo menstrual é, por convenção, datado a partir do dia em que se inicia a menstruação (Figura 21.18). FSH é secretado pela hipófise durante todo o ciclo menstrual, com picos na primeira e segunda metades do ciclo. FSH estimula o crescimento de folículos e a secreção de estradiol pelas células da camada granulosa. Altos níveis de FSH na primeira metade do ciclo resultam em grande

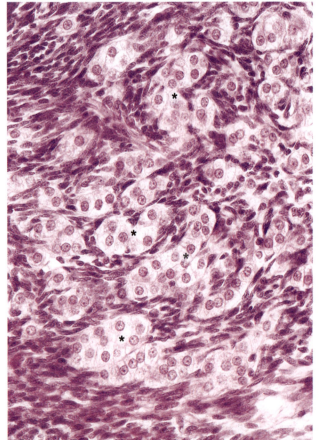

Figura 21.17 As células teca-intersticiais secundárias (*) são células do ovário dispostas isoladamente ou formando cordões no estroma ovariano. São poliédricas, têm citoplasma claro e núcleos esféricos. Nos cantos esquerdos inferior e superior há porções de estroma ovariano. (*Microscopia óptica. H&E. Aumento médio.*)

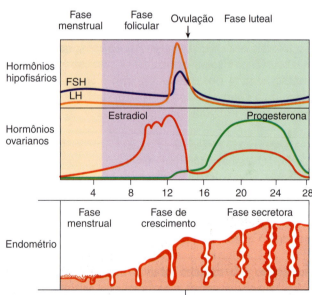

Figura 21.18 O painel superior apresenta os níveis sanguíneos de hormônios hipofisários e ovarianos ao longo do ciclo menstrual e sua correlação com as modificações do endométrio no painel inferior.

desenvolvimento folicular nessa etapa, seguidos pela secreção de estradiol pelos folículos (síntese de hormônio pelas células da teca interna + modificação pelas células granulosas).

Alcançados determinados níveis de estradiol no plasma (por volta do 12º dia do ciclo), a hipófise é induzida a secretar picos de LH que desencadearão a ovulação e em seguida a formação de um corpo lúteo (Figura 21.18). Este passa a secretar quantidades crescentes de progesterona, um hormônio muito importante para a manutenção do endométrio.

Não havendo gravidez, o corpo lúteo começa a involuir e diminui a secreção de progesterona, cujos baixos níveis circulantes desencadeiam a menstruação por volta do 28º dia (Figura 21.18). Em seguida um novo ciclo menstrual se inicia influenciado por níveis crescentes de FSH e do estradiol secretado por folículos em crescimento.

A primeira metade do ciclo menstrual é denominada *fase folicular* e o hormônio ovariano predominante é o *estradiol*, enquanto na segunda metade, chamada *fase luteal*, dominada pelo corpo lúteo, o hormônio predominante é a *progesterona*.

Outros fatores endócrinos produzidos pelas gônadas

As gônadas, tanto feminina como masculina, produzem vários fatores que regulam a produção de FSH pela adeno-hipófise. As *activinas* e as *inibinas* são alguns dos fatores mais estudados.

As activinas atuam em diversos processos, regulando a espermatogênese e a foliculogênese. As inibinas são fatores com efeitos geralmente opostos aos das activinas.

As tubas uterinas são dois órgãos ocos com paredes contendo músculo liso

São importantes para o desempenho das seguintes funções:

- Recepção do ovócito após sua ovulação
- Recepção e transporte de espermatozoides a partir da cavidade uterina
- Promoção de um ambiente adequado para a fertilização
- Transporte do zigoto para a cavidade uterina.

As tubas são envolvidas por peritônio (mesossalpinge) (ver Figura 21.1), que mantém o órgão em seu local e contém os vasos da circulação sanguínea e linfática e nervos associados às tubas.

A tuba é dividida em quatro porções: infundíbulo, ampola, istmo e porção intramural (Figura 21.1).

O *infundíbulo* é a extremidade intra-abdominal em forma de funil. É dotado de certa mobilidade e sua mucosa é intensamente pregueada (Figura 21.19 A). Essa extremidade é aberta e comunica o lúmen da tuba com a cavidade peritoneal. A ponta do infundíbulo emite pequenos prolongamentos em forma de dedos, denominados *fímbrias*. A *ampola* é uma porção alargada que dá continuidade ao infundíbulo em direção ao útero e segue pelo *istmo*, uma porção mais retilínea, estreita e com poucas pregas da mucosa (Figura 21.19 B). O segmento terminal do istmo atravessa a parede do útero e constitui a *porção intramural*, cuja extremidade aberta comunica o lúmen uterino com o interior da tuba.

A tuba é revestida internamente por uma mucosa cujo epitélio é do tipo simples colunar com células secretoras e células ciliadas (Figura 21.20). A quantidade de células ciliadas aumenta com a exposição a estrógenos circulantes. A mucosa é relativamente lisa na porção intramural e no istmo e torna-se cada vez mais pregueada ao se aproximar da extremidade ovariana da tuba. As pregas apresentam um eixo de lâmina própria formado por tecido conjuntivo.

Abaixo da mucosa, a parede apresenta duas camadas de músculo liso, uma camada interna helicoidal e uma camada externa longitudinal.

Por ocasião da ovulação, o infundíbulo tem seu volume aumentado e suas fímbrias abraçam parcialmente a superfície do ovário, de modo a facilitar a recepção do ovócito envolto pela *corona radiata*. Esse conjunto é transportado para a região da ampola, que é o local mais comum de fertilização. Espermatozoides são

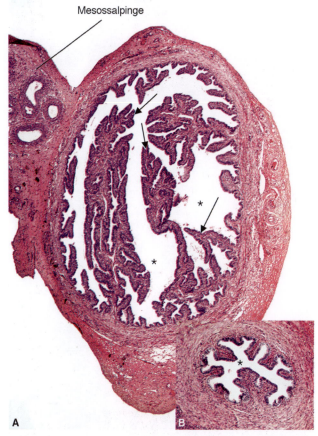

Figura 21.19 Secções transversais da tuba uterina. **A.** Na altura do infundíbulo da tuba, o lúmen (*) é amplo e subdividido por inúmeras pregas da mucosa (*setas*). **B.** Na altura do istmo, o diâmetro da tuba é pequeno, o lúmen (*) é estreito e a mucosa tem poucas pregas. (*Microscopia óptica. H&E. Vista panorâmica*.)

transportados da cavidade uterina em direção à ampola e, se houver fertilização, o zigoto é transportado para a cavidade uterina, onde entra no estágio de mórula ou blastocisto jovem. O transporte do zigoto no interior da tuba depende principalmente de movimentos da musculatura lisa da tuba.

 O útero é um órgão muscular oco em cuja mucosa ocorrem a implantação do zigoto e seu desenvolvimento até o parto

É constituído por três camadas: camada mucosa ou *endométrio*, camada muscular ou *miométrio* e camada serosa ou *perimétrio*.

▸ **Endométrio.** Formado por *epitélio simples colunar*, composto por *células secretoras* e por *células ciliadas*. Do epitélio superficial partem *glândulas tubulosas* que se estendem por toda a espessura da lâmina própria (Figura 21.21). Esta é constituída por tecido conjuntivo frouxo muito celularizado por fibroblastos e células transitórias, especialmente linfócitos. Apresenta fibras colágenas delgadas, compostas principalmente de colágeno tipo III.

▸ **Miométrio.** Formado por músculo liso distribuído em três camadas, que em muitos locais se confundem. É a camada mais espessa da parede uterina.

Durante a gestação, as células musculares aumentam de tamanho (hipertrofia) e em número (hiperplasia). Estas células secretam colágeno de modo a reforçar a parede uterina para a gestação e o parto. Após o parto, há regressão de parte do colágeno, que é reabsorvido, e das células musculares, que involuem, e o útero gradativamente diminui de tamanho.

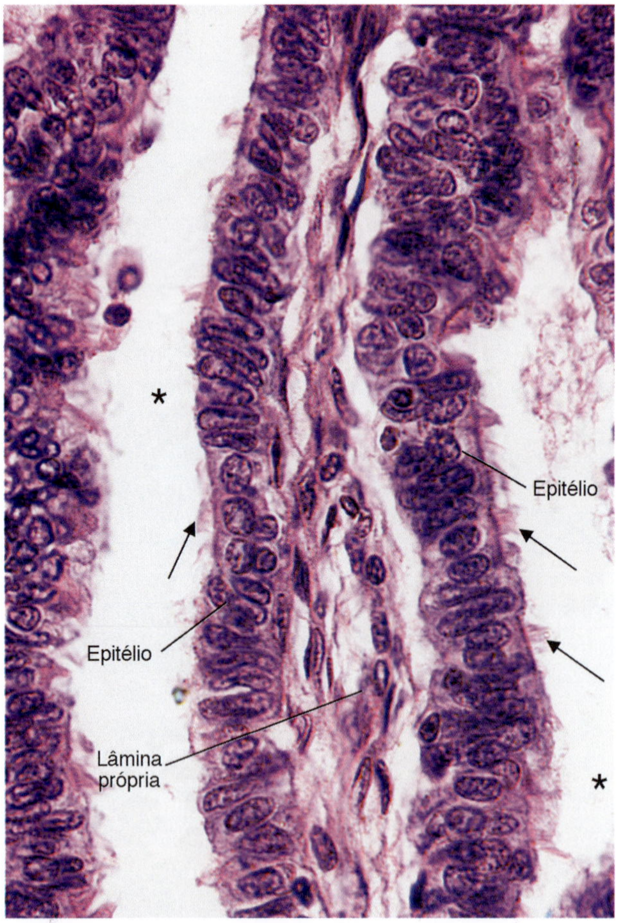

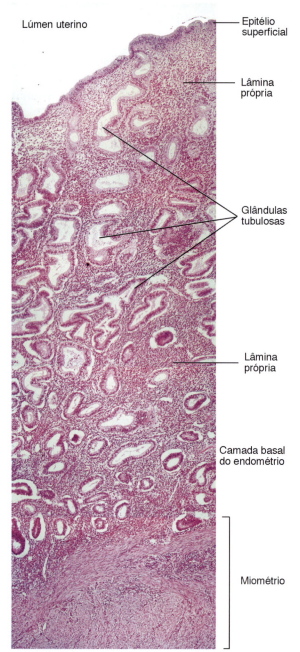

Figura 21.20 Região do infundíbulo da tuba uterina. O lúmen está indicado por *asteriscos*. O epitélio de revestimento da mucosa é simples colunar com células ciliadas (*setas*) e células não ciliadas. A mucosa é muito pregueada. O eixo das pregas da mucosa é formado pela lâmina própria. (*Microscopia óptica. H&E. Aumento grande.*)

Figura 21.21 Secção de útero apresentando o endométrio e seus principais componentes. Apenas uma pequena faixa de miométrio, a camada mais espessa do útero, está presente na figura. (*Microscopia óptica. H&E. Vista panorâmica.*)

▶ **Perimétrio.** Não reveste totalmente a superfície externa do útero, pois se reflete formando dobras e sacos na cavidade abdominal. O perimétrio, onde estiver presente, é formado por um folheto de *peritônio* e por tecido conjuntivo subjacente ao mesotélio. Onde não há perimétrio a superfície externa do útero é revestida por uma *adventícia* de tecido conjuntivo. Em vários locais em torno do útero, há duplos folhetos de peritônio, que têm em seu interior espessos feixes de colágeno que formam ligamentos que prendem e suspendem o órgão na cavidade pélvica.

O endométrio passa por grandes modificações durante o ciclo menstrual

O endométrio é composto de duas camadas, que não podem ser delimitadas precisamente em secções histológicas. As camadas se comportam diferentemente durante o ciclo menstrual.

A camada mais profunda do endométrio é a *camada basal*. É adjacente ao miométrio e contém os segmentos mais internos das glândulas uterinas envoltos por lâmina própria (ver Figura 21.21). Esta camada sofre poucas modificações durante o ciclo menstrual e tem a capacidade de restaurar o restante da mucosa após a menstruação.

A *camada funcional* é a camada mais superficial da mucosa, que se continua com a camada basal. É revestida pelo epitélio superficial, no qual se abrem as glândulas uterinas. A camada funcional sofre grandes modificações durante o ciclo menstrual e, conforme a fase do ciclo, pode ser várias vezes mais espessa que a camada basal. A camada funcional se desprende da mucosa durante a menstruação.

A mucosa uterina passa por três fases durante o ciclo menstrual, denominadas *proliferativa*, *secretora* e *menstrual* (Figura 21.18).

▶ **Fase proliferativa.** Também denominada *fase de crescimento* ou *estrogênica*, segue-se à menstruação. O endométrio é muito delgado (1 a 4 mm de espessura), pois é constituído só pela camada basal. O epitélio superficial está ausente, assim como a maior parte da extensão das glândulas uterinas. Estas estão representadas apenas por suas extremidades mais profundas, inseridas na lâmina própria da camada basal do endométrio.

Essa fase coincide com níveis plasmáticos crescentes de FSH, que estimula crescimento e desenvolvimento de folículos ovarianos. Estes, por sua vez, secretam quantidades crescentes de *estrógenos* que são transportados pela circulação sanguínea.

As células do tecido conjuntivo da lâmina própria e as células epiteliais da camada basal do endométrio têm grande capacidade proliferativa e são estimuladas a se dividirem pela ação de estrógeno. O endométrio é gradativamente recomposto com lâmina própria, vasos sanguíneos, glândulas e epitélio de revestimento superficial. A reposição desse epitélio é um dos primeiros eventos da recuperação do endométrio. O crescimento prossegue até atingir 7 a 10 mm de espessura, em torno do 10º dia do ciclo menstrual.

Durante essa fase, as glândulas uterinas são caracteristicamente retilíneas e seu lúmen é relativamente delgado e desprovido de secreção (Figuras 21.22 e 21.23 A).

▶ **Fase secretora.** Também chamada *fase luteal* ou *progestacional*, inicia-se por efeito de níveis crescentes de progesterona circulante, secretada por um corpo lúteo que se instala após a ovulação. A proliferação celular diminui consideravelmente e iniciam-se alterações nas glândulas e no estroma endometrial. Ao fim dessa fase, o endométrio pode chegar a cerca de 16 mm de espessura, devido, em parte, a crescimento e, em parte, a edema no estroma endometrial.

A maior modificação se observa nas glândulas uterinas, que até o início desta fase eram retilíneas e relativamente delgadas. Sob ação de progesterona, as glândulas se tornam espiraladas, aumentam de calibre, o lúmen torna-se mais dilatado e suas células secretam produtos no seu lúmen (ver Figuras 21.22 e 21.23 B).

Caso tenha ocorrido fertilização, o embrião inicia a secreção de gonadotrofina coriônica em torno do 21º dia do ciclo. O hormônio chega ao ovário pela circulação sanguínea, resgata o corpo lúteo de sua involução e o estimula a continuar produzindo progesterona. O endométrio passa a ser um *endométrio gravídico*, mais espesso e com glândulas com maior atividade secretora e lúmen ainda mais dilatado. Os fibroblastos da lâmina própria aumentam de volume, transformam-se em células poliédricas e são chamados de *células deciduais*.

Caso não se instale uma gestação, o endométrio entrará na fase menstrual do ciclo.

A organização da vascularização do endométrio é importante na menstruação

As artérias uterinas esquerda e direita originam ramos que penetram pelas paredes laterais do útero e adentram

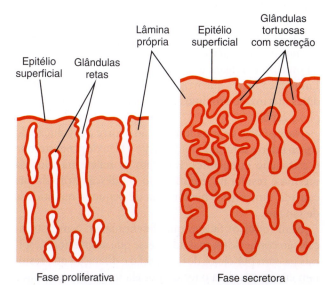

Figura 21.22 A glândulas endometriais são retilíneas durante a fase proliferativa do ciclo menstrual e tornam-se espiraladas e mais dilatadas na fase secretora.

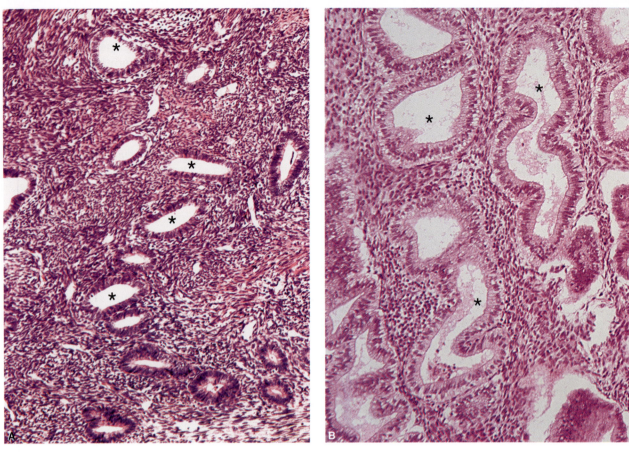

Figura 21.23 Secções de endométrio. **A.** Na fase proliferativa, as glândulas endometriais (*) são estreitas. **B.** Na fase secretora, as glândulas têm lúmen dilatado (*) e são tortuosas. (*Microscopia óptica. H&E. Aumento pequeno.*)

o miométrio, onde exibem um trajeto paralelo à superfície uterina em direção tanto ventral como dorsal, e são chamadas *artérias arqueadas* (Figura 21.24).

As artérias arqueadas emitem ramos ortogonais, chamados *radiais*, que se dirigem ao endométrio. Após ultrapassarem a interface miométrio-endométrio, esses ramos dividem-se em *arteríolas retas* que se capilarizam na *camada basal* do endométrio e em arteríolas que têm um trajeto em espiral, e são chamadas *arteríolas espirais*, *espiraladas* ou *helicoidais*. Estas dirigem-se para a superfície da mucosa e irrigam a *camada funcional* do endométrio. Emitem capilares que irrigam a lâmina própria e as glândulas uterinas, e próximo à superfície formam um grande plexo capilar.

Na ausência de uma fertilização ocorre a involução do corpo lúteo e diminui rapidamente a taxa de progesterona e estrógeno circulantes. Este fato se reflete na mucosa uterina e resulta na *menstruação* – a descamação da sua camada funcional e hemorragia de pequena quantidade de sangue.

Nem todos os fatores que desencadeiam a menstruação são conhecidos, mas admite-se que as arteríolas espirais passam por ciclos de constrição e dilatação que resultam em anoxia para o tecido por ela irrigado – a camada funcional do endométrio. Após certo número de ciclos de constrição e anoxia, as paredes dos vasos se rompem,

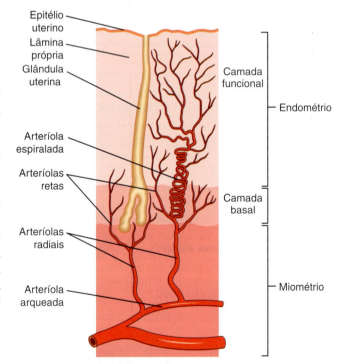

Figura 21.24 Distribuição das artérias na parede uterina. A camada basal do endométrio é irrigada por artérias diretamente originadas das arteríolas radiais, enquanto a camada funcional é irrigada por ramos das arteríolas espiraladas.

instala-se hemorragia na lâmina própria e ocorre descamação do tecido que constitui a camada funcional, ou seja, a maior parte da extensão das glândulas, da lâmina própria e o epitélio superficial.

A camada basal é irrigada por capilares originários de ramos das artérias radiais separadamente das arteríolas espirais, e é pouco afetada pela anoxia; por esta razão, mantém-se íntegra durante a menstruação. Após a hemostasia, inicia-se a restauração do endométrio através da proliferação das células epiteliais das glândulas e proliferação de fibroblastos da lâmina própria, instalando-se agora novamente uma fase de crescimento do endométrio.

Implantação embrionária

A função do útero é acomodar e nutrir um embrião desde a etapa de mórula/blastocisto até seu desenvolvimento final e propiciar os mecanismos de expulsão do feto durante o parto.

O embrião humano chega à cavidade uterina por volta do sexto ou sétimo dia de vida. Nessa ocasião, o endométrio está na fase secretora, com suas glândulas enoveladas e em estado de ativa secreção.

O embrião adere à superfície do endométrio por meio de suas células trofoblásticas. Na espécie humana, essa adesão se dá na região do polo embrionário, ou seja, pelo trofoblasto que recobre a massa celular interna, ou embrioblasto. As células trofoblásticas que aderem ao epitélio uterino rapidamente se diferenciam em sinciciotrofoblasto e dão início à penetração do embrião no interior da mucosa, característica da implantação de tipo intersticial.

Mais detalhes sobre este processo e sobre a continuação do desenvolvimento embrionário devem ser consultados em livros-texto de Embriologia.

 ## O colo do útero ou cérvice é a porção inferior estreitada do útero

Sua forma é a de um canal com parede de tecido conjuntivo e muscular revestido internamente por mucosa e, externamente, por uma adventícia de tecido conjuntivo.

A parede do colo é composta predominantemente por tecido conjuntivo e menor proporção (15%) de músculo liso, disposto circularmente. O canal cervical deve sofrer dilatação antes do parto, e atribui-se um papel a colagenases e metaloproteinases de matriz na digestão de fibras colágenas da parede cervical para facilitar a dilatação do canal.

Apesar de se continuar com o endométrio, a mucosa que reveste o interior do canal cervical (também denominado endocérvice) não tem a mesma constituição. É revestida por um *epitélio simples colunar*, secretor de mucina. Esta mucosa apresenta *criptas* profundas e ramificadas revestidas pelo mesmo epitélio, que vários autores classificam como *glândulas ramificadas*.

A mucosa do canal cervical não passa por modificações estruturais durante o ciclo menstrual nem descama durante a menstruação. No entanto, sua secreção mucosa sofre modificações na sua quantidade e consistência durante o ciclo menstrual. A secreção é mais fluida na época da ovulação, facilitando a passagem de espermatozoides, e mais consistente antes e depois desse período.

Na porção inferior do canal cervical há uma *transição* abrupta (chamada junção escamocolunar) entre o *epitélio simples colunar* e o *epitélio estratificado pavimentoso não queratinizado* que reveste a porção da cérvice voltada para a vagina, epitélio que se continua para revestir o restante da superfície vaginal (Figuras 21.25 e 21.26).

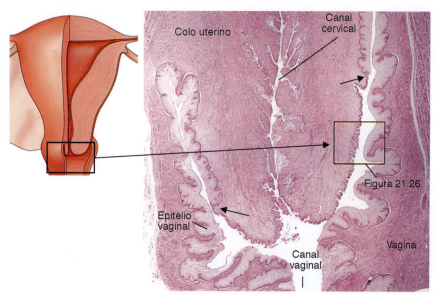

Figura 21.25 Secção longitudinal da porção do colo uterino em sua abertura na vagina (*ver o retângulo na imagem à esquerda*). Observe o canal cervical no centro do colo uterino. Seu epitélio simples colunar prolonga-se para o interior da vagina até a transição com o epitélio estratificado pavimentoso da vagina, muito mais espesso que o anterior (*setas*). A *área retangular à direita* está ampliada na Figura 21.26. (*Microscopia óptica. H&E. Vista panorâmica.*)

Antes da puberdade, essa transição situa-se no interior do canal e depois se desloca gradativamente em direção à vagina. Em consequência desse deslocamento, a região da cérvice que faz saliência na vagina passa a ser revestida por epitélio simples colunar (ver Figura 21.25). Este fica sujeito a mais agressões e pode sofrer metaplasia (transformação reversível de um tipo de tecido em outro), transformando-se em um epitélio pavimentoso. Após a menopausa, essa transição costuma retroceder para sua posição no interior do canal cervical. Devido à sua instabilidade, essa região de transição epitelial é mais sujeita a neoplasias.

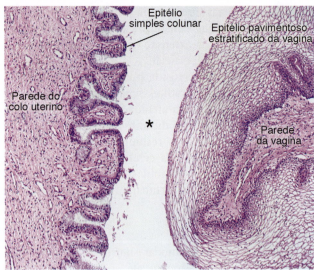

Figura 21.26 Aumento maior da área retangular da figura anterior mostrando detalhes dos seus epitélios de revestimento. O *asterisco* indica o lúmen do fórnix vaginal. (*Microscopia óptica. H&E. Aumento pequeno.*)

A vagina comunica o aparelho genital com o meio externo

Sua função é receber o pênis para depósito do sêmen. A mucosa vaginal é revestida por *epitélio estratificado pavimentoso não queratinizado* sustentado por tecido conjuntivo. As células epiteliais acumulam glicogênio, e em cortes histológicos parecem estar vazias devido à extração deste composto durante a preparação do espécime (ver Figura 21.26).

O epitélio vaginal passa por modificações durante o ciclo menstrual, reduzindo ou aumentando o número de suas camadas. Esfregaços feitos com células coletadas na mucosa vaginal são utilizados para analisar o ciclo menstrual e pesquisar células tumorais, o mesmo ocorrendo com esfregaços de células do colo uterino.

A superfície vaginal se mantém úmida graças, principalmente, à secreção mucosa proveniente sobretudo do colo uterino e de glândulas anexas (de Bartholin) situadas em sua parede. Bactérias *Lactobacillus acidophilus* são habitantes regulares da mucosa vaginal e digerem glicogênio desprendido por células epiteliais mortas, liberando ácido láctico – processo útil, pois este acidifica levemente o muco vaginal, dificultando a proliferação de outras bactérias.

A parede da vagina é composta de tecido conjuntivo contendo muitas fibras elásticas e feixes de músculo liso. Em torno da vagina há músculo esquelético da pélvis.

A genitália externa é constituída por grandes lábios, pequenos lábios, clitóris e vestíbulo da vagina

Os *grandes lábios* são pregas de pele com glândulas sebáceas, sudoríparas e pelos e um depósito de tecido adiposo no subcutâneo. Contêm fibras musculares lisas e são embriologicamente homólogos à pele do escroto. Os *pequenos lábios* são também pregas de pele, sem pelos e com muitos vasos sanguíneos na derme. O *clitóris* é homólogo ao pênis e, tal como este, apresenta tecido erétil recoberto por pele semelhante à dos pequenos lábios (ver Capítulo 22, *Aparelho Reprodutor Masculino*).

O *vestíbulo* situa-se entre os pequenos lábios, é revestido por *epitélio estratificado pavimentoso* e contém em sua profundidade várias glândulas: *vestibulares maiores* (ou glândulas de Bartholin) e *vestibulares menores*, todas secretoras de muco, além de terminações nervosas sensitivas. Na superfície do vestíbulo abre-se a uretra.

As glândulas mamárias são glândulas exócrinas tubuloalveolares compostas

Sua secreção, o leite, tem a finalidade de nutrir os recém-nascidos, sendo em parte de natureza apócrina e em parte merócrina.

O leite contém água, proteínas (p. ex., caseína, lactoferrina), lipídios – triacilgliceróis (TAGs) e ésteres de colesterol –, carboidratos (p. ex., lactose), íons, vitaminas, fatores de crescimento e imunoglobulina A secretada (sIgA).

As glândulas mamárias se desenvolvem na vida intrauterina a partir de brotos de glândulas que surgem no ectoderma da epiderme (ver Figura 5.16). O brotamento inicial começa na 5ª semana de vida e as células do broto crescem no interior da derme. Por volta da 10ª semana, os brotos se ramificam, formando vários ductos excretores. São consideradas glândulas sudoríparas modificadas.

As mamas são formadas por uma associação de glândulas mamárias, tecido conjuntivo e tecido adiposo, recobertos por pele

Na mama há cerca de 15 a 25 glândulas independentes, separadas por tabiques de tecido conjuntivo e que, em uma secção histológica, são vistos como *lobos* da mama. Cada lobo é separado em *lóbulos*, afastados entre si por tabiques delgados de tecido conjuntivo. A abertura dos ductos das glândulas mamárias se dá na *papila mamária* ou *mamilo*, uma região saliente situada no centro de uma região circular da pele denominada *aréola*.

Há, portanto, 15 a 25 glândulas cujos ductos excretores principais se dirigem ao mamilo. Os *ductos excretores* de cada glândula reúnem-se em ductos mais calibrosos – os *ductos galactóforos*. Esses ductos, pouco antes de chegar ao mamilo, tornam-se bastante dilatados, constituindo os *seios galactóforos* (Figuras 21.27 e 21.28). Na fase de lactação, o leite se acumula nos seios galactóforos, que são comprimidos pelo lactente durante a amamentação para promover a ejeção do leite contido no lúmen dos seios.

Os ductos são compostos por *epitélio simples cúbico* ou *colunar* e são revestidos por uma camada descontínua de *células mioepiteliais*. Estudos indicam a existência de células-tronco situadas entre as epiteliais e as mioepiteliais.

A sucção do mamilo provoca um reflexo nervoso que estimula a liberação de *ocitocina* na neuro-hipófise e sua consequente distribuição pelo sangue (chamado *reflexo da ejeção do leite*). Ocitocina provoca a contração das células mioepiteliais que envolvem os alvéolos e os ductos excretores, impulsionando a secreção na direção dos seios galactóforos.

Estrutura dos alvéolos das glândulas mamárias na fase de lactação

Na fase ativa da glândula, ou seja, fase de lactação, as porções secretoras das glândulas mamárias são formadas por alvéolos compostos de *epitélio secretor cúbico simples*, envolto por *células mioepiteliais* em torno das quais há uma *lâmina própria* de tecido conjuntivo.

Em cortes histológicos, podem-se notar, na porção apical das células secretoras e também no lúmen dos alvéolos (Figura 21.29), gotículas de lipídios revestidas por um halo corado e que representam a secreção de tipo apócrino da glândula.

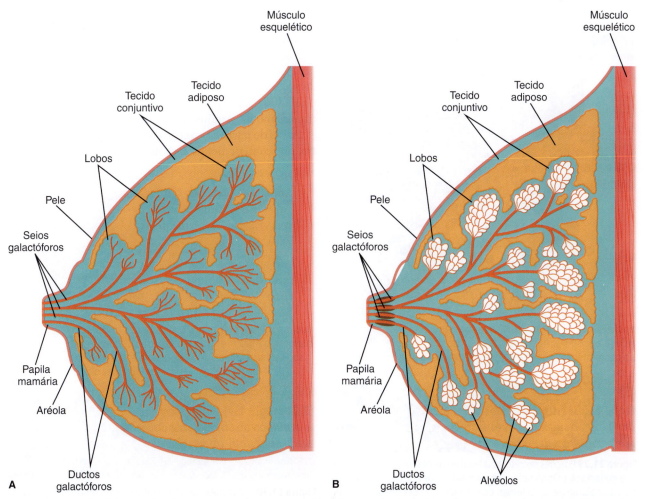

Figura 21.27 A glândula mamária é um conjunto de pequenas glândulas com ductos independentes que se abrem na papila mamária (mamilo). Cada pequena glândula pode ser considerada um lobo do conjunto maior. **A.** A glândula mamária inativa é formada apenas por ductos principais e por suas ramificações. **B.** Na glândula em lactação houve o desenvolvimento das porções secretoras tubuloalveolares nas extremidades dos ductos.

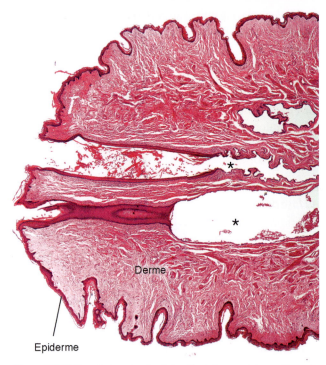

Figura 21.28 Secção longitudinal de glândula mamária na altura do mamilo para demonstrar os seios galactóforos (*). (*Microscopia óptica. H&E. Vista panorâmica.*)

A estrutura das glândulas mamárias difere antes e depois da puberdade, durante a gestação, a lactação e após a lactação

Após seu desenvolvimento intrauterino e até o início da puberdade, as glândulas mamárias são constituídas predominantemente por ductos galactóforos e curtas ramificações desses ductos. Conjuntos de ductos formam pequenos lóbulos e as associações de lóbulos formam lobos separados por tabiques mais espessos de tecido conjuntivo. O crescimento da glândula nesta fase é paralelo ao crescimento do corpo.

Iniciada a puberdade, os ductos crescem e se ramificam mais, e a lobulação torna-se mais evidente (ver Figuras 21.27 a 21.30). Estudos em roedores e primatas indicaram que esse desenvolvimento ocorre por influência de hormônios e fatores de crescimento: estradiol, hormônio de crescimento, IGF-1, TGFβ, além de sinalizações parácrinas.

Durante os ciclos menstruais, há discretas modificações da glândula, caracterizadas por aumento da altura das células secretoras e pequeno acúmulo de secreção nos alvéolos e nos ductos na fase progestacional (segunda metade do ciclo).

Durante a gestação, há novos episódios de ramificação de ductos acompanhados pela formação, em suas extremidades, de *unidades secretoras* em forma de *alvéolos*. Esse desenvolvimento é estimulado pela ação combinada de vários hormônios: estrógeno (com ação principal na proliferação de ductos), progesterona do corpo lúteo e da placenta (com ação principal no desenvolvimento das unidades alveolares secretoras), prolactina, hormônio tireoidiano e hormônio lactogênio placentário.

Antes do parto a secreção da glândula é chamada *colostro*, que contém menos carboidratos e lipídios que o leite.

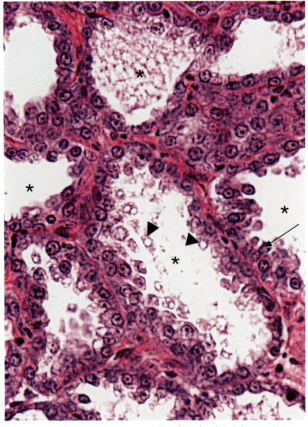

Figura 21.29 Porções secretoras (alvéolos) de glândula mamária em fase de lactação. Os alvéolos são revestidos por epitélio simples cúbico ou colunar (*seta*). O lúmen dos alvéolos (*) está dilatado e contém secreção. Em vários locais observam-se grânulos de secreção apócrina da glândula em forma de gotículas de lipídios envoltos por uma delgada faixa de citoplasma (*pontas de seta*). (*Microscopia óptica. H&E. Aumento médio.*)

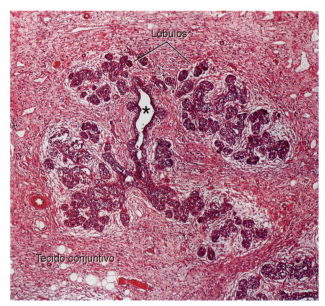

Figura 21.30 A glândula mamária inativa ou em repouso é constituída por ductos galactóforos (*) e por suas ramificações mais estreitas. A imagem é de um lobo glandular cuja subdivisão em lóbulos é bastante evidente. A glândula está mergulhada em tecido conjuntivo. (*Microscopia óptica. H&E. Aumento pequeno.*)

Contém *anticorpos* da classe IgA, produzidos e secretados por linfócitos e plasmócitos presentes no estroma da glândula, importantes para proteção imunológica do recém-nascido. Outra substância presente no colostro é a *lactoferritina*, que impede a proliferação de microrganismos. Após o parto, o colostro é gradativamente substituído por leite.

Nos períodos de gestação e lactação, a glândula apresenta milhões de alvéolos (ácinos), de formas e tamanhos diversos, revestidos por *epitélio simples cúbico* com secreção acumulada no lúmen do alvéolo (ver Figuras 21.27, 21.29 e 21.31).

Cessada a lactação, as glândulas mamárias param de secretar e involuem. Suas células secretoras morrem por apoptose e são removidas por macrófagos, resultando em diminuição do volume da glândula.

A involução da glândula mamária pós-lactacional é um processo complexo que requer a participação de centenas de genes e de seus produtos. Observam-se duas fases: reversível e não reversível.

▶ **Fase reversível.** A apoptose das células do epitélio secretor é induzida por fatores locais desencadeados pelo acúmulo progressivo de leite e que dura cerca de 48 h após cessada a amamentação.

▶ **Fase não reversível.** Depende da diminuição das taxas circulantes de hormônios lactogênicos e de proteases locais que digerem a matriz extracelular. É possível que haja participação de células fagocitárias, principalmente macrófagos e neutrófilos, que digerem a secreção, células e matriz extracelular. Dessa ação resulta uma grande remodelação da glândula, tanto da sua porção secretora como da matriz extracelular, diminuição de tamanho e reversão ao estado de glândula inativa anterior ao da gestação (Figura 21.30).

Após a menopausa, há novamente um episódio de involução devido à redução da taxa de hormônios ovarianos circulantes, restando apenas ductos em pequena quantidade, imersos em tecido conjuntivo.

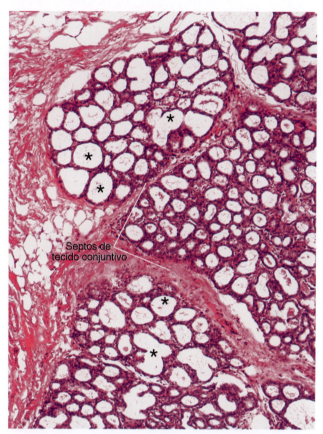

Figura 21.31 Glândula mamária em lactação constituída por inúmeras porções secretoras com lúmen dilatado (*). Septos de tecido conjuntivo separam os lóbulos da glândula. (*Microscopia óptica. H&E. Aumento pequeno.*)

CAPÍTULO 22

Aparelho Reprodutor Masculino

Principais tópicos abordados neste capítulo

- Conceito e funções, 334
- Estrutura dos testículos, 334
- Estrutura dos túbulos seminíferos e espermatogênese, 335
- Células de Sertoli, 339
- Ciclo do epitélio seminífero, 341
- Tecido intersticial do testículo | Células de Leydig, 341
- Controle da espermatogênese, 342
- Ductos genitais intratesticulares, 342
- Ductos genitais extratesticulares, 342
- Epidídimo, 342
- Glândulas acessórias do aparelho reprodutor, 343
- Uretra e pênis, 345

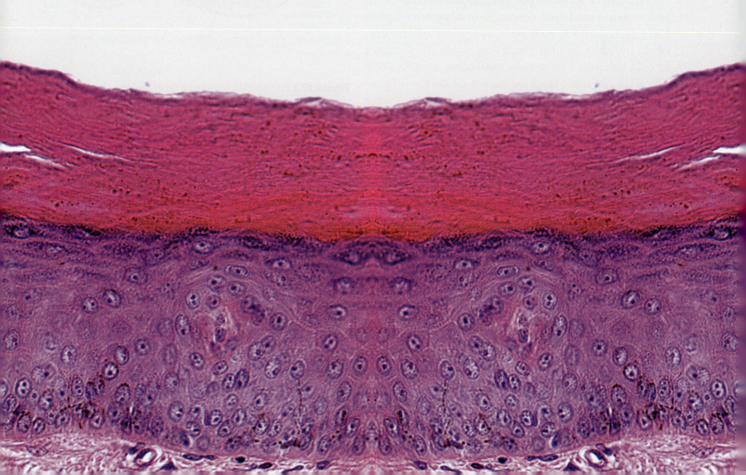

Introdução

O aparelho reprodutor masculino é constituído pelos *testículos*, por um sistema de *ductos genitais extratesticulares* e por *glândulas associadas* aos ductos (Figura 22.1).

Os testículos produzem espermatozoides, que o sistema de ductos armazena e transporta. As secreções das glândulas anexas, juntamente com os espermatozoides, constituem o *sêmen*.

Os testículos também produzem hormônios que atuam nos próprios testículos assim como em outras regiões do corpo.

Os testículos são dois órgãos pares, esféricos ou ovoides, situados em uma bolsa denominada escroto

A parede do escroto é formada por tecido conjuntivo e tecido muscular liso e é revestida por pele. O escroto ainda contém os epidídimos e a porção inicial dos ductos deferentes, além de vasos sanguíneos, linfáticos e nervos.

O processo de produção de espermatozoides é chamado *espermatogênese*. As células-tronco dessa linhagem são as *espermatogônias*, formadas por diferenciação e mitose das células germinativas primordiais originárias do saco vitelino e que colonizaram os futuros testículos por volta da sétima semana de vida intrauterina (ver Capítulo 21, *Aparelho Reprodutor Feminino*).

Após o terceiro mês de vida intrauterina, os testículos migram para a bolsa escrotal juntamente com os respectivos ductos epidídimos e ductos deferentes, além de vasos sanguíneos, nervos e uma folha de peritônio denominada *túnica vaginal*, a qual envolve o testículo e o epidídimo. O final do processo de instalação dos testículos no escroto ocorre no oitavo mês de vida intrauterina.

O testículo é revestido por uma cápsula de tecido conjuntivo denso modelado denominada *albugínea* (Figuras 22.2 e 22.3). Junto ao epidídimo, na região mediano-dorsal do testículo, há uma porção espessada da albugínea de cada testículo, denominada *mediastino*. O mediastino é local de entrada e saída de vasos e de ductos originados no interior do testículo, os quais convergem para o mediastino.

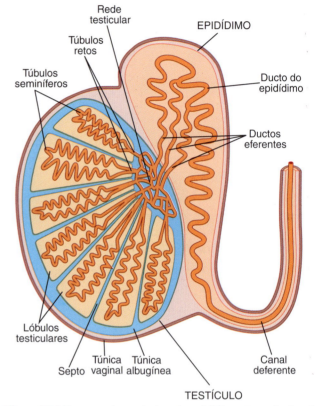

Figura 22.2 Estrutura do testículo e do epidídimo. O mediastino é uma porção espessada da região dorsal da albugínea, onde se reúnem ductos que saem testículo.

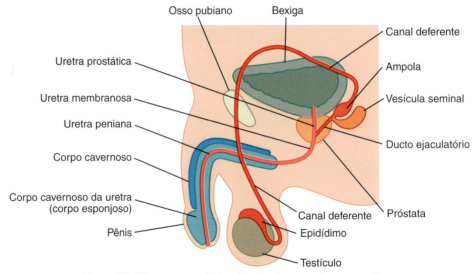

Figura 22.1 Estrutura anatômica do aparelho reprodutor masculino.

Os testículos são subdivididos em lóbulos

Do mediastino do testículo partem septos de tecido conjuntivo para o interior do órgão, dividindo-o em cerca de 250 compartimentos aproximadamente piramidais que constituem os *lóbulos testiculares* (ver Figura 22.2). Os septos são incompletos, de modo que os lóbulos são intercomunicantes.

Os lóbulos contêm túbulos denominados *túbulos seminíferos*, envoltos por *tecido conjuntivo frouxo* no qual estão alojados os vasos sanguíneos e linfáticos, assim como células endócrinas denominadas *células intersticiais* (ou *células de Leydig*).

Cada lóbulo tem 1 a 4 túbulos seminíferos, cada qual em formato de alça, cujas extremidades se localizam na região do mediastino testicular (ver Figura 22.2). Cada túbulo mede 30 a 70 cm de comprimento e a maior parte do túbulo é enovelada para permitir sua acomodação no interior do lóbulo.

Os túbulos seminíferos são formados pelo epitélio seminífero

Os túbulos seminíferos são compostos por uma espessa camada de células denominada *epitélio seminífero* (Figura 22.4). Apesar de sua denominação, não é um verdadeiro epitélio com funções de revestimento e/ou secreção. O epitélio seminífero está apoiado sobre uma *lâmina basal* em torno da qual há células contráteis denominadas *células mioides* (Figura 22.5).

O epitélio seminífero é formado por duas populações de células: as células pertencentes à *linhagem espermatogênica*, produtoras de espermatozoides, e as *células de Sertoli*, células de suporte e secretoras.

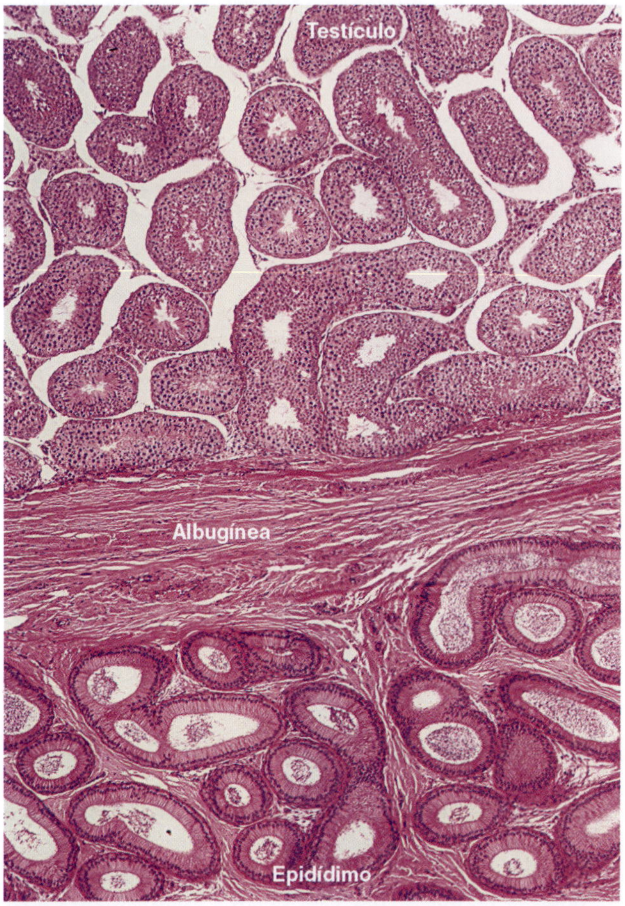

Enquanto as células de Sertoli se apoiam sobre a lâmina basal, as células da linhagem espermatogênica localizam-se em várias alturas da parede do túbulo, de maneira semelhante a um epitélio estratificado (ver Figura 22.5).

A linhagem espermatogênica é produtora de espermatozoides

A etapa inicial da espermatogênese, até a formação dos espermatozoides jovens, é também denominada *espermatocitogênese*.

As espermatogônias são as células-tronco da linhagem espermatogênica. Situam-se apoiadas na lâmina basal que envolve o túbulo seminífero. São células pequenas (cerca de 12 μm de diâmetro), esféricas, com núcleo esférico contendo cromatina densa (Figura 22.6).

Figura 22.3 Secção do testículo e do epidídimo, separados pela camada albugínea do testículo. O testículo é composto de inúmeros túbulos seminíferos revestidos pelo epitélio seminífero. O epidídimo é formado por um ducto muito enovelado, o ducto epididimário, que aparece seccionado muitas vezes. (*Microscopia óptica. H&E. Vista panorâmica.*)

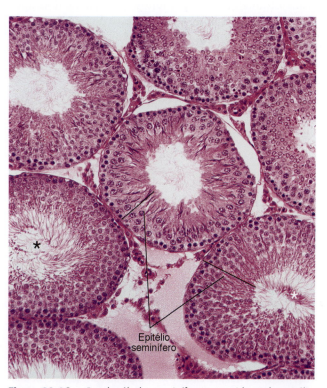

Figura 22.4 Secções de túbulos seminíferos revestidos pelo epitélio seminífero (indicado por *barras* em dois túbulos). No lúmen de alguns túbulos (*) observam-se caudas de espermatozoides. Entre os túbulos existem tecido conjuntivo e células intersticiais. (*Microscopia óptica. H&E. Aumento pequeno.*)

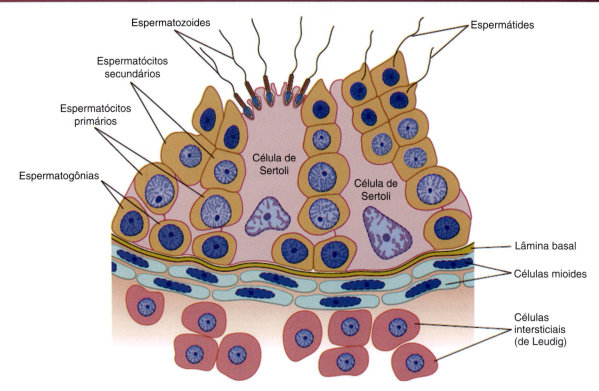

Figura 22.5 O túbulo seminífero é composto por células da linhagem espermatogênica e por células de Sertoli. Abaixo da lâmina basal do túbulo há células mioides com capacidade contrátil. Externamente ao túbulo localiza-se o interstício do testículo, que contém as células intersticiais ou de Leydig. As células de Sertoli adjacentes estabelecem junções de oclusão e de adesão. As junções separam dois compartimentos: compartimento basal abaixo da junção, no qual se situam as espermatogônias tipo A e compartimento adluminal no qual se localizam as outras células da linhagem.

A partir da puberdade, as espermatogônias começam a se dividir intensamente por mitose, originando dois tipos de espermatogônias: do tipo A densa e do tipo A pálida.

▶ **Espermatogônia tipo A densa (Ad).** Por divisão mitótica, produzem células-filhas de dois tipos: espermatogônias tipo Ad, para manter a população de células-tronco; e espermatogônias tipo Ap (Figura 22.7).

▶ **Espermatogônia tipo A pálida (Ap).** São espermatogônias com cromatina menos corada que se dividem várias vezes por mitose.

As células-filhas das espermatogônias Ap não se separam completamente após a mitose, mas permanecem unidas por pontes citoplasmáticas. Devido a essas pontes, suas divisões são sincrônicas e as células se mantêm unidas durante todo o processo de espermatogênese.

Após certo número de divisões, as células A originam as espermatogônias tipo B. Estas se dividem uma vez e suas células-filhas constituem os *espermatócitos primários*, que iniciam a síntese e duplicação de seu DNA (durante a fase S do seu ciclo celular) e entram em meiose (ver Figura 22.7).

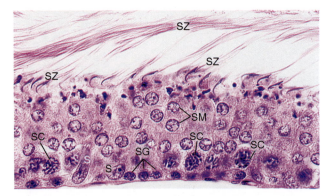

Figura 22.6 Células do epitélio seminífero. As células de Sertoli são reconhecidas por seus núcleos (*S*) angulosos, de cromatina clara e com nucléolo evidente. Situam-se na base do epitélio. As espermatogônias (*SG*) situam-se na mesma altura dos núcleos das células de Sertoli. Em direção ao lúmen do túbulo observam-se núcleos contendo cromossomos; são os espermatócitos primários (*SC*). Em seguida, espermátides (*SM*) e espermatozoides (*SZ*). (*Microscopia óptica. H&E. Aumento médio.*)

Para saber mais sobre as principais características da divisão meiótica, acesse o material suplementar *online*, conforme as instruções descritas nas páginas iniciais da obra.

Em cortes histológicos, os espermatócitos primários são encontrados em posição mais afastada do perímetro externo do túbulo seminífero (Figura 22.6). A primeira etapa da divisão meiótica (meiose I) é muito demorada (cerca de 24 dias em humanos), e a prófase ocupa cerca de 90% da meiose I. Por esta razão é relativamente fácil observar espermatócitos primários nas secções, caracterizados por possuírem núcleos grandes contendo cromossomos em seu interior.

Os espermatócitos primários continuam ligados por pontes citoplasmáticas. Cada espermatócito primário

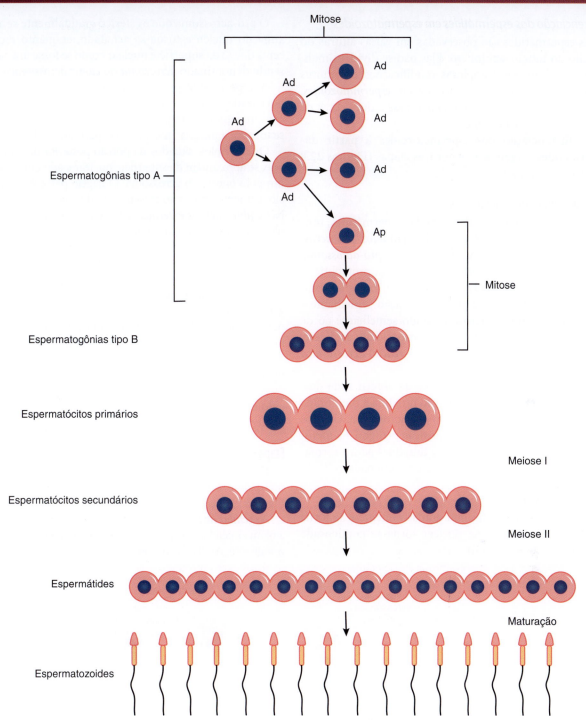

Figura 22.7 Por mitoses, as espermatogônias tipo A originam outras espermatogônias, entre as quais as espermatogônias tipo B. Estas se transformam em espermatócitos primários que iniciam o processo de divisão meiótica. A partir das divisões das espermatogônias tipo Ap, a citocinese não é completa, ficando as células-filhas unidas por pequena quantidade de citoplasma até a liberação dos espermatozoides no lúmen do túbulo seminífero.

origina dois *espermatócitos secundários* (ver Figura 22.7). Estes são células menores que têm metade do conjunto de cromossomos das células somáticas do indivíduo. Esses espermatócitos iniciam a segunda fase da meiose, que dura algumas horas e, por esta razão, estas células não são facilmente observadas nas secções histológicas.

Durante a anáfase dos espermatócitos secundários (anáfase II), separam-se as cromátides dos cromossomos.

Cada espermatócito secundário origina duas *espermátides*, ligadas por pontes citoplasmáticas. Desta maneira, ao final da meiose cada espermatócito primário origina quatro espermátides que são células haploides, ou seja, cada qual com apenas um conjunto de cromátides (cromossomos) e metade da quantidade de DNA celular característico das células somáticas da espécie.

Diferenciação das espermátides em espermatozoides

As espermátides são observadas em várias alturas do epitélio do túbulo seminífero. Elas não se dividem mais, porém passam por complexas modificações estruturais e moleculares que as transformam em *espermatozoides*. Esse processo é chamado *espermiogênese* e dura cerca de 24 dias na espécie humana.

A diferenciação dos espermatozoides a partir das espermátides caracteriza-se por três etapas (Figuras 22.8 e 22.9).

Etapa do complexo de Golgi

A partir do complexo de Golgi das espermátides, brotam pequenos grânulos chamados *grânulos pró-acrossômicos*, que se fundem para formar um *pró-acrossoma*. O conteúdo desses grânulos é de enzimas proteolíticas, tais como fosfatase ácida, hialuronidase, betaglicuronidase, betagalactosidase e protease de ação semelhante à da tripsina, chamada acrosina, sendo semelhante ao de um lisossomo. Estas enzimas têm a capacidade de digerir a zona pelúcida do ovócito durante a *reação acrossômica* que ocorre na fertilização.

Ao mesmo tempo, os centríolos da espermátide deslocam-se para ocupar uma posição próxima à membrana plasmática na região oposta à do pró-acrossoma. Um dos centríolos do par se alinha em posição ortogonal à membrana e inicia a polimerização de tubulinas para a formação dos microtúbulos de um flagelo, em um padrão "9+2".

Etapa do acrossoma

O volume nuclear diminui gradativamente e se torna alongado. Sua cromatina nuclear torna-se condensada (ver Figuras 22.8 e 22.9 B).

O pró-acrossoma que é esférico gradualmente se aproxima do núcleo e torna-se achatado, enquanto recobre cerca de 1/3 da superfície nuclear como se fosse um capuz, sendo denominado *acrossoma* ou *capuz acrossômico*.

A espermátide gradativamente se torna uma célula polarizada, por um mecanismo que ainda não é bem compreendido. A região em que se localiza o acrossoma se tornará a porção anterior do espermatozoide.

Os centríolos, situados na porção posterior da espermátide, se aproximam da superfície nuclear e aderem a ela, em um polo oposto ao acrossoma. O flagelo passa por gradual alongamento, graças ao crescimento dos seus microtúbulos. Nove *fibras densas externas* se formam, aderidas ao centríolo, e se direcionam ao axonema do flagelo, envolvendo o conjunto de seus microtúbulos periféricos. Essas fibras prendem o flagelo ao núcleo e formam a *peça de conexão*.

Um arcabouço de fibras longitudinais e transversais forma uma *capa fibrosa* na periferia da maior parte do flagelo, após a peça intermediária. As mitocôndrias migram pelo citoplasma da espermátide, colocando-se de maneira helicoidal em torno das fibras da capa fibrosa do flagelo. A região ocupada pelas mitocôndrias constituirá a *peça intermediária* do flagelo.

A maior parte das organelas (complexo de Golgi, retículo endoplasmático) migra para o citoplasma da região posterior da célula, próximo à emergência do flagelo.

Etapa de maturação

Durante essa etapa, há modificações finais do espermatozoide e a formação em um gameta maduro (ver Figuras 22.8 e 22.9 C).

As *células de Sertoli* apresentam reentrâncias nas quais se alojam as células que passam pela espermatogênese e espermiogênese. As células de Sertoli fagocitam a maior parte do

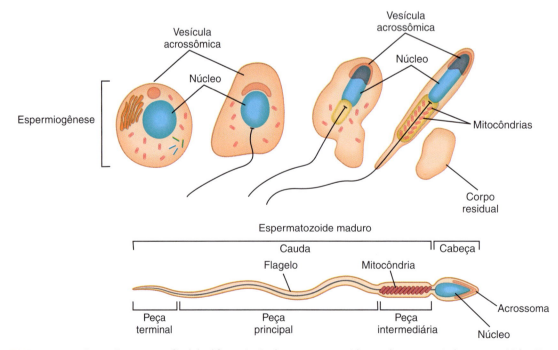

Figura 22.8 A espermiogênese é o processo final de diferenciação dos espermatozoides maduros a partir das espermátides. Esse processo consiste em três etapas: etapa do aparelho de Golgi, do acrossoma e de maturação – acompanhe a figura pelo texto. Na porção inferior da figura observam-se os componentes de um espermatozoide maduro.

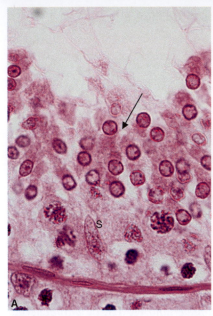 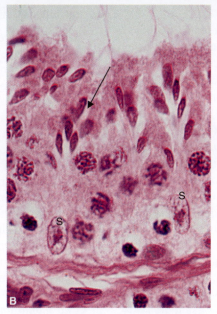 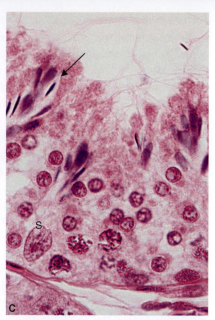

Figura 22.9 Modificações das espermátides durante a maturação dos espermatozoides. Nesta série de figuras o lúmen do túbulo está na região superior das imagens. **A.** A *seta* aponta um grupo de espermátides jovens (células poliédricas com núcleos esféricos). **B.** A *seta* aponta para espermátides com núcleo alongado de cromatina frouxa. **C.** A seta aponta para um grupo de espermátides com núcleos delgados contendo cromatina densa em fase final de maturação. S, núcleo de célula de Sertoli. (*Microscopia óptica. H&E. Aumento médio.*)

citoplasma das espermátides que não farão parte do espermatozoide maduro. Essas regiões são denominadas *corpos residuais* e medem 10 a 15 μm de diâmetro. Porções menores de citoplasma, chamadas *gotas citoplasmáticas*, podem ainda permanecer nas espermátides e são eliminadas durante a passagem dos espermatozoides pelo epidídimo.

A fagocitose dos corpos residuais pelas células de Sertoli tem duas consequências principais:

▶ Romper as pontes citoplasmáticas formadas entre as células desde a etapa das espermatogônias, separando os espermatozoides individuais
▶ Desprender os espermatozoides do epitélio seminífero. Esse processo final de liberação dos espermatozoides é chamado *espermiação*.

Estrutura do espermatozoide maduro

A espermatogênese e espermiogênese na espécie humana duram 60 a 70 dias.

O espermatozoide humano tem cerca de 60 μm de comprimento, dos quais 4 a 5 μm correspondem à *cabeça*, e o restante corresponde à *cauda* (ver Figura 22.8).

A cabeça contém o *núcleo* e o *acrossoma*, revestidos pela membrana plasmática. A *peça de conexão* liga a cauda à cabeça.

A cauda, também revestida por membrana plasmática, consiste em *peça intermediária* (na qual se situam as mitocôndrias), *peça principal* (a maior extensão do flagelo, composta pelo axonema envolto pelas fibras e pela capa fibrosa) e *peça terminal* (composta somente pelo axonema).

A movimentação dos espermatozoides depende do batimento de seu axonema, que utiliza ATP produzido pelas mitocôndrias da peça intermediária. Os espermatozoides dos túbulos seminíferos e dos outros ductos intratesticulares são imóveis e adquirem mobilidade após sua passagem pelo epidídimo.

 ## As células de Sertoli desempenham papel fundamental na espermatogênese

As células de Sertoli dão suporte físico e funcional à espermatogênese

As células de Sertoli são células altas, colunares ou piramidais. Estão apoiadas sobre a lâmina basal do túbulo seminífero, e seu citoplasma se estende por toda a altura do epitélio seminífero, alcançando o lúmen do túbulo (ver Figura 22.5).

Poucos trechos do citoplasma das células de Sertoli podem ser distinguidos em secções histológicas de uso rotineiro, pois as células apresentam reentrâncias ocupadas por células da linhagem espermatogênica e o citoplasma de ambos os tipos celulares se confunde. No entanto, as células de Sertoli podem ser reconhecidas por seus característicos núcleos de cromatina clara, nucléolo evidente, alongados e com contorno anguloso, situados na base do epitélio seminífero (ver Figura 22.6 e 22.9).

As células de Sertoli têm importantes características estruturais para exercerem sua função na espermatogênese

Duas características mais relevantes são o estabelecimento da barreira hematotesticular e o suporte às células da linhagem espermatogênica.

Barreira hematotesticular

Células de Sertoli adjacentes apresentam junções de oclusão entre as membranas de suas paredes laterais em local próximo à superfície basal da célula (ver Figura 22.5). Essas junções estão organizadas em faixas que circundam as células constituindo, portanto, *zônulas de oclusão*.

Estas zônulas obliteram o espaço intercelular, criando uma *barreira hematotesticular* que separa dois compartimentos. O *compartimento basal*, situado abaixo da barreira em direção à lâmina basal e o interstício testicular, comunica-se amplamente com o espaço extracelular peritubular. O *compartimento adluminal* se inicia na barreira em direção ao lúmen do túbulo e se continua com este.

As espermatogônias A situam-se no compartimento basal, enquanto o *compartimento adluminal* é ocupado pelo restante das células que compõem a linhagem espermatogênica, desde as espermatogônias B até espermatozoides. As células da linhagem espermatogênica necessitam, portanto, atravessar a barreira e passar para o compartimento adluminal antes de iniciar a etapa de divisão meiótica.

Acredita-se que a barreira hematotesticular desempenhe funções importantes para a função testicular:

▶ Proporcionar, no compartimento adluminal, um microambiente específico e adequado para a espermatogênese
▶ Atuar como uma barreira imunológica, impedindo o reconhecimento por linfócitos de novos antígenos existentes na superfície de células da linhagem espermatogênica; há autores que não reconhecem esta função como válida.

Além das junções oclusivas que constituem a barreira, as células de Sertoli de várias espécies estabelecem entre si junções aderentes e comunicantes.

Suporte estrutural e funcional | Reentrâncias no citoplasma das células de Sertoli

A superfície lateral das células de Sertoli apresenta inúmeras reentrâncias, formadas por prolongamentos celulares que funcionam como prateleiras em que se alojam as células da linhagem espermatogênica.

Portanto, as células se desenvolvem nessas reentrâncias em contato com as células de Sertoli e sob influência delas, até o momento da espermiação. Nesta oportunidade, desfazem-se as pontes entre as células, e os espermatozoides maduros são liberados no lúmen do túbulo seminífero.

O citoplasma das células de Sertoli apresenta grande quantidade de feixes de *filamentos intermediários*, formados principalmente por vimentina. Esses filamentos são importantes para manter a estrutura das células de Sertoli enquanto abrigam simultaneamente várias células em suas reentrâncias. As células se prendem à membrana da célula de Sertoli por junções intercelulares.

As células de Sertoli são secretoras

Além de proverem suporte físico à linhagem espermatogênica, as células de Sertoli secretam grande número de substâncias (principalmente proteínas) que atuam no testículo e em outros locais do organismo. Essas células têm receptores para o hormônio foliculoestimulante (FSH, de *follicle-stimulating hormone*) da hipófise, que controla grande parte de sua função (Figura 22.10). As células de Sertoli contribuem para a formação do fluido testicular, meio líquido que contém íons e diversas moléculas, inclusive estrógenos e andrógenos, além abrigar os espermatozoides.

A *proteína ligadora de andrógenos* (ABP, de *androgen-binding protein*) secretada pelas células de Sertoli é encontrada no lúmen tubular. ABP tem grande afinidade com testosterona e di-hidrotestosterona. Em consequência, no interior dos túbulos seminíferos concentra-se testosterona, hormônio importante para manutenção da espermatogênese.

O *hormônio antimülleriano* (AMH, de *antimüllerian hormone*), ou *fator inibidor mülleriano* (MIF, de *müllerian inhibitory factor*), é uma proteína pertencente à superfa-

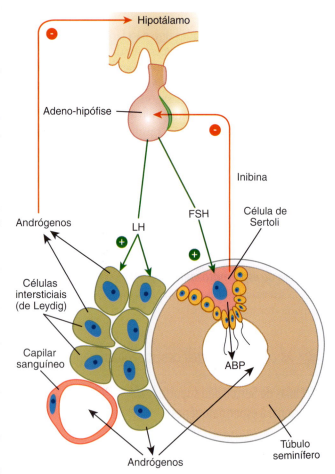

Figura 22.10 A espermatogênese e a secreção de hormônios pelo testículo são controladas pelos hormônios hipofisários FSH e LH. A secreção destes hormônios é regulada por retroalimentação negativa por andrógenos e outros fatores (p. ex., a inibina). As células de Sertoli secretam no lúmen do túbulo seminífero a proteína ligante de andrógeno (ABP), à qual se ligam andrógenos produzidos pelas células intersticiais.

mília dos fatores de crescimento β (TGF-β, de *tumor growth factor*). É produzido pelas células de Sertoli e, durante a embriogênese no sexo masculino, por ação parácrina, causa a atrofia e regressão dos ductos paramesonéfricos, ou ductos de Müller. No sexo feminino, os ductos paramesonéfricos originam as tubas uterinas, o útero e a porção superior da vagina. O hormônio continua sendo secretado após o nascimento até a puberdade, quando deixa de ser sintetizado devido aos níveis crescentes de testosterona circulante, que inibe sua produção.

A *inibina* é uma proteína que inibe a síntese e liberação de FSH pela hipófise. Acredita-se que *activinas* sejam produzidas nas células mioides e estimulem as células de Sertoli, fomentando indiretamente a espermatogênese.

Existe nos túbulos seminíferos um ciclo do epitélio seminífero

Quando se examinam cortes histológicos de túbulos seminíferos ao microscópio, dificilmente se observa toda a sequência de células das etapas de espermatogênese desde espermatogônias até espermatozoides dispostas nas diferentes alturas do epitélio seminífero.

Isto se deve principalmente a uma assincronia do processo de espermatogênese ao longo do túbulo seminífero. Nos vários locais ao longo do túbulo, as espermatogônias e os espermatócitos iniciam o processo de espermatogênese isoladamente e de maneira não simultânea. Assim, os diversos locais do túbulo encontram-se em diferentes etapas de espermatogênese. Esses fatores resultam no fenômeno denominado *ciclo do epitélio seminífero*.

Como resultado desse ciclo, quando se analisa cuidadosamente a composição celular de diferentes túbulos seminíferos ou de diferentes locais de um mesmo túbulo, nota-se a presença de associações constantes entre células de diferentes etapas de espermatogênese e espermiogênese. Por exemplo:

- Em um local do epitélio, observam-se espermatogônias Ap, AD e B, espermatócitos primários em paquíteno da meiose, espermátides na etapa de complexo de Golgi e espermatídeos com pequena cauda
- Em outro local do epitélio, observam-se espermatogônias Ap, AD, espermatócitos primários em zigóteno, espermatócitos primários em leptóteno, espermátides em etapa de acrossoma.

Essas diversas combinações celulares variam com a espécie animal. Na espécie humana, reconhecem-se seis diferentes associações de células, numeradas de I a VI. Cada etapa dura 16 dias, em um total de cerca de 64 dias.

O tecido intersticial do testículo está situado entre os túbulos seminíferos

Esse tecido compreende: tecido conjuntivo frouxo, vasos sanguíneos e linfáticos, nervos e as células intersticiais testiculares ou células de Leydig.

As *células intersticiais do testículo* (*células de Leydig*) são células endócrinas organizadas em grupos ou curtos cordões, vascularizados por capilares sanguíneos e concentradas nos espaços triangulares entre túbulos seminíferos adjacentes (ver Figuras 22.5 e 22.10).

As células intersticiais são poliédricas ou arredondadas, têm citoplasma acidófilo, coram-se em rosa-claro após H&E e têm núcleos esféricos (Figura 22.11). Quando observadas por microscopia eletrônica de transmissão, revelam características de células produtoras de hormônios esteroides: grande quantidade de retículo endoplasmático agranular, mitocôndrias com cristas tubulares e gotículas de lipídios.

As células de Leydig exercem atividade durante a vida fetal, tornam-se quiescentes após o nascimento e reiniciam sua atuação na puberdade. Secretam *andrógenos*, ou seja, esteroides cujas ações são masculinizantes. A *testosterona* é

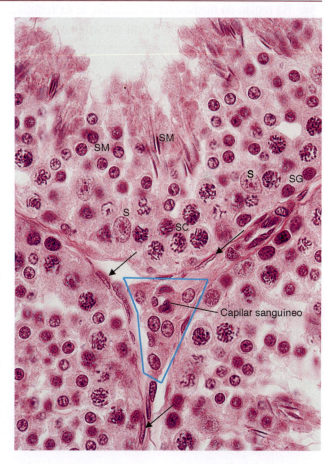

Figura 22.11 A imagem apresenta células intersticiais (*indicadas pelo polígono*) situadas no espaço extracelular, no local de encontro de três túbulos seminíferos. Estas células têm núcleos esféricos e são irrigadas por capilares sanguíneos. Observar: núcleos de células de Sertoli (*S*), espermatogônias (*SG*), espermatócitos (*SC*), espermátides (*SM*) e células mioides (*setas*) apoiadas na superfície externa dos túbulos. (*Microscopia óptica. H&E. Aumento médio.*)

o mais abundante desse grupo, que se compõe também de outros hormônios como a *androstenediona* e *deidroepiandrosterona*. Andrógenos são também sintetizados e secretados em pequena quantidade pelas glândulas suprarrenais. A testosterona atua no testículo, estimulando a espermatogênese, e também em outros locais do organismo, em forma de testosterona ou de um metabólito seu, produzido localmente nos tecidos (p. ex., na próstata, na pele), chamado *5α-di-hidrotestosterona* (*DHT*) por ação de uma enzima 5α-redutase.

O hormônio luteinizante (LH, de *luteinizing hormone*) da hipófise atua nas células intersticiais estimulando a atividade de uma enzima chamada *desmolase*, que transforma colesterol em pregnenolona. Segue-se uma sequência de outras reações enzimáticas que resultam na produção dos andrógenos secretados pelas células de Leydig.

A taxa de espermatogênese é controlada por fatores hormonais, ambientais e nutricionais

A ação dos *hormônios gonadotróficos* TSH e LH já foi mencionada. O TSH estimula as células de Sertoli a produzirem a ABP que mantém no túbulo uma concentração alta de testosterona, que estimula a espermatogênese. O LH estimula a produção de andrógenos pelas células intersticiais.

A *temperatura* a que estão submetidos os testículos é considerada um fator importante para controlar a taxa de espermatogênese. Os testículos devem ser mantidos a cerca de 2 °C abaixo da temperatura corporal, o que é alcançado por dois mecanismos. O cremaster, músculo esquelético presente no canal inguinal e no interior do escroto, contrai e relaxa para elevar e baixar os testículos, trazendo-os para mais longe ou próximo da cavidade abdominal. Acredita-se que a contração da musculatura lisa da pele da pele do escroto aumente e diminua a superfície da pele permitindo maior ou menor perda de calor por convecção e por evaporação de suor.

Além disto, há um plexo venoso (plexo pampiniforme testicular) em torno das artérias que irrigam os testículos. O sangue venoso originado da bolsa está a uma temperatura mais baixa que a temperatura corporal e, por mecanismo de contracorrente, diminui a temperatura do sangue arterial que chega pelas artérias.

Em caso de um ou dois testículos não migrarem para a bolsa escrotal durante a vida intrauterina (criptorquidia), sua atividade de espermatogênese é muito prejudicada pelo fato de estarem mantidos em ambiente à temperatura corpórea.

Irradiação por raios X e irradiações ionizantes têm efeitos nocivos na espermatogênese, principalmente por causar mutações nas células da série espermatogênica.

Fatores nutricionais, como ingestão crônica de álcool, de sais de cádmio e alguns fármacos, são tóxicos para o processo de espermatogênese.

Na região do mediastino do testículo, as extremidades das alças formadas pelos túbulos seminíferos se continuam com um sistema de ductos

Estes ductos são denominados em conjunto *ductos genitais intratesticulares*. São os *túbulos retos*, cuja parede é formada, no início, apenas por células de Sertoli, que depois são substituídas por um epitélio simples cúbico (Figura 22.2).

Os túbulos retos deságuam em uma rede de canais denominada *rede testicular*, ou *rete testis*, situada no mediastino do testículo (ver Figura 22.2). Alguns autores incluem neste conjunto de ductos os *túbulos eferentes* (ver mais adiante).

Ductos genitais extratesticulares se continuam com os ductos existentes nos testículos

Consistem em ducto(s) *eferentes, epididimários e deferentes*, bem como na *uretra*. Têm a função de transformar o sêmen, armazená-lo e transportá-lo para o meio exterior acrescido de secreções produzidas por glândulas acessórias que secretam produtos para o interior desses ductos.

O epidídimo, um órgão adjacente ao testículo, recobre seu polo superior e parte da sua superfície posterior

O epidídimo (ver Figuras 22.2 e 22.3) é revestido por uma *cápsula* de tecido conjuntivo denso e consiste em quatro porções: segmento inicial, cabeça, corpo e cauda e contém o *ducto epididimário*.

O epidídimo é composto pelo ducto epididimário e pelos ductos eferentes

A rede testicular origina 10 a 20 *ductos eferentes* revestidos por um *epitélio simples cúbico* formado por células ciliadas e não ciliadas. Esses ductos são retorcidos e conectam a rede testicular ao ducto epididimário. Na espécie humana, os ductos situam-se na cabeça do epidídimo, enquanto em outras espécies (p. ex., roedores) localizam-se entre o testículo e o epidídimo.

O epitélio dos ductos eferentes atua na reabsorção de grande parte do fluido originário no testículo e também de moléculas presentes no fluido, especialmente proteínas. Esse processo de reabsorção tem duas consequências: concentrar o meio em que estão suspensos os espermatozoides e criar um fluxo de líquido a partir dos testículos em direção ao epidídimo. O meio que contém os espermatozoides será acrescido mais adiante pela secreção de várias glândulas associadas aos ductos genitais.

Ducto epididimário

É o componente mais volumoso do epidídimo e mede 3 a 6 m de comprimento. É um tubo muito tortuoso e que forma um complexo novelo no interior do órgão. Em cortes histológicos, o ducto é seccionado inúmeras vezes, dando a falsa impressão de que o epidídimo é formado por vários ductos (Figura 22.12).

O ducto epididimário (ou ducto do epidídimo) é revestido por um *epitélio pseudoestratificado* composto de células basais e células colunares (Figura 5.7). As células colunares apresentam estereocílios em sua superfície apical. Outros tipos celulares, às vezes restritos a regiões específicas do ducto, podem ser distinguidos por microscopia eletrônica.

Vários estudos indicam a presença de uma *barreira entre sangue e epidídimo* formada por junções intercelulares entre as células do epitélio de revestimento. Por meio dessa barreira a composição do fluido no interior do ducto é mantida com características próprias.

As células epiteliais fagocitam as gotas citoplasmáticas – restos de citoplasma que permaneceram nos espermatozoides após sua liberação das células de Sertoli (durante o processo de espermiação).

Além disso, o epitélio reabsorve um volume grande do fluido testicular e secreta várias substâncias, que passam a fazer parte do sêmen. Na passagem pelas primeiras partes do epidídimo essas secreções atuam em pelo menos duas propriedades dos espermatozoides:

▸ Aquisição de mobilidade do flagelo
▸ Inibição para iniciar a reação acrossômica, ou seja, para liberar as enzimas acrossômicas para o exterior. Desta maneira, os espermatozoides se mantêm íntegros, mas incapazes de fertilizar, propriedade que adquirem no interior do trato genital feminino.

O epitélio se apoia sobre uma lâmina basal em torno da qual há uma camada de *músculo liso*. O espaço entre diferentes segmentos do ducto é ocupado por *tecido conjuntivo* que contém vasos e nervos.

O músculo liso desempenha papel importante no trânsito dos espermatozoides, pois exibe peristaltismo que impele seu conteúdo em direção à região da cauda do epidídimo. Nesse local os espermatozoides podem sobreviver por várias semanas.

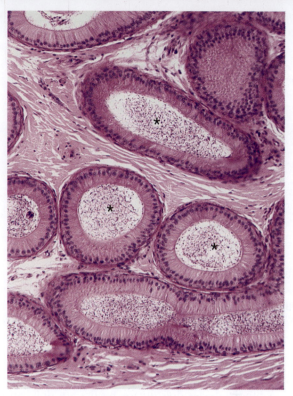

Figura 22.12 O ducto epidimário é observado em várias secções. É revestido por epitélio pseudoestratificado colunar cujas células mais altas têm estereocílios. O lúmen do ducto (*) contém espermatozoides. Ao redor do ducto há células musculares lisas e tecido conjuntivo. (*Microscopia óptica. H&E. Aumento pequeno.*)

O controle da atividade do ducto do epidídimo é exercido por andrógenos, entre os quais se destaca a DHT (di-hidroxitestosterona).

Ductos deferentes

Os *ductos deferentes*, ou *vasos deferentes*, são canais que se iniciam nos ductos epididimários, têm um trajeto pelo canal inguinal, passam para a cavidade abdominal e se encaminham para o polo inferior da bexiga, transportando o sêmen para os *ductos ejaculatórios* que os comunicam com a *uretra prostática*. O comprimento de cada ducto é de cerca de 30 cm.

Sua mucosa apresenta pregas longitudinais e epitélio *pseudoestratificado* colunar. As células epiteliais colunares podem ter estereocílios. Em torno da mucosa há *músculo liso*, que constitui a camada mais espessa da parede do tubo. Por contração do tipo peristáltico, a camada muscular impele o sêmen durante a ejaculação. Externamente, a parede apresenta uma *camada adventícia* de tecido conjuntivo (Figura 22.13).

 Há várias glândulas exócrinas associadas aos ductos genitais extratesticulares

As principais glândulas acessórias são as vesículas seminais, a próstata e as glândulas bulbouretrais

Vesículas seminais

Cada *vesícula seminal* é formada por um ducto revestido por *epitélio simples cuboide* envolto por uma camada de *músculo liso*. Pelo fato de o ducto ser muito contorcido, em cortes histológicos o órgão parece ser composto por vários túbulos. Essas glândulas contribuem com cerca de 50% do volume do fluido que constitui o sêmen. Sua secreção é levemente alcalina (pH de 7,4) e contém grande quantidade de frutose, fonte energética para os espermatozoides.

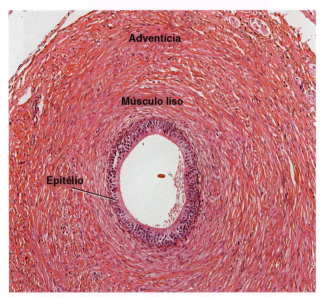
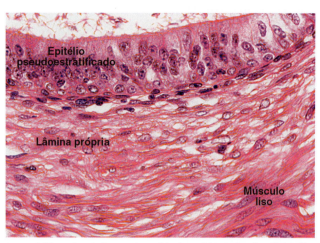

Figura 22.13 Secção transversal do ducto deferente com seus componentes: epitélio, músculo liso e adventícia de tecido conjuntivo. O detalhe destaca o epitélio pseudoestratificado do ducto deferente e sua lâmina própria. (*Microscopia óptica. H&E. Vista panorâmica/aumento médio.*)

As vesículas seminais abrem-se nas extremidades dilatadas dos ductos deferentes, regiões denominadas *ampolas*. A junção desses dois ductos resulta em dois curtos ductos denominados *ductos ejaculatórios*, que penetram na próstata e se abrem na uretra prostática (Figura 22.1).

Próstata

Trata-se de uma glândula de formato aproximadamente cônico cuja base está aderida ao polo inferior da bexiga (Figura 22.14). É atravessada pela porção inicial da uretra que emerge da bexiga e que é denominada *uretra prostática*. A mucosa dessa porção da uretra é revestida por um *epitélio de transição* que se prolonga com o epitélio da bexiga. Esse segmento da uretra sai da próstata pela porção apical (inferior) da glândula.

A próstata é composta de inúmeras pequenas glândulas tubuloalveolares, cujos ductos excretores (ductos prostáticos) se abrem ao longo da uretra prostática (Figura 22.15).

As glândulas são agrupadas em três zonas denominadas central, transicional e periférica. A zona transicional é sede de hipertrofia que ocorre com frequência em homens idosos, enquanto cerca de 75% dos tumores se

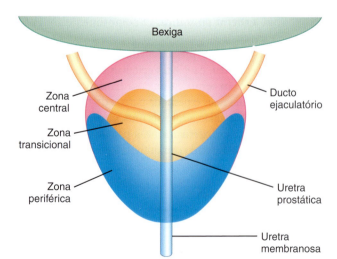

Figura 22.14 Esquema simplificado da próstata com as diversas zonas da glândula. A próstata é atravessada pela porção prostática da uretra e pelos ductos ejaculatórios, formados pela junção dos ductos deferentes e dos ductos das vesículas seminais.

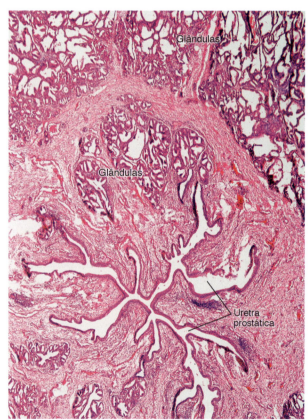

Figura 22.15 Próstata. Esta imagem revela a uretra prostática seccionada transversalmente (lúmen em forma de estrela) e alguns grupos das glândulas que compõem a próstata e cujos ductos deságuam na uretra. (*Microscopia óptica. H&E. Vista panorâmica.*)

originam na zona periférica, que é a zona mais volumosa da próstata.

O epitélio glandular é *pseudoestratificado*, composto de células basais e células colunares secretoras, ou *simples cúbico*. Cada pequena glândula é envolvida por tecido conjuntivo e tecido muscular. Na espécie humana, observam-se no interior dos alvéolos pequenos depósitos de material orgânico denominados *concreções prostáticas* ou *corpora amylacea* (Figura 22.16). Esses depósitos têm às vezes um aspecto laminado e podem ser calcificados. Acredita-se que sejam consequência de inflamações locais.

As glândulas da próstata contribuem com a porção fluida do sêmen. Sua secreção é levemente ácida e formada por muitos tipos de moléculas – fosfatases, proteases, imunoglobulinas e prostaglandina, além de compostos que atuam sobre a motilidade de espermatozoides.

Glândulas bulbouretrais

Também conhecidas como glândulas de Cowper, as *glândulas bulbouretrais* são pequenas na espécie humana, com diâmetro de cerca de 1 cm, situadas logo abaixo da próstata na região do esfíncter externo da uretra. Estão inseridas nos tecidos que constituem o esfíncter, também conhecido como septo urogenital. Cada glândula é composta por várias pequenas *glândulas tubuloalveolares* formadas por epitélio cuboide ou pseudoestratificado colunar e é envolta por tecido muscular liso. Seus ductos excretores abrem-se na uretra membranosa. Sua secreção contém glicoproteínas e muco e é alcalina. Acredita-se que atue na lubrificação da uretra e que seu pH neutralize acidez da urina.

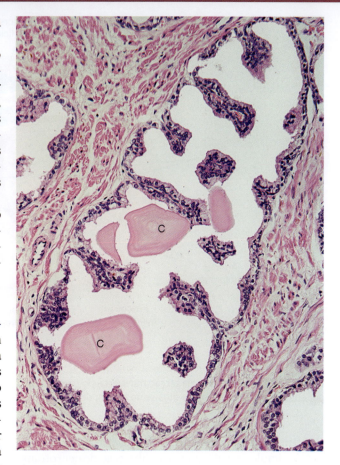

Figura 22.16 Detalhe de um alvéolo de uma glândula da próstata contendo uma concreção prostática (C). (*Microscopia óptica. H&E. Aumento pequeno.*)

A uretra masculina é componente do sistema urinário e do sistema genital

É formada por três segmentos: *uretra prostática* (já descrita), *uretra membranosa* e *uretra peniana*.

Uretra membranosa

Depois de atravessar a próstata, a uretra apresenta um curto trajeto de 1 a 2 cm denominado *uretra membranosa*, que atravessa o esfíncter externo da uretra, representado por uma camada de músculo e tecido conjuntivo (ver Figuras 22.1 e 22.14). Seu epitélio é do tipo *transição* ou *pseudoestratificado colunar*.

Uretra peniana e tecido erétil do pênis

A uretra peniana se continua com a uretra membranosa. É revestida internamente por *epitélio pseudoestratificado* que, próximo à sua abertura exterior (meato urinário), é substituído por *epitélio estratificado pavimentoso não corneificado*.

A maior parte desse segmento da uretra percorre o interior de um cilindro de tecido erétil denominado *corpo esponjoso* ou *corpo cavernoso da uretra* (Figura 22.17). A extremidade distal do corpo esponjoso é dilatada e constitui a *glande*.

Paralelamente ao corpo esponjoso há dois outros cilindros de tecido erétil que constituem *os corpos cavernosos*. Estes são envoltos por uma túnica de tecido conjuntivo denso, denominada *túnica albugínea* (ver Figura 22.17), e são os principais responsáveis pela ereção do pênis.

O tecido erétil do pênis caracteriza-se pela presença de grande quantidade de espaços vasculares, vasos arteriais e venosos e pontes arteriovenosas, conjunto envolto por tecido conjuntivo e tecido muscular liso. A inervação somática e autonômica é responsável pelas modificações da circulação local que levam à ereção.

No estado de flacidez do pênis, as artérias e arteríolas apresentam-se semiabertas devido à constrição de suas paredes pela tonicidade de sua musculatura lisa. Por essas artérias circula uma pequena quantidade de sangue, suficiente para garantir a nutrição e oxigenação dos tecidos por elas irrigados. Parte do sangue é encaminhada diretamente a veias por meio de *anastomoses arteriovenosas*. Os corpos cavernosos apresentam em seu interior inúmeros espaços vasculares revestidos por endotélio (também denominados *espaços cavernosos*) de tamanhos e formas variados, separados por septos de tecido conjuntivo (Figura 22.18). O fluxo de sangue nos espaços cavernosos é pequeno em estado de repouso.

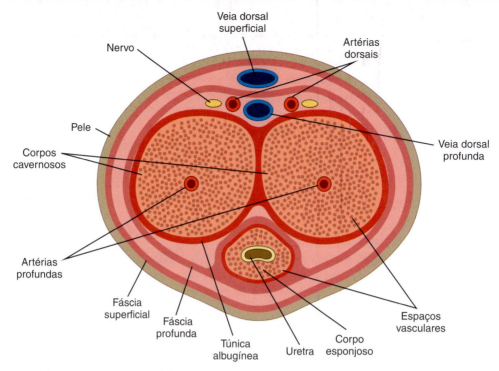

Figura 22.17 Esquema de uma secção transversal do pênis. Destacam-se os três corpos eréteis que contêm espaços vasculares revestidos por endotélio. A uretra peniana situa-se no interior de um desses corpos eréteis – o corpo cavernoso da uretra ou corpo esponjoso.

Estimulação nervosa desencadeada de diversas maneiras ("estímulo sexual") provoca a liberação de neurotransmissores nas extremidades dos nervos e o consequente relaxamento do músculo liso por meio de liberação de óxido nítrico (NO, de *nitric oxide*) que atua em cascatas intracelulares nas células musculares.

A dilatação dos vasos arteriais e o aumento do fluxo sanguíneo em seu interior resultam em entrada de sangue nos espaços vasculares e sua consequente dilatação e aumento do volume dos corpos cavernosos.

O retorno venoso do sangue dos corpos cavernosos à circulação geral é dificultado porque os vasos sanguíneos que conduzem o sangue para o sistema venoso estão situados entre a túnica albugínea e os espaços vasculares dos corpos cavernosos e são comprimidos pela dilatação dos espaços venosos dos corpos cavernosos. Da mesma forma, as veias penianas são comprimidas, diminuindo o fluxo sanguíneo de saída do sangue.

O estado de flacidez retorna pela contração da musculatura lisa das artérias e diminuição de fluxo sanguíneo nos corpos cavernosos.

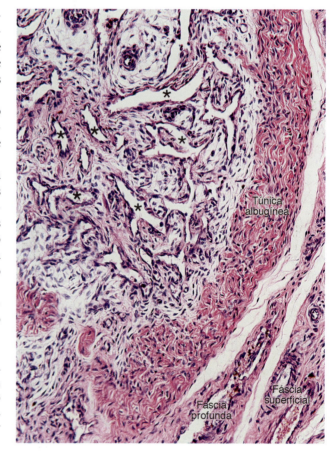

Figura 22.18 Secção transversal do pênis em que se observa no centro e à esquerda parte de um corpo cavernoso envolvido por espessa camada de tecido conjuntivo – a túnica albugínea. No interior do corpo cavernoso há espaços vasculares (*) revestidos por endotélio. Em torno da albugínea há duas fáscias de tecido conjuntivo. (*Microscopia óptica. H&E. Aumento pequeno.*)

CAPÍTULO 23

Órgãos Especiais dos Sentidos

Principais tópicos abordados neste capítulo

- Conceitos gerais, 348
- Olho | Características gerais, 348
- Camada externa do olho, 351
- Camada média do olho, 352
- Retina, 354
- Cristalino, 358
- Estruturas acessórias do olho, 359
- Órgãos estatoacústicos ou vestibulococleares – funções, 359
- Ouvido externo, 359
- Ouvido médio, 360
- Ouvido interno, 361
- Aparelho vestibular, 362
- Aparelho acústico, 364

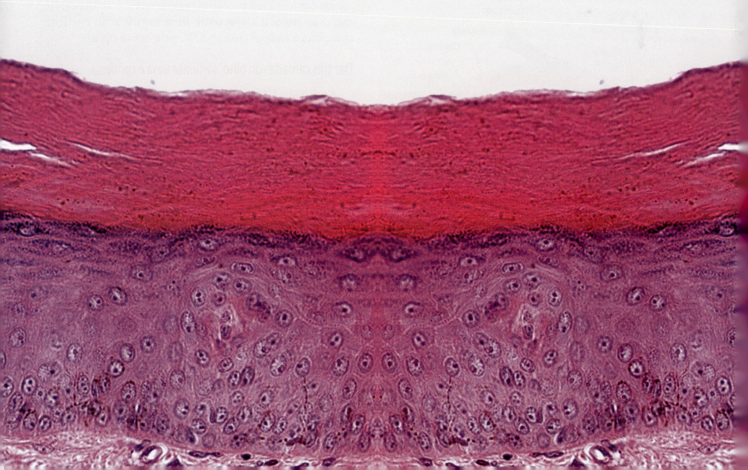

Introdução

Há no organismo diversas estruturas especializadas em recepção de estímulos, tais como receptores de tato e pressão, temperatura, odores e sabores, e que se encontram alojadas no interior de epitélios ou de tecido conjuntivo.

Duas estruturas especializadas em recepção de estímulos que constituem órgãos isolados serão analisadas neste capítulo: os *olhos* e o *aparelho estatoacústico* ou *órgãos vestibulococleares*.

Os olhos são constituídos pelos globos oculares, pálpebras, glândulas lacrimais e músculos esqueléticos responsáveis pelos movimentos do globo

Os globos oculares situam-se em cavidades ósseas, as órbitas. Estes órgãos têm estruturas sensíveis à radiação de luz visível que é recebida na retina e transduzida em potenciais de ação que são transmitidos por axônios para o sistema nervoso central (SNC).

Na análise histológica dos globos oculares deve-se sempre considerar que se está estudando por meio de secções bidimensionais uma estrutura que é esférica. No olho convenciona-se usar o termo *externo* para designar uma direção que se afasta do centro do olho e *interno* a direção oposta.

O globo ocular é formado por três camadas

As camadas ou túnicas que compõem o globo ocular são concêntricas e seu arranjo se assemelha ao de uma cebola (Figura 23.1). Da superfície para o interior do globo ocular as camadas são, respectivamente: *camada externa* ou *camada fibrosa*, *camada média* ou *camada vascular* e *camada interna* ou *retina*.

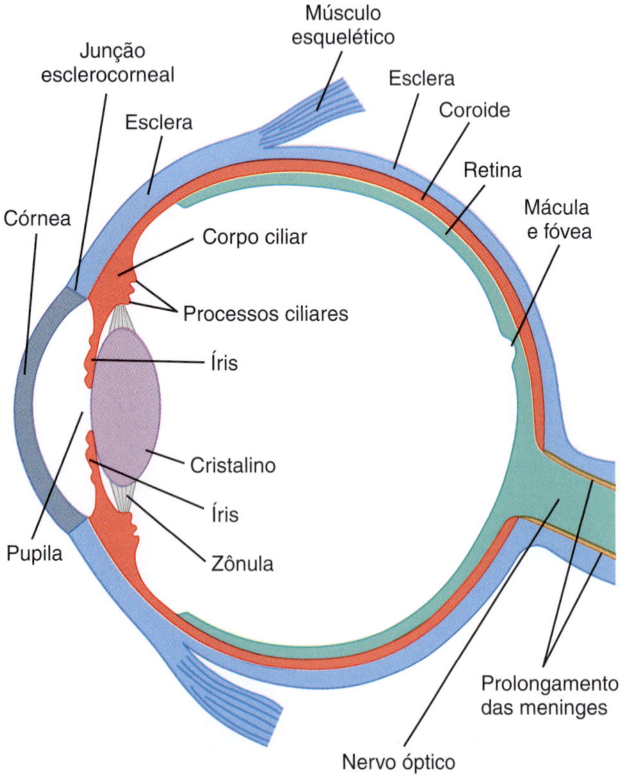

Estas camadas têm origens embriológicas diferentes. A retina desenvolve-se a partir do tubo neural após a quarta semana de vida. Duas pequenas evaginações da parede do tubo neural na região do prosencéfalo constituem as *vesículas ópticas*. A parede externa das vesículas se retrai, formando os *cálices ópticos*, que, após diferenciação, dão origem ao componente nervoso da retina e sua camada externa pigmentar. Simultaneamente ao desenvolvimento da porção nervosa, formam-se dois espessamentos no ectoderma adjacente que, depois se aprofundarem em direção aos cálices ópticos, originam os *cristalinos*. Os demais componentes epiteliais e conjuntivos originam-se do ectoderma e do mesênquima locais.

A camada externa é formada fundamentalmente por tecido conjuntivo, é fibrosa e resistente a forças mecânicas (Figura 23.2). A camada intermediária, formada por tecido conjuntivo bastante vascularizado, caracteristicamente contém muitas células pigmentares. A retina é uma extensão do SNC, apresenta uma organização bastante complexa e é conectada ao SNC pelo nervo óptico.

Das três camadas do olho, somente uma é contínua

A camada externa é a única das camadas que é *contínua em torno do globo ocular*, exceto por uma descontinuidade na região posterior do globo ocular para permitir a passagem do nervo óptico, que se origina na retina (ver Figura 23.1).

As outras duas camadas são abertas na porção anterior do globo ocular, permitindo assim a passagem da luz em direção à retina. A abertura da camada média é a *pupila* formada pelas bordas da *íris* (Figuras 23.3 e 23.4), um componente da camada média que tem o formato de um disco perfurado. Essa camada também apresenta uma região de descontinuidade na região posterior do olho, em torno do nervo óptico.

A *retina* reveste cerca de 2/3 da superfície interna do globo ocular e não se continua no 1/3 anterior do olho. Nessa porção anterior a retina termina entre prolongamentos de uma estrutura chamada corpo ciliar, pertencente à camada média. A borda anterior da retina na sua transição com esses prolongamentos é muito recortada e recebe a denominação *ora serrata* (ver Figuras 23.3 e 23.4).

Figura 23.1 Principais estruturas componentes do olho. Basicamente o olho é formado por três camadas dispostas concentricamente e nesta figura aparecem em cores diferenciadas.

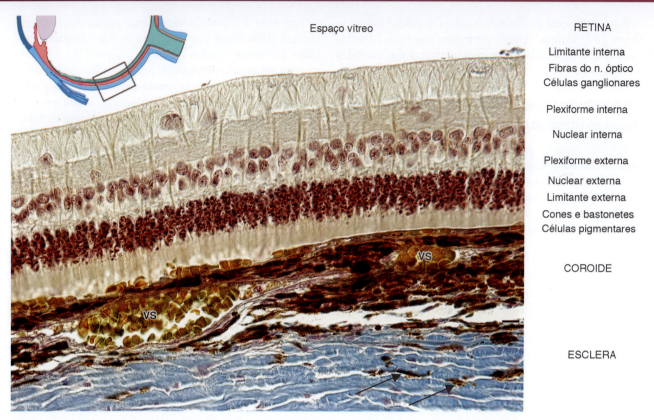

Figura 23.2 Secção transversal das camadas do olho em local indicado no canto esquerdo superior. À direita está apresentada uma listagem com as camadas da retina e a localização da coroide e da esclera. *VS*, vaso sanguíneo com hemácias em seu lúmen. (*Microscopia óptica. Tricrômico de Mallory. Aumento médio.*)

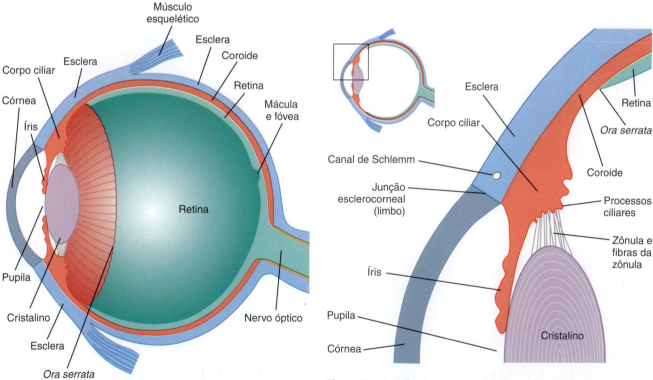

Figura 23.3 Esquema do olho ressaltando o limite da retina com a membrana coroide denominado *ora serrata*.

Figura 23.4 Detalhe de estruturas do olho em local indicado no canto esquerdo superior, com destaque para coroide, corpo ciliar e íris, componentes da camada média do olho.

Posteriormente ao disco da íris, há um disco bicôncavo chamado *cristalino*, situado no trajeto dos raios luminosos e que, a rigor, não pertence a nenhuma das camadas (ver Figura 23.1).

A disposição das camadas dos olhos e do cristalino produz espaços no interior do globo ocular

Há três espaços principais no globo ocular: *câmara anterior*, *câmara posterior* e *espaço vítreo* (Figura 23.5).

A *câmara anterior do olho* situa-se entre a superfície posterior da córnea e a superfície anterior da íris. A *câmara posterior* é um estreito espaço formado entre a íris e o cristalino. Ambas as câmaras são preenchidas por um fluido denominado *humor aquoso*. É semelhante ao plasma, sendo constituído principalmente por água, de composição iônica não idêntica à do plasma e concentração de proteínas muito baixa. O cristalino e a córnea são avasculares, e sua nutrição depende em grande parte do humor aquoso.

O humor aquoso é produzido continuamente pelo *epitélio ciliar* que reveste o corpo ciliar, um componente da camada média do globo ocular. É secretado na câmara posterior, circula em torno do cristalino e passa através da pupila para a câmara anterior entre a íris e o cristalino (Figura 23.6).

O humor aquoso abandona a câmara anterior na região do ângulo formado pela íris e a córnea (ângulo iridocorniano) junto à região da transição entre córnea e esclera, a *junção esclerocorneal*, também denominada *limbo*.

Em toda a circunferência dessa região há pequenos espaços labirínticos cujo conjunto forma o *retículo trabecular*. O humor aquoso atravessa o espaço do retículo e penetra em um canal revestido por endotélio, denominado *canal de Schlemm* ou *seio venoso escleral*. Este canal também se situa em toda a circunferência do limbo e conduz o humor aquoso a espaços venosos situados na esclera, e desta maneira o fluido é transferido ao sangue circulante.

O humor aquoso é, portanto, constantemente renovado. Distúrbios desse mecanismo podem resultar em doenças do globo ocular com aumento da pressão intraocular (p. ex., glaucoma). A secreção do humor vítreo pelas células do epitélio ciliar depende em grande parte de transporte de água por aquaporinas. Outra molécula importante para a secreção é a anidrase carbônica, cuja ação resulta na produção de HCO_3^-, e inibidores da sua atuação são usados no tratamento de aumento da pressão intraocular.

O *espaço vítreo* é um grande espaço preenchido por uma substância gelatinosa denominada *corpo vítreo*, *humor vítreo*, ou apenas *vítreo* (ver Figura 23.5). É composto por cerca de 99% de água contendo íons, proteínas, hialuronano, proteoglicanas e fibrilas colágenas. O corpo vítreo é transparente e contribui para a manutenção da estrutura do globo ocular, especialmente para a adesão da retina à camada média do globo.

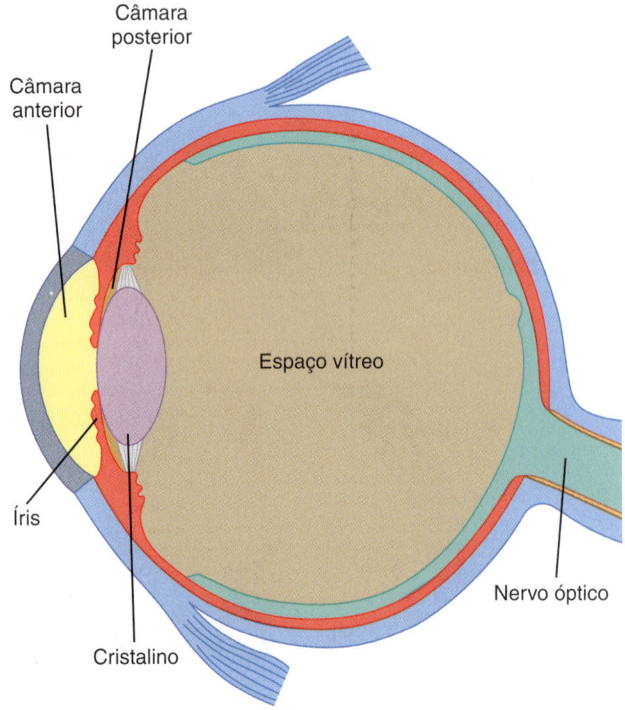

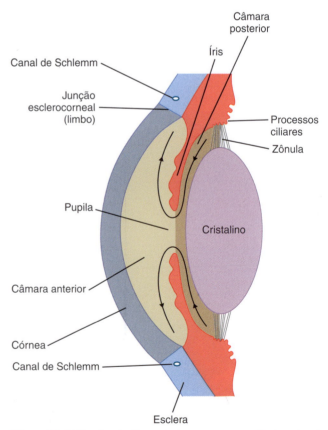

Figura 23.5 Espaços existente no olho: câmara anterior, câmara posterior e espaço vítreo.

Figura 23.6 Direção do fluxo do humor aquoso desde o local de sua produção no epitélio ciliar até sua saída pelo retículo trabecular e canal de Schlemm, situados na região da junção esclerocorneal.

A camada externa do olho atua como um revestimento fibroso do globo ocular

Essa camada é formada por duas regiões: a *esclera*, opaca, e a *córnea*, transparente.

A *esclera* é composta de tecido conjuntivo rico em fibras colágenas, e por esta razão tem cor esbranquiçada. Recobre toda a superfície externa do olho, e na parte visível do globo ocular corresponde ao que se chama de "branco dos olhos".

Nessa região anterior do globo ocular, a esclera é revestida pela *conjuntiva*, uma camada mucosa delgada e transparente formada por *epitélio estratificado colunar* e uma *lâmina própria*. A conjuntiva protege e mantém úmida a superfície da esclera (graças à secreção das glândulas lacrimais), e se reflete e se continua ao longo da face posterior (interna) das pálpebras. Nas bordas livres das pálpebras, a conjuntiva se prolonga com a pele que reveste as pálpebras (Figura 23.7).

A córnea faz parte da camada externa

A região central da superfície anterior da camada externa é ocupada por um disco transparente chamado *córnea*. Esta mede cerca de 500 μm (0,5 mm) de espessura, ocupa cerca de 1/6 da superfície total do olho e é discretamente saliente em relação à esclera. A junção entre córnea e esclera é a *junção esclerocorneal* ou *limbo* (ver Figura 23.6).

A córnea é revestida anteriormente pelo *epitélio anterior da córnea*, um *epitélio estratificado pavimentoso não*

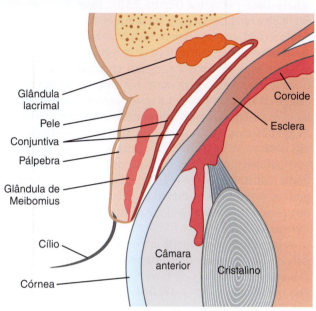

Figura 23.7 Esquema evidenciando a pálpebra superior em secção transversal e a distribuição da conjuntiva.

corneificado que repousa sobre uma *lâmina basal* (Figura 23.8 A). Esta se apoia sobre uma membrana relativamente espessa (cerca de 10 μm) e constituída por fibrilas colágenas denominada *lâmina limitante anterior* ou *membrana de Bowman*. É uma camada bastante resistente constituída de matriz extracelular.

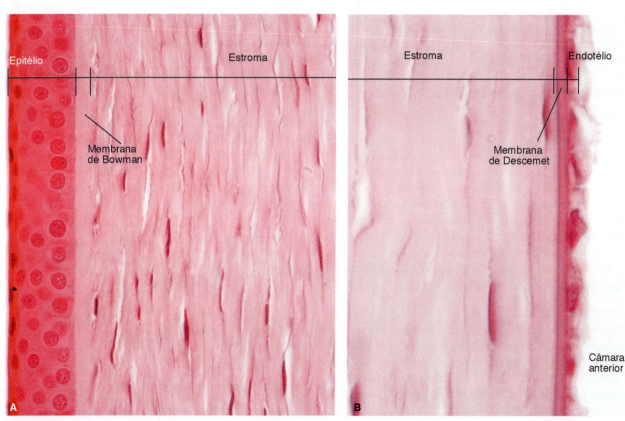

Figura 23.8 Secções transversais da córnea evidenciando seu revestimento epitelial. **A.** Superfície anterior. **B.** Superfície posterior. (*Microscopia óptica. H&E. Aumento médio.*)

As células mais superficiais do epitélio anterior da córnea apresentam inúmeras *micropregas*, observáveis por microscopia eletrônica (Figura 23.9). Essas micropregas facilitam a retenção da parte líquida e das mucinas contidas na secreção lacrimal e possivelmente aumentam a superfície de absorção de nutrientes e de oxigênio da secreção.

O interior da córnea constitui o *estroma* da córnea. Continua-se com a esclera, mas a disposição das fibras colágenas do estroma assume um arranjo característico na córnea, em camadas muito ordenadas entre as quais há fibroblastos. Por microscopia eletrônica de transmissão observa-se que, em cada camada, as fibras se orientam paralelamente, mas de uma camada para outra as fibras mantêm um grande ângulo. Fibras de uma camada podem se inserir nas camadas adjacentes. A disposição do colágeno garante a rigidez e resistência da córnea e sua transparência à luz.

A superfície posterior do estroma da córnea é marcada pela chamada *lâmina limitante posterior* ou *membrana de Descemet*, constituída de finas fibras de colágeno. Sobre essa membrana apoia-se o *epitélio posterior da córnea*, um *epitélio simples pavimentoso* também denominado *endotélio da córnea*, apesar de não ser uma camada de revestimento vascular (Figura 23.8 B).

A córnea não é vascularizada, e a nutrição de suas células depende dos fluidos presentes em suas superfícies anterior e posterior. Crescimento de vasos na córnea

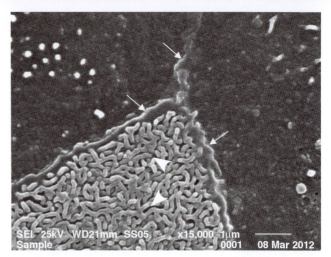

Figura 23.9 Superfície anterior da córnea observada por microscopia eletrônica de varredura. As células pavimentosas da superfície do epitélio anterior apresentam grande quantidade de micropregas (*pontas de seta*). São vistos também os limites entre as células pavimentosas (*setas*). (*Aumento médio. Imagem cedida pelo Prof. Dr. Antônio Haddad.*)

por processos infecciosos ou inflamatórios, assim como lesões mecânicas, prejudicam a sua transparência.

A córnea protege o olho, recobre a pupila e permite a passagem de raios luminosos em direção à retina. É responsável por cerca de 60% da capacidade de refração do globo ocular.

A camada média do olho apresenta muitos vasos sanguíneos, músculo liso e células pigmentares

Devido à sua intensa pigmentação, a camada média é também chamada *úvea*, por causa de sua semelhança com uma uva vermelha ou arroxeada.

É formada por três componentes: membrana coroide, corpo ciliar e íris

Membrana coroide

A *membrana coroide* é a porção da *camada média* que reveste a superfície interna da esclera e, em sua maior parte, é recoberta pela retina (ver Figuras 23.1, 23.2 e 23.3). É formada por tecido conjuntivo frouxo e seus vasos sanguíneos são importantes para a nutrição de parte da retina. Suas células pigmentares contêm *melanina*. A pigmentação dessa camada é útil, pois absorve a luz que atravessou a retina e não permite sua reflexão de volta para o interior do espaço vítreo.

Corpo ciliar

O *corpo ciliar* é um espessamento em forma de anel na borda anterior da coroide. Em secções transversais, tem um perfil aproximadamente triangular (ver Figura 23.4). O corpo ciliar é revestido pelo *epitélio ciliar*, um *epitélio simples cúbico* abaixo do qual há uma grande concentração de células pigmentares (Figuras 23.10 e 23.11).

A superfície do corpo ciliar voltada para a câmara posterior do olho é irregular e muito pregueada (ver Figura 23.4). Em secções histológicas, as pregas são observadas como prolongamentos de diferentes comprimentos, denominados *processos ciliares* (ver Figuras 23.10 e 23.11). O epitélio dos processos ciliares é responsável pela secreção do humor aquoso.

Dos processos ciliares partem delgadas *fibras* que prendem o cristalino aos processos. Seu conjunto é denominado *zônula ciliar*, ou *zônula* ou *ligamento suspensor do cristalino*. A função das fibras é manter o cristalino suspenso em sua localização e, por meio de seu tracionamento ou sua distensão, modificar a convexidade do

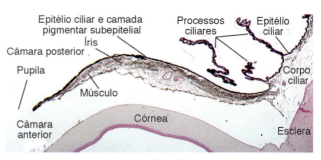

Figura 23.10 Secção do olho evidenciando o corpo ciliar, processos ciliares e íris. A camada intermediária tem grande quantidade de células pigmentares, responsáveis pela coloração escura no corte. O espaço entre as câmaras anterior e posterior é a pupila. (*Microscopia óptica. H&E. Vista panorâmica.*)

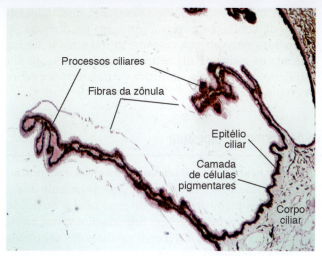

Figura 23.11 Secção do olho apresentando detalhes dos processos ciliares. (*Microscopia óptica. H&E. Aumento pequeno.*)

cristalino, permitindo a acomodação da visão (focalização). Algumas fibras das zônulas podem ser observadas na Figura 23.11.

No interior do corpo ciliar há *feixes de músculo liso* ancorados principalmente junto à esclera e organizados em grupos que apresentam pelo menos três orientações: longitudinal ou meridional, circunferencial e radial.

Os músculos longitudinais ou meridionais prendem o corpo ciliar à esclera e possibilitam a dilatação ou compressão do retículo trabecular e do canal de Schlemm. Podem interferir na saída de humor aquoso da câmara anterior. Os músculos radiais estabelecem adesão entre os outros dois grupos.

A contração do músculo circular é responsável pelo relaxamento das fibras da zônula e consequente aumento da convexidade do cristalino. O aumento da convexidade permite a focalização para distâncias curtas, e a situação oposta – ou seja, o achatamento do cristalino – favorece a focalização para distâncias longas. O cristalino é envolvido por uma cápsula elástica, de modo que o relaxamento das fibras tende a produzir um cristalino mais abaulado.

Ora serrata

A retina reveste internamente a camada coroide até próximo do corpo ciliar (ver Figura 23.3). A superfície da região posterior do corpo ciliar apresenta sulcos que se interdigitam com a borda anterior da retina, a qual termina nesta região. Quando um globo ocular é cortado em plano frontal, esvaziado do corpo vítreo e observado pela sua face posterior de fora para dentro, pode-se ver o limite entre a região posterior do corpo ciliar e a retina. Esse limite tem um aspecto denteado e, por esta razão, é denominado *ora serrata* (boca ou borda denteada). Na Figura 23.3, a *ora serrata* é apresentada em uma visão sagital do olho. A camada mais interna da retina, chamada *camada de células pigmentares*, prolonga-se anteriormente além da *ora serrata* e reveste a superfície interna de parte do corpo ciliar.

Íris

A íris é um disco pigmentado situado entre a córnea e o cristalino e circundado por humor aquoso. A periferia do disco é contínua ao corpo ciliar (ver Figuras 23.3, 23.4 e 23.10) e na porção central do disco há um orifício, a *pupila*. A íris tem duas funções importantes: permitir a passagem de raios luminosos originados do exterior e regular o diâmetro da pupila.

A superfície anterior da íris é revestida por uma camada descontínua de fibroblastos e melanócitos. O revestimento de sua superfície posterior é contínuo com epitélio do corpo ciliar e dos processos ciliares, e abaixo desse revestimento há uma camada com grande concentração de células pigmentares (ver Figura 23.10).

O corpo da íris é composto pelo estroma e por músculo liso. O *estroma* é formado de tecido conjuntivo com vasos sanguíneos e pouca quantidade de células pigmentares. A cor da íris, observada externamente, depende da quantidade de melanina no seu estroma.

A íris apresenta feixes de músculo liso dispostos em dois grupos principais que formam os músculos *constritor da pupila* e *dilatador da pupila* (Figura 23.12).

O *músculo constritor da pupila* funciona como um esfíncter. Localiza-se próximo ao centro da íris, ao redor da pupila. A direção de suas fibras é aproximadamente

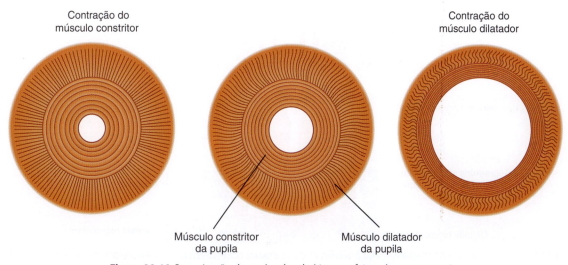

Figura 23.12 Organização dos músculos da íris e os efeitos de sua contração.

paralela à borda da pupila e sua contração diminui o diâmetro do orifício. É controlado por fibras nervosas do sistema nervoso simpático. O *músculo dilatador da pupila* tem fibras dispostas radialmente na periferia da íris. Sua contração aumenta o diâmetro da pupila e é controlada pelo sistema nervoso parassimpático.

Esses músculos estão constantemente mudando seu estado de contração e relaxamento, em decorrência de um reflexo nervoso que responde à intensidade de luz recebida na retina. O diâmetro da pupila resulta de um equilíbrio da inervação simpática e parassimpática sobre os grupos musculares.

A retina é a camada mais interna do olho e mede cerca de 0,5 mm de espessura

É responsável pela recepção da informação veiculada pelos raios luminosos. Reações químicas decorrentes da ação da luz sobre moléculas das suas células resultam na produção de potenciais de ação que são conduzidos por axônios para o SNC.

A superfície externa da retina adere à membrana coroide (componente da camada média do olho) e sua superfície interna é adjacente ao vítreo (ver Figuras 23.1 e 23.5). Tendo-se originado na vida embrionária a partir da parede do diencéfalo, a retina é uma extensão do SNC e diretamente ligada a ele pelo nervo óptico, o qual se forma a partir de neurônios da retina.

As populações de células da retina organizam-se em camadas

A camada mais externa da retina (adjacente à coroide) é formada por *células pigmentares*. O restante da retina, correspondente à maior parte de sua espessura, é constituído por *neurônios* e por *células da neuróglia*. Esta porção da retina é também chamada "retina propriamente dita".

As células pigmentares e as diversas células do tecido nervoso ocupam posições bem definidas nos vários níveis da espessura da retina. Os corpos celulares dos neurônios da retina dispõem-se em camadas e, através de seus prolongamentos, formam complexas redes.

A observação histológica de secções transversais da retina permite-nos distinguir as camadas que refletem a organização de suas células. Algumas dessas camadas são representadas por núcleos de neurônios, enquanto outras resultam de conjuntos de prolongamentos celulares, terminações sinápticas ou microvilosidades das células (ver Figuras 23.2, 23.13 e 23.14).

Se analisarmos a sequência de camadas da retina na direção dos raios luminosos, a camada de cones e bastonetes, células responsáveis pela resposta da retina à luz, é a penúltima camada, antes da camada pigmentar. Isto

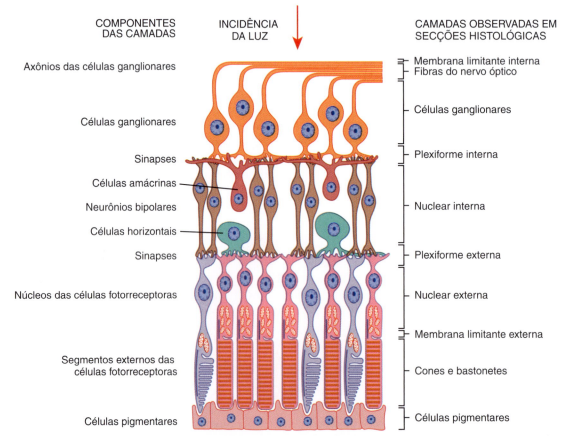

Figura 23.13 Camadas da retina – na coluna à direita estão listadas as camadas observáveis por microscopia óptica em secções histológicas e, na listagem à esquerda, as estruturas às quais correspondem.

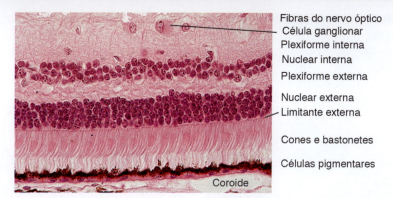

Figura 23.14 Secção transversal da retina evidenciando suas camadas. (*Microscopia óptica. H&E. Aumento médio.*)

significa que a luz deve atravessar todas as outras camadas antes de atingir a camada de cones e bastonetes.

Camada de células pigmentares da retina

A região mais externa das células pigmentares (localizada próximo à coroide) contém um núcleo oval. A região apical das células pigmentares contém grânulos de melanina e grande quantidade de prolongamentos intercalados entre as extremidades dos cones e bastonetes (ver Figura 23.13).

As células pigmentares, embora não participem do processamento da imagem, têm um papel importante na visão e na fisiologia dos cones e bastonetes. Os grânulos de melanina das células pigmentares absorvem luz que passou pela camada de cones e bastonetes, dificultando sua reflexão de volta para esta camada. Além disto, as células pigmentares fagocitam as extremidades dos cones e bastonetes adjacentes às células pigmentares. Os cones e bastonetes renovam continuamente componentes de seu citoplasma situados em sua extremidade próxima das células pigmentares.

Há dois grupos de neurônios na retina

Um grupo de neurônios é responsável pela recepção do estímulo luminoso e sua transmissão vertical ao longo da espessura da retina. É composto pelas *células fotossensíveis (cones* e *bastonetes)*, as *células bipolares* e as *células ganglionares* (ver Figura 23.13).

O segundo grupo de neurônios é constituído por células que estabelecem sinapses e formam redes neuronais entre células de uma camada: *células amácrinas* e *células horizontais*.

As células fotossensíveis ocupam duas camadas reconhecidas em cortes histológicos: *camada de cones e bastonetes* e *camada nuclear externa*. A *camada nuclear interna* contém os núcleos e a maior parte dos pericários das células bipolares, células amácrinas e horizontais. A *camada de células ganglionares* contém os pericários das células ganglionares e a porção inicial de seus axônios.

Após atravessarem progressivamente as camadas da retina a partir do corpo vítreo, os raios luminosos atingem a região dos segmentos externos dos cones e bastonetes. Nesses locais, o sinal luminoso é processado (ver adiante) e, em forma de potenciais de ação, é transmitido para as células bipolares e, em seguida, para as células ganglionares. Estas transmitem os impulsos nervosos por meio de seus axônios, que constituirão o nervo óptico. O trajeto da resposta é, portanto, contrário ao trajeto da luz incidente.

As células amácrinas e horizontais atuam regulando a resposta iniciada pelas células fotossensíveis.

Células gliais na retina

Há ainda um importante componente celular na retina, representado por células da neuróglia. Observam-se três tipos de células que exercem funções de suporte e nutrição semelhantes às das células da neuróglia no SNC.

Há uma grande população de *astrócitos* situados na superfície interna da retina sobre a camada de fibras do nervo óptico (Figuras 23.15 e 23.16).

As *células de Müller* são células alongadas que se situam transversalmente à retina, entre a sua superfície interna e a membrana limitante externa. O conjunto formado pela região mais interna das células (adjacente ao espaço vítreo), astrócitos e fibrilas colágenas provavelmente cor-

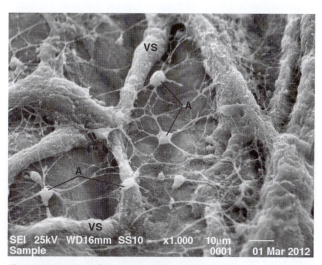

Figura 23.15 Superfície interna da retina (voltada para o vítreo) observada por microscopia eletrônica de varredura. Nesta superfície há grande quantidade de astrócitos (*A*) com longos prolongamentos e vasos sanguíneos (*VS*) de diferentes diâmetros. (*Aumento pequeno. Imagem cedida pelo Prof. Dr. Antônio Haddad.*)

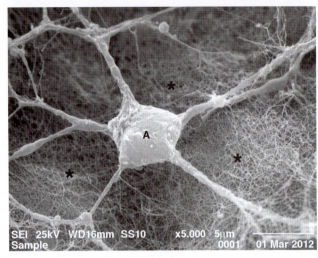

Figura 23.16 Superfície interna da retina observada por microscopia eletrônica de varredura. Detalhe de um astrócito (A) com seus prolongamentos. Ao fundo observam-se delgadas fibrilas (*) compostas principalmente por colágeno tipo II, pertencentes ao corpo vítreo. (Aumento grande. Imagem cedida pelo Prof. Dr. Antônio Haddad.)

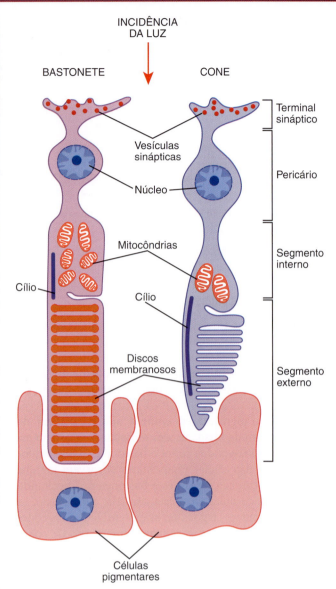

Figura 23.17 Estrutura das células fotossensíveis da retina e sua relação com o epitélio pigmentar.

responde à membrana limitante interna observada por microscopia óptica.

As células de Müller sustentam os pericários e prolongamentos das células nervosas, contribuem para a nutrição das células e ajudam a manter um microambiente iônico no espaço extracelular da retina (as células de Müller não estão apresentadas nas figuras).

A terceira população de células gliais é representada por *células da micróglia*, células macrofágicas de defesa pertencentes ao sistema mononuclear fagocitário.

As células fotossensíveis são longas e formadas por várias porções

Há dois tipos de células fotossensíveis na retina: os cones e os bastonetes. São neurônios de estrutura muito peculiar, constituídos de diferentes porções (apresentadas da extremidade interna das células para a externa), a saber: terminal sináptico, pericário, segmento interno e segmento externo.

▶ **Terminal sináptico.** Contém vesículas sinápticas e estabelece sinapses com as células bipolares e células horizontais (ver Figuras 23.13 e 23.17).
▶ **Pericário.** Contém parte do citoplasma e o núcleo.
▶ **Segmento interno.** Voltado para a superfície interna da retina, composto pela maior parte do citoplasma.
▶ **Segmento externo.** Ligado ao segmento interno por um cílio, é considerado um cílio modificado. Sua forma é cônica nas células dos cones e cilíndrica nos bastonetes. Neste segmento há pigmentos fotossensíveis que, sob ação de luz e juntamente com outras substâncias, iniciam uma cascata de reações químicas. O segmento externo das células fotossensíveis apresenta uma pilha de discos formados por membrana. Nos cones, os discos situam-se entre reentrâncias da membrana plasmática, enquanto nos bastonetes são discos situados no citosol, independentes da membrana externa. Nos discos se localizam os pigmentos fotossensíveis.

A recepção da luz e a produção de potencial de ação se iniciam no segmento externo das células dos cones e bastonetes

Há na retina humana cerca 3 milhões de cones e 100 milhões de bastonetes. Os cones têm menor sensibilidade à luz e são especializados em fornecer informação sobre cores. Diferentes cones respondem a radiações de diferentes comprimentos de onda (vermelho, verde ou azul), devido à presença de várias moléculas fotorreceptoras. Cada cone liga-se a um neurônio bipolar da camada seguinte.

Os bastonetes são mais sensíveis e fornecem informação sobre claridade/escuridão e são responsáveis por grande parte da visão noturna. Vários bastonetes podem estabelecer sinapses com um neurônio bipolar. Acredita-se que muito poucos fótons (1 a 15) são suficientes para estimular um bastonete.

As moléculas fotorreceptoras dos bastonetes consistem em um pigmento chamado *rodopsina*. Este pigmento é formado pela ligação de uma *opsina* com *11-cis-retinal*, sendo este último a porção colorida da molécula (cromóforo). Retinal é um dos vários derivados de vitamina A. As opsinas são receptores acoplados a proteína G – portanto, moléculas transmembrana.

A absorção de fótons pela rodopsina resulta em uma cascata de reações que geram diferentes formas de rodopsina, com consequentes modificações de conformação da molécula. A consequência mais importante da modificação conformacional é o fechamento de canais de sódio das células de cones e bastonetes, provocando alteração do potencial de membrana da célula. O sinal dessas alterações é transmitido por sinapses às células bipolares, regulado pelas células amácrinas e horizontais. As células bipolares transmitem a informação às células ganglionares, e daí a informação é conduzida pelos seus axônios, que compõem os nervos ópticos.

O mecanismo de fotorrecepção nos cones é muito semelhante ao mecanismo descrito para os bastonetes. Há três tipos de cones cujas moléculas fotorreceptoras são formadas por variedades diferentes de proteínas ligadas ao 11-cis-retinal. Cada uma dessas proteínas responde a radiações de diferentes comprimentos de ondas. O estímulo de diferentes cones por luz (com seus inúmeros graus de mistura e de nuances de cores) é transmitido ao SNC, onde a composição dos sinais recebidos é interpretada como determinada cor.

Conforme foi mencionado anteriormente, as células do epitélio pigmentar são adjacentes aos cones e bastonetes e fagocitam as extremidades dos seus segmentos externos (ver Figuras 23.17 e 23.18). O segmento externo é renovado continuamente pela célula, e calcula-se que a totalidade dos seus discos membranosos seja reposta a cada 12 dias.

A retina apresenta diferentes regiões

A estrutura da maior parte da retina é a que foi descrita anteriormente, havendo variação na concentração e predominância da população de cones ou bastonetes ao longo da retina.

Há duas regiões na retina cuja estrutura é especializada: a mácula e a papila óptica

Retina central

A *mácula* é uma região circular ou ovalada da retina, com cerca de 5 mm de diâmetro, situada no eixo óptico do olho. Também é denominada *mácula lútea* por ser levemente amarelada devido a maior concentração de pigmentos amarelos.

No centro da mácula há uma depressão circular de cerca de 1,5 mm de diâmetro denominada *fóvea*, em cujo centro situa-se a *fovéola*, com cerca de 0,3 mm de diâmetro.

A fovéola é o local de maior acuidade visual da retina. Na fovéola as camadas mais internas da retina – desde a camada de fibras do nervo óptico até a camada plexiforme externa – deslocam-se para a periferia dessa pequena

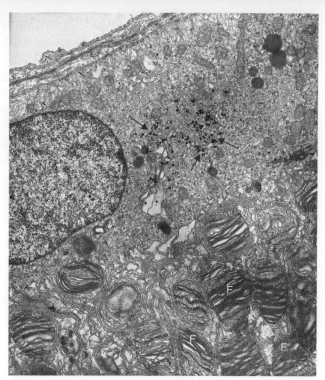

Figura 23.18 Secção de célula da camada pigmentar da retina observada por microscopia eletrônica de transmissão. O núcleo (*N*) situa-se na porção basal da célula. Sua porção apical contém inúmeros fagossomos (*F*) resultantes da fagocitose da extremidade do segmento externo das células fotossensíveis. Esses fagossomos contêm restos de membranas dos discos dos segmentos externo. Esta imagem é de um radioautograma de um experimento em que foi injetada 3H-fucose em um rato. Dez minutos após a administração do precursor radioativo, a maior concentração de grãos de prata (os pequenos grãos indicados por *setas*) é observada sobre o complexo de Golgi da célula. A fucose é adicionada a proteínas durante a fabricação de glicoproteínas. (*Aumento grande. Imagem cedida pelo Prof. Dr. Antônio Haddad.*)

depressão, deixando exposta aos raios luminosos a camada formada principalmente de cones (Figura 23.19).

O restante da retina em torno da fóvea, que se estende até o limite desta camada na *ora serrata*, é responsável pela visão periférica. A fóvea é avascular e recebe nutrientes através da coroide.

Papila óptica

A papila óptica é uma região levemente ovalada da superfície da retina, próxima à mácula (alguns milímetros em direção nasal), medindo cerca de 2 mm de diâmetro. A papila é o local da saída do nervo óptico. Conforme já foi mencionado, esse nervo é constituído pelos axônios das células ganglionares da retina.

A região ocupada pela papila óptica não é dotada de células fotossensíveis – não sendo, portanto, fotorreceptora –, e é também chamada *ponto cego* da retina.

Pela papila penetram os principais vasos sanguíneos que irrigam a retina, importante parâmetro de análise por oftalmologistas em exames de fundo de olho.

Esses vasos suprem a camada de fibras do nervo óptico, células ganglionares, plexiforme interna e nuclear interna. As camadas mais externas da retina são nutridas pela membrana coroide.

O cristalino é uma estrutura transparente com formato de disco biconvexo e espessura de 4 a 10 mm

Situado entre a íris e o espaço vítreo (ver Figura 23.3), o cristalino consiste em três componentes: cápsula, epitélio subcapsular e fibras do cristalino.

▶ **Cápsula.** Reveste externamente o cristalino e é composta de um material homogêneo hialino formado por redes de colágeno tipo IV e de laminina e outras glicoproteínas e proteoglicanas (p. ex., nidogênio, perlecano). Equivale a uma lâmina basal, mas é bastante espessa. O cristalino modifica muito a sua curvatura durante a acomodação visual e a cápsula fornece elasticidade necessária para essas mudanças.

Na cápsula ancoram-se as fibras da zônula, das quais a outra extremidade situa-se nos processos ciliares (ver Figura 23.4). Essas fibras circundam a borda do cristalino e o mantêm suspenso. A contração dos músculos ciliares relaxa as fibrilas e permite aumento da espessura do cristalino ao focalizar os objetos mais próximos na retina. Esse processo é denominado *acomodação*.

▶ **Epitélio subcapsular.** É composto por uma camada de células cúbicas situada na superfície anterior do cristalino. Durante o crescimento do cristalino, essas células originam as estruturas muito alongadas chamadas fibras do cristalino.

▶ **Fibras do cristalino.** Constituem a maior parte do cristalino. As fibras situadas abaixo do epitélio subcapsular têm núcleos. À medida que passam por amadurecimento, perdem seus núcleos e parte das organelas. As fibras dispõem-se concentricamente na espessura do cristalino

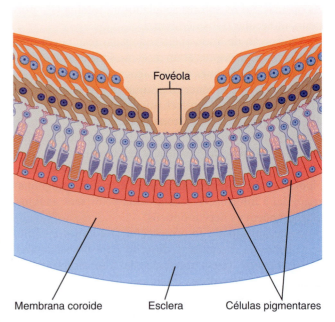

Figura 23.19 Esquema da fóvea e da sua porção central, a fovéola, local de maior acuidade visual, no qual as células da retina se afastam, expondo à luz as células fotossensíveis.

e, de modo geral, paralelamente à sua superfície (Figura 23.20). O metabolismo dessas fibras é baixo e sua nutrição consiste principalmente em glicose.

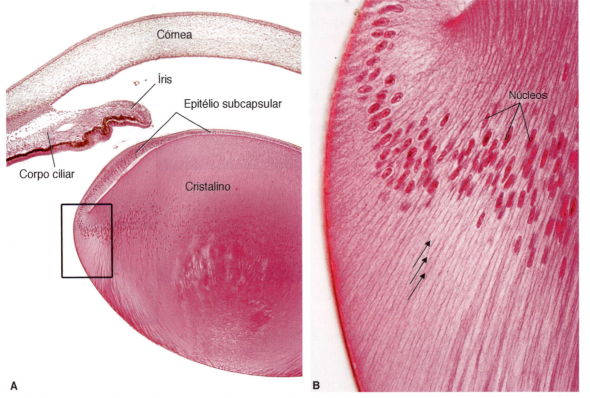

Figura 23.20 Secção longitudinal do olho de um embrião de roedor. **A.** Relação do cristalino com as outras estruturas do olho. **B.** Aumento maior da região delimitada por um retângulo na figura anterior. Detalhe das fibras do cristalino (*setas*) e de seus núcleos. (*Microscopia óptica. H&E. A, Vista panorâmica; B, Aumento médio.*)

Há uma série de estruturas acessórias que suportam o funcionamento dos olhos

As estruturas acessórias do olho compreendem: os *músculos extraoculares*, as *pálpebras*, as *glândulas lacrimais*.

Há seis pequenos músculos extraoculares estriados em torno do globo ocular

Esses músculos, também chamados oculares externos, por sua ação conjunta movem o olho de modo a direcionar a entrada dos raios luminosos e fazer com que o objeto de interesse atinja a região da fóvea. São os músculos reto superior, reto medial, reto inferior e oblíquo inferior, oblíquo superior e reto lateral.

Uma extremidade de cada músculo se insere na superfície externa do olho e a outra extremidade se insere em um anel fibroso, o anel de Zinn, situado no ápice da órbita e através do qual passa o nervo óptico.

Um sétimo músculo extraocular é o músculo esquelético, chamado elevador da pálpebra

Uma extremidade deste músculo se insere no osso esfenoide. O músculo em seguida abre-se em uma asa, cuja extremidade se insere na pele da pálpebra superior e em uma placa de tecido conjuntivo denso existente no interior da pálpebra, chamada tarso da pálpebra ou placa tarsal.

As pálpebras são pregas constituídas de vários planos anatômicos

Partindo da superfície externa para a interna, esses planos anatômicos são: pele, músculo orbicular, tarso e conjuntiva.

A pele é a mais delgada do organismo e é contínua com a pele das regiões adjacentes. Há vários grupos musculares nas pálpebras, entre os quais o músculo orbicular é responsável pelo fechamento, enquanto o músculo elevador responde pela abertura.

Há, no interior das pálpebras, glândulas chamadas *glândulas de Meibomius* ou *glândulas tarsais*. São glândulas sebáceas modificadas e a secreção lipídica é componente do fluido lacrimal. A inflamação dessas glândulas constitui o hordéolo ou terçol.

Glândulas lacrimais são glândulas tubuloalveolares compostas por células serosas e formadas por vários lóbulos

Situam-se sob a pele no canto lateral da pálpebra superior. Abrem-se próximo ao ângulo de reflexão da conjuntiva na pálpebra superior (ver Figura 23.7).

Sua secreção é aquosa, contém a enzima lisozima, que tem ação lítica sobre paredes bacterianas, e substâncias como a lactoferrina, que sequestra ferro e, por esta razão, tem ação bacteriostática.

Esta secreção mistura-se com a secreção de várias outras glândulas menores situadas na região e contém muco e lipídios que contribuem para manter uma tensão superficial adequada da lágrima. Mantém úmidas a conjuntiva e a superfície externa da córnea e diminui o atrito resultante do movimento das pálpebras. A secreção é drenada para a cavidade nasal por meio do ducto nasolacrimal.

 ## Os órgãos estatoacústicos ou vestibulococleares compreendem as estruturas responsáveis pela audição e pela sensação de equilíbrio do corpo

São órgãos pares e estão relacionados à audição e recepção de movimento da cabeça e do corpo, proporcionando-lhes equilíbrio em situação estática e de movimentação. Compreendem três porções: *ouvido externo*, *ouvido médio* e *ouvido interno* (Figura 23.21).

 ## Ouvido externo

O ouvido externo é composto pelo *pavilhão auricular*, uma estrutura cujo eixo central é constituído de cartilagem elástica (exceto no lóbulo) e que é recoberta por pele fina. A pele prolonga-se pelo *conduto auditivo externo*, ou *meato auditivo externo*, que se dirige à membrana timpânica (ver Figura 23.21). A parede desse conduto é inicialmente sustentada por cartilagem e, em seus 2/3 finais, por tecido ósseo.

A pele do conduto apresenta folículos pilosos em sua porção inicial. Também apresenta glândulas sudoríparas apócrinas modificadas, chamadas *glândulas ceruminosas*, distribuídas na região da parede revestida por cartilagem. Seus ductos excretores eliminam a secreção na saída das hastes dos pelos. A secreção consiste em várias substâncias, algumas com atividade antimicrobiana, tais como lisozima, lactoferrina, defensinas.

Além da atividade antibacteriana, a secreção dessas glândulas mantém a umidade na superfície do conduto e nas hastes dos pelos, e forma uma camada à qual aderem partículas e microrganismos.

O conduto auditivo externo termina na *membrana timpânica*, uma lâmina de formato levemente cônico que separa o ouvido externo do ouvido médio. Esta delgada membrana é composta de três camadas: externamente, a *pele* do conduto auditivo; internamente (revestindo a cavidade timpânica), *epitélio simples pavimentoso*; e, entre

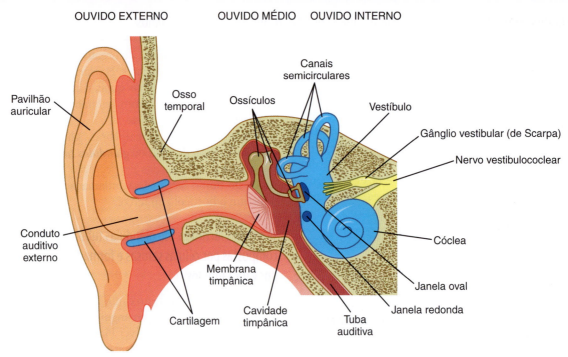

Figura 23.21 Componentes dos ouvidos externo, médio e interno. Neste último, está mostrada a superfície do labirinto ósseo.

os dois epitélios, *fibras colágenas* agrupadas em feixes dispostos em várias direções, além de certa quantidade de fibras elásticas. A região superior da membrana timpânica é desprovida de fibras e, quando observada através do otoscópio, tem um aspecto flácido (região flácida da membrana timpânica), ao contrário do restante, que é tensionado.

Em sua superfície interna a membrana timpânica adere ao primeiro osso da cadeia de ossículos do ouvido médio, o *martelo*.

Ouvido médio

O ouvido médio é constituído por um espaço de forma irregular – a *cavidade timpânica* – e pelas estruturas nele contidas (ver Figura 23.21).

A cavidade timpânica está alojada no interior do osso temporal e é revestida internamente por *epitélio simples pavimentoso* apoiado sobre uma lâmina própria aderida ao periósteo do osso.

A cavidade timpânica é preenchida por ar. Comunica-se com o exterior pela *tuba auditiva*, um canal que termina na nasofaringe e que, em repouso, apresenta-se colabado. Durante a deglutição e o bocejo, torna-se permeável devido à contração de músculos da faringe, e nestas ocasiões a passagem de ar pelo ducto permite que se iguale a pressão interna da cavidade timpânica com a pressão atmosférica.

A cavidade timpânica ainda se comunica com inúmeros pequenos espaços aéreos, as *células mastóideas*, existentes no interior da porção mastóidea do osso temporal.

No interior da cavidade timpânica encontram-se os ossículos *martelo*, *bigorna* e *estribo* (ver Figura 23.21). Estes ossos são interligados da seguinte maneira: o cabo do martelo está aderido à membrana timpânica e a cabeça se articula com uma superfície da bigorna. Outra extremidade da bigorna articula-se com a superfície convexa da cabeça do estribo. A superfície achatada e de forma oval da base do estribo encaixa-se na borda de um orifício do labirinto ósseo denominado *janela oval*.

Ondas sonoras provocam vibrações da membrana timpânica, a qual transmite as vibrações ao martelo e este, sequencialmente, à bigorna e ao estribo. Este transmite a vibração através da janela oval para a perilinfa, fluido que preenche o interior do labirinto ósseo, a cavidade óssea do ouvido interno.

No interior da cavidade timpânica há dois músculos estriados esqueléticos associados aos ossículos. O músculo *tensor do tímpano* insere-se na proximidade da tuba auditiva e, por sua outra extremidade, no cabo do martelo. Este músculo tensiona a membrana timpânica, moderando vibrações muito intensas. O músculo *tensor do estribo*, ou *estapédio*, tem trajeto da parede posterior da cavidade até a haste do estribo, e sua contração também diminui a intensidade de sons muito intensos.

Ouvido interno

O ouvido interno é uma complexa estrutura localizada em uma cavidade situada no interior da porção petrosa do osso temporal. Essa cavidade óssea, revestida por periósteo, é denominada *labirinto ósseo*.

Labirinto ósseo

As porções do labirinto ósseo são: *cóclea*, *canais semicirculares* e *vestíbulo* (ver Figura 23.21).

A *cóclea* (caracol) é um túnel em espiral. Os *três canais semicirculares* de cada ouvido são túneis com formato de metades de anéis, dispostos em diferentes posições espaciais. O *vestíbulo* é um espaço mais amplo para o qual convergem as extremidades de cada canal semicircular e no qual se abre a cavidade da cóclea.

O labirinto ósseo apresenta duas pequenas descontinuidades: a *janela oval* e a *janela redonda*. Na janela oval, conforme já foi mencionado, encaixa-se a base do estribo. A janela redonda é fechada por uma delgada membrana chamada *membrana timpânica secundária*.

Labirinto membranoso

No interior do labirinto ósseo aloja-se o *labirinto membranoso*, espaço delimitado por uma delgada membrana (Figuras 23.22 e 23.23).

No interior do labirinto membranoso situam-se as estruturas com células sensoriais especializadas em responder a movimentos da cabeça e do corpo, assim como a vibração resultante de ondas sonoras. Estas células são dotadas de cílios e estereocílios cuja flexão é transduzida em despolarização ou hiperpolarização da membrana plasmática.

O formato do labirinto membranoso acompanha aproximadamente o formato do labirinto ósseo, mas é mais estreito. Há, portanto, um espaço variável entre a parede do labirinto ósseo e a do labirinto membranoso, que é preenchido com um fluido denominado *perilinfa* (ver Figura 23.23).

O labirinto membranoso é delimitado por uma parede muito delgada, formada por um *epitélio simples pavimentoso* apoiado sobre uma camada de fibras colágenas e fibroblastos, e é preenchido por um fluido chamado *endolinfa*.

Composição da endolinfa e da perilinfa

Uma grande diferença na composição da endolinfa e da perilinfa é a concentração de íons de potássio, que é muito maior na endolinfa, associada a uma concentração muito baixa de íons de sódio. Estes íons são importantes durante a resposta à recepção de sinais pelas células sensoriais do ouvido interno.

A endolinfa é produzida principalmente por células que pertencem à estria vascular (uma faixa espiralada de células localizada no canal coclear), as quais transportam potássio para a endolinfa.

A perilinfa tem uma composição semelhante à do plasma e à do líquido cefalorraquidiano.

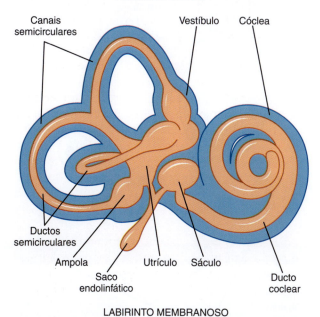

Figura 23.22 O labirinto ósseo (em *azul*) é formado por cavidades existentes no osso temporal. No interior do labirinto ósseo se situa o labirinto membranoso (em cor *bege*).

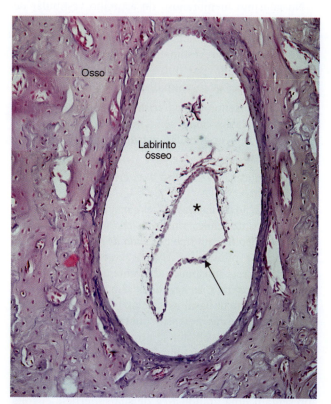

Figura 23.23 Secção transversal do osso temporal no nível de um canal semicircular. Observa-se a cavidade do labirinto ósseo que *in vivo* é preenchida por perilinfa. No interior do labirinto ósseo se situa o labirinto membranoso, cuja delgada parede (*seta*) delimita a cavidade do labirinto (*). Essa cavidade é preenchida *in vivo* por endolinfa. (*Microscopia óptica. H&E. Aumento pequeno.*)

Aparelho vestibular

O labirinto membranoso consiste em duas partes, uma relacionada com o equilíbrio, chamado *aparelho vestibular*, e outra com a audição, formada pelo *ducto coclear* (Figura 23.22).

O aparelho vestibular é um detector da posição e do movimento da cabeça.

O segmento do labirinto membranoso que pertence ao aparelho vestibular compõe-se de *três canais semicirculares*, dois espaços chamados *utrículo* e *sáculo*, e um pequeno espaço dilatado chamado *saco endolinfático* (ver Figura 23.22).

Os *canais semicirculares* situam-se no interior de seus respectivos canais ósseos. O *utrículo* e o *sáculo* estão situados no interior do vestíbulo ósseo. As extremidades dos canais semicirculares abrem-se no *utrículo*. O sáculo e o utrículo se comunicam por um pequeno canal em forma da letra Y, cujo braço mais longo termina no *saco endolinfático*, que se situa externamente ao labirinto ósseo (ver Figura 23.22).

O labirinto membranoso dos canais semicirculares tem aproximadamente a forma do respectivo labirinto ósseo e apresenta uma dilatação em uma das extremidades de cada canal, chamada *ampola*.

Regiões sensoriais do aparelho vestibular

No labirinto membranoso do aparelho vestibular de cada ouvido interno há cinco áreas sensoriais. Essas áreas são compostas de um neuroepitélio espesso que se destaca do restante do revestimento interno dos sacos membranosos (formado por um epitélio simples pavimentoso). Essas áreas estão assim distribuídas:

- Três áreas denominadas *cristas ampulares*, uma em cada ampola dos canais semicirculares
- Duas áreas denominadas *máculas*, uma no sáculo e outra no utrículo.

As máculas são achatadas e as cristas têm forma de cones salientes.

A população celular das cristas e máculas é semelhante: há dois tipos de células sensoriais chamadas *células pilosas tipo I* e *tipo II* e um tipo de *célula de sustentação*.

As células pilosas I e II são semelhantes, embora seu formato seja um pouco diferente: as primeiras têm a forma de cálice e as segundas têm forma cilíndrica. Em sua superfície basal as células pilosas estabelecem sinapses com fibras nervosas (aferentes) de neurônios cujos pericários localizam-se no gânglio vestibular (ou de Scarpa) situado próximo à base da cóclea (ver na Figura 23.21). Além disto, recebem sinalização do SNC por meio de fibras eferentes. As células pilosas do tipo I apresentam uma grande área de sua superfície envolta pelo terminal de fibras aferentes, denominada *cálice nervoso* (Figura 23.24).

As estruturas mais importantes para a função das células sensoriais pilosas situam-se na sua superfície apical e consistem em um tufo de *estereocílios* e um cílio verdadeiro denominado *cinetocílio*. Os estereocílios contêm feixes de filamentos de actina, enquanto os cílios têm um axonema de constituição regular.

Os estereocílios (até algumas centenas por célula) distribuem-se em várias fileiras, de acordo com seu comprimento. A fileira de estereocílios mais longos é adjacente ao cinetocílio. Cada estereocílio de uma fileira conecta-se ao estereocílio da fileira seguinte por meio de um *filamento* extremamente delgado (chamado *tip link*) (ver Figura 23.24).

Diferenças entre cristas ampulares e máculas

A estruturação das máculas difere um pouco daquela das cristas ampulares (Figuras 23.25 a 23.27).

Ambas apresentam células pilosas tipo I e tipo II. O conjunto formado pelas células das *máculas* é coberto por uma camada gelatinosa chamada *membrana otolítica*, secretada pelas células de sustentação. A membrana otolítica contém glicoproteínas e pequenas partículas cristalinas de carbonato de cálcio denominadas *otólitos* ou *estatocônios*. Os estereocílios e cílios das células pilosas estão embebidos na membrana otolítica.

As células pilosas das *cristas ampulares* são recobertas por massa gelatinosa em forma de cone, denominada

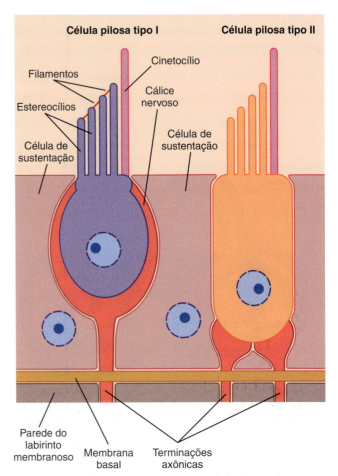

Figura 23.24 Esquema simplificado das células pilosas tipo I e tipo II do aparelho vestibular.

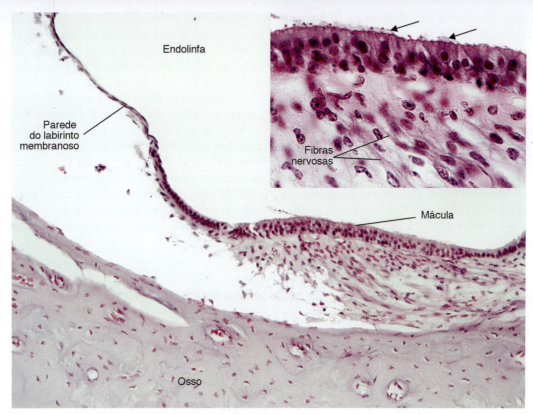

Figura 23.25 Secção transversal de um canal semicircular na altura da mácula. O *detalhe* mostra o epitélio da mácula com prolongamentos das células pilosas (*setas*) e fibras nervosas. (*Microscopia óptica. H&E. Aumento pequeno/aumento médio.*)

cúpula, na qual se situam as projeções das células pilosas, os estereocílios e cinetocílios. Não há otólitos na cúpula.

Recepção de estímulo pelas células pilosas

A movimentação do corpo, e especificamente da cabeça, resulta em movimento da endolinfa presente no interior do labirinto membranoso. O movimento deforma levemente a membrana otolítica das máculas e a cúpula das cristas ampulares, resultando em flexão ou dobramento dos estereocílios das células pilosas, embebidos na membrana otolítica e na cúpula.

Na ausência de estimulação, a membrana plasmática das células pilosas encontra-se em um estado de potencial de repouso. A flexão dos prolongamentos das células pilosas, seja em um sentido ou outro, distende os filamentos que se ancoram nas membranas de estereocílios adjacentes. A tração é convertida por meio de uma transdução

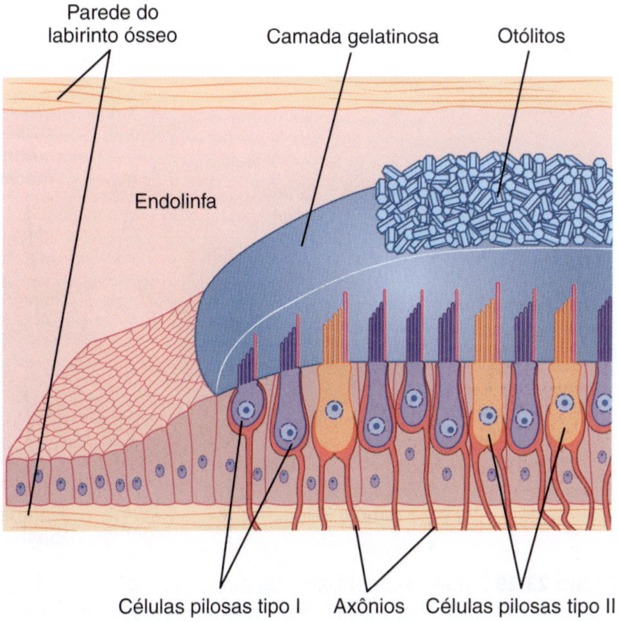

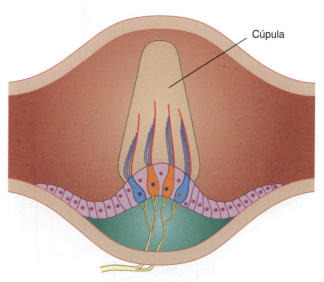

Figura 23.26 Esquema de uma mácula do aparelho vestibular com suas células pilosas e a membrana otolítica.

Figura 23.27 Esquema de uma crista de canal semicircular do aparelho vestibular.

mecanoelétrica que resulta em abertura ou fechamento de canais de potássio da membrana plasmática. Esta passa por uma despolarização ou hiperpolarização, dependendo do sentido da flexão dos estereocílios.

A alteração do potencial de membrana é sinalizada através das sinapses estabelecidas pelas células pilosas e transmitida por fibras nervosas. Estas fibras são prolongamentos de neurônios bipolares cujos pericários situam-se no gânglio vestibular. Além dessas fibras que se dirigem para o SNC e são, portanto, aferentes, as células pilosas são inervadas por fibras eferentes originárias do SNC.

A movimentação da endolinfa com a consequente alteração da forma das cúpulas e/ou da membrana otolítica é, portanto, o estímulo que será interpretado pelo SNC como movimento.

Os otólitos provavelmente contribuem para aumentar a inércia das membranas otolíticas durante o movimento, assim como para atuar por força da gravidade sobre as células pilosas durante o estado de repouso da endolinfa.

As diferentes disposições espaciais das máculas e cristas possibilitam o reconhecimento de mudanças da posição da cabeça (e do corpo) realizada em muitas direções diferentes. As máculas dos utrículos detectam aceleração linear no plano horizontal, enquanto as máculas dos sáculos detectam aceleração linear no sentido vertical. As várias cristas ampulares dos canais semicirculares detectam aceleração angular, ou seja, movimentos de rotação realizados em diferentes planos espaciais.

O aparelho acústico é um sistema detector de ondas sonoras situado na cóclea

O labirinto ósseo do aparelho acústico é a cóclea, um túnel em espiral existente no interior do osso temporal. Sua base mede cerca de 50 mm, e sua altura, cerca de 35 mm. Na espécie humana, a espiral é formada por cerca de 2,5 voltas.

O túnel da cóclea assemelha-se a um parafuso

O túnel da cóclea apresenta um eixo ósseo central, chamado *modíolo*, no qual se apoia uma plataforma em espiral semelhante às voltas do parafuso (Figura 23.28). Essa plataforma, chamada *lâmina espiral óssea*, é relativamente curta, não atingindo a parede externa do túnel ósseo.

No interior de cavidades do modíolo aloja-se o *gânglio espiral*, cujo formato acompanha a lâmina espiral. O gânglio espiral é formado por neurônios bipolares que, por um lado, emitem axônios para as células sensoriais da cóclea e, por outro, emitem axônios que irão constituir o nervo coclear que se unirá ao nervo vestibular (ver Figura 23.21).

Compartimentos do túnel da cóclea

O labirinto membranoso da cóclea, chamado *ducto coclear*, acompanha o túnel ósseo da cóclea (ver Figura 23.22). O ducto coclear comunica-se com o sáculo e, por meio deste, com o restante do labirinto membranoso do ouvido interno e, portanto, é preenchido por endolinfa.

O ducto coclear separa o interior do túnel ósseo em três compartimentos. O compartimento central – o *ducto coclear* – é também denominado *rampa média* (Figura 23.29). Analisando-se o túnel ósseo em secção transversal tem-se uma visão adequada dos três compartimentos do labirinto ósseo (Figura 23.30).

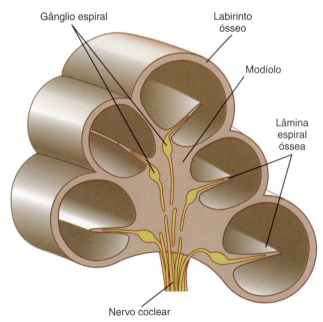

Figura 23.28 Labirinto ósseo da cóclea. Observam-se algumas voltas do túnel ósseo e o gânglio espiral situado no interior do modíolo.

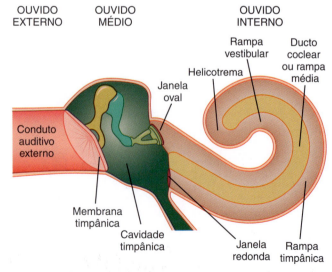

Figura 23.29 Esquema simplificado do ouvido com ênfase no labirinto membranoso do ouvido interno. Por motivos didáticos, a janela oval foi colocada na entrada da rampa vestibular, mas na verdade ela se localiza na superfície óssea do vestíbulo.

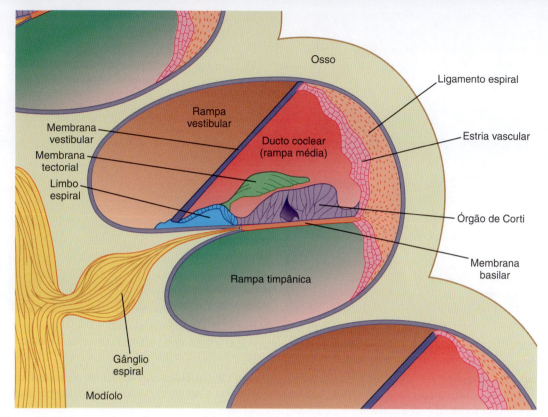

Figura 23.30 Esquema de secção transversal de uma das voltas da espiral dos labirintos ósseo e membranoso da cóclea.

Em secções transversais o ducto coclear mostra um perfil aproximadamente triangular, sendo que um dos vértices do triângulo se apoia sobre a lâmina espiral óssea, continuação do modíolo. A superfície inferior do ducto coclear que se inicia nesse vértice é a *membrana basilar* (ver Figura 23.30).

A superfície do ducto coclear voltada para a parede do túnel ósseo (o segundo lado do triângulo) é representada por uma faixa de células denominada *estria vascular* (ver Figura 23.30). A estria vascular está apoiada sobre o *ligamento espiral*, um espessamento de periósteo que reveste a superfície externa do túnel ósseo. A superfície superior do ducto coclear (terceiro lado do triângulo) é chamada *membrana vestibular* ou *membrana de Reissner*.

O compartimento situado acima do ducto coclear faz parte do labirinto ósseo. É chamado *rampa vestibular*, separado do ducto coclear pela *membrana vestibular*. O compartimento inferior também faz parte do labirinto ósseo e é chamado *rampa timpânica*, separado do ducto coclear pela membrana basilar. Naturalmente, cada um desses compartimentos tem a forma de uma espiral que acompanha o túnel ósseo. A rampa vestibular e a rampa timpânica encontram-se no ápice do caracol, em um local denominado *helicotrema*, onde o interior de ambas as rampas é contínuo (Figura 23.29).

Enquanto o ducto coclear (pertencente ao labirinto membranoso) é preenchido por endolinfa, a rampa vestibular e a rampa timpânica são preenchidas por perilinfa, pois são cavidades do labirinto ósseo.

O aparelho sensorial de sons | Órgão de Corti

A transdução mecanoelétrica das ondas sonoras ocorre em uma complexa estrutura denominada *órgão de Corti*, situada no interior do ducto coclear. O órgão de Corti dispõe-se como uma espessa faixa espiral de células apoiada sobre a membrana basilar do ducto coclear (ver Figura 23.30).

O órgão de Corti é composto de vários tipos de células (Figura 23.31), entre as quais se destacam:

▶ *Células pilosas externas* (em três fileiras) e uma fileira de *células pilosas internas*, responsáveis pela transdução mecanoelétrica do estímulo sonoro
▶ *Células falângicas* (ou *falangeais*) *internas* e *externas*, nas quais se apoiam as células pilosas
▶ *Células de sustentação*, tais como as células pilares internas, as pilares externas e outras.

A estrutura das células pilosas do órgão de Corti é semelhante à das células pilosas do aparelho vestibular. As células pilosas internas são do tipo I e as externas são do tipo II. Na sua superfície apical observam-se estereocílios arranjados em linha reta ou em forma das letras V ou W e não há cílios, diferentemente das células pilosas do aparelho vestibular, nas quais os estereocílios formam várias fileiras.

As células pilosas estabelecem sinapses com fibras nervosas de neurônios bipolares cujos pericários situam-se no *gânglio espiral* localizado no interior do modíolo, o eixo ósseo da cóclea.

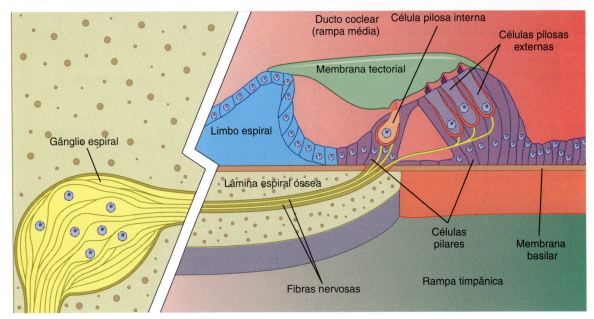

Figura 23.31 Esquema com os principais componentes do órgão de Corti.

Sobre parte da superfície do órgão de Corti apoia-se uma membrana acelular composta de macromoléculas chamada *membrana tectorial* (ver Figuras 23.31 e 23.32). Essa membrana se insere na borda de um conjunto saliente de células situado sobre a lâmina espiral óssea, denominado *limbo espiral*. A superfície inferior da membrana tectorial está apoiada nos estereocílios das células pilosas.

Transmissão e transdução de ondas sonoras no ouvido

As ondas sonoras percorrem o conduto auditivo externo, direcionadas em parte pelo pavilhão auricular, e causam vibração da membrana timpânica. Essa vibração se propaga pelo ossículo martelo, cujo cabo é aderido à membrana timpânica, e transmitida à bigorna e, finalmente, ao estribo, cuja base se encaixa na janela oval, na região do vestíbulo do osso da cóclea (ver Figura 23.21).

Como a área flexível da membrana timpânica é cerca de 20 vezes maior que a área da base do estribo, há na cadeia de ossículos um efeito amplificador da vibração que chega a ser cerca de 20 vezes maior na janela oval.

O espaço do vestíbulo em que se apoia a base do estribo é uma cavidade do labirinto ósseo e, portanto, preenchida com perilinfa (ver Figura 23.21). A vibração do estribo é transferida à perilinfa do vestíbulo e, em seguida, transmitida à perilinfa que preenche a rampa vestibular, a qual se abre no vestíbulo.

A vibração da perilinfa da rampa vestibular é transmitida a dois componentes da cóclea:

▶ À membrana vestibular que separa a rampa vestibular do ducto coclear (Figura 23.33). A vibração atinge

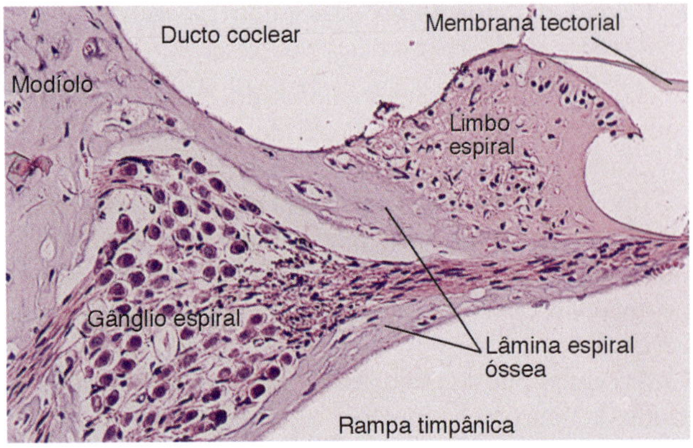

Figura 23.32 Secção transversal do túnel da cóclea evidenciando a parede do modíolo e as estruturas presentes na parede interna do ducto coclear. (*Microscopia óptica. H&E. Aumento pequeno.*)

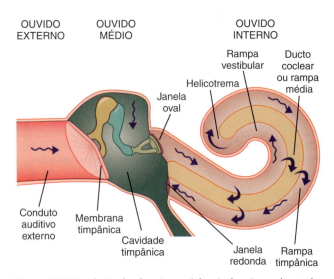

Figura 23.33 Condução da vibração na cóclea. A vibração resultante das ondas sonoras atinge a janela oval e é transmitida à perilinfa da rampa vestibular. Em seguida é transmitida através da membrana vestibular tanto à endolinfa da rampa média como à perilinfa da rampa timpânica através da membrana basilar. Parte da vibração é transmitida diretamente à perilinfa da rampa timpânica através do helicotrema, comunicação entre as duas rampas situada no ápice do modíolo da cóclea.

a endolinfa que preenche o ducto coclear e se transmite à membrana basilar que separa o ducto coclear da rampa timpânica

▶ Através do helicotrema à perilinfa da rampa timpânica.

A rampa timpânica termina na janela redonda. Desta maneira, a vibração da perilinfa da rampa timpânica é transmitida à membrana timpânica secundária, a membrana que veda a janela redonda. Esta janela está voltada para a cavidade timpânica do ouvido médio, preenchida por ar que, em última instância, recebe as vibrações e as amortece.

A vibração das membranas que formam o ducto coclear se reflete em movimento na interface dos estereocílios das células pilosas internas com a superfície da membrana tectorial. A movimentação dos estereocílios resulta em transdução mecanoelétrica com modificação do potencial da membrana das células pilosas e transmissão de informação para fibras nervosas do nervo coclear (ou nervo acústico).

As células mais atuantes na transdução mecanoelétrica das ondas sonoras são as células pilosas internas, do tipo I, enquanto as células pilosas externas, do tipo II, tensionam a membrana basilar e amplificam a sua vibração. Estas últimas células recebem mais sinapses eferentes do SNC do que as células pilosas internas.

Diferentes locais da espiral do órgão de Corti respondem a diferentes frequências sonoras e são sensíveis a sons graves, agudos ou intermediários. Isto se deve em grande parte à variação da flexibilidade da membrana basilar. Esta membrana é mais rígida na sua porção inicial e mais flexível e mais larga em sua porção final, na região do ápice do caracol. A membrana basilar responde melhor a frequências elevadas (sons agudos) na sua porção inicial do que em sua porção final, que responde melhor a sons graves.

Bibliografia

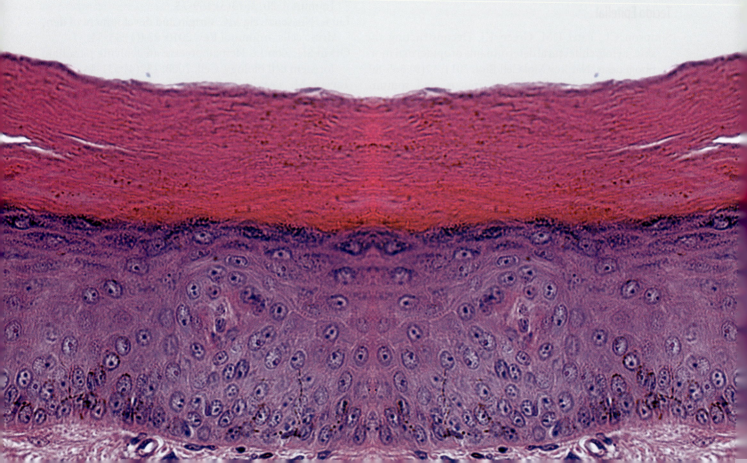

Células

Dechat T, Pfleghaar K, Sengupta K, Shimi T, Shumaker DK, Solimando L *et al*. Nuclear lamins: major factors in the structural organization and function of the nucleus and chromatin. Genes Dev. 2008; 22(7):832-53.

Gruenbaum Y, Medalia O. Lamins: the structure and protein complexes. Curr Opin Cell Biol. 2015; 32:7-12.

Jovic M, Sharma M, Rahajeng J, Caplan S. The early endosome: a busy sorting station for proteins at the crossroads. Histol Histopathol. 2010; 25(1):99-112.

Kowalczyk AP, Green KJ. Structure, function, and regulation of desmosomes. Prog Mol Biol Transl Sci. 2013; 116:95-118.

Kumar R, Vadlamudi RK, Adam L. Apoptosis in mammary gland and cancer. Endocr Relat Cancer. 2000; 7(4):257-69.

Lund LR, Romer J, Thomasset N, Solberg H, Pyke C, Bissell MJ *et al*. Two distinct phases of apoptosis in mammary gland involution: proteinase-independent and dependent pathways. Development. 1996; 122(1):181-93.

Muller SL, Portwich M, Schmidt A, Utepbergenov DI, Huber O, Blasig IE *et al*. The tight junction protein occludin and the adherens junction protein alpha-catenin share a common interaction mechanism with ZO-1. J Biol Chem. 2005; 280(5):3747-56.

Poteryaev D, Datta S, Ackema K, Zerial M, Spang A. Identification of the switch in early-to-late endosome transition. Cell. 2010; 141(3):497-508.

van Roy F, Berx G. The cell-cell adhesion molecule E-cadherin. Cell Mol Life Sci. 2008; 65(23):3756-88.

Tecido Epitelial

Simpson CL, Patel DM, Green KJ. Deconstructing the skin: cytoarchitectural determinants of epidermal morphogenesis. Nat Rev Mol Cell Biol. 2011; 12(9):565-80.

Voynow JA, Rubin BK. Mucins, mucus, and sputum. Chest. 2009; 135(2):505-12.

Tecido Conjuntivo | Células e Matriz

Chow A, Brown BD, Merad M. Studying the mononuclear phagocyte system in the molecular age. Nat Rev Immunol 11; 11(11):788-98.

Cotta-Pereira G, Guerra Rodrigo F, Bittencourt-Sampaio S. Oxytalan, elaunin, and elastic fibers in the human skin. J Invest Dermatol. 1976; 66(3):143-8.

Culav EM, Clark CH, Merrilees MJ. Connective tissues: matrix composition and its relevance to physical therapy. Phys Ther. 1999; 79(3):308-19.

Fraser JR, Laurent TC, Laurent UB. Hyaluronan: its nature, distribution, functions and turnover. J Intern Med. 1997; 242(1):27-33.

Ginhoux F, Lim S, Hoeffel G, Low D, Huber T. Origin and differentiation of microglia. Front Cell Neurosci. 2013; 7:45.

Laurent TC. Biochemistry of hyaluronan. Acta Otolaryngol. 1987; 442:7-24.

Pejler G, Abrink M, Ringvall M, Wernersson S. Mast cell proteases. Adv Immunol. 2007; 95:167-255.

Toole BP. Hyaluronan is not just a goo! J Clin Invest. 2000; 106(3):335-6.

van Furth R, Cohn ZA, Hirsch JG, Humphrey JH, Spector WG, Langevoort HL. The mononuclear phagocyte system: a new classification of macrophages, monocytes, and their precursor cells. Bull World Health Organ. 1972; 46(6):845-52.

Sangue e Sua Formação

Cieutat AM, Lobel P, August JT, Kjeldsen L, Sengelov H, Borregaard N *et al*. Azurophilic granules of human neutrophilic leukocytes are deficient in lysosome-associated membrane proteins but retain the mannose 6-phosphate recognition marker. Blood. 1998; 91(3):1044-58.

Donnelly S. Why is erythropoietin made in the kidney? The kidney functions as a critmeter. Am J Kidney Dis. 2001; 38(2):415-25.

Falcone FH, Haas H, Gibbs BF. The human basophil: a new appreciation of its role in immune responses. Blood 2000; 96(13):4028-38.

Ginhoux F, Jung S. Monocytes and macrophages: developmental pathways and tissue homeostasis. Nat Rev Immunol. 2014; 14(6):392-404.

Ginhoux F, Lim S, Hoeffel G, Low D, Huber T. Origin and differentiation of microglia. Front Cell Neurosci 2013; 7:45.

Golub R, Cumano A. Embryonic hematopoiesis. Blood Cells Mol Dis 2013; 51(4):226-31.

Kolaczkowska E, Kubes P. Neutrophil recruitment and function in health and inflammation. Nat Rev Immunol. 2013; 13(3):159-75.

Liu K, Nussenzweig MC. Origin and development of dendritic cells. Immunol Rev. 2010; 234(1):45-54.

Orkin SH, Zon LI. Hematopoiesis: an evolving paradigm for stem cell biology. Cell. 2008; 132(4):631-44.

Tavian M, Peault B. Embryonic development of the human hematopoietic system. Int J Dev Biol 2005; 49(2-3):243-50.

Thon JN, Italiano JE. Platelet formation. Semin Hematol. 2010; 47(3):220-6.

Travlos GS. Normal structure, function, and histology of the bone marrow. Toxicol Pathol. 2006; 34(5):548-65.

Zambidis ET, Oberlin E, Tavian M, Peault B. Blood-forming endothelium in human ontogeny: lessons from in utero development and embryonic stem cell culture. Trends Cardiovasc Med. 2006; 16(3):95-101.

Tecido Adiposo

Ahima RS, Flier JS. Adipose tissue as an endocrine organ. Trends Endocrinol Metab. 2000; 11(8):327-32.

Cannon B, Nedergaard J. Brown adipose tissue: function and physiological significance. Physiol Rev. 2004; 84(1):277-359.

Kindel T, Lee DM, Tso P. The mechanism of the formation and secretion of chylomicrons. Atheroscler Suppl. 2010; 11(1):11-6.

Townsend K, Tseng YH. Brown adipose tissue: recent insights into development, metabolic function and therapeutic potential. Adipocyte. 2012; 1(1):13-24.

Tecido Cartilaginoso

Kiani C, Chen L, Wu YJ, Yee AJ, Yang BB. Structure and function of aggrecan. Cell Res. 2002; 12(1):19-32.

Stockwell RA. Biology of cartilage cells. Cambridge: Cambridge University Press; 1979.

Tecido Ósseo e Articulações

Bisgard JD, Bisgard ME. Longitudinal growth of bones. Arch Surg. 1935; 31(4):568-78.

Hall BK. Bones and cartilage: developmental and evolutionary skeletal biology. Amsterdam: Academic Press; 2005.

Kiani C, Chen L, Wu YJ, Yee AJ, Yang BB. Structure and function of aggrecan. Cell Res. 2002; 12(1):19-32.

Klein-Nulend J, Bacabac RG, Mullender MG. Mechanobiology of bone tissue. Pathol Biol. (Paris) 2005; 53(10):576-80.

Mullender M, El Haj AJ, Yang Y, van Duin MA, Burger EH, Klein-Nulend J. Mechanotransduction of bone cells *in vitro*: mechanobiology of bone tissue. Med Biol Eng Comput. 2004; 42(1):14-21.

Schneider P, Meier M, Wepf R, Muller R. Towards quantitative 3D imaging of the osteocyte lacuno-canalicular network. Bone. 2010; 47(5):848-58.

Webster DJ, Schneider P, Dallas SL, Muller R. Studying osteocytes within their environment. Bone. 2013; 54(2):285-95.

Tecido Nervoso

Black JA, Waxman SG. The perinodal astrocyte. Glia. 1988; 1(3):169-83.

Brodal P. The central nervous system. 4th ed. New York: Oxford University Press; 2010.

Gonzalez C, Couve A. The axonal endoplasmic reticulum and protein trafficking: cellular bootlegging south of the soma. Semin Cell Dev Biol. 2014; 27:23-31.

Noback CR, Strominger NL, Demarest R, Ruggiero DA. The human nervous system: structure and function. 6th ed. New York: Humana Press; 2005.

Waxman SG, Kocsis JD, Stys PK. The axon: tructure, function and pathophysiology. Oxford: Oxford University Press; 1995.

Tecido Muscular

Dantzig JA, Liu TY, Goldman YE. Functional studies of individual myosin molecules. Ann N Y Acad Sci. 2006; 1080:1-18.

Franke WW, Borrmann CM, Grund C, Pieperhoff S. The area composita of adhering junctions connecting heart muscle cells of vertebrates. I. Molecular definition in intercalated disks of cardiomyocytes by immunoelectron microscopy of desmosomal proteins. Eur J Cell Biol. 2006; 85(2):69-82.

Hill JA, Olson EN, editors. Muscle: fundamental biology and mechanisms of disease. Amsterdam: Academic Press; 2012.

Opie LH. Heart physiology: from cell to circulation. 4th ed. Baltimore: Lippincott Williams & Wilkins; 2004.

Palatinus JA, O'Quinn MP, Barker RJ, Harris BS, Jourdan J, Gourdie RG. ZO-1 determines adherens and gap junction localization at intercalated disks. Am J Physiol Heart Circ Physiol. 2011; 300(2):H583-94.

Woodard GE, Rosado JA. Natriuretic peptides in vascular physiology and pathology. Int Rev Cell Mol Biol. 2008; 268:59-93.

Sistema Circulatório

Bergers G, Song S. The role of pericytes in blood-vessel formation and maintenance. Neuro Oncol. 2005; 7(4):452-64.

Deanfield JE, Halcox JP, Rabelink TJ. Endothelial function and dysfunction: testing and clinical relevance. Circulation. 2007; 115(10):1285-95.

Diaz-Flores L, Gutierrez R, Madrid JF, Varela H, Valladares F, Acosta E *et al.* Pericytes. Morphofunction, interactions and pathology in a quiescent and activated mesenchymal cell niche. Histol Histopathol. 2009; 24(7):909-69.

Ichimura K, Stan RV, Kurihara H, Sakai T. Glomerular endothelial cells form diaphragms during development and pathologic conditions. J Am Soc Nephrol. 2008; 19(8):1463-71.

Johnson PC. Overview of the microcirculation. In: Tuma RF, Durán WN, Ley K, editors. Microcirculation. San Diego: Elsevier; 2008. pp. xi-xxiv.

Klabunde RC. Cardiovascular physiology concepts. Baltimore: Lippincott Williams & Wilkins; 2011.

Kriz W. Fenestrated glomerular capillaries are unique. J Am Soc Nephrol. 2008; 19(8):1439-40.

Stan RV, Kubitza M, Palade GE. PV-1 is a component of the fenestral and stomatal diaphragms in fenestrated endothelia. Proc Natl Acad Sci USA. 1999; 96(23):13203-7.

Tavian M, Charbord P, Humeau L, Coulombel L, Luton D, Dieterlen Lievre F *et al.* Embryonic and early fetal development of the human hematopoietic system in the yolk sac, dorsal aorta, liver and bone marrow. In: Gluckman E, Coulombel L, editors. Ontogeny of hematopoiesis. Paris: Editions Inserm. 1995. pp. 37-42.

Tuma P, Hubbard AL. Transcytosis: crossing cellular barriers. Physiol Rev. 2003; 83(3):871-932.

Valentijn KM, Sadler JE, Valentijn JA, Voorberg J, Eikenboom J. Functional architecture of Weibel-Palade bodies. Blood. 2011; 117(19):5033-43.

Órgãos Linfoides e Sistema Imunológico

Alvarenga HG, Marti L. Multifunctional roles of reticular fibroblastic cells: more than meets the eye? J Immunol Res. 2014; 2014:402038.

Cesta MF. Normal structure, function, and histology of mucosa-associated lymphoid tissue. Toxicol Pathol. 2006; 34(5):599-608.

Farley AM, Morris LX, Vroegindeweij E, Depreter ML, Vaidya H, Stenhouse FH *et al.* Dynamics of thymus organogenesis and colonization in early human development. Development. 2013; 140(9):2015-26.

Mebius RE, Kraal G. Structure and function of the spleen. Nat Rev Immunol. 2005; 5(8):606-16.

Nakagawa Y, Ohigashi I, Nitta T, Sakata M, Tanaka K, Murata S *et al.* Thymic nurse cells provide microenvironment for secondary T cell receptor alpha rearrangement in cortical thymocytes. Proc Natl Acad Sci USA. 2012; 109(50):20572-7.

Pezzano M, Samms M, Martinez M, Guyden J. Questionable thymic nurse cell. Microbiol Mol Biol Rev. 2001; 65(3):390-403, table of contents.

Steiniger B, Barth P, Herbst B, Hartnell A, Crocker PR. The species-specific structure of microanatomical compartments in the human spleen: strongly sialoadhesin-positive macrophages occur in the perifollicular zone, but not in the marginal zone. Immunology. 1997; 92(2):307-16.

Takahama Y. Journey through the thymus: stromal guides for T-cell development and selection. Nat Rev Immunol. 2006; 6(2):127-35.

Sistema Endócrino

Ahlman H, Nilsson. The gut as the largest endocrine organ in the body. Ann Oncol. 2001; 12(Suppl 2):S63-8.

Andralojc KM, Mercalli A, Nowak KW, Albarello L, Calcagno R, Luzi L *et al.* Ghrelin-producing epsilon cells in the developing and adult human pancreas. Diabetologia. 2009; 52(3):486-93.

Bellido T, Saini V, Pajevic PD. Effects of PTH on osteocyte function. Bone 2013; 54(2):250-7.

Brent GA. Mechanisms of thyroid hormone action. J Clin Invest. 2012; 122(9):3035-43.

Johnston JD, Messager S, Barrett P, Hazlerigg DG. Melatonin action in the pituitary: neuroendocrine synchronizer and developmental modulator? J Neuroendocrinol. 2003; 15(4):405-8.

Mitty HA. Embryology, anatomy, and anomalies of the adrenal gland. Semin Roentgenol. 1988; 23(4):271-9.

Montuenga LM, Guembe L, Burrell MA, Bodegas ME, Calvo A, Sola JJ *et al.* The diffuse endocrine system: from embryogenesis to carcinogenesis. Prog Histochem Cytochem. 2003; 38(2):155-272.

Pevet P, Challet E. Melatonin: both master clock output and internal time-giver in the circadian clocks network. J Physiol. Paris. 2011; 105(4-6):170-82.

Steiner DJ, Kim A, Miller K, Hara M. Pancreatic islet plasticity: interspecies comparison of islet architecture and composition. Islets. 2010; 2(3):135-45.

Wood S, Loudon A. Clocks for all seasons: unwinding the roles and mechanisms of circadian and interval timers

in the hypothalamus and pituitary. J Endocrinol. 2014; 222(2):R39-59.

Yasuo S, Korf HW. The hypophysial pars tuberalis transduces photoperiodic signals via multiple pathways and messenger molecules. Gen Comp Endocrinol. 2011; 172(1):15-22.

Pele e Seus Anexos

Candi E, Schmidt R, Melino G. The cornified envelope: a model of cell death in the skin. Nat Rev Mol Cell Biol. 2005; 6(4):328-40.

Cork MJ, Danby SG, Vasilopoulos Y, Hadgraft J, Lane ME, Moustafa M *et al.* Epidermal barrier dysfunction in atopic dermatitis. J Invest Dermatol. 2009; 129(8):1892-908.

Drochmans P. Electron microscope studies of epidermal melanocytes, and the fine structure of melanin granules. J Biophys Biochem Cytol. 1960; 8:165-80. Biologie da la peau: www.biologiedelapeau.fr/.

Johnston LJ, Halliday GM, King NJ. Langerhans cells migrate to local lymph nodes following cutaneous infection with an arbovirus. J Invest Dermatol. 2000; 114(3):560-8.

Matoltsy AG, Parakkal PF. Membrane-Coating Granules of Keratinizing Epithelia. J Cell Biol. 1965; 24:297-307.

Nakane H, Ishida-Yamamoto A, Takahashi H, Iizuka H. Elafin, a secretory protein, is cross-linked into the cornified cell envelopes from the inside of psoriatic keratinocytes. J Invest Dermatol. 2002; 119(1):50-5.

Presland RB, Dale BA. Epithelial structural proteins of the skin and oral cavity: function in health and disease. Crit Rev Oral Biol Med. 2000; 11(4):383-408.

Romani N, Brunner PM, Stingl G. Changing views of the role of Langerhans cells. J Invest Dermatol. 2012; 132(3 Pt 2):872-81.

Simpson CL, Patel DM, Green KJ. Deconstructing the skin: cytoarchitectural determinants of epidermal morphogenesis. Nat Rev Mol Cell Biol. 2011; 12(9):565-80.

Wasmeier C, Hume AN, Bolasco G, Seabra MC. Melanosomes at a glance. J Cell Sci. 2008; 121(Pt 24):3995-9.

Tubo Digestivo

Cornes JS. Number, size, and distribution of Peyer's patches in the human small intestine: part i the development of Peyer's patches. Gut. 1965; 6(3):225-9.

Corr SC, Gahan CC, Hill C. M-cells: origin, morphology and role in mucosal immunity and microbial pathogenesis. FEMS Immunol Med Microbiol. 2008; 52(1):2-12.

Gebert A, Fassbender S, Werner K, Weissferdt A. The development of M cells in Peyer's patches is restricted to specialized dome-associated crypts. Am J Pathol. 1999; 154(5):1573-82.

Iqbal J, Hussain MM. Intestinal lipid absorption. Am J Physiol Endocrinol Metab. 2009; 296(6):E1183-94.

Jung C, Hugot JP, Barreau F. Peyer's patches: the immune sensors of the intestine. Int J Inflam. 2010; 2010:823710.

Sandle GI. Salt and water absorption in the human colon: a modern appraisal. Gut. 1998; 43(2):294-9.

Glândulas Anexas ao Tubo Digestivo

Boyer JL. Bile formation and secretion. Compr Physiol. 2013; 3(3):1035-78.

Delporte C. Aquaporins in salivary glands and pancreas. Biochim Biophys Acta. 2014; 1840(5):1524-32.

Depoortere I. Taste receptors of the gut: emerging roles in health and disease. Gut. 2014; 63(1):179-90.

Ohtani O, Ohtani Y. Lymph circulation in the liver. Anat Rec (Hoboken). 2008; 291(6):643-52.

Ohtani Y, Wang BJ, Poonkhum R, Ohtani O. Pathways for movement of fluid and cells from hepatic sinusoids to the portal lymphatic vessels and subcapsular region in rat livers. Arch Histol Cytol. 2003; 66(3):239-52.

Pandol SJ. The exocrine pancreas. San Rafael: Morgan & Claypool Life Sciences; 2010.

Shaffer EA. Review article: control of gall-bladder motor function. Aliment Pharmacol Ther. 2000; 14(Suppl 2):2-8.

Aparelho Respiratório

Castranova V, Rabovsky J, Tucker JH, Miles PR. The alveolar type II epithelial cell: a multifunctional pneumocyte. Toxicol Appl Pharmacol. 1988; 93(3):472-83.

Kuhn C, Wright JL. The Normal Lung. In: Thurlbeck WM, Churg A, editors. Thurlbeck's pathology of the lung. New York: Thieme; 2005.

Webb WR. Thin-section CT of the secondary pulmonary lobule: anatomy and the image the 2004 Fleischner lecture. Radiology. 2006; 239(2):322-38.

Widdicombe J. Microvascular anatomy of the nose. Allergy. 1997; 52(40 Suppl):7-11.

Willet KE, McMenamin P, Pinkerton KE, Ikegami M, Jobe AH, Gurrin L et al. Lung morphometry and collagen and elastin content: changes during normal development and after prenatal hormone exposure in sheep. Pediatr Res. 1999; 45(5 Pt 1):615-25.

Aparelho Urinário

Dane MJ, van den Berg BM, Avramut MC, Faas FG, van der Vlag J, Rops AL et al. Glomerular endothelial surface layer acts as a barrier against albumin filtration. Am J Pathol. 2013; 182(5):1532-40.

Haraldsson B, Nystrom J. The glomerular endothelium: new insights on function and structure. Curr Opin Nephrol Hypertens. 2012; 21(3):258-63.

Haraldsson BS. The endothelium as part of the integrative glomerular barrier complex. Kidney Int. 2014; 85(1):8-11.

Ishikawa Y, Akasaka Y, Kiguchi H, Akishima-Fukasawa Y, Hasegawa T, Ito K et al. The human renal lymphatics under normal and pathological conditions. Histopathology. 2006; 49(3):265-73.

Jarad G, Miner JH. Update on the glomerular filtration barrier. Curr Opin Nephrol Hypertens. 2009; 18(3):226-32.

Miner JH. Focusing on the glomerular slit diaphragm: podocin enters the picture. Am J Pathol. 2002; 160(1):3-5.

Roy A, Al-Bataineh MM, Pastor-Soler NM. Collecting duct intercalated cell function and regulation. Clin J Am Soc Nephrol. 2015; 10(2):305-24.

Schell C, Wanner N, Huber TB. Glomerular development–shaping the multi-cellular filtration unit. Semin Cell Dev Biol. 2014; 36:39-49.

Schlondorff D, Banas B. The mesangial cell revisited: no cell is an island. J Am Soc Nephrol. 2009; 20(6): 1179-87.

Scott RP, Quaggin SE. Review series: the cell biology of renal filtration. J Cell Biol. 2015; 209(2):199-210.

Capítulo 21 | Aparelho Reprodutor Feminino

Baxter FO, Neoh K, Tevendale MC. The beginning of the end: death signaling in early involution. J Mammary Gland Biol Neoplasia. 2007; 12(1):3-13.

Brisken C, O'Malley B. Hormone action in the mammary gland. Cold Spring Harb Perspect Biol. 2010; 2(12):a003178.

Duleba AJ, Pehlivan T, Carbone R, Spaczynski RZ. Activin stimulates proliferation of rat ovarian thecal-interstitial cells. Biol Reprod. 2001; 65(3):704-9.

McManaman JL, Reyland ME, Thrower EC. Secretion and fluid transport mechanisms in the mammary gland: comparisons with the exocrine pancreas and the salivary gland. J Mammary Gland Biol Neoplasia. 2006; 11(3-4):249-68.

Nair AR, Taylor HS. The mechanism of menstruation. In: Santoro NF, Neal-Perry G, editors. Amenorrhea: A case-based. Clinical guide. New York: Springer; 2010.

Palaniappan M, Menon B, Menon KM. Stimulatory effect of insulin on theca-interstitial cell proliferation and cell cycle regulatory proteins through MTORC1 dependent pathway. Mol Cell Endocrinol. 2013; 366(1):81-9.

Palumbo A, Yeh J. In situ localization of apoptosis in the rat ovary during follicular atresia. Biol Reprod. 1994; 51(5):888-95.

Rogers PA. Structure and function of endometrial blood vessels. Hum Reprod. Update 1996; 2(1):57-62.

Spaczynski RZ, Tilly JL, Mansour A, Duleba AJ. Insulin and insulin-like growth factors inhibit and luteinizing hormone augments ovarian theca-interstitial cell apoptosis. Mol Hum Reprod. 2005; 11(5):319-24.

Stein T, Salomonis N, Gusterson BA. Mammary gland involution as a multi-step process. J Mammary Gland Biol Neoplasia. 2007; 12(1):25-35.

Watson CJ, Khaled WT. Mammary development in the embryo and adult: a journey of morphogenesis and commitment. Development. 2008; 135(6):995-1003.

Welt C, Sidis Y, Keutmann H, Schneyer A. Activins, inhibins, and follistatins: from endocrinology to signaling. A paradigm for the new millennium. Exp Biol Med (Maywood). 2002; 227(9):724-52.

Xia Y, Schneyer AL. The biology of activin: recent advances in structure, regulation and function. J Endocrinol. 2009; 202(1):1-12.

Aparelho Reprodutor Masculino

Amann RP. The cycle of the seminiferous epithelium in humans: a need to revisit? J Androl. 2008; 29(5): 469-87.

Chihara M, Otsuka S, Ichii O, Hashimoto Y, Kon Y. Molecular dynamics of the blood-testis barrier components during murine spermatogenesis. Mol Reprod Dev. 2010; 77(7):630-9.

Chughtai B, Sawas A, O'Malley RL, Naik RR, Ali Khan S, Pentyala S. A neglected gland: a review of Cowper's gland. Int J Androl. 2005; 28(2):74-7.

Clermont Y. The cycle of the seminiferous epithelium in man. Am J Anat. 1963; 112:35-51.

Dean RC, Lue TF. Physiology of penile erection and pathophysiology of erectile dysfunction. Urol Clin North Am. 2005; 32(4):379-95, v. 48.

Hess RA. Small tubules, surprising discoveries: from efferent ductules in the turkey to the discovery that estrogen receptor alpha is essential for fertility in the male. Anim Reprod. 2015; 12:7-23.

Johnson L, Thompson DL, Jr., Varner DD. Role of Sertoli cell number and function on regulation of spermatogenesis. Anim Reprod Sci. 2008; 105(1-2):23-51.

Joseph A, Shur BD, Hess RA. Estrogen, efferent ductules, and the epididymis. Biol Reprod. 2011; 84(2):207-17.

Nyquist SE, Acuff K, Mollenhauer HH. Residual bodies and their components. I. Isolatin methods. Biol Reprod. 1973; 8(1):119-24.

Pelletier RM. The blood-testis barrier: the junctional permeability, the proteins and the lipids. Prog Histochem Cytochem. 2011; 46(2):49-127.

Órgãos Especiais dos Sentidos

Borges-Giampani AS, Giampani Jr J. Anatomy of ciliary body, ciliary processes, anterior chamber angle and collector Vessels. 2013. Disponível em: http://www.intechopen.com/books/glaucoma-basic-and-clinical-aspects/anatomyof-ciliary-body-ciliary-processes-anterior-chamber-angle-and-collector-vessels.

Danysh BP, Duncan MK. The lens capsule. Exp Eye Res. 2009; 88(2):151-64.

Goel M, Picciani RG, Lee RK, Bhattacharya SK. Aqueous humor dynamics: a review. Open Ophthalmol J. 2010; 4:52-9.

Heegaard S, Jensen OA, Prause JU. Structure and composition of the inner limiting membrane of the retina. SEM on frozen resin-cracked and enzyme-digested retinas of Macaca mulatta. Graefes Arch Clin Exp Ophthalmol. 1986; 224(4):355-60.

Sakaguchi H, Tokita J, Muller U, Kachar B. Tip links in hair cells: molecular composition and role in hearing loss. Curr Opin Otolaryngol Head Neck Surg. 2009; 17(5):388-93.

Stoeckelhuber M, Matthias C, Andratschke M, Stoeckelhuber BM, Koehler C, Herzmann S et al. Human ceruminous gland: ultrastructure and histochemical analysis of antimicrobial and cytoskeletal components. Anat Rec a Discov Mol Cell Evol Biol. 2006; 288(8):877-84.

Índice Alfabético

A

α-actinina, 55, 160
α-amilase, 273
Abertura numérica, 4
Absorção, 50
Acetilcoenzima A (Acetil-CoA), 42
Acetilcolina, 154, 161, 162
Ácido(s)
- clorídrico, 260
- graxos, 15
- - reesterificados, 102
- nucleicos, 11
Acidófilos, 8
Ácino(s)
- hepático, 280
- seroso(s), 63, 271
Acomodação, 358
Acromegalia, 219
Actina, 21, 55, 156, 160, 170
- F, 159
Acúmulos celulares
- não organizados, 189
- organizados e constantes, 189
Adaptação do osso a novas forças, 124
Adeno-hipófise, 217, 221
- *pars distalis* da, 218
- *pars intermedia* da, 221
- *pars tuberalis*, 221
Adesão
- celular, 15
- intercelular, 26, 55
Adipócitos, 100
Adiponectina, 102
Agregados moleculares, 21
Água, 7
Alça de Henle, 299
Aldosterona, 308
Alvéolos, 290
- dentários, 254
Ameloblastos, 254
Anáfase, 45
Anastomoses arteriovenosas, 182
Androstenediona, 342
Anel linfático de Waldeyer, 212
Anemia perniciosa, 262
Anexos da pele, 241
Angiogênese, 81
Angiotensina I, 308
Angiotensinogênio, 308
Anidrase carbônica, 87, 261
Anquirina, 87
Anticorpos, 11, 190
- classe E, 79

- diferentes classes de, 191
- estrutura molecular dos, 191
- monoclonais, 11
- sítio combinatório dos, 191
Antígenos, 11, 190
Antro
- folicular, 316
- pilórico, 259
Aparelho
- estatoacústico, 348
- justaglomerular, 308
- reprodutor
- - feminino, 312
- - masculino, 334
- respiratório, 284
- sensorial de sons, 365
- urinário, 296
- vestibular, 362
Apêndice vermiforme, 212, 267
Apoptose, 46
Aquaporinas, 21
Aracnoide, 143, 144
Areia cerebral, 232
Arginina-vasopressina, 222
Artéria(s), 176
- arqueadas, 326
- brônquicas, 290
- de distribuição, 177
- elásticas, 176
- hepática, 277
- hipofisárias
- - inferiores, 218
- - superiores, 218
- medulares, 224
- musculares, 177
- pulmonar, 290
- renal, 303
Arteríolas, 176, 178
- regulação da pressão arterial, 179
Articulações, 129
Astrócitos, 138
- fibrosos, 139
- perinodais, 145
- protoplasmáticos, 138
Ativador de plasminogênio tecidual (tPA), 183
ATPase(s), 41
- do tipo vacuolar, 39
Atresia folicular, 314, 318
Autofagia, 43
Autofagossomos, 40, 43
Axonema, 29
Axônio(s), 132, 134, 143
- aferentes, 143
- das fibras
- - motoras, 151

- - sensitivas, 151
- eferentes, 143

B

Baço, 195, 207
- atividade funcional do, 210
- estrutura do, 208
Bainha de mielina, 144
Banda(s)
- A, 158
- H, 158
- I, 158
Barreira(s)
- alveolocapilar, 294
- ao trânsito de substâncias, 27
- glomerular, 306
- hematencefálica, 140, 143, 183
- hematotesticular, 340
- hematotímica, 202
Bases nitrogenadas, 33
Basófilos, 8, 85, 90
Bastonetes, 356
Bexiga, 309
Bicamada lipídica, 31
Bigorna, 360
Bile, 280
Bilirrubina, 88, 280
Biologia molecular, 12
Bloco de parafina, 7
Bochechas, 251
Bombas
- de cálcio, 172
- movidas por ATP, 20
Bordadura
- em escova, 55
- estriada, 55
Botões
- sinápticos, 134, 137
- terminais, 161
Bronquíolos, 288
- respiratórios, 290
Brônquios, 287
Bulbos sinápticos, 134, 137

C

Caderinas, 24
Calcificação, 116
Calcitonina, 129
Cálices
- ópticos, 348
- renais, 301
Calmodulina, 171
Camada

- condrogênica, 109
- de células pigmentares da retina, 355
- fibrosa, 109
- subendotelial, 174, 175

Câmara
- anterior do olho, 350
- posterior do olho, 350

Canal(is)
- anal, 267
- central da medula, 142
- de Herring, 276
- de Schlemm, 350
- de Volkmann, 118, 120
- iônico(s), 19, 20
- - dependente de variação de voltagem, 20
- - dependentes de ligantes, 20, 23
- medular, 112
- radicular, 254
- transendoteliais, 183

Canalículos
- biliares, 276
- ósseos, 114

Canhão do microscópio, 4

Capilares, 176, 183
- contínuos, 179
- fenestrados, 179
- linfáticos, 185, 308
- sinusoides, 92, 179, 180, 276

Cápsula
- articular, 129
- de Bowman, 297
- - do corpúsculo renal, 304

Cárdia, glândulas da, 259

Cartilagem, 106
- articular, 129
- calcificada, 125
- crescimento, 109, 124
- de conjugação, 107, 124
- do tipo elástico, 107
- elástica, 106, 107, 109
- em repouso, 125
- fibrosa, 106, 107, 110
- hialina, 106, 107, 109
- hipertrófica, 125
- seriada, 125

Cascata da coagulação, 92
Caspases, 46
Catalase, 41
Catecolaminas, 226
Cateninas, 25
Cavéolas, 169, 183

Cavidade(s)
- articular, 129
- de reabsorção, 115
- nasais, 284
- oral, 250
- pulpar, 254
- timpânica, 360

Célula(s), 2
- adiposas, 100
- - multiloculares, 100
- - uniloculares, 100
- apresentadoras de antígeno (APC), 91, 195
- basais, 285
- cromafins, 226
- cromófilas, 219
- cromófoba, 219
- da crista neural, 70
- da glia, 132
- da micróglia, 138, 140, 356
- da neuróglia, 132
- de Ito, 277
- de Kupffer, 78, 210, 276

- de Langerhans, 78, 238, 241
- de Leydig, 341
- de Merkel, 238, 241, 246
- de Müller, 355
- de Paneth, 266
- de Schwann, 138, 145
- de Sertoli, 339
- - secretoras, 340
- de sustentação, 285
- dendríticas, 188, 195
- dos cones e bastonetes, 356
- enteroendócrinas, 262
- ependimárias, 138, 140
- epiteliais, 50
- - filamentos de actina, 51
- - polaridade das, 53
- - superfície
- - - apical das, 55
- - - basal das, 55
- estreladas do fígado, 277
- eucariontes, 2
- exócrina bronquiolar, 288
- germinativas primordiais, 314
- gigantes de corpo estranho, 78
- gliais na retina, 355
- granuloso-luteínicas, 320
- intersticiais
- - do ovário, 322
- - do testículo, 341
- justaglomerulares, 308
- mastóideas, 360
- mesenquimais, 70, 77, 84
- musculares, 67, 156
- *natural killer*, 190
- neuroendócrinas pulmonares, 233
- olfatórias, 285
- osteoprogenitoras, 112
- parafoliculares da tireoide, 229
- parietais, 260
- perineurais, 151
- polarizadas, 38, 53
- precursoras CFU-GM, 93
- principais, 260
- reticulares, 82
- - epiteliais do timo, 188
- - fibroblásticas, 188
- sanguíneas, 85
- secretoras endócrinas, 66, 250
- sensoriais neuroepiteliais, 253
- somáticas, 44
- transientes, 77
- - do tecido conjuntivo propriamente dito, 79

Células-satélite, 138, 144, 165

Células-tronco
- hematopoéticas, 92
- linfoides, 93
- mieloides, 93, 97

Cemento, 254
Centríolos, 29

Centro(s)
- celular, 29
- germinativos, 189
- organizador dos microtúbulos, 29
- primário de ossificação, 121, 123
- secundários de ossificação, 121, 123

Centrômero, 44
Centrossomos, 29, 44
Cérvice, 327
Chaperonas, 43
Charriot, 5
Cicatrização, 81

Ciclinas, 44

Ciclo(s)
- anovulatórios, 319
- celulares, 44
- circadiano, 220
- de Krebs, 42
- do ácido cítrico, 42
- do epitélio seminífero, 341
- dos ácidos tricarboxílicos, 42
- menstrual(is), 312, 322

Cílios, 29, 56
- olfatórios, 286

Cinesinas, 31, 133
Circulação pulmonar, 290

Cisternas
- achatadas, 35
- cis, 38
- intermediárias, 38
- perinucleares, 33
- trans, 38

Citocinas, 199
Citocinese, 45
Citoesqueleto das células, 28
Citoqueratinas, 50
Citosol, 28
Clareamento, 7
Clatrina, 21
Claudinas, 27
Clitóris, 328
Coagulação sanguínea, 91

Coágulo(s), 84
- de fibrina, 91, 92

Cóanas, 284
Cóclea, 364

Colágeno, 72
- tipo I, 107
- tipo II, 73, 107
- tipo III, 73

Colecalciferol, 239
Colecistoquinina, 275
Colesterol, 15, 216
Colo do útero, 327
Coloide, 227
Coloração pela hematoxilina e eosina, 8

Compartimentos
- especializados, 2
- isolados por membranas, 14

Complexo
- de Golgi, 36, 75
- do poro, 33
- principal de histocompatibilidade, 195
- unitivo, 27, 55

Comunicação celular, 15
Concreções prostáticas, 345
Condroblastos, 106, 109
Condrócitos, 106
Condução saltatória, 147, 148
Conduto auditivo externo, 359
Cones, 356
Conexinas, 27
Conéxons, 27
Congelação, 7
Contatos célula-célula, 23

Contração, 162
- da fibra muscular lisa, 171
- no músculo liso, 171

Coração, 174

Corante(s), 86
- *alcian blue*, 10
- azul de toluidina, 10
- de Leishman, 86
- Giemsa, 86
- May-Grünvald, 86

Índice Alfabético

- tricrômicos, 9
- Wright, 86
Cordões
- de Billroth, 208
- esplênicos, 208
- medulares, 204
Córnea, 351
Corneificação, 59
Cornos
- anteriores da medula, 142
- posteriores da medula, 142
Corona radiata, 317, 319
Corpo
- *albicans*
- - gravídico, 322
- - menstrual, 321
- celular, 132
- ciliar, 352
- lúteo, 320
- - gravídico, 322
- vítreo, 350
Corpora amylacea, 345
Corpos
- de Herring, 223
- densos, 171
Corpúsculo(s)
- de Hassal, 201
- de Malpighi, 297
- de Meissner, 237, 246
- de Vater-Pacini, 246
- renal(is), 297, 304
- tímicos, 201
Cortes histológicos, 6
- processo de coloração, 7
Córtex
- cerebelar, 140
- cerebral, 140
- renal, 296, 302
Coto(s)
- distal de axônios, 147
- proximais de axônios, 147
Coxins de apoio, 102
Crescimento, 109
- aposicional, 109
- em comprimento dos ossos longos, 124
- intersticial, 109
- por aposição, 109
- por aposição, 121
Criptas tonsilares, 212
Cristais de hidroxiapatita, 254
Cristalino, 350, 358
Cristas
- ampulares, 362
- epidérmicas, 237
- gonadais, 314
- mitocondriais, 41
Cromátides, 44
Cromatina, 33
- densa, 33
- frouxa, 33
Cromômero, 91
Cumulus oophorus, 317

D

Deidroepiandrosterona, 342
Dendritos, 132, 134
Dente(s), 254
- principais componentes do, 254
Derme, 236
Desidratação dos espécimes, 7
Desmina, 160
Desmolase, 342

Desmosina, 76
Desmossomos, 25, 26, 55
Desparafinização dos cortes, 7
Destoxificação, 280
Diafanização, 7
Diáfise(s), 112, 118
- vascularização nas, 118
Diferenciação celular, 2, 14
Difusão simples, 19
Digestão
- de material
- - endocitado, 40
- - fagocitado, 40
- de organelas, 40
Dineína(s), 29, 30, 31, 133
Disco(s)
- epifisário, 107, 112, 124
- - dos ossos longos, 109
- escalariformes, 168
- intercalares, 156, 168
- Z, 158, 159, 160
Divisão
- celular, 44
- craniossacral do sistema autônomo, 152
- meiótica, 314
- toracolombar do sistema autônomo, 153
Doenças autoimunes, 190
Dopamina, 226
Ducto(s)
- coclear, 364
- coletores, 300
- deferentes, 343
- ejaculatórios, 344
- epididimário, 343
- estriados, 270, 271
- excretores, 60
- - principais, 271
- extralobulares, 271
- genitais
- - extratesticulares, 342
- - intratesticulares, 342
- intercalar, 270, 271
- interlobulares, 271
- linfático direito, 185, 207
- papilares, 301
- torácico, 185, 207
Dúctulos biliares, 276
Duodeno, 262
Duplicação do DNA, 33
Dura-máter, 143, 144

E

Ectoderma, 50
Edema, 186
Educação tímica, 194
Elastina, 72, 76
Elementos figurados do sangue, 84
Embebição dos espécimes com parafina líquida, 7
Endocárdio, 174, 184
Endocitose, 21
- mediada por receptores, 21
Endoderma, 50
Endolinfa, 361
Endométrio, 321, 324, 325
Endomísio, 165
Endoneuro, 151
Endossomos
- jovens, 40
- maduros, 40
Endotelina, 183
Endotélio, 174, 175

Envoltório
- cornificado, 240
- nuclear, 32
Enzima(s), 11
- conversora de angiotensina (ECA), 308
Eosina, 8
Eosinófilos, 80, 85, 90
Epicárdio, 174, 184
Epiderme, 236
Epidídimo, 342
Epífises, 112
Epimísio, 166
Epinefrina, 171, 226
Epineuro, 150
Epitélio(s), 50
- de revestimento, 56
- de transição, 59
- estratificado(s), 57, 58
- - cúbicos e colunares, 59
- - pavimentoso, 58
- - - corneificado ou queratinizado, 59
- - - não corneificado ou não queratinizado, 59
- gástrico, 258
- olfatório, 285
- pavimentoso estratificado e queratinizado da epiderme, 237
- pseudoestratificado, 60
- respiratório, 284
- secretores, 67
- seminífero, 335
- simples, 57
- - colunar, 58
- - cúbico, 58
- - pavimentoso, 57, 175
- superficial, 263
Ergastoplasma, 35
Eritroblastos, 95
- ortocromático, 95
- policromáticos, 95
- policromatófilos, 95
Eritrocitopoese, 95
Eritrócitos, 85
Eritropoetina, 308
Esclera, 351
Escroto, 334
Esfíncteres pré-capilares, 179, 183
Esfingosinas, 16
Esfregaços, 6, 86
Esôfago, 256
Espaço
- de Bowman, 297
- de Disse, 277
- epidural, 144
- intermembranoso, 41
- peridural, 144
- perinuclear, 32
- perissinusoidal, 277
- subaracnóideo, 144
- vítreo, 350
Espectrina, 87
Espermátides, 337, 338
Espermatócitos secundários, 336
Espermatogênese, 334
Espermatogônia(s), 334
- tipo A
- - densa (Ad), 336
- - pálida (Ap), 336
Espermatozoide(s), 334, 335, 338
- maduro, 339
Espículas ósseas, 112
Espinhos dendríticos, 134
Espongiócitos, 224
Estapédio, 360

Estereocílios, 56
Estigma, 319
Estômago, 257, 258
Estradiol, 323
Estrato
- basal, 238
- córneo, 59, 240
- espinhoso, 239
- granuloso, 240
- lúcido, 240
Estriação, 156
- transversal, 158
Estribo, 360
Estroma, 48
- ovariano, 313
Eucariontes, 2
Eucromatina, 33
Excreção, 50
Exocitose, 21, 22
- via secretora constitutiva, 22
- via secretora regulada, 22
Éxons, 34
Explosão respiratória, 90
Extensão, 86

F

Face
- cis, 38
- trans, 38
Fagócitos profissionais, 21, 77
Fagocitose, 21, 90
Fagolisossomos, 40
Fagossomos, 21
Faixa(s)
- eletrondensas, 25
- H, 158
Faringe, 255, 286
Fascículos nervosos, 150
Fase
- aguda da reação inflamatória, 81
- crônica da inflamação, 81
- G_1, 44
Fator(es)
- angiogênicos, 183
- de crescimento
- - β (TGF-β), 341
- - endotelial vascular (VEGF), 183
- - semelhante à insulina-I (IGF-I), 129
- de von Willebrand, 183
- intrínseco do estômago, 260, 262
- quimiotáticos, 79
- - para eosinófilos, 79
Feixes vasculonervosos, 148, 161
Fenda(s)
- de filtração, 306
- sináptica, 137
Ferro, metabolismo de, 210
Fibra(s)
- argirófilas, 73
- colágenas, 72, 73, 76
- de Purkinje, 169
- de Sharpey, 120
- do sistema elástico, 72
- do tecido conjuntivo, 72
- elásticas, 72, 76, 107
- elaunínicas, 76
- esqueléticas, 165
- intrafusais, 167
- musculares, 156
- - estriadas
- - - cardíacas, 167
- - - esqueléticas, 157

- - lisas, miofibrilas, 170
- - metabolismo energético das, 164
- nervosas, 144
- - mielinizadas, 145
- - não mielinizadas, 145
- - no sistema nervoso central, 145
- - oxitalânicas, 76
- pós-ganglionares, 152
- pré-ganglionares, 151
- reticulares, 53, 72, 73
Fibrilas, 72
- colágenas, 73
- de ancoragem, 53
- de colágeno, 76
- - tipo VII, 53
Fibrilina, 53, 76
Fibrina, 92
Fibroblastos, 67, 77
Fibrocartilagem, 106, 107, 110
Fibrócitos, 77
Fibronectina, 71
Fígado, 102, 270, 275
- funções metabólicas, 280
Filagrina, 240
Filamentos
- de actina, 25, 28, 30
- - células epiteliais, 51
- de queratina, 239
- espessos, 159
- finos, 159
- intermediários, 28, 31, 50, 26
- - dos neurônios, 133
- - na fibra muscular lisa, 171
Filtração glomerular, 305
Filtrado glomerular, 306
Fixação
- dos espécimes, 6
- finalidade, 7
Fixação
- física, 7
- química, 7
Fixadores, 7
Flagelos, 29
Fluidez, 17
Folheto(s), 50
- parietal do epitélio de Bowman, 304
- atrésicos, 318
- de Graaf, 316
Folículo(s)
- antral, 316
- linfoides, 188
- - primários, 189, 206
- - secundários, 189, 206
- ovariano(s), 313, 314, 315
- - desenvolvimento dos, 315
- - primário, 315
- - primordial, 314
- - secundário, 315
- piloso, 243
- - componentes do, 243
- pré-ovulatório, 316
- tireoidianos, 226
Forame apical, 254
Formaldeído, 7
Fosfatase de miosina de cadeia leve, 171
Fosfato de cálcio, 116
Fosfolipídio(s), 15, 102
- bicamadas, 16
- cabeça polar, 16
- caudas apolares, 16
- região apolar hidrofóbica, 15
- região polar hidrofílica, 15

Fosforilação oxidativa, 42
Fossas nasais, 284
Fossetas gástricas, 258
Fovéola(s), 357
- gástricas, 258
Fusos
- mitóticos, 29
- musculares, 166
- neuromusculares, 166
- tendíneos, 167

G

Gânglios
- intramurais, 152
- nervosos, 144
- - autônomos (ou autonômicos), 151
- sensitivos, 151
- simpáticos, 153
Gastrina, 261
Geleia de Wharton, 82
Gengiva, 255
Gestação, 321
Glândula(s), 50, 64
- acinosas, 61
- alveolares, 61
- anexas ao tubo digestivo, 250, 270
- apócrina, 64
- bulbouretrais, 345
- compostas, 60
- da cárdia, 259
- de Bowman, 286
- de Brünner, 265
- de Cowper, 345
- de Lieberkühn, 263
- de Meibomius, 359
- de von Ebner, 253
- do tipo cordonal, 66
- endócrina(s), 60, 66, 216
- - temporária, 320
- - tipo folicular ou vesicular, 66
- exócrinas, 60
- - tubuloalveolares compostas, 328
- - unicelulares, 60
- gástricas, 259
- holócrina, 64
- intestinais, 263
- lacrimais, 348, 359
- mamárias, 236, 328
- - estrutura das, 330
- - na fase de lactação, 329
- merócrina, 64
- mucosas, 63
- parótidas, 271
- pineal, 232
- ramificadas, 60
- salivares, 250
- - principais, 270
- - - parótidas, 270
- - - submandibulares, 270
- - - sublinguais, 270
- sebáceas, 236, 241
- serosas, 63
- simples, 60
- sublinguais, 272
- submandibulares, 272
- sudoríparas, 236, 241
- - apócrinas, 242, 267
- - merócrinas, 242
- suprarrenais, 223
- - camada cortical, 223
- - camada medular, 223

Índice Alfabético

- tarsais, 359
- tubuloacinosas, 61
- tubuloalveolares, 61, 345
- tubulosas, 61, 259
- unicelulares, 50
Glicerol, 15
Glicina, 72
Glicocálice, 19, 55
Glicoforina, 87
Glicogênio, 28, 34, 102
Glicolipídios, 15
Glicólise, 41
- aeróbica, 41, 42
- anaeróbia, 41
Gliconeogênese, 34
Glicoproteínas, 17, 38
- da zona pelúcida, 316
- multiadesivas da matriz, 71
Glicosaminoglicanas, 39, 71, 107
Glicosilação, 38
Globinas, 86
Globos oculares, 348
Glóbulos
- brancos do sangue, 85
- vermelhos do sangue, 85
Gonadotrofina coriônica humana (HCG), 321
Gordura neutra, 101
Gotículas de lipídios, 28
Grandes lábios, 328
Granulocitopoese, 97
Grânulos
- atriais, 169
- azurófilos, 85
- de querato-hialina, 240
- de revestimento de membrana, 240
- de secreção, 38, 39, 274
- de Weibel-Palade, 183
- de zimogênio, 274
- específicos, 85
- pró-acrossômicos, 338
Grupo
- heme, 87
- - metabólitos do, 88
- isógenos ou isogênicos, 109

H

Haustros, 267
Helicotrema, 365
Hemácias, 85
- citoesqueleto das, 87
- destruição de, 210
Hemaglutinina, 195
Hematócrito, 84
Hematopoese, 92, 93, 211
- esfregaços de células da medula hematogênica, 95
Hematoxilina, 8
Hemidesmossomos, 27, 52, 55
Hemocaterese, 210
Hemocitoblastos, 92
Hemoglobina, 86
Hemostasia, 91
- primária, 91
- secundária, 92
Heparina, 79
Hepatócitos, 275, 276
- adjacentes, 276
- sinusoides e, 277
Heterocromatina, 33
Hialômero, 91
Hialoplasma, 28
Hialuronato, 71, 130

Hidratação dos cortes, 7
Hidrolases, 39
Hidroxilisina, 72, 73
Hidroxiprolina, 72, 73
Hipoderme, 236
Hipófise, 217, 322
Hiponíquio, 246
Hipotálamo, 217
Histamina, 79, 261
Histologia, 2
Histonas, 33
Hormônio(s), 217
- antidiurético (ADH), 222
- antimülleriano, 340
- calcitonina, 229
- da paratireoide, 230
- de baixo peso molecular derivados de aminoácidos, 216
- do crescimento, 129
- esteroides, 216, 217
- - glicocorticoides, 217
- - mineralocorticoides, 217
- foliculoestimulante (FSH), 340
- gonadotróficos, 342
- luteinizante, 320, 342
- ovarianos, 322
- peptídicos, 216
- produzidos no hipotálamo, 222
- produzidos por glândulas endócrinas, 220
- proteicos, 216
- sexuais, 217
- tireoidianos, 228
Humor
- aquoso, 350
- vítreo, 350

I

Íleo, 262
Ilhotas
- de Langerhans, 229, 274
- pancreáticas, 274, 229
Imagem negativa do complexo de Golgi, 80
Implantação embrionária, 327
Impregnação metálica, 9
Impulso nervoso, 132, 136
Imunocitoquímica, 11
Imunoglobulina(s), 190
- da classe A (IgA), 273
Inclusões citoplasmáticas, 100
Inervação do músculo liso, 172
- extrínseca, 172
- intrínseca, 172
Inflamação células residentes e transientes na, 81
Infundíbulo, 217, 243
Insulina, 229
Integrinas, 23, 24, 52
Interdigitações, 55
Interfase, 44
Interneurônios, 135
Internódulos, 145
Intestino
- delgado, 262
- - renovação epitelial no, 266
- grosso, 266, 267
- - funções do, 267
- - mucosa, 267
Íntrons, 34
Íons, 19
- de ferro, 88
Íris, 352, 353
Isodesmosina, 76
Istmo, 243

J

Jejuno, 262
Junção(ões)
- comunicante, 27, 55, 168, 169
- corticomedular, 202
- de adesão, 25, 26, 55, 169
- de oclusão, 27, 55, 143
- gap, 27
- intercelulares, 24, 27, 55, 168
- mioneural, 161
- neuromuscular, 161
- responsáveis por adesão intercelular, 168

L

Lábios, 251
Labirinto
- membranoso, 361
- - da cóclea, 364
- ósseo, 361
Lactoferrina, 273
Lacunas, 106, 114
- de Howship, 115
Lamelas
- ósseas, 116
- - do osso lamelar, 117
- planas, osso não haversiano, 117
Lâmina(s), 52
- basal, 27, 175
- - adesão ao tecido conjuntivo, 53
- - membrana basal e, 53
- densa, 52
- elástica(s), 177
- - interna, 175, 176
- histológica, 6
- lúcida, 52
- nuclear, 32, 33
- própria, 51
Laminas, 33
Laminina, 52
Lamínula, 6
Laringe, 286
Lectinas, 10
Leito ungueal, 244
Lente
- condensadora, 4
- objetiva, 4
- ocular, 4
Leptina, 102
Lesões epiteliais, 81
Leucócitos, 79, 85
- agranulócitos, 85
- granulócitos, 85
- mononucleares, 85
- polimorfonucleares, 85
Ligamento periodontal, 254
Ligantes, 15, 23
Linfa, 185, 186
Linfócitos, 67, 80, 190
- ativados, 189
- B, 188, 192, 195
- - de memória, 190, 199
- - diferenciação
- - - em plasmócitos, 199
- - - na medula óssea, 192
- - expansão e diferenciação de, 199
- - receptores de, 192
- - seleção de, 194
- de memória, 195
- naïve, 197
- NK, 190
- T, 192

- - ativados, 199
- - auxiliares, 194
- - citotóxicos, 194
- - de memória, 190
- - diferenciação no timo, 192
- - - receptores de, 192
- - - seleção de, 194
- virgens, 197
Linfonodos, 185, 195, 202, 203
- células reticulares do, 206
- concentração de antígenos nos, 205
- estrutura dos, 203
- região
- - cortical, 203
- - medular dos, 204
- - paracortical dos, 204
- regionais, 205
- trajeto da linfa no interior dos, 204
Linfonodos-satélites, 205
Língua, 251
Linha
- cementant, 118
- M, 159
Linhagem
- agranulocítica, 97
- espermatogênica, 335
- osteoblástica, 112
- osteoclástica, 115
Lipase
- lipoproteica, 101
- sensível a hormônio, 102
Lipídios, 15
Lipoproteína lipase, 101
Lipossomos, 15
Líquido
- folicular, 316
- intersticial, 185
- sinovial, 107
Lisil-oxidase, 76
Lisossomo(s), 39, 78
- primários, 40
- secundário, 21, 40
Lisozima, 259, 273
Lobulação do rim, 297
Lóbulo(s)
- hepático(s), 278, 279
- porta, 279
- pulmonar, 292
- renais, 303
Lubricina, 107
Lubricinina, 130
Luteólise, 321

M

Macrófagos, 21, 67, 77, 91, 188, 195
- alveolares, 294
Mácula(s), 357, 362
- de adesão, 26
- densa, 308
Mamas, 329
Manose-6-fosfato, 38
Marcadores, 10
- celulares, 15
Martelo, 360
Mastócitos, 77, 78
- de conjuntivo, 79
- de mucosa, 79
Matriz
- citoplasmática, 14
- extracelular, 23, 70, 71, 107
- inorgânica do osso, 116
- interterritorial da cartilagem, 107

- mitocondrial, 42, 43
- orgânica, 115
- óssea, 112
- territorial, 107
- ungueal, 246
Meato auditivo externo, 359
Mecanismo constitutivo de secreção, 39
Medula
- amarela, 92
- hematogênica, 92
- hematopoética, 192
- óssea, 92, 192
- renal, 296
- vermelha, 92
Megacarioblastos, 97
Megacariócitos, 85, 91, 97
Meio extracelular, 75
Melanina, 241
Melanoblastos, 240
Melanócitos, 238, 240
Melatonina, 232
Membrana
- basal, 53
- celular, 15
- coroide, 352
- de Descemet, 352
- de Reissner, 365
- glicosilada, 17
- mitocondrial, 41
- - externa, 41
- mucosa, 51
- nuclear
- - externa, 32
- - interna, 32
- plasmática, 14, 15
- pós-sináptica, 137, 138
- pré-sináptica, 137
- serosa, 51
- sinovial, 130
- tectorial, 366
- timpânica, 359
- vestibular, 365
Memória imunológica, 190
Menarca, 312
Meninges, 143
Meniscos, 129
Menopausa, 312
Menstruação, 312, 321, 326
Mesênquima, 70
Mesoderma, 70
- extraembrionário do saco vitelino, 92
Metacromasia, 79
Metáfase, 45
Metarteríolas, 179
Métodos citoquímicos, 9
Micelas, 15
Microcirculação, 182
Microfilamentos, 30
- de actina, 87, 134
Micrômetro (μm), 4
Microscópio
- confocal, 6
- de contraste
- - de fase, 5
- - interferencial de Nomarski, 5
- de fluorescência, 5
- eletrônico
- - de transmissão, 11
- - de varredura, 12
- invertido, 5
- óptico
- - componentes, 4
- - comum, 5
- - poder de resolução de um, 4

Micrótomo, 7
Microtúbulos, 28, 133
- polarizados, 28
Microvilos, 30, 55
Microvilosidades, 30, 55
Mielina, 144
Miocárdio, 174, 184
Miofibrilas, 158
Miofibroblastos, 81
Miofilamentos
- espessos, 159
- finos, 159
Miométrio, 324
Miosina, 30, 31, 156, 133, 160, 170
Mitocôndrias, 41, 43
Mitose, 44
Modificação de moléculas, 50
Molécula(s)
- anfipática ou anfifílica, 15
- COP I e COP II, 21
- da superfície de outras células, 23
- de adesão, 55
- MHC
- - de classe I, 196
- - de classe II, 196
Monócitos, 85
- circulantes, 91
Morte celular, 46
- programada, 46
Motoneurônios, 142
Motores moleculares, 133
Mucinas, 63
- da saliva, 273
Mucosa, 51
- gástrica, 262
Músculo(s)
- extraoculares, 359
- liso
- - inervação do, 172
- - - extrínseca, 172
- - - intrínseca, 172
- - multiunitário, 172
- - unitário, 172
- tensor
- - do estribo, 360
- - do tímpano, 360

N

Nanômetro (nm), 4
Nasofaringe, 284
Necrose, 46
Néfrons, 297
- corticais, 303
- intermediários, 303
- justamedulares, 303
Nervos
- amielínicos, 150
- espinais, 151
- menos calibrosos, 151
- muito delgados, 151
- organização dos, 150
- periféricos, 144
- raquidianos, 151
Neuro-hipófise, 217
- *pars nervosa* da, 222
Neuroepitélios, 56
Neurofilamentos, 133
Neurônio(s), 67, 132
- amácrinos, 134
- bipolares, 134
- citoesqueleto, 133
- de associação, 135

Índice Alfabético

- ganglionar, 151
- motores, 135
- - centrais, 151
- - do tipo alfa, 161
- - multipolares, 142
- multipolar, 134
- na retina, 355
- pseudounipolares, 134, 151
- sensoriais, 134
Neurópilo, 133
Neurossecreção, 154
Neurotransmissores, 137
Neutrófilos, 21, 77, 79, 85, 88
- em bastonete, 88
- segmentados, 88
Nodo
- atrioventricular, 185
- sinoatrial, 185
Nódulos
- de Ranvier, 145
- linfoides, 188
Norepinefrina, 154, 171, 226
Núcleo(s), 32
- lobulados, 85
Nucléolo, 34

O

Ocitocina, 222
Ocludinas, 27
Olhos, 348
Oligodendrócitos, 139, 145
Oogônias, 314
Opsina com 11-cis-retinal, 357
Opsonização, 78
Ora serrata, 348, 353
Organelas, 2, 14
Organismos
- multicelulares, 2
- - mecanismos de adesão, 24
- unicelulares, 2
Órgão(s), 2, 48
- de Corti, 365
- estatoacústicos, 359
- hematopoéticos, 84
- linfoides, 188, 189
- - diagnóstico diferencial de, 213
- - primários, 189
- - secundários, 189, 195
- tendíneos de Golgi, 167
- vestibulococleares, 348, 359
Origem neuroectodérmica, 70
Osmolaridade do interstício medular, 307
Ossificação, 125
- endocondral, 121, 122
- intramembranosa, 121
- membranosa, 121
Osso(s), 112, 116
- alveolares, 255
- compacto, 112, 118
- esponjoso, 112
- haversiano, 118
- imaturo, 116, 122
- lamelar, 116
- maduro, 116
- não haversiano, 117
- não lamelar, 116
- primário, 116
- secundário, 116
- sem disco epifisário, 124
- trabecular, 112
Osteoblastos, 112
Osteócitos, 112, 113, 117

- nutrição dos, 118
- prolongamentos dos, 114
Osteoclastos, 78
Ósteon, 118
Ouvido
- externo, 359
- médio, 360
Ovário(s), 312, 314
- células intersticiais do, 322
Ovócitos primários, 314
Ovogônias, 314
Ovulação, 319
Oxi-hemoglobina, 87
Oxidases, 41
Oxitocina, 222

P

P-selectina, 183
Palato mole, 251
Pálpebras, 348, 359
Pâncreas, 270, 274
- exócrino, 274
Papila(s)
- dérmicas, 237
- foliadas, 253
- gustativas, 251, 253
- linguais, 251
- - circunvaladas, 251
- - filiformes, 251
- - fungiformes, 251
- óptica, 357
Parafina, 7
Parafusos macrométrico e micrométrico, 5
Paratireoides, 230
Paratormônio, 129, 230
Paredes alveolares, 292
Parênquima, 48
- renal, 303
Pars
- da adeno-hipófise, 218
- distalis, 217
- intermedia, 217
- nervosa, 217
- tuberalis, 217
Partícula(s), 21
- de glicogênio, 34
- de reconhecimento de sinal (SRP), 36
- elementares, 42
Pavilhão auricular, 359
Pele, 236, 246
- espessa, 246
- fina, 246
- receptores sensoriais, 246
Pelos, 241
- estágios de crescimento dos, 244
Pelve renal, 297, 301
Pênis, 345
Pepsina, 260
Pepsinogênio, 260
Peptidase do sinal, 36
Peptídio(s)
- de registro, 73
- natriurético
- - atrial, 169
- - tipo B, 169
Peptídio-sinal, 36
Pequenos lábios, 328
Pericário, 132
Pericitos, 180
Pericôndrio, 109
Perilinfa, 361
Perimétrio, 325

Perimísio, 166
Perineuro, 151
Periodonto, 254
Periósteo, 120, 123
Perlecan, 52
Peroxidase, 10, 80
Peroxissomos, 41
Pia-máter, 143, 144
Picnóticos, 46
Pico de secreção de hormônio luteinizante, 320
Pinocitose, 21
Pituitária, 217
Placa(s)
- densas, 171
- eletrondensa intracitoplasmática, 26
- metafásica, 45
- motora, 161
- submembranosa do hemidesmossomo, 52
- ungueal, 244
Plaquetas, 85, 91
Plasma, 84
Plasmablastos, 199
Plasmalema, 15
Plasmina, 183
Plasmócitos, 80, 188, 199
Platina do microscópio, 4
Plexos coroides, 140
Pneumócitos
- tipo I, 293
- tipo II, 293
Poder de resolução de um microscópio óptico, 4
Polaridade das células epiteliais, 53
Polirribossomos, 36
Polissacarídios, 39
Polo
- apical, 53
- basal, 53
Polpa
- branca, 207, 208
- dental, 254
- vermelha, 207, 208
Porções secretoras, 60
Poros
- alveolares de Kohn, 290
- nucleares, 33
Potencial
- de ação, 132, 136
- de repouso, 136
Pré-mRNA, 34
Pré-proinsulina, 230
Prega ungueal proximal, 246
Preparado permanente, 6
Preparo de espécimes para análise por microscopia óptica, 6
Pressão
- arterial, regulação da, 179
- coloidosmótica, 186
- hidrostática, 185
Pró-colágeno, 73
- peptidases, 75
Pró-plaquetas, 97
Procariontes, 2
Processo(s)
- alveolares, 255
- de mineralização, 116
- de Tomes, 254
- quimiosmótico, 42
Proeritroblasto, 95
Prófase, 44
Progesterona, 320, 322, 323
Prolongamentos neuronais, 134
Próstata, 344
Proteases, 79

382 Histologia

Proteassomos, 28, 43
Proteína(s), 11, 14
- ácida fibrilar da glia (GFAP), 138
- associadas a microtúbulos (MAP), 29
- associadas às laminas, 33
- banda 3, 87
- banda 4.1, 87
- básica principal, 80
- carreadoras, 19
- catiônica do eosinófilo, 80
- contráteis, 171
- de ligação a odorantes (OBPs), 286
- de passagem múltipla, 17
- esclerostina, 129
- ligadora de andrógenos, 340
- morfogenéticas ósseas (BMPs), 129
- motoras, 30
- multipasso, 17
- não dependentes de Ca^{++}, 24
- periféricas, 17
- transmembrana, 17
- - de adesão celular, 48
- - de multipassagem, 19
- transportadoras, 19
- UCP 1, 103
Proteoglicana(s), 71, 107
- 4, 130
- lubricina, 107
Protofilamentos, 28
Pseudópodes, 21
Puberdade, 315
Pulmões, 290, 294
Pupila, 348

Q

Queratina, 59
Queratinócitos, 238
Quilo, 186
Quilomícrons, 101, 264
Quinases dependentes das ciclinas, 44
Quinesinas, 31

R

Rafts de membrana, 17
Raízes dorsais dos nervos raquidianos, 151
Rampa
- timpânica, 365
- vestibular, 365
Reabsorção
- do tecido ósseo, 115
- óssea, osteoclastos na, 115
- tubular, 306
Reação(ões)
- antígeno-anticorpo, 11
- de ácido periódico-Schiff (PAS), 10
- de defesa, 70
- imunitárias, 70
- inflamatórias, 70
Receptores
- acoplados
- - a enzimas, 23
- - a proteínas G, 23
- de linfócitos
- - B, 192
- - T, 192
- de superfície, 23
- intracitoplasmáticos, 24
- ionotrópicos, 23, 138
- metabotrópicos, 23, 138
- não associados à membrana plasmática, 24
- para acetilcolina, 162

- para células e matriz extracelular, 23
- para manose-6-fosfato, 38
Receptor-sensor de cálcio (CaR), 231
Recirculação de linfócitos, 90
Reconhecimento celular, 15
Rede
- cis do Golgi, 38
- contrátil no citoplasma, 171
- trans do Golgi, 38
- tridimensional no citoplasma, 171
Região
- apical, 53
- basal, 53
- supranuclear, 53
Repertório clonal, 195
Reserva de Ca^{++}, 34
Resolução de um instrumento óptico, 4
Resposta
- de memória imunológica, 199
- de tudo ou nada, 136
- imunitária, 210
- imunológica
- - de tipo celular, 190
- - do tipo humoral, 190
- secundária, 199
Retículo
- endoplasmático, 34, 73
- - agranular, 34
- - granular, 34
- sarcoplasmático, 157
- trabecular, 350
Reticulócitos, 95
Retina, 353, 348
- camadas da, 354
- de células pigmentares da, 355
- células gliais na, 355
- central, 357
- neurônios na, 355
Reto, 267
Revestimento, 50
Revólver, 4
Ribossomos, 35
- associados a membranas do retículo endoplasmático granular, 36
- livres, 36
Rins, 296, 308
Ritmo circadiano, 220, 232
RNA
- de transferência, 35
- mensageiro, 34, 35
- ribossômico, 34, 35
Rolagem ou rolamento dos leucócitos, 184

S

Sacos alveolares, 290
Saliva, 273
- composição, 273
- funções, 273
Sangue, 84
- armazenamento de, 210
Sarcolema, 157
Sarcoplasma, 157
Secções
- histológicas longitudinais de nervos, 148
- transversais de nervos, 148
Secreção(ões), 50
- celulares, 21
- do tipo induzido, 39
- exócrina do fígado, 280
- mucosa, 63
- pancreática, 274
- serosa, 63
Secretina, 275

Segundos mensageiros, 23
Seio(s)
- medulares, 204
- paranasais, 286
- venoso escleral, 350
Selectina(s), 24
- E, 88
- interalveolares, 292
- interlobulares, 292
Sequência RGD, 24
Sequência-sinal, 36
Série
- eritrocítica, 95
- granulocítica, 97
Serosa, 51
Sinais químicos, 23
Sinalização
- autócrina, 216
- celular, 15
- endócrina, 216
- parácrina, 216
Sinapse(s), 134
- elétricas, 137
- química(s), 28, 137
Síntese de moléculas, 50
Sinusoides esplênicos, 210
Sistema(s), 2
- circulatório, 174
- contracorrente multiplicador, 307
- cromafim, 226
- de Havers, 118, 124
- endócrino, 216
- - gastroenteropancreático (GEP), 233
- imunológico, 189
- - adquirido ou específico, 189
- lisossômico-endossômico, 39
- mononuclear fagocitário, 78
- nervoso
- - autônomo (SNA), 151
- - - parassimpático, 151
- - - simpático, 151, 308
- - central (SNC), 140
- - parassimpático, 152, 261
- - periférico, 144, 145
- - simpático, 153
- - somático (SNS), 151
- neuroendócrino difuso, 233
- porta, 183
- porta-hipofisário, 220
- renina-angiotensina, 308
- renina-angiotensina-aldosterona, 308
- reprodutor feminino, 312
- transportador de elétrons, 42
Somatostatina, 230
Somatotropina, 129
Splicing, 34
- alternativo, 34
Substância
- branca, 140
- cinzenta, 140
- de Nissl, 132
- fundamental, 71
Sulfato
- de condroitina, 107
- de queratana, 107
Superfície(s)
- apical, 54
- articulares, 124
- basolateral, 54
- livre, 54

T

Teca, 316
- externa, 318

- interna, 317
Tecido(s), 2, 48
- adiposo, 100
- - amarelo, 100
- - do tipo multilocular, 103
- - marrom, 103
- - multilocular, 100
- - pardo, 100, 103
- - unilocular, 100
- cartilaginoso, 106
- conjuntivo, 70, 150, 175
- - defesa, 70
- - denso
- - - modelado, 82, 109
- - - não modelado, 81
- - elástico, 82
- - frouxo, 81
- - mucoso, 82
- - nutrição, 70
- - reticular, 82
- - suporte, 70
- - túnica adventícia, 176
- epitelial, 50
- - absorção, 50
- - revestimento, 50
- - secreção, 50
- linfoide, 188
- - associado à mucosa do tubo digestivo (MALT), 265
- - associado às mucosas (GALT), 264
- - associado às mucosas ou glândulas, 195
- - denso
- - - não nodular, 188
- - - nodular, 188
- mesenquimal, 70
- muscular
- - estriado
- - - cardíaco, 156
- - - esquelético, 156
- - liso, 156
- - - túnica média e, 175
- nervoso, 132
- ósseo, 112
- subcutâneo, 236
Técnicas
- de hibridização *in situ*, 11
- imunocitoquímicas, 11
Tegumento, 236
Telodendro, 134
Telófase, 45
Tênias do cólon, 266
Teoria monofilética da hematopoese, 92
- terciário, 316
Termogenina, 103
Testículos, 334, 335
Tetraiodotironina, 227
Timo, 192, 199, 200
Timócitos
- diferenciação dos, 200
- região cortical do timo, 202
Tireoglobulina, 227
Tireoide, 226
Tirosina, 240
Tirosinase, 240
Tiroxina, 227
Tonofilamentos, 240
Tonsilas
- faríngeas, 212
- linguais, 212, 253
- palatinas, 212
Trabéculas
- de tecido conjuntivo, 48
- ósseas, 112

Tradução, 36
Transcrição do DNA, 33, 34
Transdução
- de ondas sonoras no ouvido, 366
- do sinal, 23
Translação, 36
Transmissão de ondas sonoras no ouvido, 366
Transporte, 20
- *antiporter*, 20
- ativo, 19
- através da membrana plasmática, 19
- axonal, 133
- facilitado, 20
- - lento, 133
- passivo, 19
- - rápido anterógrado, 133
- - retrógrado, 133
- *simporter*, 20
- *uniporter*, 20
Traqueia, 287
Tri-iodotironina, 227
Triacilgliceróis (TAG), 101
Trico-hialina, 240
Trifosfato de adenosina (ATP), 19, 41
Triglicerídios, 15, 101
Tripsina, 275
Tripsinogênio, 275
Trofoblasto, 321
Trombina, 92
Tropocolágeno, 75
Tropomiosina, 160
Troponina, 160
Tuba(s)
- auditiva, 360
- uterinas, 323
Tubo digestivo, 250, 255
- adventícia, 256
- mucosa do, 255
- muscular, 256
- serosa, 256
Tubulina
- α, 28
- β, 28
Túbulo(s)
- coletor, 300
- dentinários, 254
- distal, 300
- mucoso, 63
- proximal, 299
- retos, 342
- seminíferos, 335, 341
- urinífero, 301
Túnel da cóclea, 364
Túnica
- adventícia, 174, 176
- albugínea, 313
- íntima, 174
- média, 174, 175

U

Ubiquitinas, 43
Ultramicrótomo, 12
Unhas, 241, 244
União estreita, 27
Unidade(s)
- de membrana, 15
- formadoras de colônia (CFU), 93
- motoras, 161
- secretoras, 60
Ureter(es), 301, 308
Uretra masculina, 345
- membranosa, 345

- peniana, 345
- prostática, 345
Urina, formação da, 304
Urotélio, 59
Útero, 324

V

Vacinação, 190
Vacúolos
- autofágicos, 43
- de fagocitose, 78
Vagina, 328
Válvula ileocecal, 266
Varicosidades, 172
Vasa vasorum, 176
Vasopressina, 307
Vasos
- linfáticos, 174, 185, 277
- sanguíneos, 174
Veias, 181
- centrolobulares, 279
- de fino calibre, 181
- de médio e grosso calibre, 181
- linfáticas, 185
Vênulas
- de endotélio alto, 184, 207
- musculares, 181
- pós-capilares, 181, 182, 183
Vesícula(s), 21, 38
- biliar, 275, 281
- de endocitose, 21
- de secreção, 38
- de transcitose, 183
- de transporte, 21, 31, 38
- encapadas, 21
- ópticas, 348
- recobertas, 21
- seminais, 343
Vestíbulo da vagina, 328
Via(s)
- intracelular, 27
- paracelular, 27, 55
- transcelular, 55
- urinárias, 308
Vilos intestinais, 263
Vilosidades intestinais, 262, 263
Vinculina, 170
Vitamina
- A, 277
- D, 230, 231
- D_3, 239
Vítreo, 350

Z

Zona(s)
- ativas, 138
- cortical, 302
- de cartilagem
- - calcificada, 125
- - em repouso, 125
- - hipertrófica, 125
- - seriada, 125
- de ossificação, 125
- fasciculada, 224
- glomerulosa, 224
- medular, 302
- pelúcida, 316
- reticulada, 225
Zônula
- de adesão, 25, 55
- oclusiva, 27, 55

Pré-impressão, impressão e acabamento

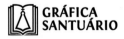

grafica@editorasantuario.com.br
www.editorasantuario.com.br
Aparecida-SP